IMAGE ANATOMY AND DIAGNOSIS OF UROLOGY

泌尿外科图像解剖与诊断

荣誉主编　高　新
主　　编　周祥福　湛海伦
副主编　王　劲　张新玲

SPM 南方出版传媒
广东科技出版社｜全国优秀出版社
·广州·

图书在版编目（CIP）数据

泌尿外科图像解剖与诊断/周祥福，湛海伦主编. —广州：广东科技出版社，2018.9（2019.9重印）

ISBN 978-7-5359-7019-0

Ⅰ．①泌… Ⅱ．①周… ②湛… Ⅲ．①泌尿外科学—人体解剖学 ②泌尿系统疾病—外科诊断 Ⅳ．①R699

中国版本图书馆CIP数据核字（2018）第221350号

泌尿外科图像解剖与诊断

责任编辑：曾　冲
封面设计：林少娟
责任校对：陈　静　黄慧怡　蒋鸣亚
责任印制：彭海波
出版发行：广东科技出版社
　　　　　（广州市环市东路水荫路11号　邮政编码：510075）
http：//www.gdstp.com.cn
E-mail：gdkjyxb@gdstp.com.cn（营销）
E-mail：gdkjzbb@gdstp.com.cn（编务室）
经　　销：广东新华发行集团股份有限公司
排　　版：广州市友间文化传播有限公司
印　　刷：广州市伟烨彩色印刷有限公司
　　　　　（广州市海珠区泰沙路沙溪西畔里三亩街2号　邮政编码：510260）
规　　格：889mm×1 194mm 1/16　印张19.5　字数628千
版　　次：2018年9月第1版
　　　　　2019年9月第2次印刷
定　　价：199.00元

如发现因印装质量问题影响阅读，请与承印厂联系调换。

内容提要

本书主要介绍泌尿系统疾病的影像学特点，旨在提高年轻泌尿外科医生和影像诊断医生对泌尿外科疾病影像诊断的认识。

本书共分为九章。第一章先介绍了泌尿外科常用影像学检查方法。第二章到第九章按照泌尿外科涉及的器官进行分类叙述，并且按照解剖位置从上到下进行，包括肾上腺、肾脏、输尿管、膀胱、前列腺与精囊、尿道、阴囊内容物及输精管、阴茎共八大器官组织。每一章节先简单描述其正常解剖与毗邻结构，然后叙述该器官常见的疾病。每种疾病均先简单概括其临床特点，然后描述其影像学表现，包括B超、X线、CT、MRI等，部分病例还展示了手术标本，并追踪术后病理结果，力求将每个疾病的临床特点、影像学征象、病理结果对应起来。对部分罕见的病例，我们临床工作中未遇到的典型影像照片，通过搜寻国内外文献并将相关图片在本书中呈献给读者。

本书特色是将泌尿外科知识、临床病理和影像学诊断结合起来，有利于年轻医生加深泌尿外科影像学诊断的理解。

序一

《泌尿外科图像解剖与诊断》即将出版发行了，我高兴地向大家推荐这本书。

随着科学技术的飞速发展，各种新的影像检查设备和检查技术不断涌现，影像学在泌尿外科疾病的诊断和治疗中发挥越来越重要的作用，但目前国内专门的泌尿外科影像学专著不多，多为影像学专业医生从影像学征象的角度进行编写讲解，缺少对手术中病灶表现和术后病理的追踪。影像学是与临床紧密相连的学科。泌尿系影像学诊断的目的是为了提高泌尿系统疾病诊断的正确率并指导临床，特别是手术治疗，同时，手术医生通过术中情形和术后病理可加深对影像学的认识。本书的最大特点是将泌尿系统疾病的典型影像学表现与术中病灶和术后病理紧密地联系起来，每章节先简要介绍每一种疾病的临床特点，然后从影像学征象、比较影像学阐述影像学的诊断要点，部分疾病配备了术中病灶表现图片及术后病理情况，有利于加深对影像学的认识。对部分罕见的病例，通过搜寻国内外文献并将相关图片在本书中呈献给读者。

本书很好地将泌尿外科知识、临床病理和影像学诊断完美地结合，将有利于影像学专业的医生加深对泌尿系统疾病特点和临床病理的认识，也有利于年轻泌尿外科医生加深对影像学诊断的解读和提高影像学对手术的指导作用。

我再一次祝贺《泌尿外科图像解剖与诊断》的出版发行，希望对泌尿外科的影像学诊断水平有所帮助。

序二

这本《泌尿外科图像解剖与诊断》是我们泌尿外科医生在繁忙的临床工作之余，联合放射科、超声科，针对本科室的病例进行长期积累汇编而成。其目的主要有二：总结临床工作中的病例，从泌尿外科疾病的病理生理、放射影像学和病理诊断三个层面相互结合不断提高自己的影像诊断水平；使年轻的泌尿外科医生和放射影像的同行加深对泌尿疾病的影像学的理解。

影像学诊断在泌尿外科疾病的诊断和治疗中占据重要地位，正确的术前诊断才能指导临床手术治疗。我们要求每个泌尿外科医生都能独立阅读影像学片子，以便做到术前明确诊断，术中心中有数，更好地指导术中治疗，例如肾脏占位性病变的诊断，术前根据影像学尽量明确肿物的性质，然后根据肿物的性质、大小、部位和与血管的关系，决定手术方式采用根治性切除还是部分切以及切除的范围，这都是需要泌尿外科医生自己在熟读影像片子基础上作出临床决策。另外，随着学科的发展和分工的细化，放射影像学也会慢慢出现泌尿外科亚专业，那么这本书也将是给年轻医生的放射影像学泌尿外科亚专业中的好教材。

纵观全书，其最大特色是将泌尿系统疾病的典型影像学表现与术中病灶和术后病理紧密地联系起来，这在国内同类型的专著并不多见。希望本书受到读者的喜欢，并成为读者学习泌尿影像学的有用工具。

前　言

《泌尿外科图像解剖与诊断》经过几年的病例积累和大家的努力，终于和大家见面了。

近年来，医学影像学在各个方面都取得了令人瞩目的成就，各种新的影像检查设备和检查技术不断涌现，医学影像学的专科化诊断也越来越细化，大大提高了疾病的诊治水平，同时也对临床影像学医生及专科医生更高要求。本书定位为泌尿外科影像学入门教科书，立足于年轻泌尿外科专科医生和影像学泌尿外科亚专业医生的培训。

影像学的诊断不能单凭影像图像，还需要对疾病的病因、病理生理、病理、临床表现、治疗等有整体认识。只有将影像与病理对应比较，才能深刻理解疾病，才能提高疾病的诊断水平。本书具有以下特点：①内容全面：涵盖了泌尿外科各个器官常见病、多发病，系统地介绍了泌尿外科疾病的基本知识、临床要点、影像特点；对于部分少见病，参考并汇集国内外文献的影像学图像。②影像检查方法多样：包括泌尿外科多种影像学检查方法，如X线、B超、CT、MRI、DSA等，重点强调综合影像诊断，文中附有大量同一病例在不同影像检查方法下的典型影像图片。③影像与病理对照：这是本书最大亮点，对于典型病例，将影像图片与手术标本及病理切片逐一对应，并附文字描述，使读者一目了然，印象深刻，易于理解和掌握。大量的彩色手术标本及病理切片为本书增色不少。总之，本书力求用典型的病例、简洁的文字、清晰的图片向大家展示泌尿外科的影像诊断要点。

最后，希望本书成为读者学习泌尿外科影像学的有用工具，但由于编者水平有限，书中错误纰漏在所难免，望读者批评指正。

湛海伦

主编介绍

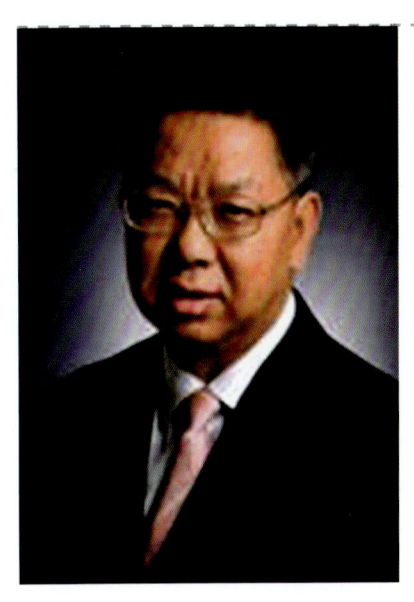

周祥福 医学博士，教授、主任医师、博士生导师。1995年9月师从我国著名的泌尿外科专家梅骅教授。从事泌尿外科临床工作和实验研究20余年，对膀胱疼痛综合征、女性尿失禁、泌尿系肿瘤、泌尿系结石等泌尿外科疾病的诊治研究有丰富的经验。现任中山大学附属第三医院泌尿外科副主任、中山大学附属第三医院岭南医院泌尿外科主任、广东泌尿生殖协会女性泌尿学分会主任委员、广东省医学会泌尿外科学分会委员会委员、《中华腔镜泌尿外科杂志（电子版）》副总编及编辑部主任、中华临床医学杂志（电子版）副总编、中华腔镜外科杂志（电子版）编委等。参与编写的主要著作有《微创泌尿外科手术与图谱》《泌尿外科手术学（第三版）》《泌尿外科手术学（第二版）》《泌尿外科临床解剖学》《吴阶平泌尿外科学》。在SCI期刊及国内核心期刊上发表论文百余篇。工作以来获国家自然科学基金、广东省自然科学基金、省科技攻关基金、卫生部吴阶平泌尿外科基金会基金等基金十余项。

湛海伦 医学博士，副主任医师，硕士研究生导师。毕业于中南大学湘雅医学院，后获中山大学外科学博士，长期从事泌尿外科临床工作，临床经验丰富。擅长泌尿系结石、肿瘤（肾癌、膀胱癌等）、前列腺疾病的诊治；擅长复杂肾结石的微创经皮肾镜术、腹腔镜手术等微创治疗技术。主持完成省厅级项目3项，参与多项国家自然科学基金科研课题。先后以第一作者的身份在国内外核心期刊发表研究论文30余篇，其中SCI收录3篇，参与编写了《微创泌尿外科手术与图谱》等多部学术著作。

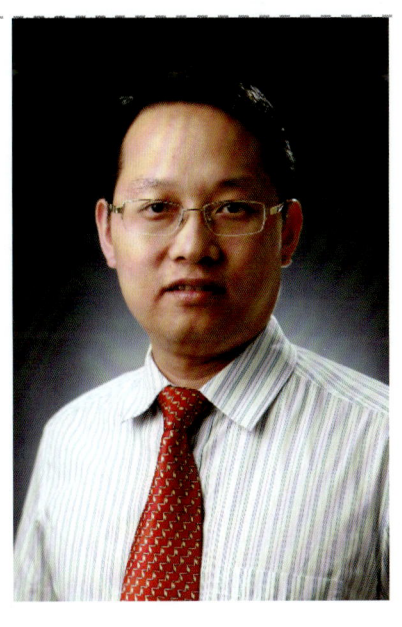

《泌尿外科图像解剖与诊断》编写人员名单

荣誉主编 高新

主　　编 周祥福　湛海伦

副 主 编 王　劲　张新玲

编　　委（以姓氏笔画为序）

王　劲　王　喻　刘柏隆　孙其鹏　许源城　李腾成　李文标　张新玲
陈嘉良　陈炳辉　周祥福　杨　飞　胡　冰　徐　净　湛海伦　蔡佳荣

目　　录

第一章　常用影像学检查方法 1
　第一节　X线检查 1
　　一、腹部平片 1
　　二、造影检查 2
　　三、计算机断层扫描 5
　　四、数字减影血管造影 8
　第二节　超声检查 8
　第三节　磁共振检查 10

第二章　肾上腺疾病的诊断 13
　第一节　肾上腺的正常解剖与毗邻图像 13
　　一、正常肾上腺的位置、大小及形态 13
　　二、毗邻 13
　　三、肾上腺血管 13
　　四、肾上腺的生理功能及疾病分类 14
　第二节　肾上腺功能亢进性疾病 15
　　一、Cushing综合征 15
　　二、原发性醛固酮增多症 18
　　三、嗜铬细胞瘤 22
　　四、肾上腺皮质增生 25
　第三节　肾上腺功能低下性疾病 26
　　一、慢性肾上腺皮质功能减退症 26
　　二、肾上腺结核 27
　第四节　肾上腺无功能性疾病 28
　　一、肾上腺无功能腺瘤 28
　　二、肾上腺神经节细胞瘤 31
　　三、肾上腺囊肿 33
　　四、肾上腺髓样脂肪瘤 35
　　五、肾上腺畸胎瘤 36
　　六、肾上腺出血 37
　第五节　肾上腺恶性肿瘤 39
　　一、肾上腺皮质癌 39
　　二、神经母细胞瘤 41
　　三、肾上腺淋巴瘤 43
　　四、肾上腺转移癌 43

第三章　肾脏疾病的诊断 ... 48

第一节　肾脏的正常解剖与毗邻图像 ... 48
第二节　肾脏畸形 ... 51
一、孤立肾 ... 51
二、重复肾，双肾双输尿管畸形 ... 53
三、异位肾 ... 56
四、马蹄肾及其他融合畸形 ... 59
五、肾旋转不良 ... 62
六、肾发育不全 ... 63
七、肾萎缩 ... 65

第三节　肾脏感染性疾病 ... 65
一、急性肾盂肾炎 ... 65
二、慢性肾盂肾炎 ... 68
三、黄色肉芽肿性肾盂肾炎 ... 69
四、肾脓肿 ... 72
五、肾周脓肿 ... 74
六、肾盂积脓 ... 75
七、泌尿系结核 ... 78
八、肾包虫病 ... 91

第四节　肾脏囊性疾病 ... 93
一、单纯性肾囊肿 ... 93
二、多房性肾囊肿 ... 95
三、多囊肾 ... 96
四、髓质海绵肾 ... 98
五、肾盂旁囊肿 ... 101
六、肾盏憩室 ... 103

第五节　肾外伤 ... 107
一、肾挫伤 ... 108
二、肾裂伤 ... 110
三、肾蒂损伤 ... 113

第六节　肾结石 ... 113

第七节　肾良性肿瘤性疾病 ... 122
一、肾素瘤 ... 122
二、后肾腺瘤 ... 123
三、肾错构瘤 ... 123
四、平滑肌瘤 ... 128
五、肾血管瘤 ... 130
六、肾纤维瘤 ... 131

第八节　肾恶性肿瘤性疾病 ... 132
一、肾细胞癌 ... 132
二、多房囊性肾细胞癌 ... 136
三、肾母细胞瘤 ... 138
四、肾平滑肌肉瘤 ... 140

五、肾淋巴瘤 140
　　六、肾转移瘤 144
　　七、肾盂癌 145
第九节　肾血管性疾病 148
　　一、肾动脉狭窄 148
　　二、肾静脉血栓 151
　　三、左肾静脉压迫综合征（胡桃夹现象） 151
　　四、肾动脉瘤 153
　　五、肾梗死 154

第四章　输尿管疾病的诊断 158
第一节　输尿管正常解剖与毗邻图像 158
第二节　输尿管畸形 159
　　一、输尿管数目异常 159
　　二、下腔静脉后输尿管、髂静脉后输尿管 160
　　三、输尿管异位开口 163
　　四、先天性巨输尿管 165
　　五、肾盂输尿管连接处梗阻 167
　　六、输尿管囊肿 171
第三节　输尿管肿瘤性疾病 174
　　一、输尿管癌 174
　　二、输尿管乳头状瘤 178
　　三、输尿管息肉 178
　　四、输尿管炎性假瘤 180
第四节　输尿管结石 180

第五章　膀胱疾病诊断 187
第一节　膀胱正常解剖与毗邻图像 187
　　一、膀胱的形态和分部 187
　　二、膀胱的毗邻 187
　　三、膀胱的韧带 188
　　四、膀胱的动脉、静脉及淋巴回流 189
第二节　膀胱畸形 189
　　一、脐尿管畸形 189
　　二、先天性膀胱憩室 191
第三节　膀胱肿瘤 194
　　一、膀胱良性肿瘤 194
　　二、膀胱恶性肿瘤 194
第四节　膀胱炎症 205
　　一、间质性膀胱炎 205
　　二、其他膀胱炎症 207
第五节　膀胱结石及异物 208
　　一、膀胱结石 208

二、膀胱异物 ··· 211
第六节　膀胱功能障碍性疾病 ·· 213
　　一、神经源性膀胱 ·· 213
　　二、膀胱出口梗阻 ·· 214
　　三、膀胱膨出 ··· 215
第七节　膀胱瘘 ··· 219
第八节　膀胱损伤 ··· 223
第九节　前腔室植入材料的评估 ··· 224

第六章　前列腺与精囊疾病的诊断 ·· 227
第一节　前列腺与精囊正常解剖与毗邻图像 ··· 227
　　一、超声检查 ··· 228
　　二、CT检查 ··· 229
　　三、MRI检查 ·· 229
第二节　肿瘤性疾病 ·· 231
　　一、前列腺癌 ··· 231
　　二、其他前列腺肿瘤 ··· 236
　　三、精囊肿瘤 ··· 238
第三节　囊性病变 ··· 239
　　一、前列腺囊肿 ·· 239
　　二、精囊腺囊肿 ·· 239
第四节　良性前列腺增生 ·· 240
　　一、KUB+ IVP ·· 241
　　二、TRUS ·· 243
　　三、CT检查 ··· 243
　　四、MRI检查 ·· 245
第五节　前列腺结石、钙化 ·· 246

第七章　尿道疾病的诊断 ··· 248
第一节　尿道正常解剖与毗邻 ·· 248
第二节　尿道畸形 ··· 250
　　尿道下裂 ··· 250
第三节　尿道肿瘤性疾病 ·· 251
　　一、尿道息肉 ··· 251
　　二、尿道肉阜 ··· 251
　　三、尿道乳头状瘤 ·· 252
　　四、男性尿道癌 ·· 252
　　五、女性尿道癌 ·· 253
第四节　尿道憩室 ··· 256
第五节　尿道损伤 ··· 263
第六节　尿道狭窄 ··· 265
第七节　尿道结石 ··· 267

第八章　阴囊内容物及输精管疾病诊断 ··· 271

第一节　阴囊内容物及输精管正常解剖图像 ··· 271
第二节　先天性畸形疾病 ··· 272
 一、无睾症 ··· 272
 二、隐睾症 ··· 273
 三、异位睾丸 ··· 274
第三节　肿瘤性疾病 ··· 275
 一、精原细胞瘤 ··· 275
 二、畸胎瘤 ··· 277
 三、睾丸绒毛膜上皮癌 ··· 280
 四、附睾肿瘤 ··· 280
第四节　其他疾病 ··· 281
 一、睾丸扭转 ··· 281
 二、睾丸鞘膜积液 ··· 284
 三、精索静脉曲张 ··· 285
 四、阴囊水肿 ··· 287

第九章　阴茎疾病的诊断 ··· 289

第一节　阴茎正常解剖 ··· 289
第二节　阴茎畸形 ··· 290
 一、包茎、包皮过长 ··· 290
 二、隐匿型阴茎 ··· 290
第三节　阴茎肿瘤 ··· 291
 阴茎癌 ··· 291
第四节　阴茎炎症 ··· 292
 一、包皮龟头炎 ··· 292
 二、阴茎海绵体硬结症 ··· 293
 三、性传播疾病 ··· 294
第五节　阴茎损伤 ··· 295

第一章　常用影像学检查方法

影像学检查是泌尿外科医师的"眼睛",是泌尿系统疾病诊断和治疗的基础。随着影像学技术、内镜设备的发展与更新,影像学检查可以提供泌尿生殖系统解剖和生理功能等多方面的信息,对于泌尿系疾病的诊断几乎不存在盲区。本章主要简单介绍泌尿系统常用影像学检查的基础知识,并讨论各种检查的优缺点和替代方法。

第一节　X线检查

一、腹部平片

泌尿系统X射线检查已成为最基本、最普及和最方便廉价的数字影像诊断技术,并且在临床诊断中发挥了很大作用。拍腹部平片(kidney ureter bladder,KUB)前无需特殊准备,为提高摄片质量,拍片前一天可口服缓泻剂,排出肠道气体和粪便。仰卧位摄片。标准KUB范围包括双侧肾脏、输尿管、膀胱及后尿道(图1-1)。

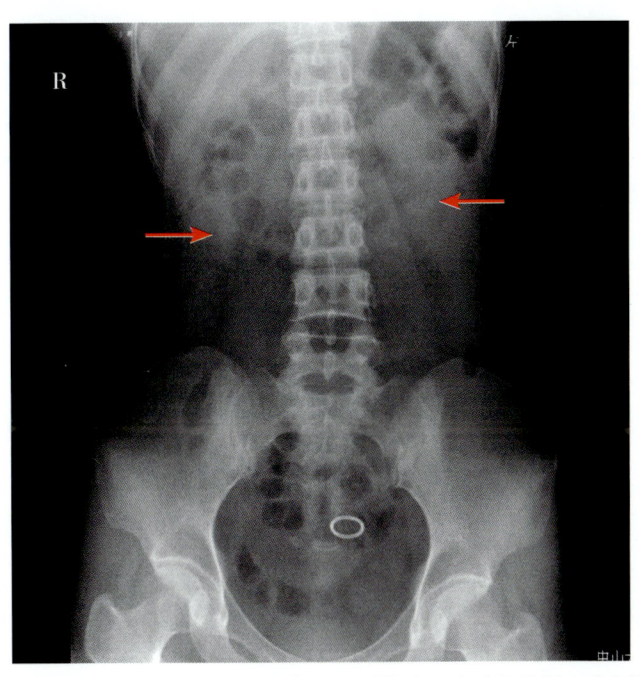

图1-1　KUB清晰显示肾影、腰大肌轮廓。左侧箭头为腹壁脂肪影,右侧箭头为肾影

阅KUB片时要注意以下的4个"S":①平片的左右侧标记(side),确保肝脏的软组织影在右侧,胃气泡影在左侧。②骨骼(skeleton),注意检查脊柱、肋骨、髋骨和骶髂关节,是否存在肿瘤骨转移、强直性脊柱炎。对遗尿儿童,应仔细检查腰骶部的脊柱以排除脊柱裂等疾病。③软组织影(soft tissues):通常腰大肌可透过脂肪而显现出轮廓,如果轮廓消失,则提示腰大肌附近有积液或肿块。肾周有可透过X线的脂肪组织,因此可看清肾的轮廓,左肾略高于右肾。④结石(stones):大部分泌尿系结石可在KUB中显影,对泌尿系结石的诊断具有快速、简单、经济的优点,但要注意与肾钙化病变、静脉石鉴别,并且临床中注意假阴性和假阳性结石情况。此外,KUB在判断输尿管支架管、引流管等异物时有一定价值。尿路造影前,常规摄泌尿系统平

片，以了解肾外形以及位置、腰大肌影、脊柱和骨盆，同时可发现腹部脏器有无钙化。但KUB在诊断泌尿系统复杂疾病时作用有限（图1-2，图1-3）。

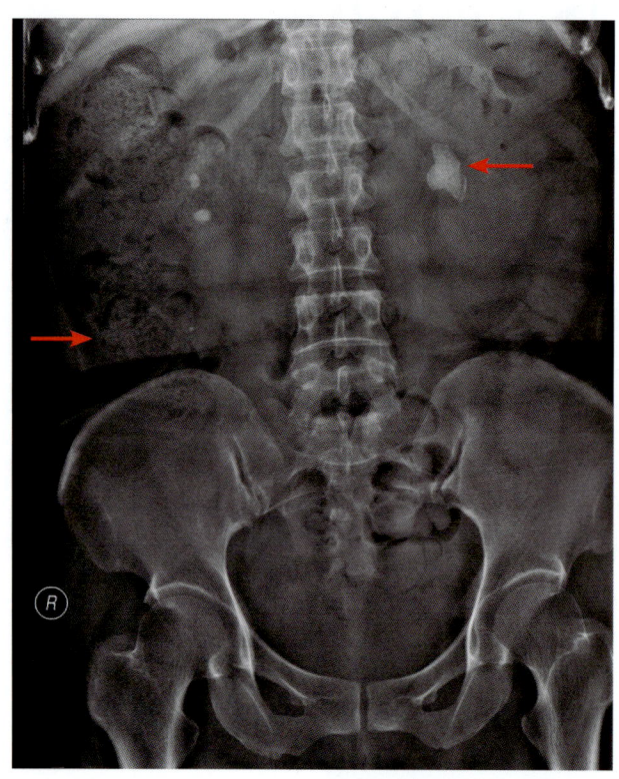

右侧腹膜外脂肪层与腹壁肌肉之间的脂肪层，右侧结肠积粪影响右肾轮廓显示

图1-2　KUB清晰显示左肾、腰大肌轮廓和肾结石（箭头）

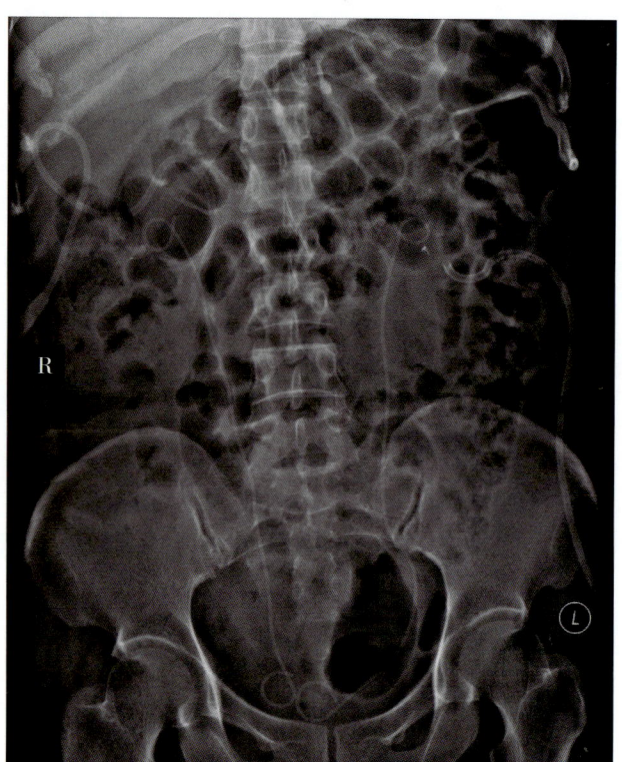

图1-3　KUB常用于判断输尿管支架管、引流管的位置及阳性结石影，显示双侧肾造瘘管和双侧输尿管内支架管位置

二、造影检查

随着对比剂和造影技术的不断更新和发展，泌尿系统X射线检查范围逐步扩大，并已成为显示泌尿系统疾病的重要方法。造影方法有直接引入法，常常借助于提前留置的导管将对比剂引入人体内，如逆行泌尿系造影、尿道膀胱造影、精囊造影、淋巴造影、动脉造影等；另一种方法为生理积聚法，检查时将对比剂引入人体后，经过器官排泄并积聚于该器官而使之显影，如静脉泌尿系造影等。

1. 静脉泌尿系造影

静脉泌尿系造影（intravenous pyelography，IVP）是泌尿系疾病诊断中最常用且有效的检查方法之一，它是将对比剂注入静脉后，几乎全部以原形经肾小球滤过、肾小管浓缩排出使之显影，不但可以显示肾盂肾盏、输尿管及膀胱内腔解剖形态，而且可以了解两肾的排泄功能。IVP早期5min时，双侧集合系统应有显影，正常肾脏有10～15个肾小盏，肾盏轮廓和杯口清晰，肾盂常多样化，呈漏斗形、锥形、喇叭形、分支形或壶腹形。输尿管有3个生理性狭窄部位：肾盂输尿管连接处、与髂血管交叉处和进入膀胱处。膀胱的形状和大小取决于其充盈程度，正常膀胱呈圆形，轮廓光滑。

适应证：凡泌尿系统病变或不能解释的泌尿系统症状，均可经IVP检查发现或排除病变。

禁忌证：①对碘过敏患者；②严重心力衰竭和肾功能不全患者；③早期妊娠。

检查前准备：①碘过敏试验，使用对比剂检查时注意患者是否为过敏体质患者以及患者过敏史情况，注射对比剂前确保手边有应对过敏反应的抢救手段。②检查前禁饮水或限制饮水，禁饮水可使垂体分泌较多的抗利尿激素，使重吸收水增强，增加对比剂浓度而显影加强。但禁水可能带来不适，对糖尿病患者可能潜在危险，骨髓瘤患者可能引起蛋白质堵塞集合小管导致无尿。③检查前是否做肠道准备仍有争论，临床上常用50%硫酸镁溶液或番泻叶口服进行肠道准备，但也有研究表明患者造影前行肠道准备并不能更清楚显示尿路影像。

造影方法：常规先拍腹部仰卧位平片（KUB），然后准备好腹部压迫带，一般压迫双侧输尿管下1/3的体表位置，经静脉5min内注射60%的泛影葡胺对比剂40~60mL（儿童酌减，如果肾浓缩功能不良或肾盂巨大积水，需要大剂量IVP时，60%泛影葡胺的剂量为1.5~2mL/kg，加入等量的5%葡萄糖溶液，5min内静脉点滴完），分别于第5~7min、第15min各拍一张仰卧位片，尤其注意拍肾区，第30min解压后马上再拍KUB，每次拍片嘱患者憋气。如果肾盂输尿管显影延迟，应在1~2h后再拍一张。检查完毕后嘱患者多饮水。

阅IVP片注意以下几点。

（1）阅片时需要按照一定顺序，才能避免遗漏。例如：①观察肾盂是否显影（肾功能低下时显影弱或不显影，肾绞痛发作也可导致显影不良），肾盏杯口是否清晰锐利（虫蚀样改变常见于结核）；肾盏肾盂是否扩张（扩张说明尿路有梗阻）；是否有压迹（如肿瘤挤压）；是否有充盈缺损（常见肾盂肿瘤或阴性结石）。②观察输尿管是否显影（肾功能低下时显影延迟或不显影，输尿管梗阻时梗阻下段不显影），输尿管走行是否自然（僵直常见于输尿管结核），输尿管是否有狭窄、扩张（见于管内狭窄如结石梗阻、输尿管内肿瘤；管壁狭窄，如肾盂输尿管连接部狭窄；管外压迫如输尿管外肿瘤压迫、腹膜后纤维化等），结石影是否位于输尿管走行区内，结石上方输尿管是否扩张。③观察膀胱容量是否正常，形态是否正常（如膀胱憩室），膀胱壁是否光滑，是否充盈缺损（如膀胱肿瘤），阴性结石等（图1-4，图1-5）。

（2）注意下列情况可能影响IVP诊断：①结石太小；②肠道准备不佳；③肾绞痛发作后；④阴性结石；⑤患肾功能差；⑥非结石因素引起的肾积水；⑦其他因素。此时应谨慎做出诊断，或者进一步检查明确诊断。

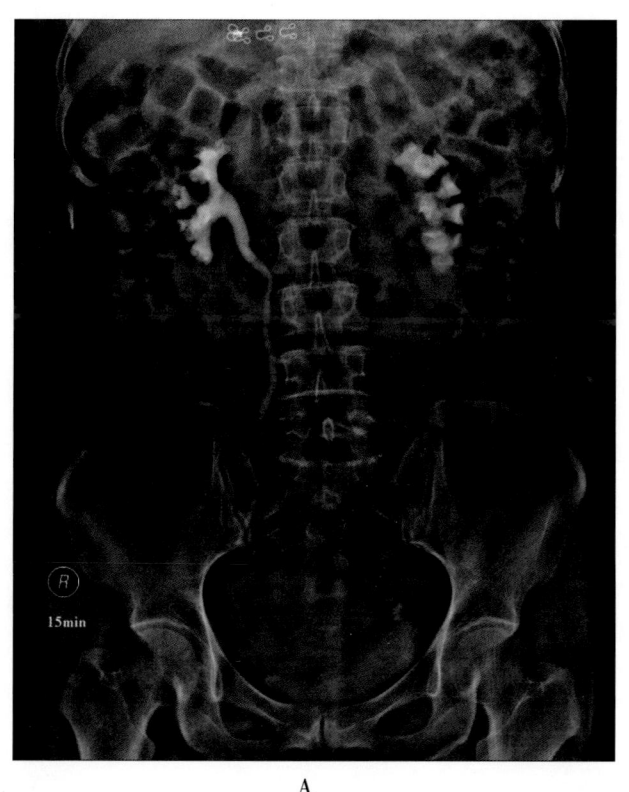 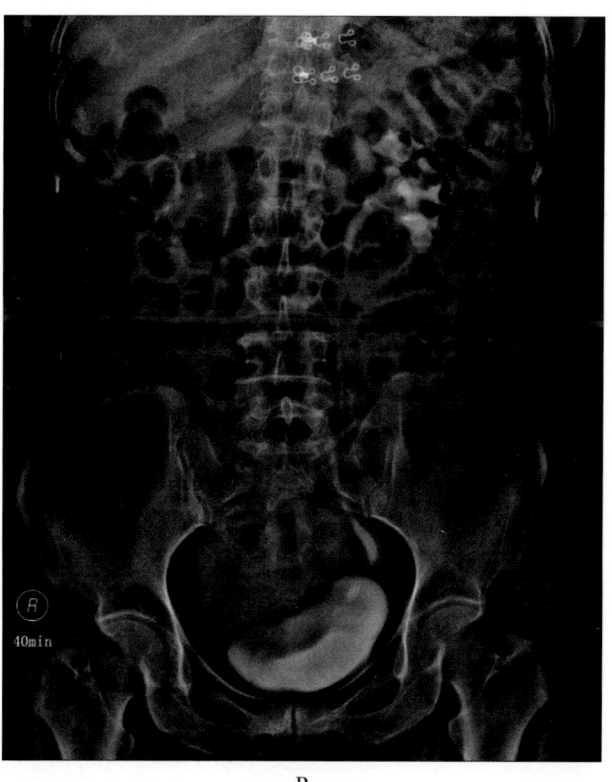

A　　　　　　　　　　　　　　　　B

注射对比剂后静脉泌尿系造影显示肾盏的几种不同形态，肾盏穹隆部边缘锐利，泌尿道显影良好，一般右肾低于左肾1~2cm

图1-4　正常静脉泌尿系造影

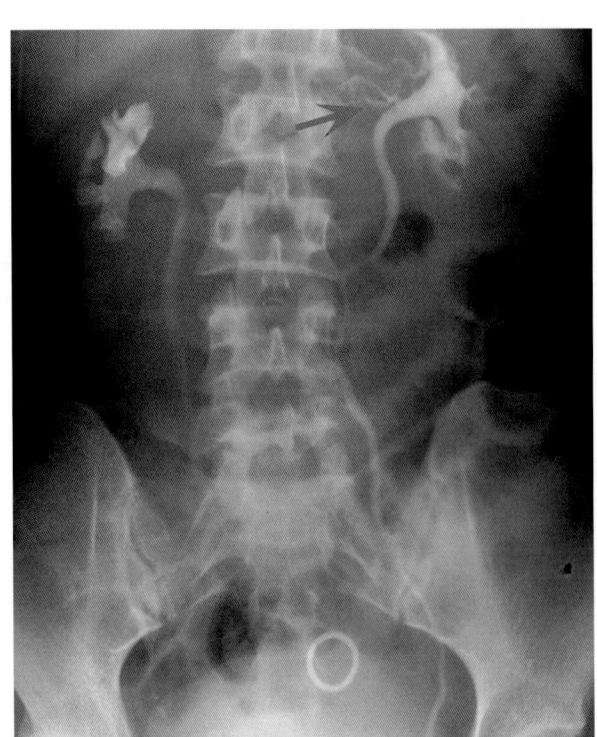

图1-5　肾盂内压升高时，肾淋巴反流

2. 逆行肾盂造影

逆行肾盂造影（retrograde pyelography）是指经膀胱镜将导管插入输尿管中，用15%～30%对比剂经输尿管导管充盈肾盏、肾盂和输尿管，而不依赖肾脏分泌功能进行显影。如肾集合系统无扩张，一般注入对比剂7～10mL。最好在透视下进行，仰卧位摄片，头低脚高的仰卧位有利于肾集合系统充盈。如果使用远端带球囊的输尿管导管，在输尿管开口处气囊扩张后固定，注入对比剂可避免对比剂漏入膀胱，更利于显示输尿管全程（图1-6）。

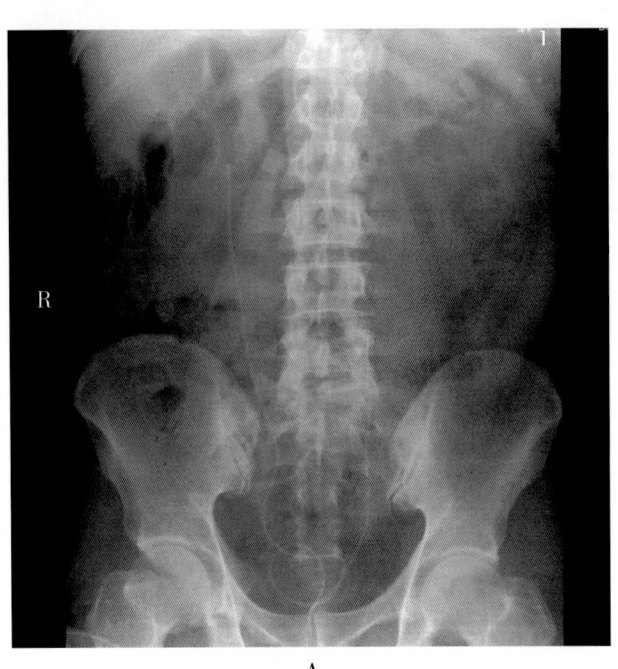
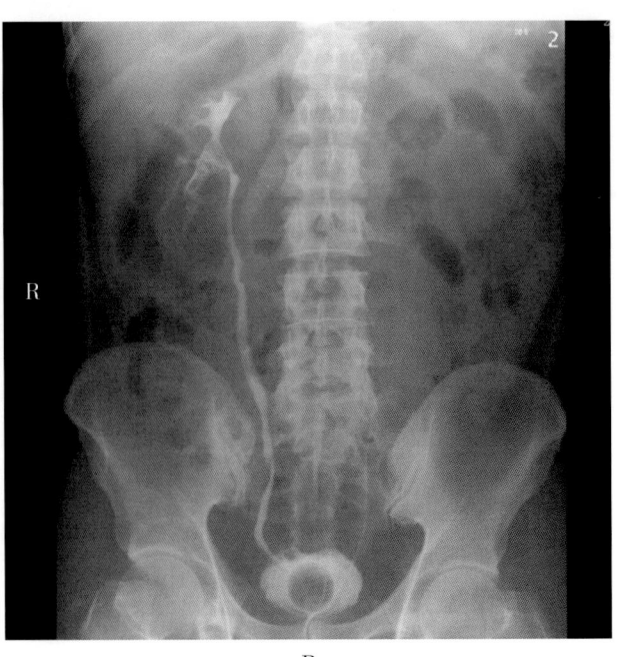

A图为平片，可显示输尿管导管的位置，B图为逆行肾盂造影，可见肾盂充盈缺损

图1-6　逆行造影

由于此检查有创性，并非常规检查，主要应用于IVP观察不满意或疑有问题需要进一步确定者。但当膀胱有严重疾患，如膀胱严重感染、尿道狭窄、挛缩膀胱等，均不适合逆行肾盂造影。

3. 顺行肾盂造影

顺行肾盂造影（antegrade pyelography）是指经预先放置的经皮肾造瘘管注入对比剂，充盈集合系统和输尿管，最好在透视下进行，仰卧位摄片（图1-7）。

此检查主要应用于IVP观察不满意或疑有问题需要进一步确定者，当肾严重积液，已经事先放置肾造瘘管的患者或存在逆行造影的禁忌证时，优先考虑此造影检查。

4. 膀胱尿道造影

当怀疑膀胱输尿管反流、尿道病变，如狭窄、肿瘤、憩室及膀胱后尿道吻合口瘘等疾患时均可行膀胱尿道造影。

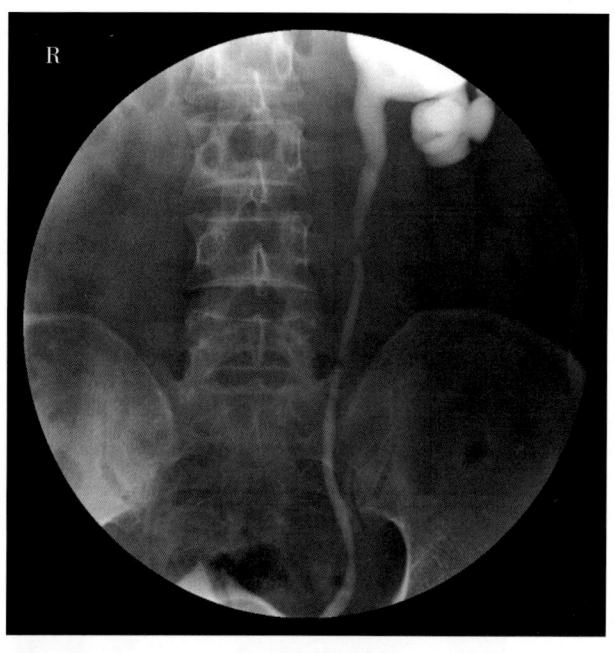

图1-7 顺行造影，从经皮肾造瘘管注入对比剂，显示左侧肾盂、输尿管

造影方法可分为逆行尿道造影和排泄尿道造影：①逆行尿道造影，是将导尿管插入前尿道，或将注射器直接抵住尿道口，阻止对比剂外溢，注入15%~30%泛影葡胺，可显示男性尿道的病变。摄片时使患者向任何一侧45°侧卧，近床侧腿弯曲，对侧腿伸直，将阴茎拉直与身体长轴垂直，避免骨骼对尿道摄片的阻挡影响（图1-8）。②排泄尿道造影，在排泄性尿路造影或膀胱造影结束的时候，对于已行膀胱造瘘的患者可直接从膀胱造瘘管向膀胱内注入，然后行排尿期尿道造影。当尿道狭窄对比剂通过不畅甚至完全梗阻时，通常同时行两种尿道造影进行会师造影，以明确尿道狭窄的范围、程度及尿道排尿的功能状态。

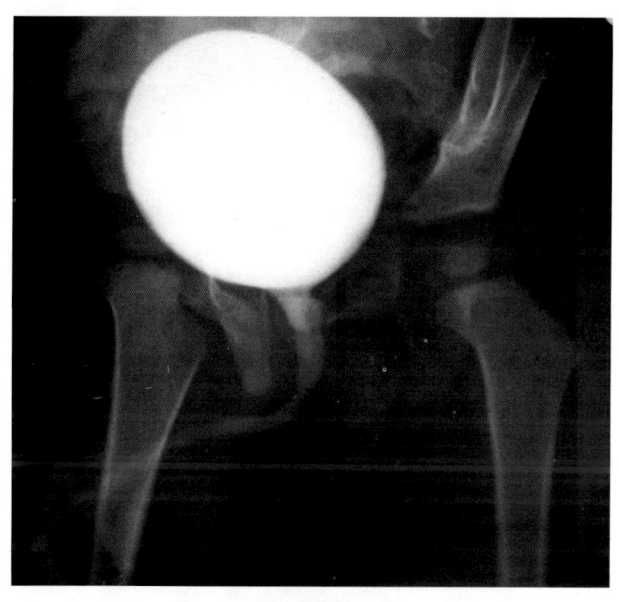

图1-8 逆行膀胱尿道造影

三、计算机断层扫描

计算机断层扫描（computed tomography，CT）检查能获得人体横断面分辨力很高的图像，解决了X线摄影术平面成像的组织重叠问题。螺旋CT由于克服了普通CT的许多重大技术限制，在临床的应用越来越广泛，能将横切面图像转换成泌尿科医生熟悉的类似IVP图像，即CT尿路成像（computer tomography urography，CTU），克服传统X线二维成像的限制。CTU检查与传统的IVP检查方法比较，检查时间短，在完成平扫以及动、静脉期扫描后即可下地活动，延迟8~20min再扫描一次全尿路即可完成检查，且不用压迫腹部，无痛苦，适合各种疾病患者的检查，且具有强大的后处理功能，三维重建后可立体清晰地再现泌尿系全貌，对泌尿系统疾病诊断和选择治疗方法很有帮助。

常规CT平扫+增强扫描以及CTU检查可显示泌尿道及其周围结果的细微解剖，可诊断泌尿系各种疾病，包括外伤、炎症、结石、肿瘤、先天性畸形以及血管性疾病等，特别是能够发现其他X线检查不能检出的泌尿系疾病。螺旋CT在诊断泌尿系结石方面具有其他影像学检查难以比拟的高敏感性和特异性，不易受肠道内气体干扰，清楚显示结石的大小和形态（包括阴性结石），但螺旋CT的放射剂量高于X线平片及尿路造影，对年轻、女性患者及反复发作需要进行多次CT检查的结石病例选择应该慎重。CT还能精确描述肿瘤的具体位置、侵袭深度及与周围组织的毗邻关系，可更加清楚地显示肾脏血管走行，国外现在主要用于复杂肾脏手术的术前风险评估以协助术中操作（图1-9至图1-11）。

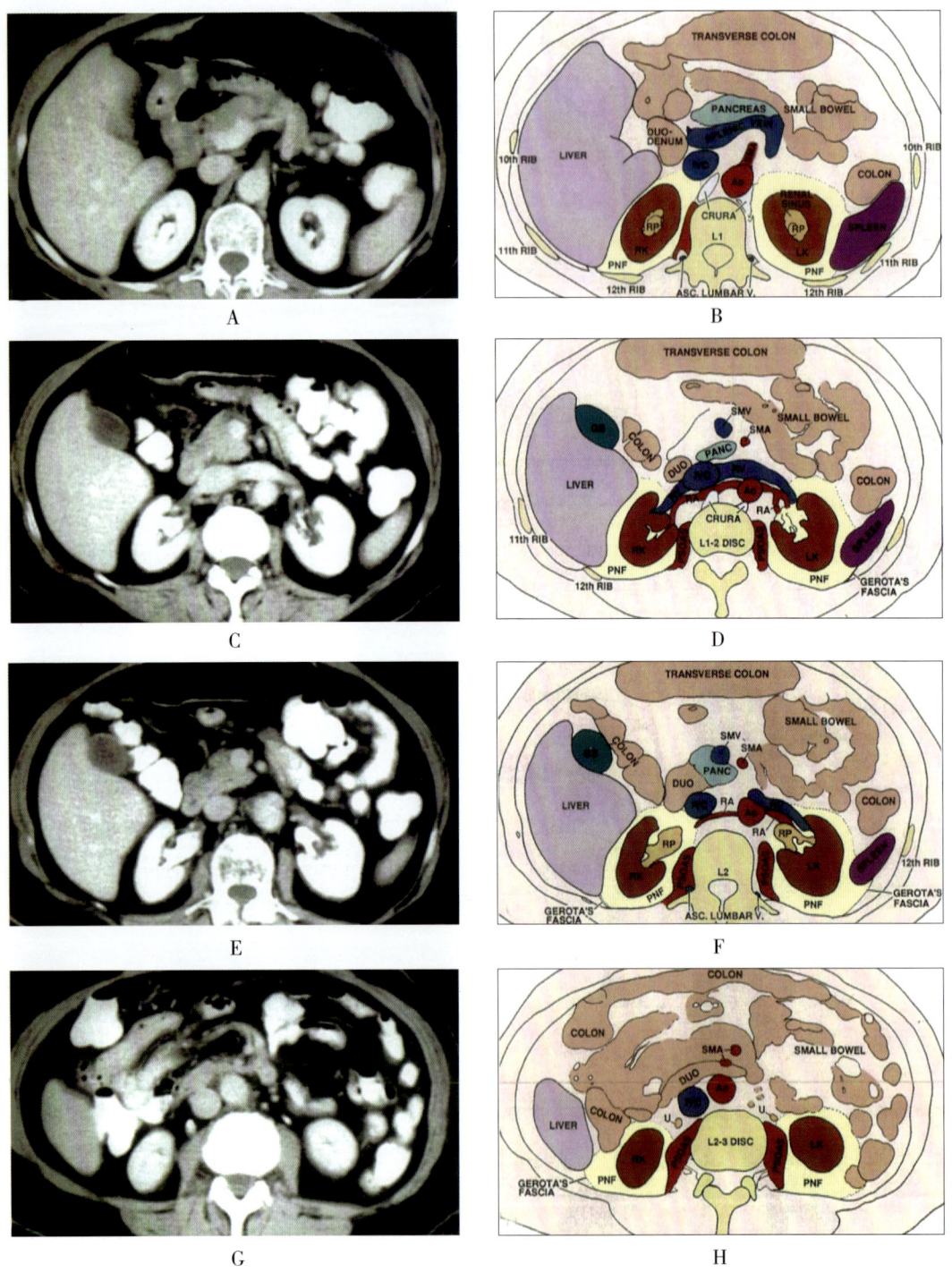

CT图示，断层从上向下进行。A、B. 通过肾脏上极、肾蒂上方的断层；C、D. 通过肾动静脉水平的断层；E、F. 略向下显示肾盂的断层，同时显示肾门与十二指肠的关系；G、H. 通过肾下极的断层，显示上段输尿管。AO（主动脉），DUD（十二指肠），GB（胆囊），IVC（下腔静脉），LK（左肾），PANC（胰腺），PNF（肾周脂肪），RA（肾动脉），RK（右肾），RP（肾盂），RV（肾静脉），SMA（肠系膜上动脉），SMV（肠系膜上静脉），U（输尿管）

图1-9 肾脏水平上腹部断层解剖

（摘自WEIN A J，KAVOUSSI L R，NOVICK A C，等. 坎贝尔-沃尔什泌尿外科学[M]. 郭应禄，周利群，译. 9版. 北京：北京大学医学出版社，2009：12.）

CT血管成像术（computed tomography angiography，CTA）是一种非创伤性的评价血管系统的检查方法，可用于评估肾脏捐赠者双肾状况、探查肾动脉狭窄及拟行肾部分切除术前用以判断肾脏血供情况。

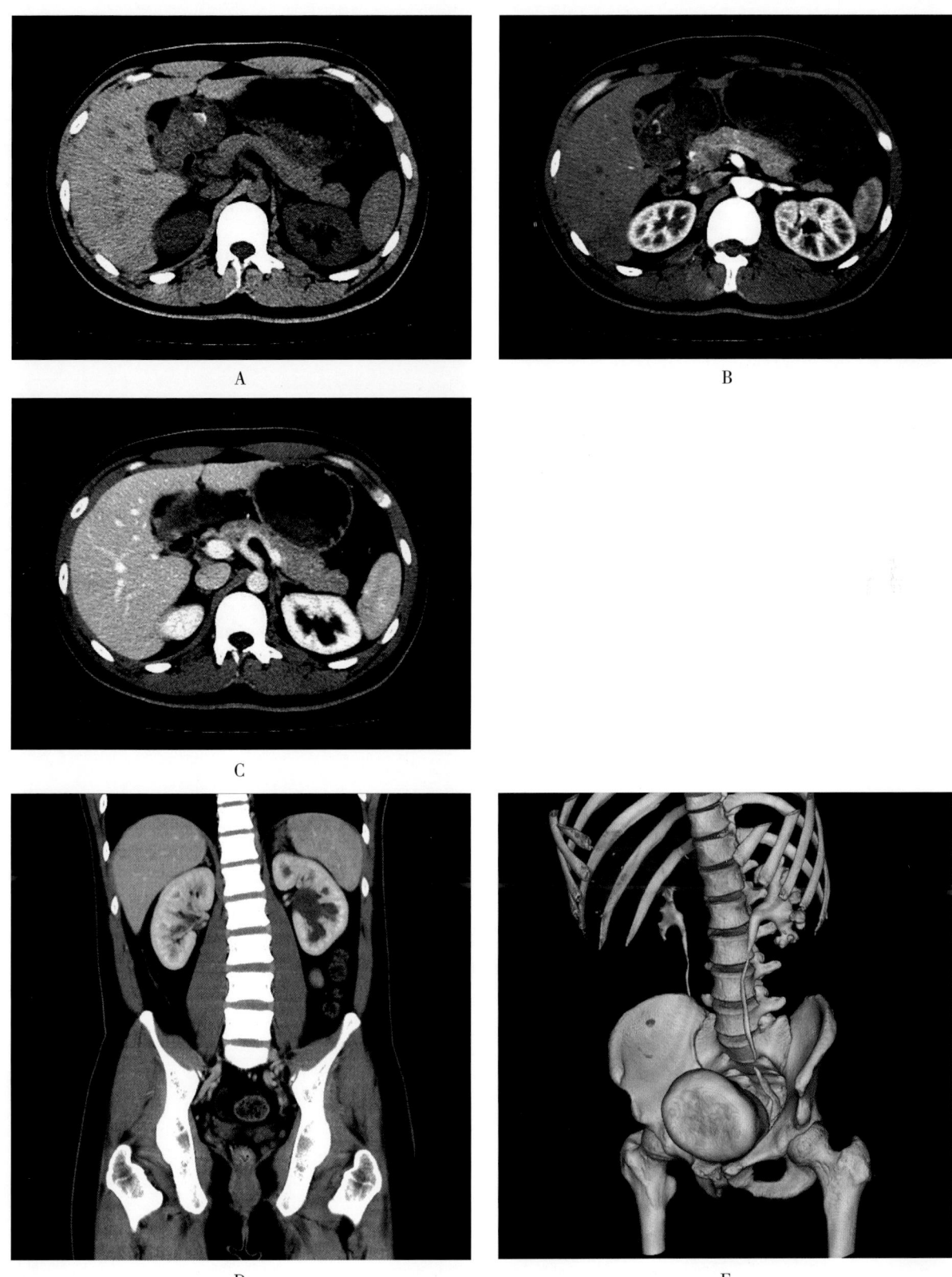

CT平扫显示肾脏轮廓光滑，密度均匀。增强CT扫描动脉期显示明显增强的肾皮质和低密度的肾髓质，皮髓质区分明显，静脉期和分泌期显示肾实质均匀增强和肾盂内排泄的对比剂

图1-10　正常肾脏CT表现

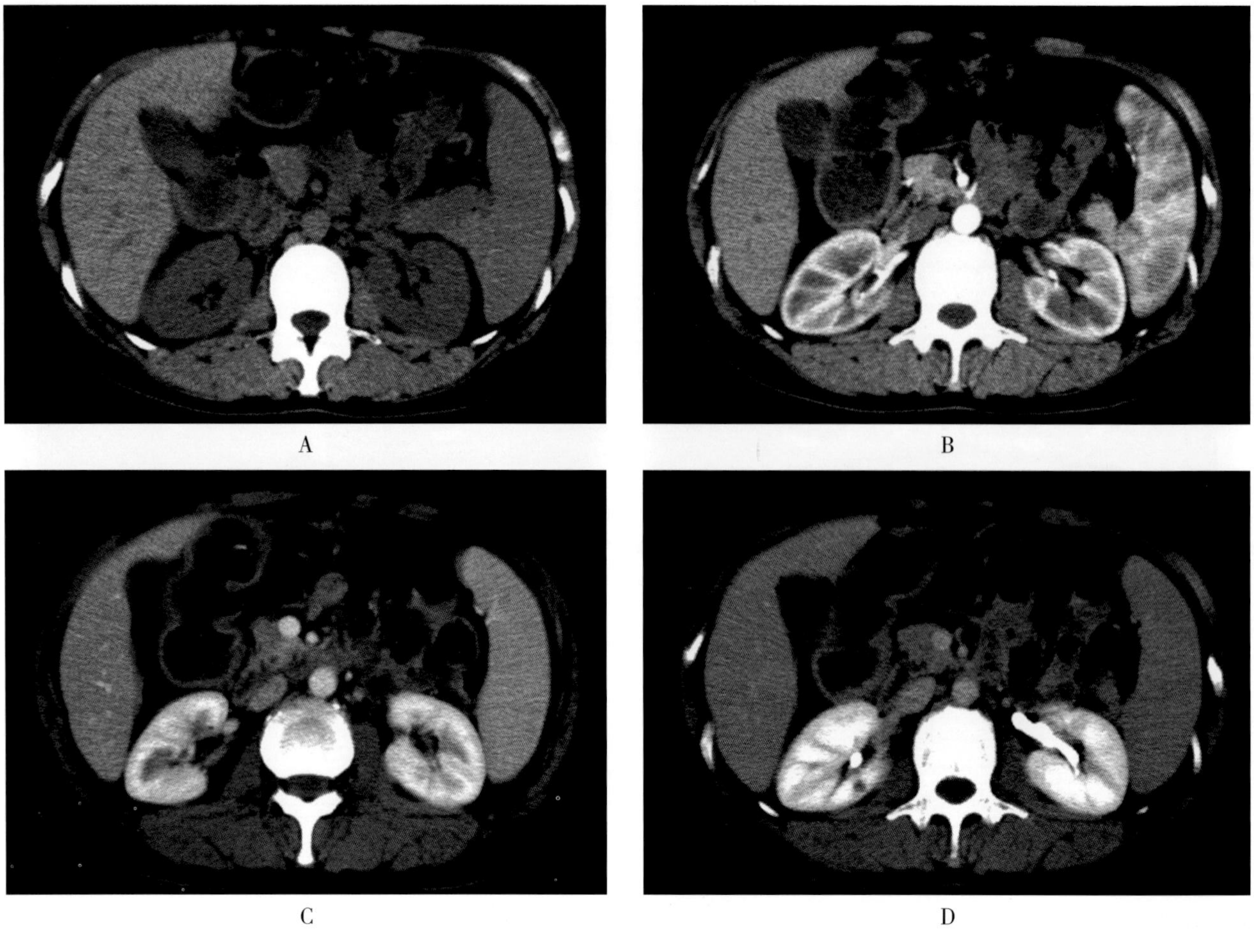

图1-11 正常肾脏CT表现：平扫；皮质期，实质期及排泄期

四、数字减影血管造影

数字减影血管造影（digital subtraction angiography，DSA）是20世纪70年代出现的一项医学影像学新技术。经过四十余年的发展，DSA设备的性能不断改进，功能不断增加。目前，DSA设备已出现了数字化、系统化、自动化和网络化。DSA在观察血管上有独特的优越性，并可通过观察血管变化判定介入治疗的效果。DSA引导下超选择动脉栓塞，因其操作简单、安全、有效的优点逐渐应用于各种临床大出血的治疗（图1-12），但由于此方法属创伤性检查，通常不作为常规检查，在其他方法诊断困难或介入治疗时才应用，泌尿外科中常用于经皮肾术后大出血进行血管栓塞。

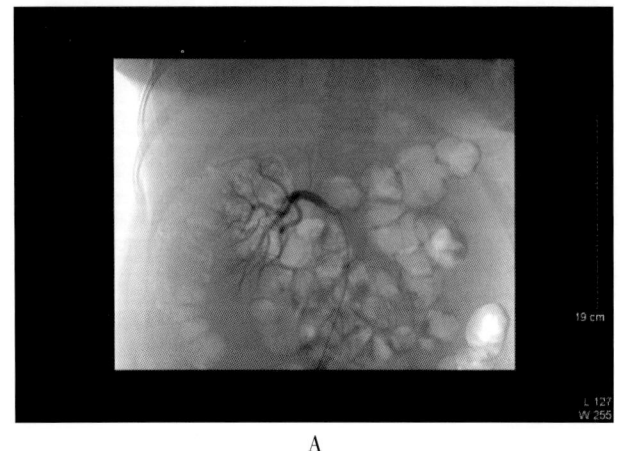
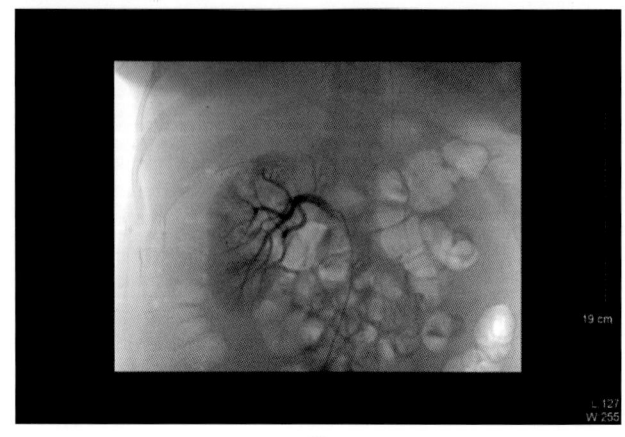

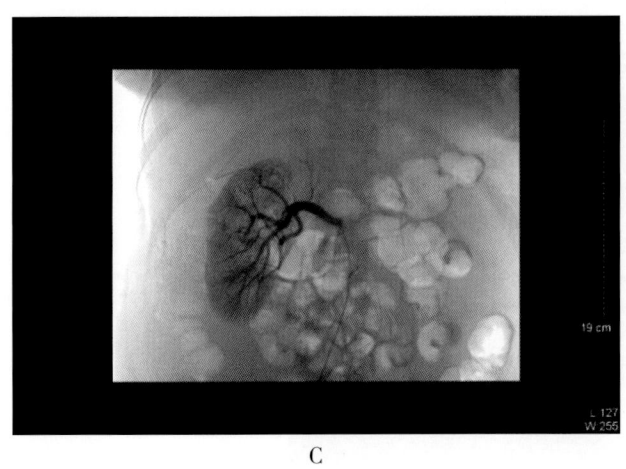

图1-12 肾动脉DSA检查

第二节 超声检查

超声具有简便、无创伤、无痛苦、可反复多次检查等优点，并可做出明确诊断，超声诊断相对其他检查手段经济、价值性高，对人体无损害，可动态实时多切面连续检查。20世纪90年代至今，新技术、新方法不断涌现，图像质量越来越好，在临床应用的广度和深度不断加强。它从一维波形图和轨迹图发展到二维人体断层图，又进一步发展出三维体成像乃至四维体成像，医用超声技术日以精臻（图1-13，图1-14）。

腔内超声（intraluminal ultrasound）是近些年来飞速发展的介入性超声检查新技术，它主要是采用专门制作的特殊形状的超声探头或通过内镜、导管等技术将超声探头直接引入人体的有关腔道、管腔及体腔内进行超声探查，最终实现其对疾病诊断与治疗的目的。腔内超声的主要特点是突破了传统经体表超声检查所受到的一些限制与不能实施检查的一些"禁区"，获得了体表超声难以得到的超声影像学资料，可为临床疾病的诊断分析提供更趋完善和准确的信息（图1-15）。

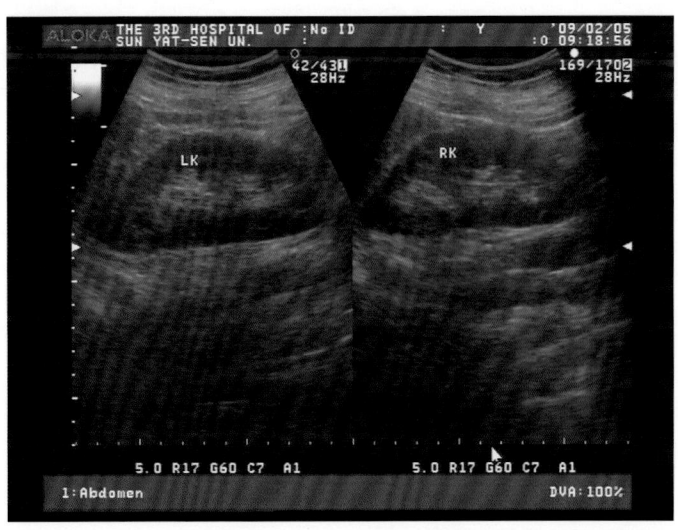

肾轮廓线呈明亮的光带围绕整个肾脏。肾轮廓线包围位于肾窦回声与肾轮廓线之间呈低回声带的为肾实质回声，肾皮质回声略高于肾髓质回声，但低于肝脾回声，有一部分肾锥体回声之间称为肾柱。肾髓质回声呈卵圆形或圆锥形整齐的作放射状排列在肾窦周围，回声强度甚低，低于肾皮质回声，仅略高于胆囊内胆汁回声。肾窦回声（集合系统回声）为一片椭圆形的高回声区，边界不整齐，位于肾中央，经过肾门时，肾窦回声伸向肾门与肾轮廓线相连

图1-13 正常肾脏超声图像

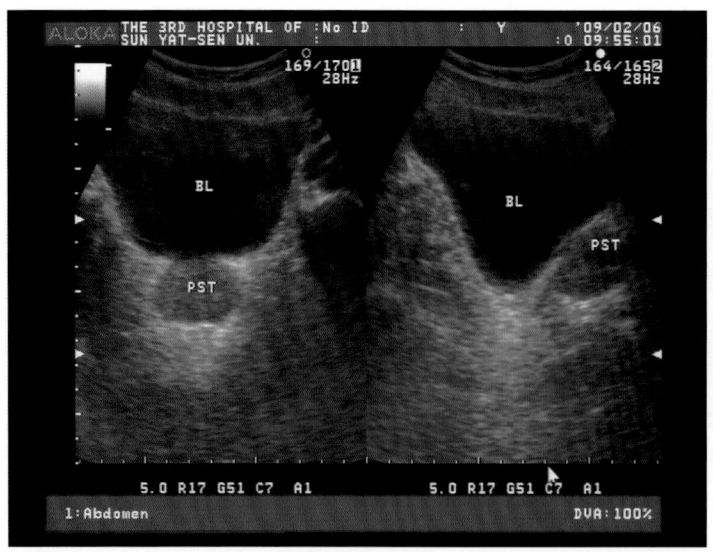

膀胱壁呈一明亮回声光带，膀胱内尿液呈无回声区，膀胱黏膜回声处与尿液交界处较强，尿液充盈时呈一条平整光滑的细光带，充盈不足时黏膜回声不平。注意：肠气回声极强，呈一条强弱不均匀的回声带，切勿把肠腔回声当作膀胱壁

图1-14　正常膀胱超声图

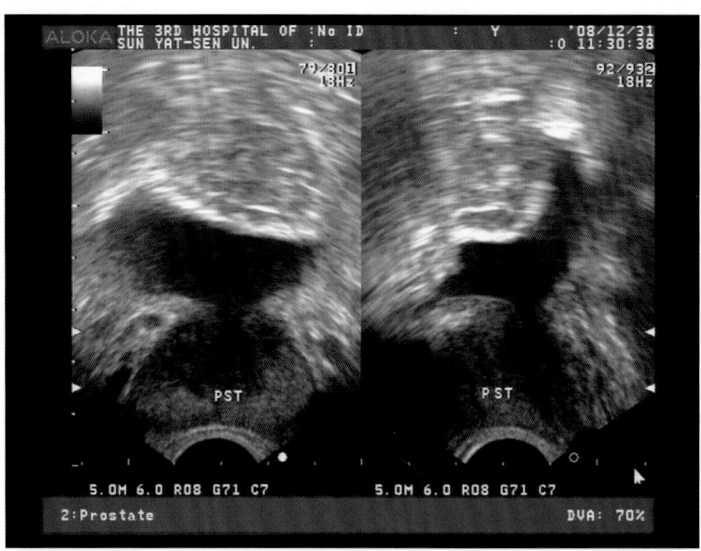

横切：左侧叶位于图右，右侧叶位于图左，精囊在两侧。回声同上，内腺回声低，呈圆形位于前部，外腺包绕内腺两侧及后方，回声稍高。纵切呈栗子形，底部向上，位于图左，尖部向下位于图右。两侧叶纵切呈慈姑形，上端为精囊，尖向上，位于图左，钝圆端向下，位于图右

图1-15　经直肠途径前列腺超声图

第三节　磁共振检查

　　MR不使用X线等外射线源，而是在体外加以强磁场及射频冲磁场以使体内的氢质子受激励而释放能量来实现成像。MRI是重建的灰阶成像，MR信号强度的不同反映的是T1组织弛豫时间与T2组织弛豫时间的长短（CT图像的灰度反映的是组织密度）。MR具有良好的软组织对比性，能反映肾上腺、肾脏、前列腺等组织的生化结构信息及尿液的流动信息，使人们不仅能够了解泌尿系的形态学改变，还能了解其生理生化及代谢等功能性变化。MR主要优点是具有极高的软组织分辨力，对较大肿瘤的定位、定性及判断肿瘤组织学类型有优势，可显示瘤内出血和坏死、判断毗邻结构，尤其是大血管侵犯（图1-16）。

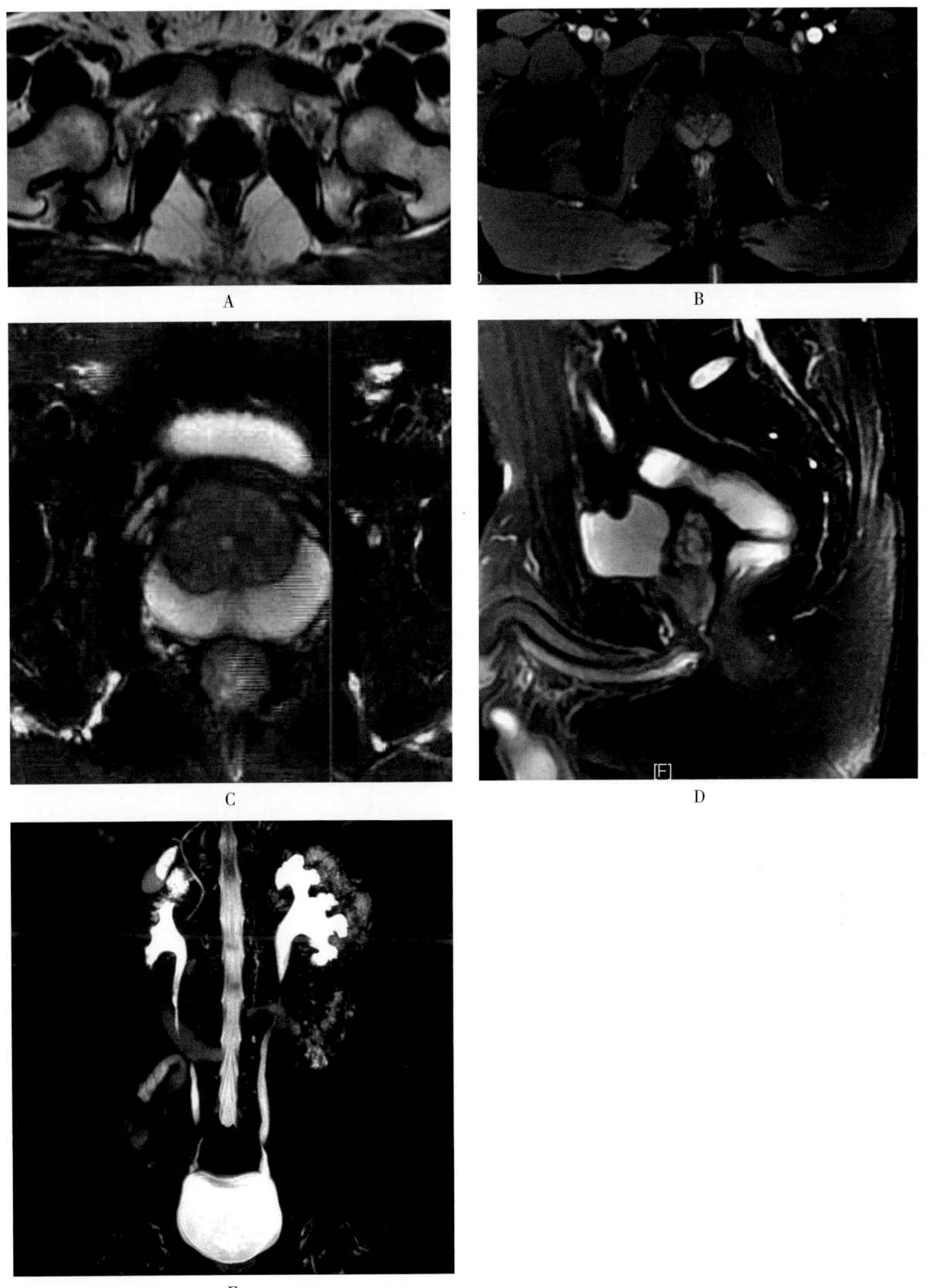

整个前列腺呈中等均匀信号；T2WI横断面显示外周带呈较高信号，外周带与中央腺体界限清楚；增强后扫描见中央腺体不均匀强化（增生结节），外周带受压变薄，强化程度较轻。正常精囊T1WI显示低-中等均匀信号，双侧对称；T2WI显示均匀性或蜂窝状高信号

图1-16　正常前列腺T1WI横断面

前列腺三维质子磁共振波谱分析（magnetic resonance spectroscopy，MRS）是最新的能显示前列腺代谢变化的无创性检查方法，在常规MRI的基础上加上MRS的代谢信息能显著提高前列腺病变MRI诊断的准确性。MRU是一种无需对比剂、无侵袭性、无辐射损伤的检查方法，不仅能发现尿路梗阻部位，更能辨别梗阻原因，同时可观察梗阻近端以及远端情况，从而估计病变的管腔长轴范围。CTU及MRU结合常规扫描均能对病灶的形态、位置、大小以及与邻近组织结构及血管的关系清晰显示。对含有脂肪成分的占位性病变，如肾血管平滑肌脂肪瘤，MR通过抑脂序列即可明确诊断。

参考文献

［1］ 孙颖浩，许传亮. 重视影像学技术在泌尿系统疾病中的应用研究［J］. 中华泌尿外科杂志，2007，28（6）：365-367.

［2］ 王建良，朱玉春，高迁，等. 64层螺旋CT尿路成像技术在泌尿系统疾病中的临床应用［J］. 中国CT和MRI杂志，2012，10（2）：93-95.

［3］ DUNNICK N R. 泌尿系统影像学［M］. 王霄英，译. 北京：人民卫生出版社，2011：41-78.

［4］ 李松年. 中华影像医学泌尿生殖系统卷［M］. 北京：人民卫生出版社，2003：1-13.

［5］ WEIN A J, KAVOUSSI L R, NOVICK A C, 等. 坎贝尔-沃尔什泌尿外科学［M］. 郭应禄，周利群，译. 9版. 北京：北京大学医学出版社，2009：1-43.

［6］ LEHNERT B E, BREE R L. Analysis of appropriateness of outpatient CT and MRI referred from primary care clinics at an academic medical center: how critical is the need for improved decision support? ［J］. J Am Coll Radiol, 2010, 7（3）: 192-197.

［7］ MAGRILL D, PATEL U, ANSON K. Impact of imaging in urolithiasis treatment planning ［J］. Curr Opin Urol, 2013, 23（2）: 158-63.

［8］ SILVERMAN S G, LEYENDECKER J R, AMIS E S Jr. What is the current role of CT urography and MR urography in the evaluation of the urinary tract? ［J］ Radiology, 2009, 250（2）: 309-23.

［9］ SEMINS M J, FENG Z, TROCK B, et al. Evaluation of acute renal colic: a comparison of non-contrast CT versus 3-T non-contrast HASTE MR urography ［J］. Urolithiasis, 2013, 41（1）: 43-46.

［10］ BLANDINO A, MINUTOLI F, SCRIBANO E, et al. Combined magnetic resonance urography and targeted helical CT in patients with renal colic: a new approach to reduce delivered dose ［J］. J Magn Reson Imaging, 2004, 20（2）: 264-271.

［11］ VERMA S, RAJESH A, PRASAD S R, et al. Urinary bladder cancer: role of MR imaging ［J］. Radiographics, 2012, 32（2）: 371-387.

第二章 肾上腺疾病的诊断

第一节 肾上腺的正常解剖与毗邻图像

一、正常肾上腺的位置、大小及形态

肾上腺是一对位于腹膜后、肾脏上内侧的内分泌器官，与肾脏共同包在肾筋膜（Gerota筋膜）内。

肾上腺的大小：长约5cm，宽约3cm，厚0.5～1cm，重5～7g。

右侧肾上腺呈三角形，左侧肾上腺呈新月形或人字形，在CT和MR的断层扫描中，肾上腺由较厚的中间嵴和较薄的内侧肢、外侧肢组成（图2-1，图2-2）。肾上腺分为两层，外层为皮质，约占肾上腺的90%，内层为髓质，呈棕褐色，约占肾上腺的10%。在淡黄色的肾周围脂肪中，肾上腺皮质呈一种特有的金黄色，是手术中辨认肾上腺的重要依据。

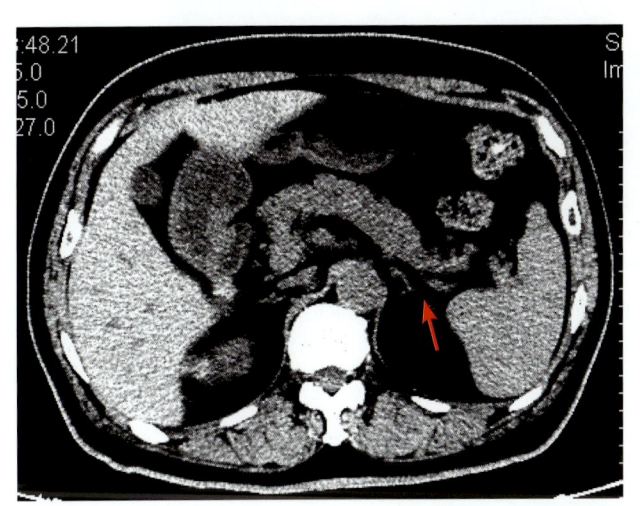

图2-1 肾上腺的形态因人而异，在头侧平面，肾上腺常表现为一斜线样软组织密度结构，而在足侧平面，左右侧肾上腺的内、外侧肢的角度就愈大，呈倒"V"形或倒"Y"形，在肾上腺下极常呈一横线样结构

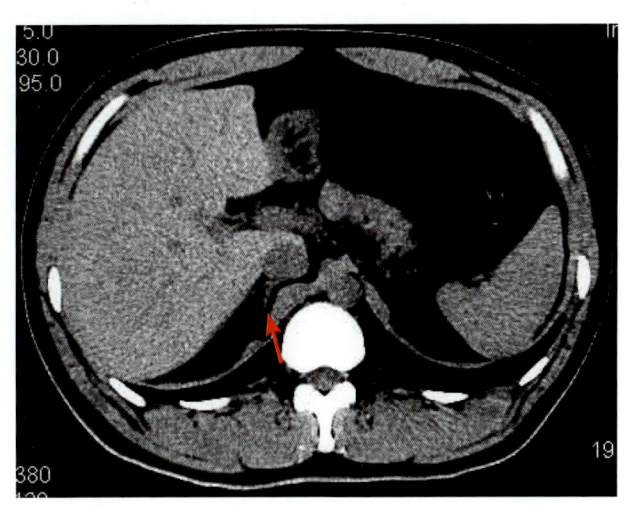

图2-2 右侧肾上腺，多呈倒"V"形或倒"Y"形

二、毗邻

右肾上腺向前与肝脏的下后面相贴，前内侧毗邻下腔静脉，手术中将肝向上推开有助于显露；左肾上腺的前面有胃、胰腺及脾动、静脉，内侧为腹主动脉，显露时应将脾脏向上或向内游离；双侧肾上腺后面都是膈；两肾上腺之间有腹腔神经节等。

三、肾上腺血管

肾上腺血供丰富，其上、中、下部分布着3支动脉。肾上腺上动脉起源于膈下动脉，是最主要血供来源，由肾上腺上方分成多支进入肾上腺组织；肾上腺中动脉来源于腹主动脉，通常管径细小；肾上腺下动脉起自肾

动脉，性腺动脉也有分支进入肾上腺。这些动脉围绕肾上腺相互吻合成为一个动脉环，从环上发出小分支，如梳齿样向心性进入腺体，在被膜内形成丰富的吻合，肾上腺的前后表面为相对无血管区。

肾上腺通常只有一条中央静脉，右肾上腺中央静脉很短，直接汇入下腔静脉，在右肾上腺切除术中结扎其中央静脉时容易撕裂出血。另有少数右肾上腺中央静脉汇入右副肝静脉，因此在行右肾上腺切除术中，应在其汇入副肝静脉前结扎切断。左肾上腺中央静脉汇入左肾静脉，长约3cm，汇入位置常与性腺静脉相对。左侧膈下静脉常与其相连，分离左肾上腺内侧时易被损伤而出血（图2-3）。

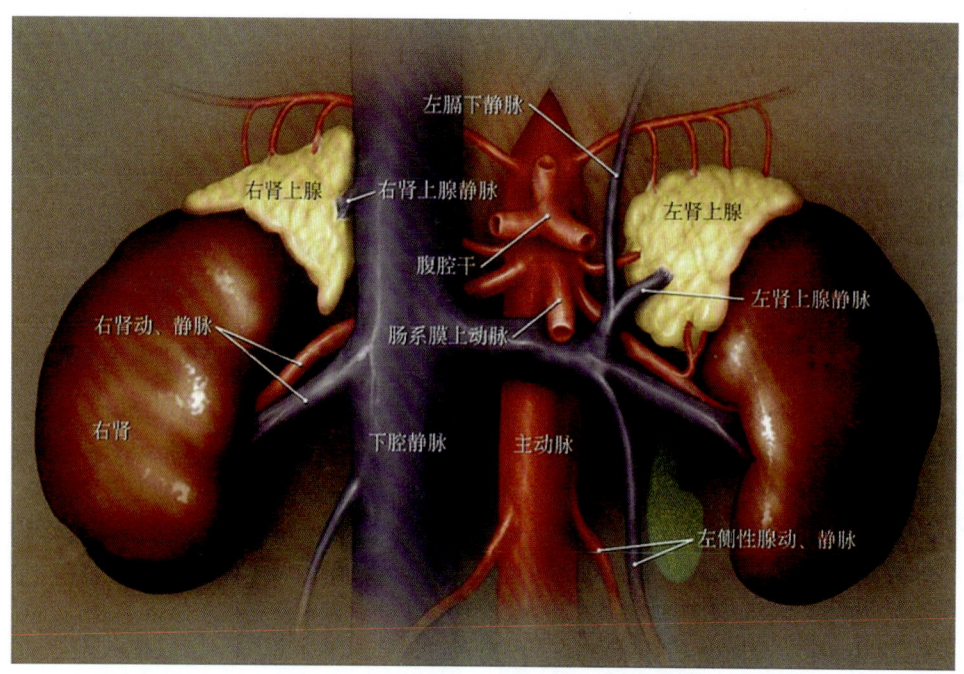

图2-3　肾上腺的动脉血供和静脉回流

（摘自WEIN A J，KAVOUSSI L R，NOVICK A C，等．坎贝尔-沃尔什泌尿外科学［M］．郭应禄，周利群，译.9版.北京：北京大学医学出版社，2009：1971．）

四、肾上腺的生理功能及疾病分类

肾上腺是体内重要的内分泌器官，肾上腺由皮质和髓质构成：①肾上腺皮质由外向内分为3层，外层为球状带，约占皮质的15%，主要分泌盐类皮质激素，以醛固酮为主，盐皮质激素主要是调节钠、钾等电解质的代谢；中层为束状带，约占皮质的78%，主要分泌糖皮质激素，以皮质醇为主，糖皮质激素为维持生命所必需，主要是调节糖、蛋白质、脂肪的代谢；内层为网状带，约占皮质醇的9%，分泌性激素，如雄激素、雌激素和孕酮，性激素主要作用是促进毛发、骨骼、肌肉生长及第二性征发育等。②肾上腺髓质几乎完全由嗜铬细胞组成，呈棕色，重约1g，主要分泌肾上腺素和去甲肾上腺素，其作用主要是调节糖、脂肪的代谢以及加强心血管的收缩。

由于肾上腺的组织结构和功能上的复杂性，可发生多种不同类型的病变。肾上腺疾病根据其是否产生过量激素或造成正常激素分泌水平下降，分为3种类型，肾上腺功能亢进性病变，功能低下性病变，无功能性病变（图2-4）。

当临床表现和实验室检查怀疑肾上腺可能存在病变的时候，影像学检查的目的在于对肾上腺病变的定位诊断，包括明确病变侧、数目、大小、范围、良恶性，有时还能做出定性诊断。当肾上腺为非功能性病变，影像学检查在于发现病变并有可能明确其性质。

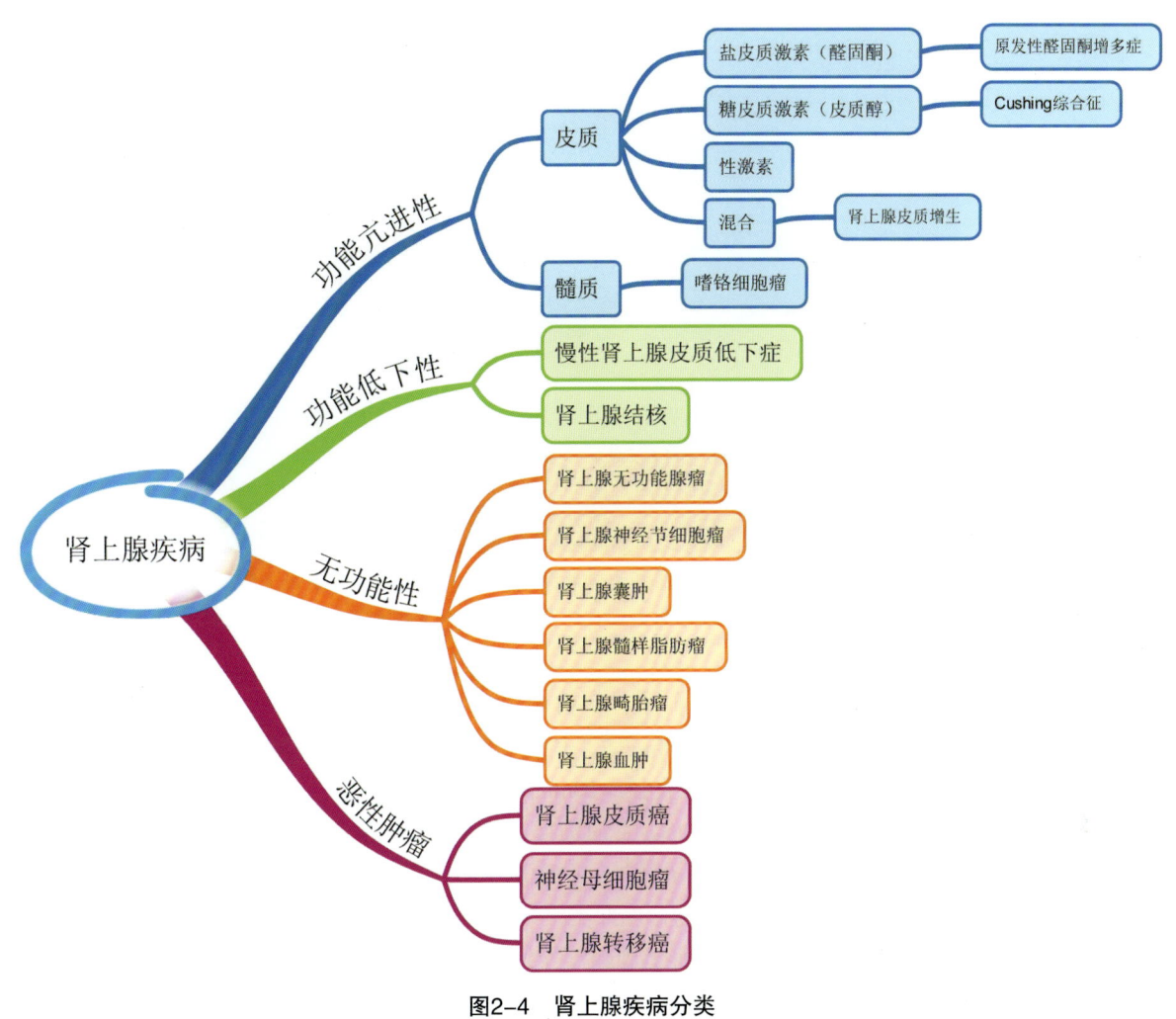

图2-4 肾上腺疾病分类

第二节 肾上腺功能亢进性疾病

一、Cushing综合征

（一）临床特点

皮质醇症被称为库欣综合征（Cushing's syndrome），由于机体长期处于过量糖皮质激素的作用而出现了一系列典型的综合病征，主要表现为满月脸、多血质外貌、向心性肥胖、痤疮、紫纹、高血压、继发性糖尿病和骨质疏松等。根据导致皮质醇增多症的原因的不同，分为促肾上腺皮质激素（adrenocorticotropic hormone，ACTH）依赖性和ACTH非依赖性两大类。

（二）影像学表现

1. B超表现

皮质增生往往不能显示增厚的肾上腺，仅小部分病例获得增厚的肾上腺低回声区，皮质结节样增生超声下呈类似小肿瘤的低回声区。皮质腺瘤在肾上腺部位探及圆形或椭圆形低回声区，有球体感，边界回声较明亮。腺瘤的瘤体部分为圆形或椭圆形，另一部分边界凹凸不齐，呈分叶状，内部回声或为均匀低回声，或为不均匀回声。它们共同特点为皮下脂肪层回声、肾周脂肪层回声和肾上腺周围脂肪层回声均明显增厚。皮肤下脂肪层呈低回声暗带、肾周围脂肪层为网状中等回声，彩色多普勒血流超声显像（CDFI）显示效果差（图2-5）。

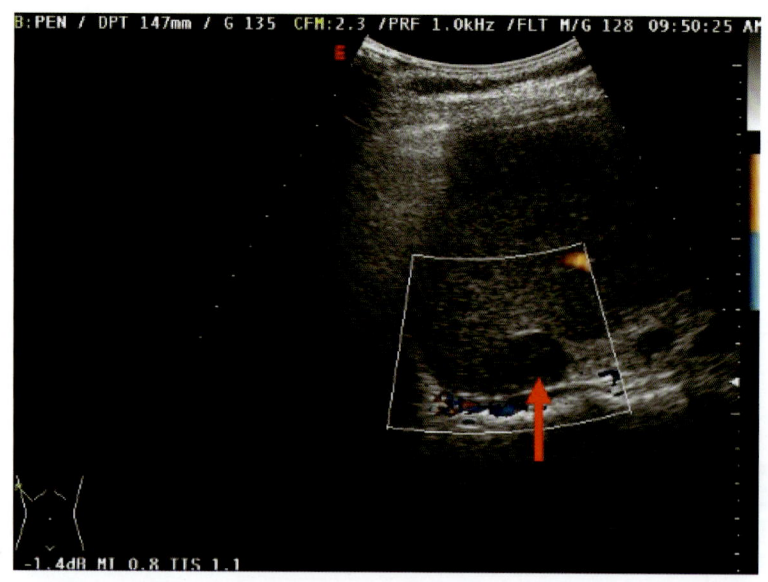

图2-5 右侧肾上腺肿物，临床定性诊断为皮质醇增多症，术后病理诊断肾上腺皮脂腺瘤

2. CT表现

ACTH依赖性Cushing综合征包括垂体性和异位性，占全部Cushing综合征的70%～85%，均造成双侧肾上腺皮质增生。垂体性（Cushing综合征）又称Cushing病，其病变在下丘脑和（或）垂体，此时需要行垂体CT或MRI检查。由于CT扫描的每一层约10mm，对于直径＞10mm的垂体腺瘤，CT的分辨率良好，但对直径＜10mm的垂体微腺瘤，CT有可能遗漏，阳性率只达60%，此时需要选择薄层CT扫描。所以CT未发现垂体瘤者，不能排除微腺瘤的可能。异位性Cushing综合征是指垂体外的肿瘤组织分泌促肾上腺皮质激素（ACTH）所致，可为肺癌、胸腺癌或甲状腺癌等，根据临床表现可为诊断此类疾病提供线索。

ACTH非依赖性Cushing综合征中，良性的肾上腺腺瘤导致的Cushing综合征称Cushing腺瘤，占全部Cushing综合征的15%～30%。Cushing腺瘤有如下特点：①孤立的类圆形肾上腺肿块，与肾上腺侧肢相连或位于两支之间，其长轴常与肾上腺长轴或侧肢走行方向一致，直径为2～4cm，边界清楚；②密度均一，类似肾脏密度或因富含脂类而接近水样密度；③增强检查肿块有轻度至中度强化；④同侧残存肾上腺及对侧肾上腺萎缩，这是Cushing腺瘤的特有表现（图2-6）。

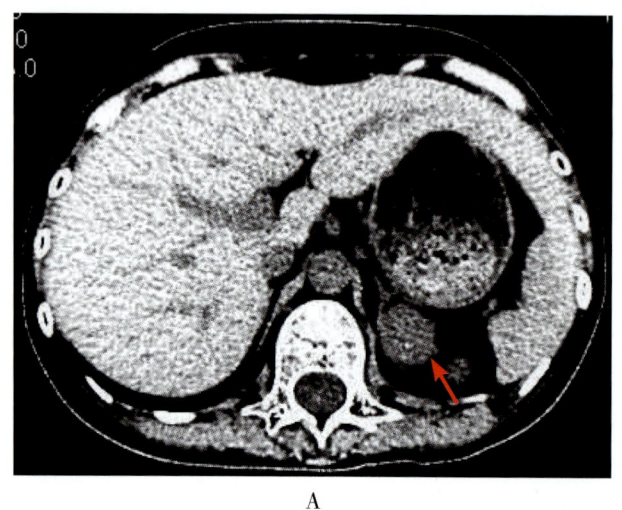
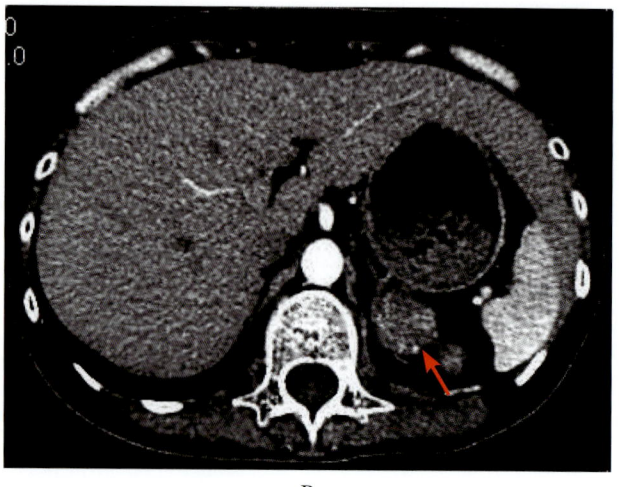

A　　　　　　　　　　　　　　　　　　B

图2-6 左肾上腺肿物，术后病理肾上腺皮质腺瘤

对肾上腺增生与腺瘤的检查，CT的作用大，分辨率好，因为肾上腺腺瘤的直径往往＞2cm。

肾上腺腺癌，有时也可出现Cushing综合征的临床表现，具体内容详见本章第五节。

肾上腺增生，也可出现Cushing综合征的临床表现，具体内容详见本章第四节。

3. MRI表现

MRI表现为肾上腺增生所致的腺体增大，肿块信号强度在T1WI类似肝脏，T2WI也类似或略高于肝脏信号，但对肾上腺边缘特别是边缘处小结节的显示不及CT清晰（图2-7）。对Cushing病，与CT相比可较好地分辨下丘脑垂体及鞍旁结构（海绵窦、垂体柄和视交叉），但对直径＜5mm的肿瘤，分辨率仍仅为50%。

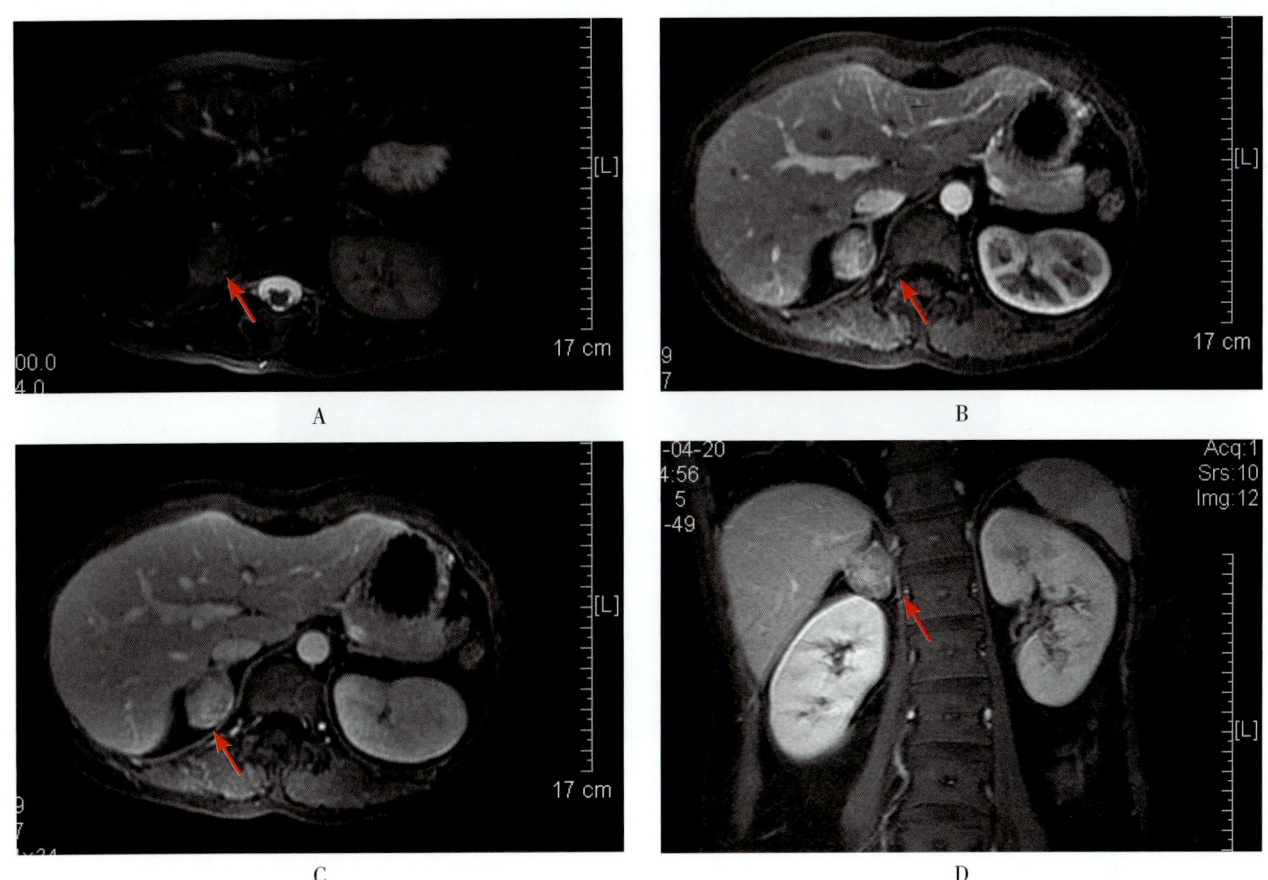

图2-7　右侧肾上腺内侧肢见一类圆形异常信号影，边界清楚，大小约25mm×21mm，病灶T1反相位呈稍低信号，T2WI呈稍高信号，DWI序列呈稍高信号，增强扫描动脉期明显强化，延迟期强化减退

（三）影像学鉴别诊断

Cushing腺瘤应与其他肾上腺肿瘤相鉴别，如Conn腺瘤、肾上腺皮质癌等。这些肿瘤虽也表现为肾上腺肿块，但临床表现不同。此外，Cushing腺瘤的CT和MRI表现较具特征，特别是并存对侧及同侧残部肾上腺萎缩，一般不难鉴别。

（四）检查手段的选择

（1）B超属无创伤检查，方便、价廉、较准确。常用来与MRI、CT一起作Cushing综合征的定位诊断。超声一般难以观察到正常的肾上腺结构，但是＞2cm的肿瘤通常可以观察到。由于右侧肝脏提供很好的观察窗，通常右侧的肾上腺病变更容易发现。

（2）CT和MRI是首选方法。

二、原发性醛固酮增多症

（一）临床特点

原发性醛固酮增多症（primary hyperaldosteronism）简称原醛症，1953年Conn首次描述本病，故亦称Conn综合征，是由于体内分泌过多的醛固酮所致，典型表现为高血压、高醛固酮、低血钾、低血肾素、碱中毒和肌软弱无力或周期性麻痹。临床多见有分泌醛固酮的肾上腺肿瘤和原发性肾上腺皮质增生（adrenal cortical hyperplasia），还有病变不在肾上腺的原醛症，需予以鉴别。

（二）影像学表现

1. B超表现

B超表现为肾上腺低回声肿物，需要与肾上腺腺癌、嗜铬细胞瘤相鉴别（图2-8）。

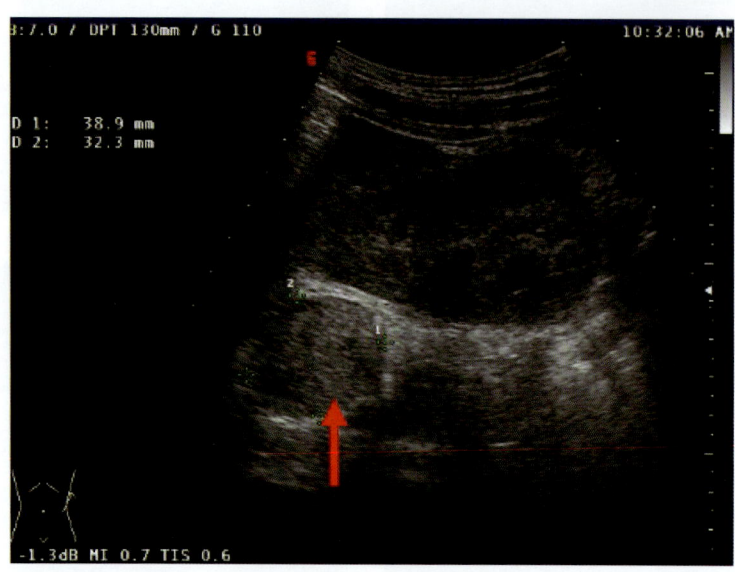

图2-8　肾上腺低回声肿物

2. CT表现

（1）单侧孤立性小肿块，偶为双侧性或单侧多发性。与肾上腺侧肢相连或位于两侧肢之间。

（2）肿块呈类圆形或卵圆形，边界清楚，多较小，直径常在2cm以下，偶可达3cm左右。

（3）肿块密度均一，因富于脂质而较低，常近于水样密度，增强时肿块呈轻度强化，而肾上腺本身强化较之明显。

（4）对侧肾上腺无萎缩表现（图2-9至图2-12）。

3. MRI表现

同CT一样，能发现肾上腺原醛腺瘤，表现为肾上腺小肿块，在T1WI和T2WI上信号强度类似肝脏。增强MRI检查，肾上腺原醛腺瘤发生强化（图2-13）。

（三）影像学鉴别诊断

（1）肾上腺囊肿：由于原醛腺瘤在CT平扫时密度常接近于水，应与肾上腺囊肿鉴别，增强时原醛腺瘤发生强化而肾上腺囊肿不强化。

（2）腺癌：直径一般＞3cm，边缘不清楚，有浸润表现。

（3）肾上腺皮质增生：可显示双侧肾上腺增大或呈结节状改变。

（四）检查手段的选择

（1）X线的诊断价值不大，一般不予采用。

（2）B超主要用于筛查。

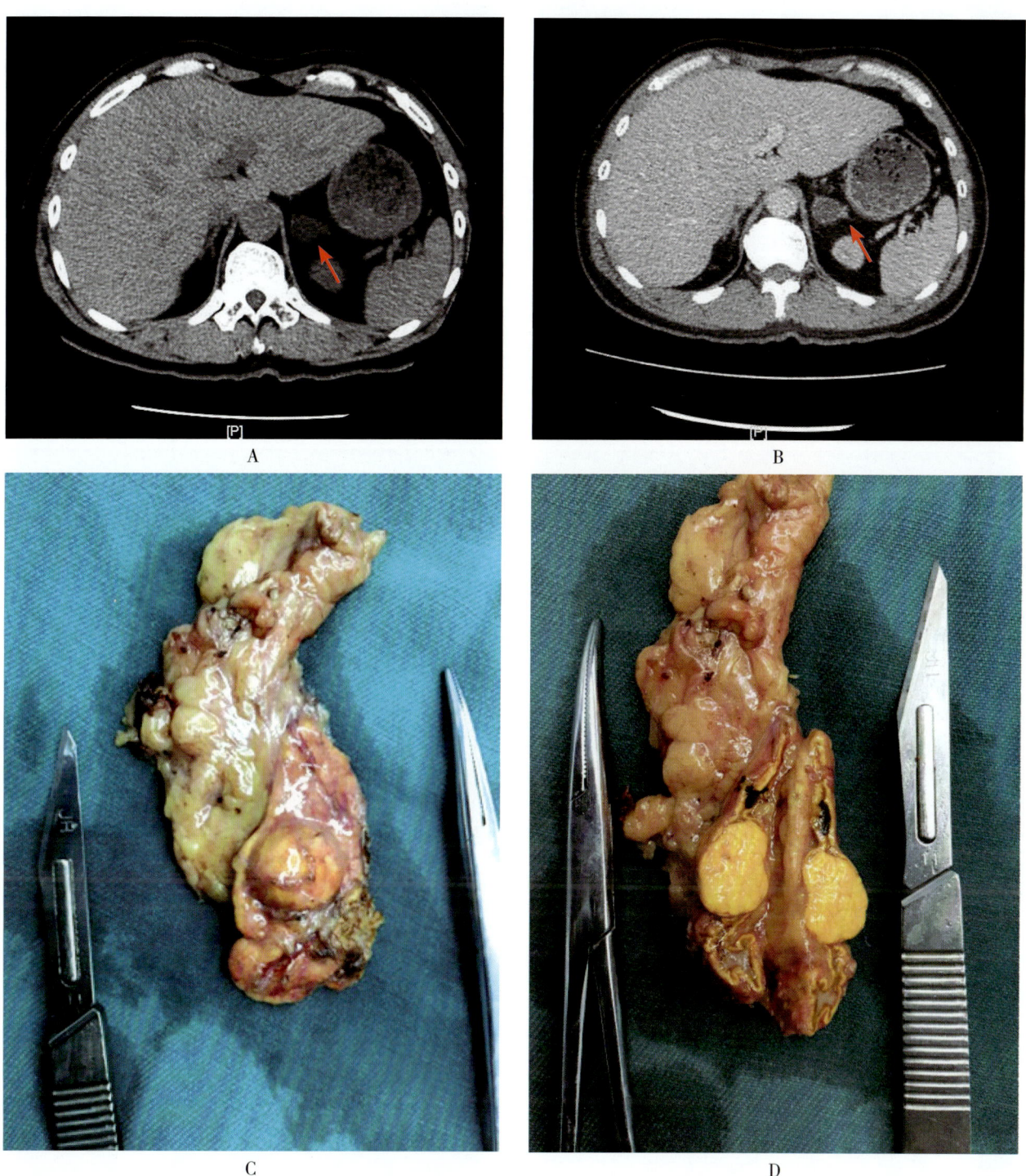

A. CT平扫,瘤体呈类脂质低密度,密度均匀,圆形,界清,直径大小约2.5cm;B. CT增强呈轻度强化,并可见与肿瘤相连的内外侧肢,右侧肾上腺形态正常,结合临床表现诊断为原发性醛固酮增多症的醛固酮瘤,经术后病理证实;C、D. 为手术切除标本

图2-9 左侧肾上腺肿物

A　　　　B

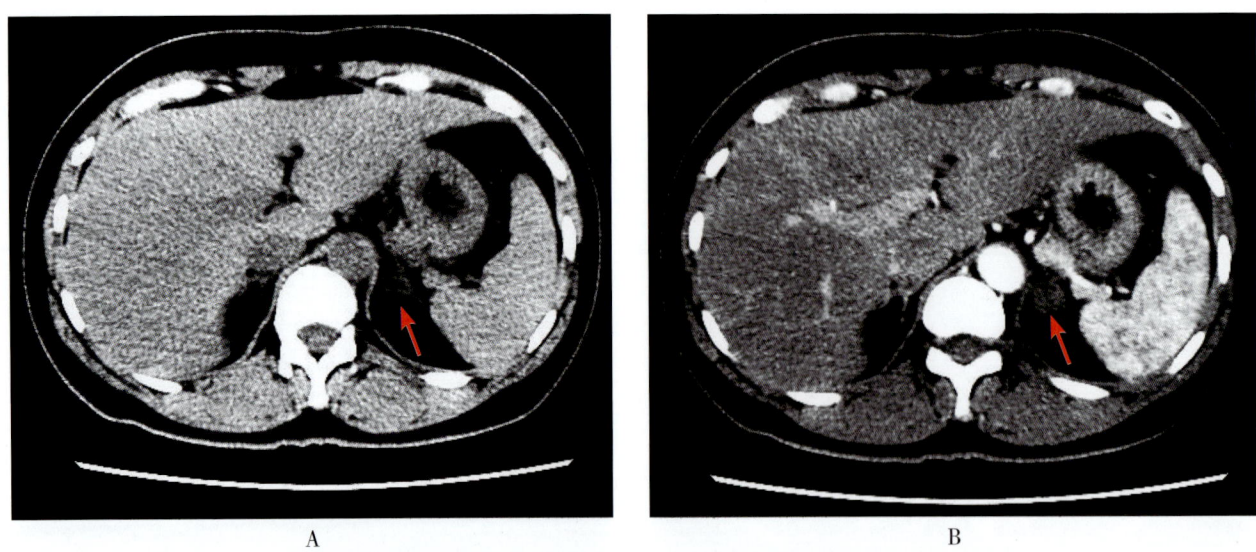

A. CT平扫，瘤体呈类脂质低密度，密度不均匀，圆形，界清；B. CT增强呈轻度强化

图2-10　女，42岁，因低血钾高血压数月入院，左侧肾上腺肿物

A　　　　B

C　　　　D

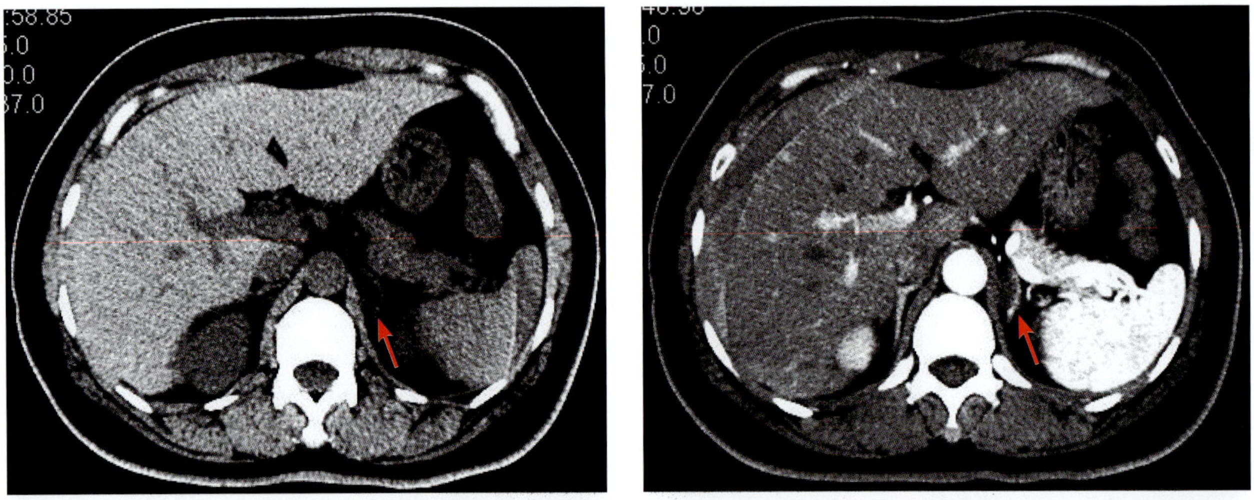

A、B. CT扫描下表现；C、D. 手术切除标本

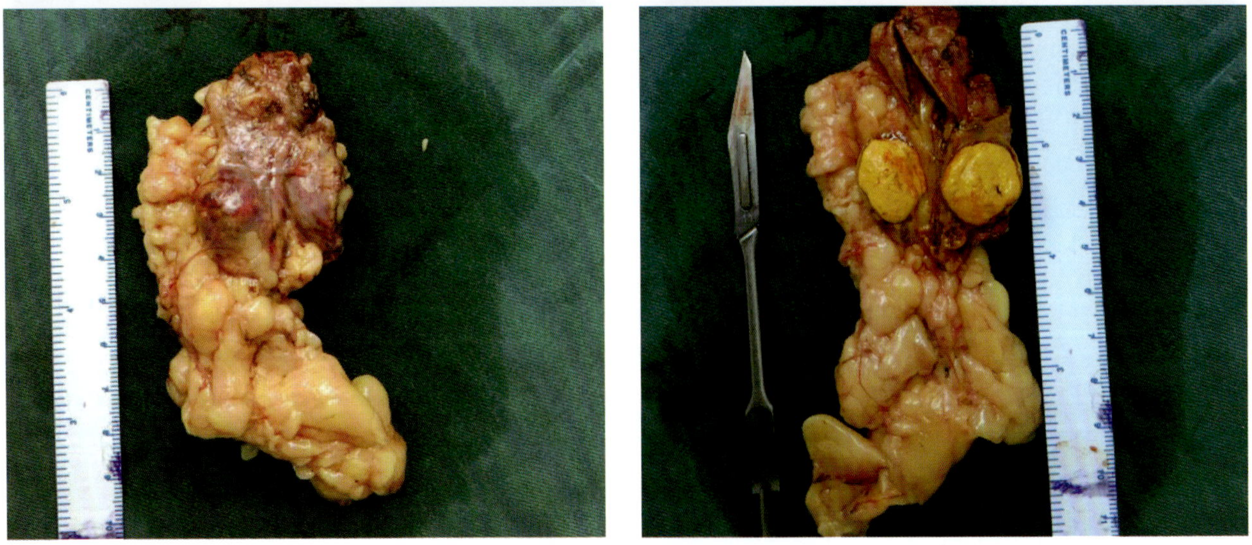

图2-11　女，43岁，左侧肾上腺肿物

A

B

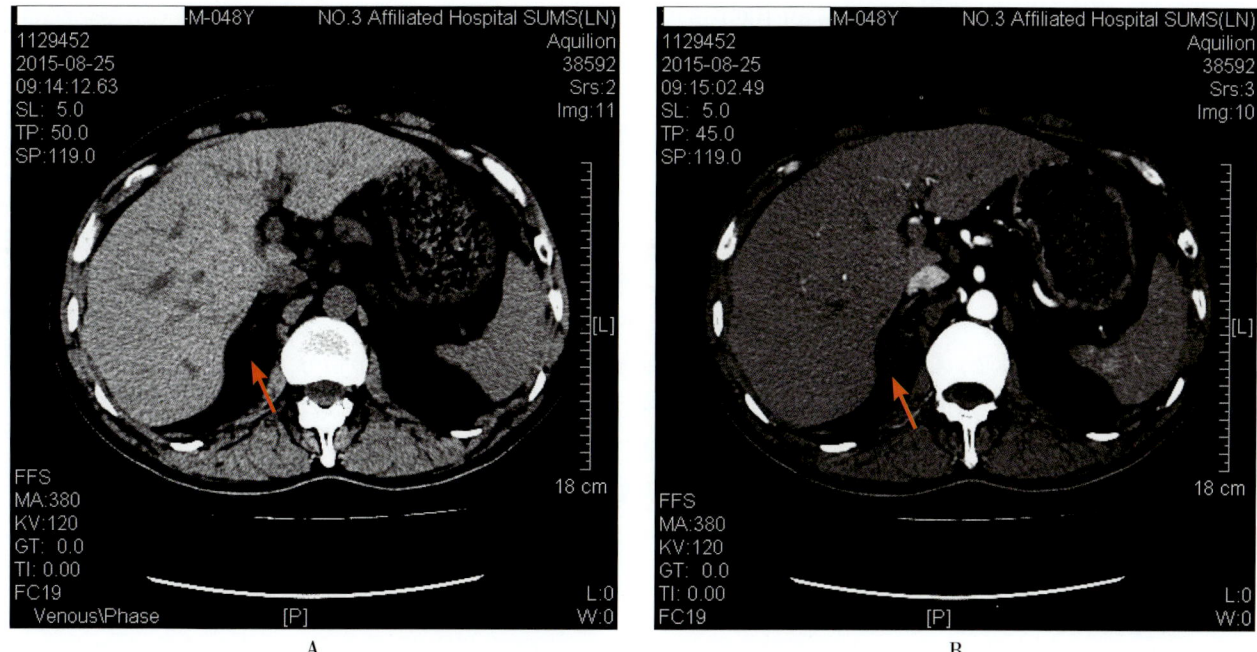

图2-12　男，48岁。CT见右侧肾上腺内侧肢可见结节状低密度影，大小约32mm×21mm，边界清楚，平扫CT值约-2HU，增强扫描病灶明显强化，强化欠均匀，边缘包膜强化明显。左侧肾上腺大小、形态未见异常，增强扫描未见异常强化

A

B

C

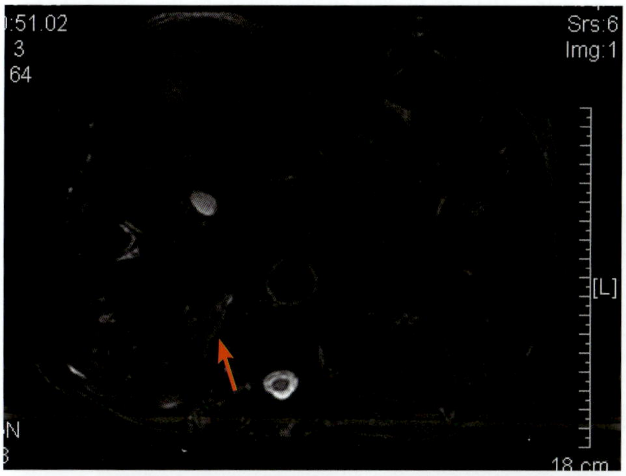

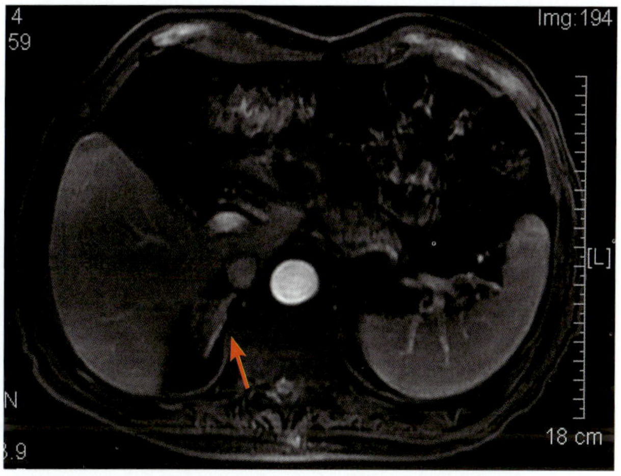

图2-13　右侧肾上腺明显增大，可见多发结节影，T2WI呈稍高信号，增强扫描轻度延迟强化，较大者直径约12mm

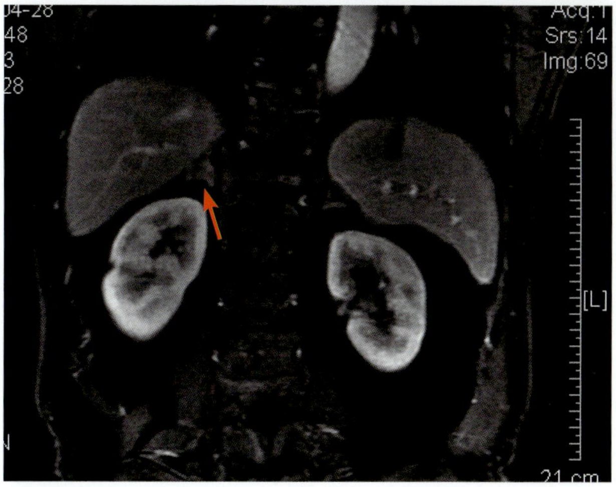

（3）CT为首选检查。CT对直径1cm以上醛固酮肿瘤的检出率在90%以上。

（4）MRI对肾上腺肿瘤的检出率低于CT，且空间分辨力较低，对小病变显示不够理想，一般不予采用。

三、嗜铬细胞瘤

（一）临床特点

嗜铬细胞瘤为起源于神经外胚层嗜铬组织的较少见肿瘤，又称"10%细胞肿瘤"，即10%来源于肾上腺外的嗜铬细胞瘤组织，90%来自肾上腺髓质；10%为多发性肿瘤；10%为恶性肿瘤。

其主要分泌儿茶酚胺，根据肿瘤是来自交感神经或副交感神经，将副神经节瘤分为副交感神经副神经节瘤（包括化学感受器瘤、颈动脉体瘤等）及交感神经副神经节瘤（包括腹膜后、盆腔及纵隔后的副神经节瘤）。典型临床表现为阵发性高血压、儿茶酚胺三联征（头痛、心悸、多汗）为主要临床表现，某些患者可因长期高血压致严重的心、脑、肾损害或因突发严重高血压而导致危象，危及生命，24h尿VMA（香草基扁桃酸）测定高于正常，定量测定有较高的诊断价值，但如能及时、早期获得诊断和治疗，是一种可治愈的继发性高血压病。

（二）影像学表现

1. B超表现

由于嗜铬细胞瘤具有瘤体较大、边缘光滑、回声高、内部呈低回声和常有囊性变等声像图特征，结合临床有儿茶酚胺增多的表现，超声肿瘤检出率高，操作简便、费用低，可反复检查，B超扫描范围广，可用于普查筛检。

可以检出肾上腺内直径>2m的肿瘤，一般瘤体有包膜，边缘回声增强，内部为低回声均质。如肿瘤较大，生长快时内部有出血、坏死或囊性变，超声表现为无回声区。但B超对于过小或是肾上腺外一些特殊部位的肿瘤（如颈部、胸腔内等）不能显示。

多数大小4~5cm，呈圆形或椭圆形，有包膜，边缘呈明亮的光带。内部呈均匀的低至中等回声，有时可出现不规则的圆形无回声区。"海鸥征"为强回声。CDFI：肿瘤内有时显示星点状血流信号（图2-14）。

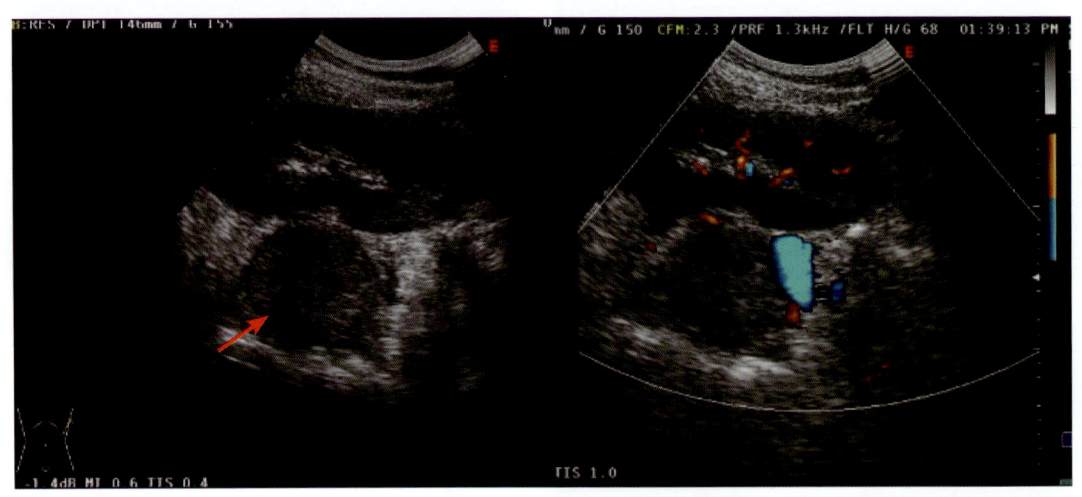

图2-14 超声下肾上腺区可见低回声肿物

2. CT表现

（1）单侧多见，偶见双侧。

（2）瘤体较大，平均直径3~5.5cm，甚至10cm以上。

（3）较小的肿瘤密度均一，类似肾脏密度；较大的肿瘤常因陈旧出血、坏死而密度不均，肿瘤内部可有单发或多发的低密度区，病灶较大时内部可见坏死囊变区，少数可见出血和钙化。肿瘤边缘为不规则的较大肿块影，也可向周围组织浸润性生长。

（4）增强检查时，肿瘤明显强化，而陈旧出血、坏死或囊变区无强化（图2-15，图2-16）。

A　B　C　D

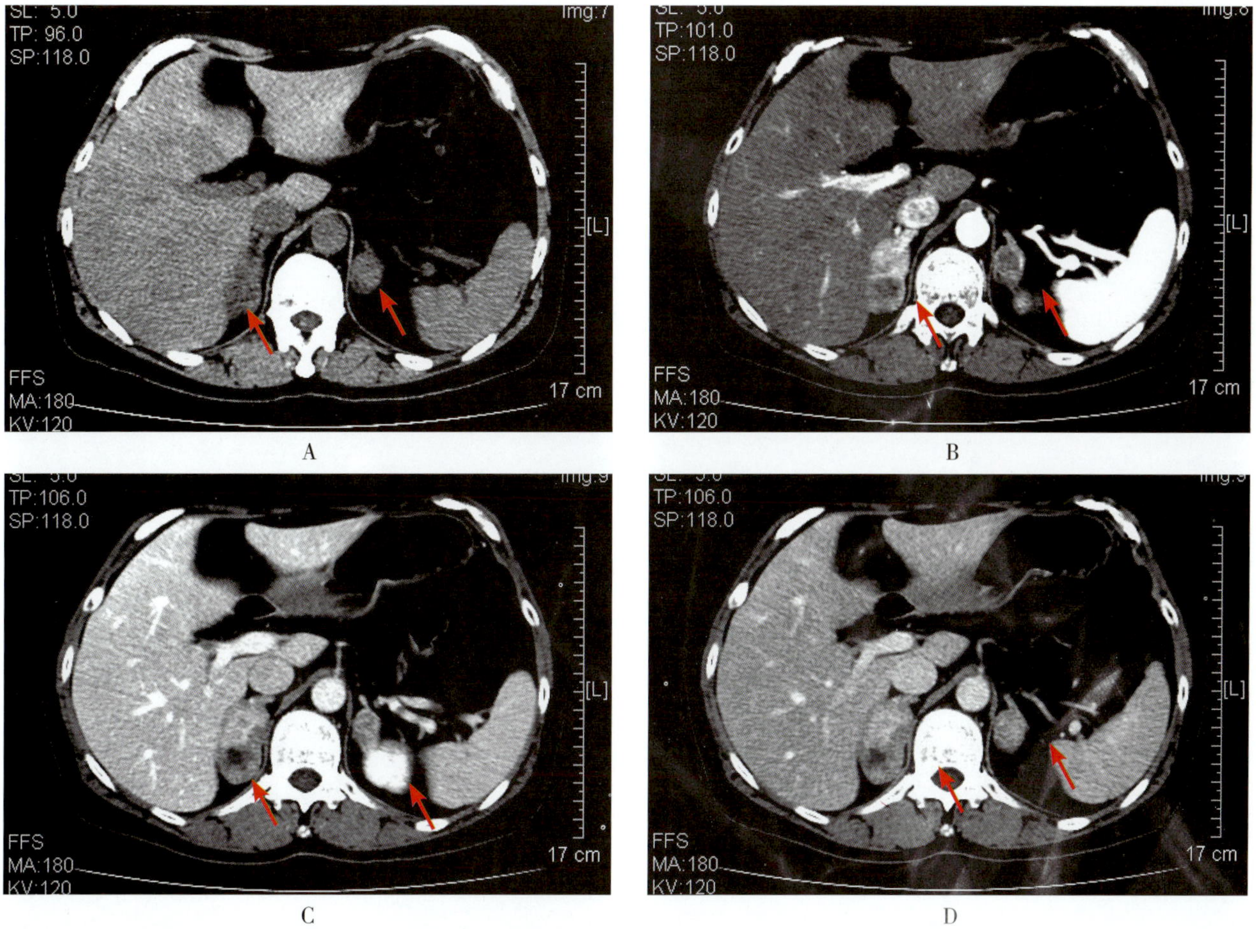

图2-15　右侧肾上腺见一肿块影，沿着肾上腺长轴生长，大小约47mm×27mm，其内密度不均，动脉期明显不均匀强化，静脉期强化减退，内见不规则不强化影。左侧肾上腺内侧肢亦见一结节影，密度及强化方式同上述病灶，大小约27mm×20mm。术后病理证实为双侧肾上腺嗜铬细胞瘤

A　B

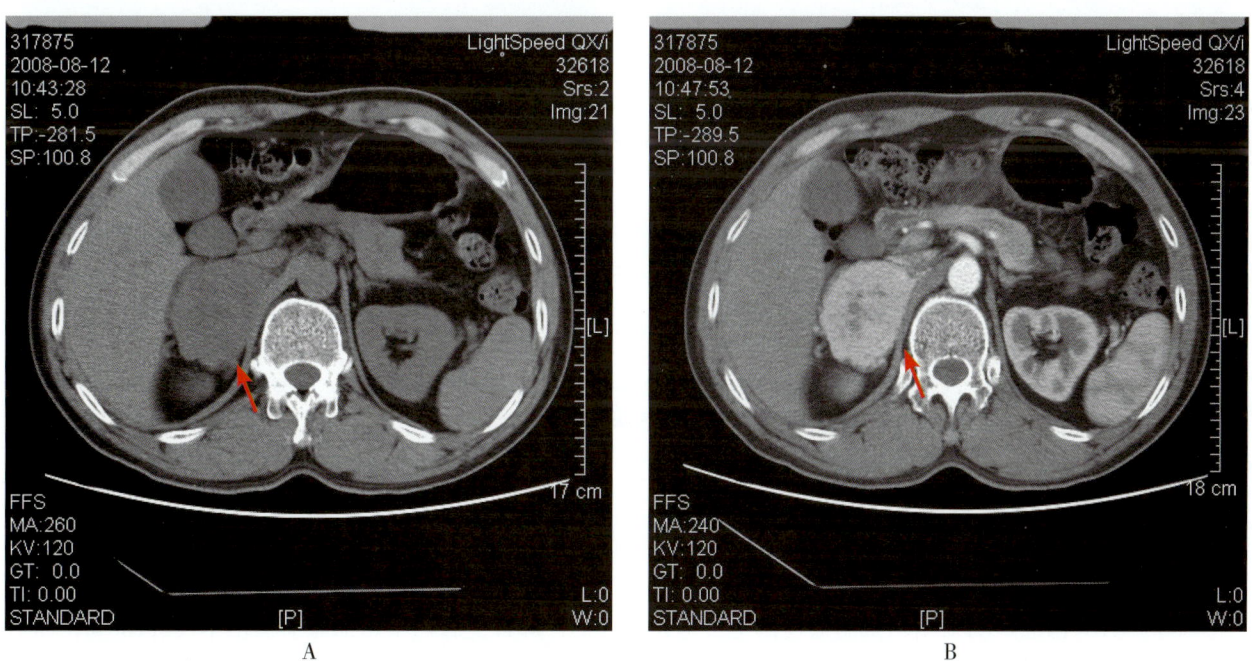

A. 平扫密度尚均匀，椭圆形，边界呈锯齿状，直径大小约6cm；B. 增强扫描呈明显强化。左侧肾上腺形态正常。结合临床表现诊断为肾上腺嗜铬细胞瘤，经术后病理证实

图2-16　右侧肾上腺肿物

3. MRI表现

MRI诊断嗜铬细胞瘤的敏感性及特异性与CT相似，MRI优点是可作不同方向的扫描，如矢状和冠状切面，提供肿瘤与周围组织的解剖关系；无射线危害，不需注射对比剂。肿瘤检出率与CT相似。

典型表现为T1WI低信号，T2WI高信号（图2-17）。

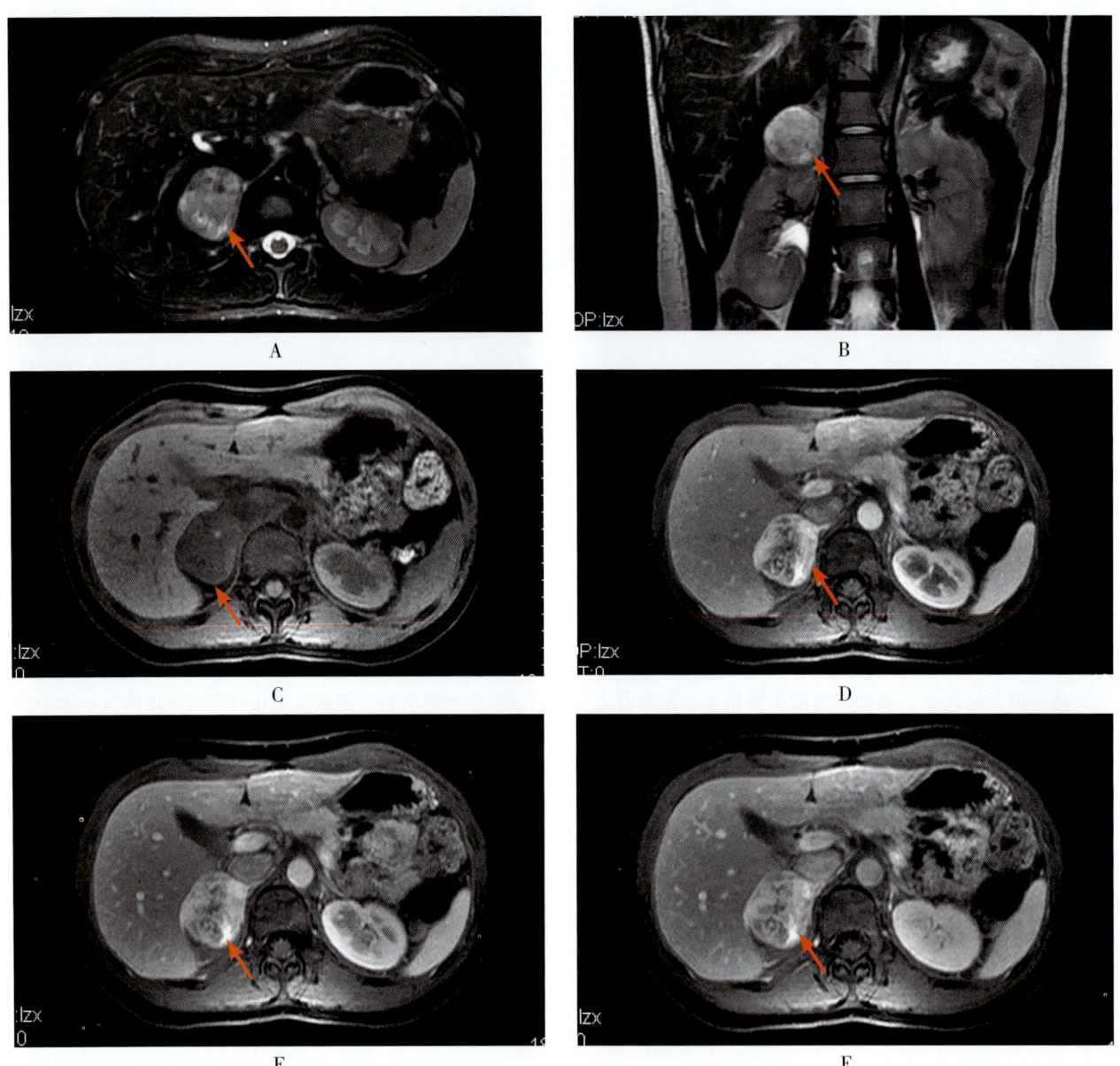

图2-17 右侧肾上腺区见一类圆形肿块影，大小约48mm×33mm，边界清楚，边缘光滑，信号混杂，病灶主体呈长T1长T2信号改变，内见斑片状短T1短T2信号影及更长T1长T2信号影，动脉期病灶明显不均匀强化，静脉期呈延迟强化

（三）影像学鉴别诊断

当CT发现肾上腺肿块并结合临床症状和化验检查，通常可作出准确诊断。

（四）检查手段的选择

（1）CT为首选。CT对嗜铬细胞瘤检出率可达90％以上，对肾上腺内嗜铬细胞瘤检出率接近100％，而对肾上腺外嗜铬细胞瘤的检出率接近70％。CT能同时了解肿瘤与周围血管、脏器关系。髓质增生者CT可显示肾上腺体积增大但无肿瘤影像。

（2）MRI可显示肿瘤与周围组织的解剖关系及结构特征。

（3）B超灵敏度不如CT和MRI，不易发现较小的肿瘤。可用作初步筛查、定位的手段。

四、肾上腺皮质增生

（一）临床特点

肾上腺增生引起的是类似功能性腺瘤导致的激素分泌异常和临床综合征，如皮质醇症和原发性醛固酮增多症等，病理检查为皮质球状带增生，可为小结节型或大结节型。

（二）影像学表现

1. B超表现

B超表现为增生腺体失去正常形态，但无腺瘤特有的球体感，无包膜，内部呈均匀一致的低回声，与周围组织强回声构成明显的反差，CDFI及CDE均未见血流信号。

2. CT表现

病理上肾上腺增生分为弥漫性增生和结节样增生，也可分为皮质增生和髓质增生。弥漫性增生常累及双侧肾上腺，CT上表现为双侧肾上腺形态增大，形态仍保持正常，仅见轮廓饱满，边缘清楚。也可仅见于单侧，单枝或为结节状增生（图2-18）。

结节状增生常为多个结节，有时也有单个结节增生，这时与腺瘤难以区分。如同时发现同侧或对侧肾上腺也有肥大时即可判断为结节性增生。

少数患者在CT上肾上腺的大小、形态完全正常，因此，肾上腺正常者也不能排除镜下增生。

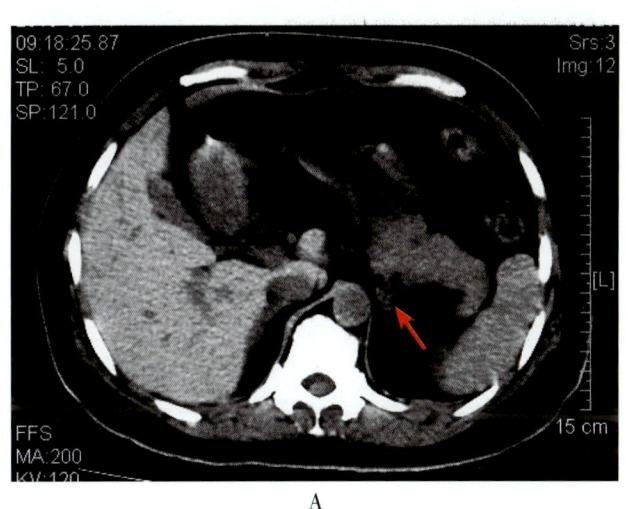
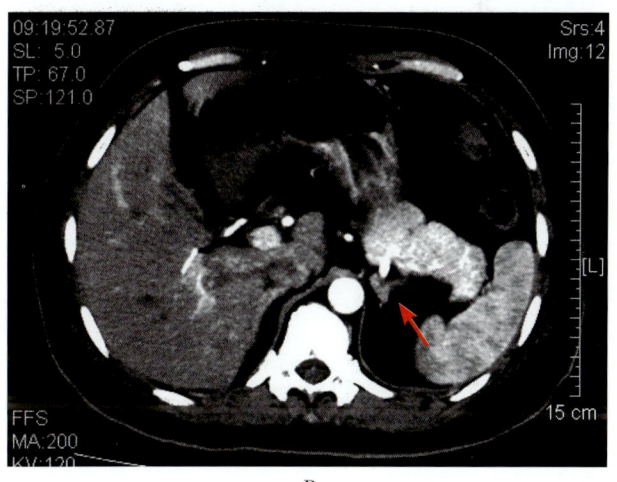

图2-18　左侧肾上腺增粗，平扫及增强扫描未见明确异常密度影。术后病理提示为肾上腺增生

3. MRI表现

MRI可显示肾上腺增粗（图2-19）。

（三）影像学鉴别诊断

肾上腺皮质增生与肾上腺结核鉴别。

在原发性醛固酮增多症患者中，当CT检查显示双侧性肾上腺增大时，可确诊为肾上腺增生，若表现为单一或多个小结节，应注意与单发及多发性腺瘤鉴别，但较为困难，此时，直立位血浆醛固酮测定及肾上腺静脉取样检查对鉴别诊断有一定帮助。

（四）检查手段的选择

CT为首选检查，对肿瘤的大小改变及边缘小结节的显示要优于MRI。

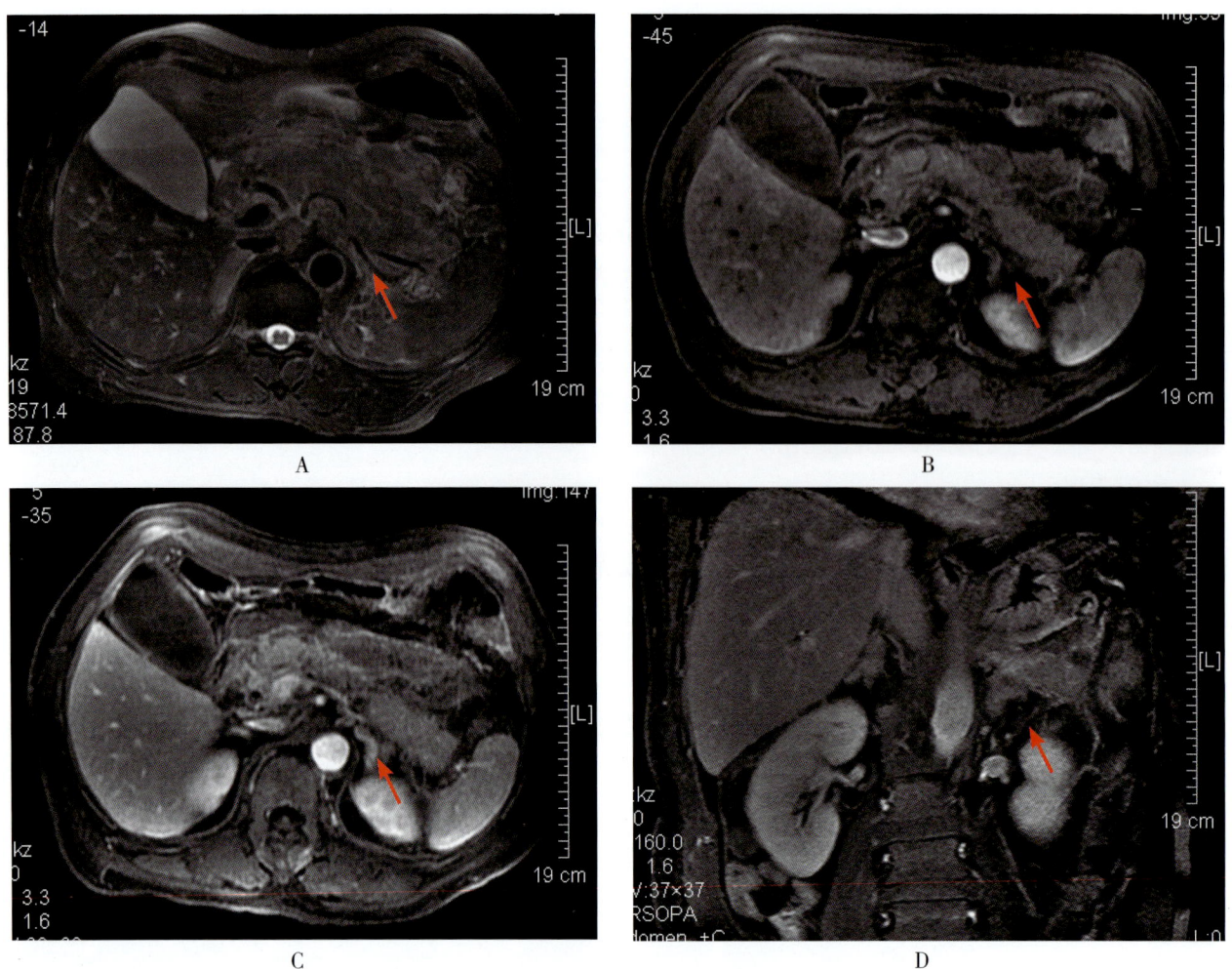

图2-19　62岁男性患者，双侧肾上腺可见增粗

第三节　肾上腺功能低下性疾病

一、慢性肾上腺皮质功能减退症

（一）临床特点

慢性肾上腺皮质功能减退症分为原发性及继发性两类。原发性是由于双侧肾上腺的绝大部分（超过90%）被破坏导致的肾上腺皮质激素分泌不足，常见原因有自身免疫、结核、真菌等感染或肿瘤、白血病等，又称阿狄森（艾迪生，Addison）病。继发性者指下丘脑分泌促肾上腺皮质激素释放激素（corticotropin releasing factor，CRF）或垂体分泌促肾上腺皮质激素（ACTH）不足所致。慢性肾上腺皮质功能减退症多见于成年人，结核性者男性多于女性，自身免疫异常所致的特发性者女性多于男性。临床表现主要为衰弱无力、皮肤黏膜色素沉着、体重减轻、低血压、食欲减退、恶心、呕吐、水电解质代谢紊乱及神经系统损害等症状。

（二）影像学表现

1. CT及MRI表现

不同原因导致的肾上腺皮质功能不全，其影像学有不同的表现。腹部平片一般可以显示肾上腺钙化，多是由于结核或组织胞浆菌病引起。CT及MRI可确定肾上腺的大小和形态，是最有意义的检查方式。肾上腺皮质功能不全时可见双侧肾上腺变小、萎缩，侧肢厚度及面积均明显低于正常值，但其形态无异常改变。但原发性Addison病会出现严重的肾上腺萎缩，这种情况下肾上腺很难显示出来。

（三）影像学鉴别诊断

CT或MRI检查显示双侧肾上腺变小，结合相应临床和化验表现可明确为特发性肾上腺萎缩。然而，仅就肾上腺本身影像学表现而言，其与垂体型Addison病所致的肾上腺改变并无差别，其鉴别除依赖鞍区病变发现外，在很大程度上取决于临床和化验检查。

（四）检查手段的选择

对显示肾上腺萎缩性改变，CT要优于MRI。

二、肾上腺结核

（一）临床特点

在Addison病中，肾上腺结核所致者占10%~30%，其由结核菌血行播散而来。病理上，皮质、髓质均遭破坏，主要表现为结核结节或干酪样坏死灶。肾上腺结核常合并有其他部位结核，多发肺结核，占46%，余可为肾结核、肠结核、骨结核或淋巴结结核等。

（二）影像学表现

1. B超表现

B超表现常为双侧性，在肾上腺部位出现形态不规则的低回声区。钙化时可见肾上腺区强回声。

2. CT表现

肾上腺结核的CT影像学特征为双侧肾上腺钙化，外形不规则、密度不均匀，可呈局限性、弥漫性或针尖状。低密度干酪样坏死区壁较厚，静脉注射对比剂见肿物边缘有增强。2年以下病程者肾上腺正常或增大，呈不规则形肿块，2年以上病程者肾上腺萎缩或正常。结核晚期肾上腺萎缩，并有钙质沉着，CT上有广泛钙化斑点及与周围粘连，钙化灶的形态和方向多与肾上腺一致（图2-20）。

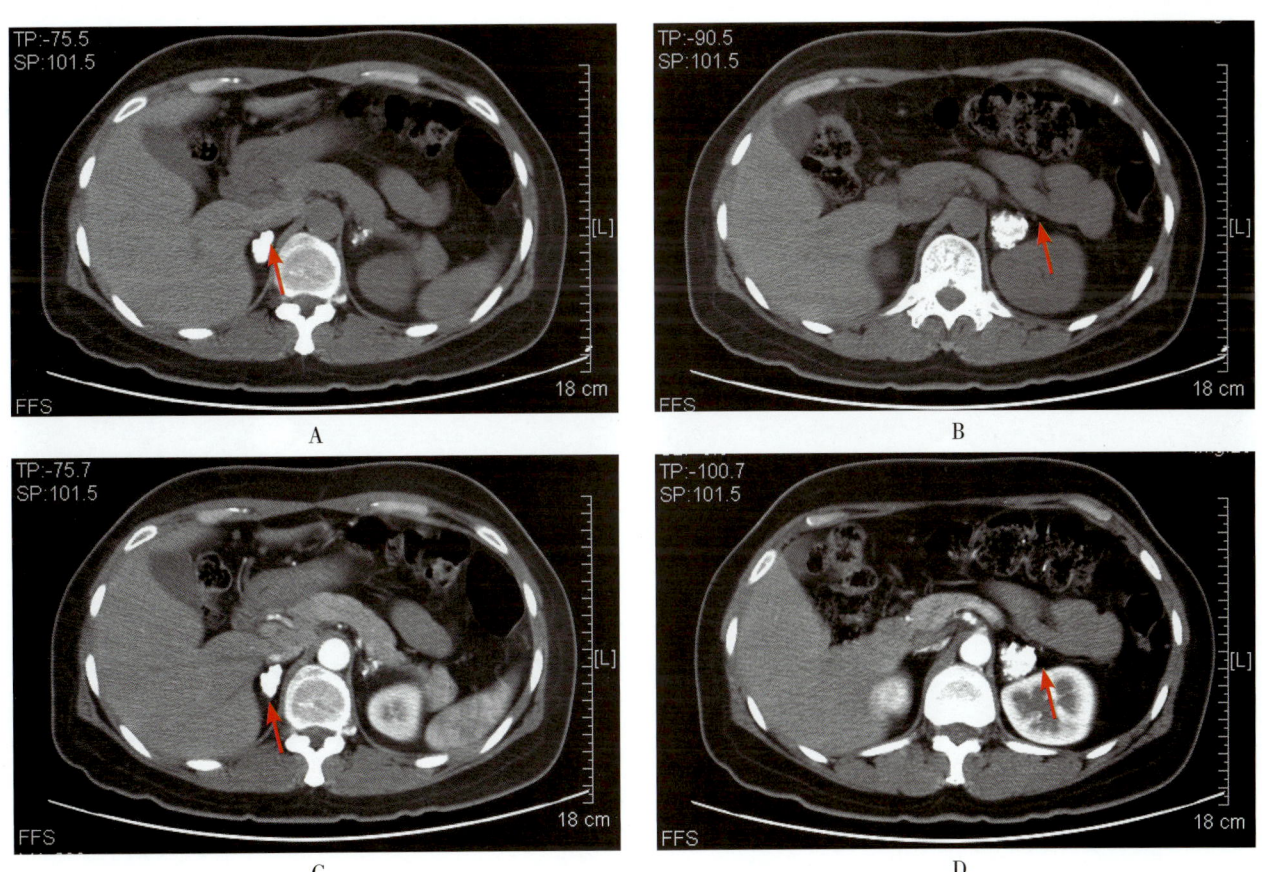

图2-20　双侧肾上腺区可见多发结节状、斑片状钙化影，最大范围位于左侧，大小约20.9mm×22.8mm

3. MRI表现

MRI干酪样期表现为双侧肾上腺肿块，形态常不规则，信号不均，在T1WI和T2WI上主要呈低信号，其内可有长T1和长T2信号灶。钙化期时钙化灶在T1和T2加权像上均呈极低信号。

（三）影像学鉴别诊断

肾上腺结核需与其他双侧肾上腺肿块性病变如转移瘤、组织胞浆菌病及双侧性嗜铬细胞瘤鉴别。

（四）检查手段的选择

肾上腺结核的CT检查早在20世纪70年代已开始，由于CT自身密度分辨的优势，对肾上腺结构能够清楚显示，且对钙化病灶敏感，从而使得对疾病的检出率更高，这些都使其成为诊断肾上腺疾患的主要手段。

第四节　肾上腺无功能性疾病

一、肾上腺无功能腺瘤

（一）临床特点

随着B超、CT和MRI的广泛应用，肾上腺无功能性腺瘤的意外发现率明显增加。腹部CT检查中，无功能性腺瘤的发现率为1%～2%，女性略多于男性，并随着年龄而增加。某些疾病如高血压、糖尿病或肿瘤患者，其发生率较高。病理上，腺瘤具有包膜，而结节性增生无包膜。

（二）影像学表现

1. CT表现

CT表现为单侧肾上腺肿块，偶为双侧性，肿块呈类圆形或卵圆形，边缘光滑，直径通常在5cm以下，偶也可较大。密度均一，多为软组织密度。增强检查时肿块多呈轻到中度均一强化，偶尔强化不均，内有低密度区（图2-21至图2-24）。

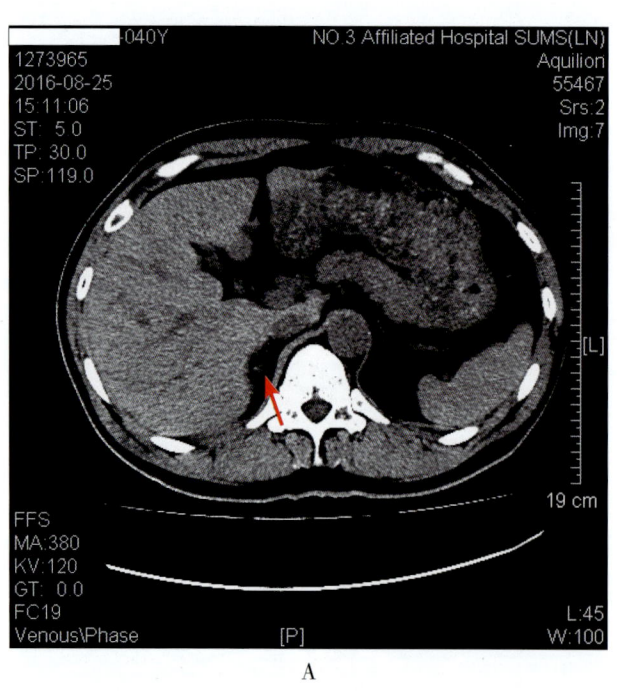
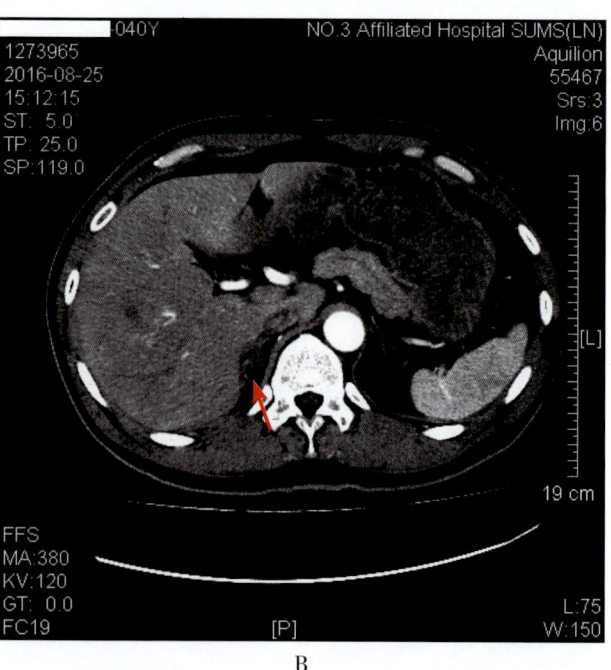

图2-21　男，40岁，体检B超发现右侧肾上腺区肿物，无明显临床症状，内分泌检查正常。CT检查发现右侧肾上腺内侧肢可见一小结节状稍低密度影，大小约23mm×14mm，增强扫描可见均匀轻度强化

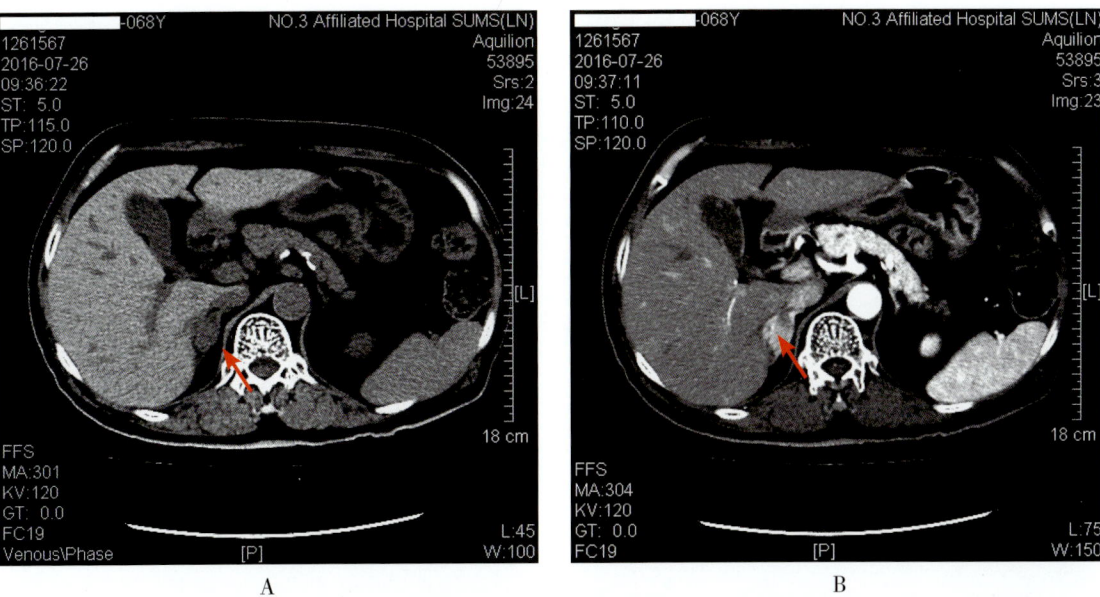

图2-22　女性，68岁，体检B超发现右侧肾上腺区肿物，无明显临床症状，内分泌检查正常。CT检查示右侧肾上腺见一结节影，大小约20mm×28mm，增强扫描可见轻度强化，强化不均匀

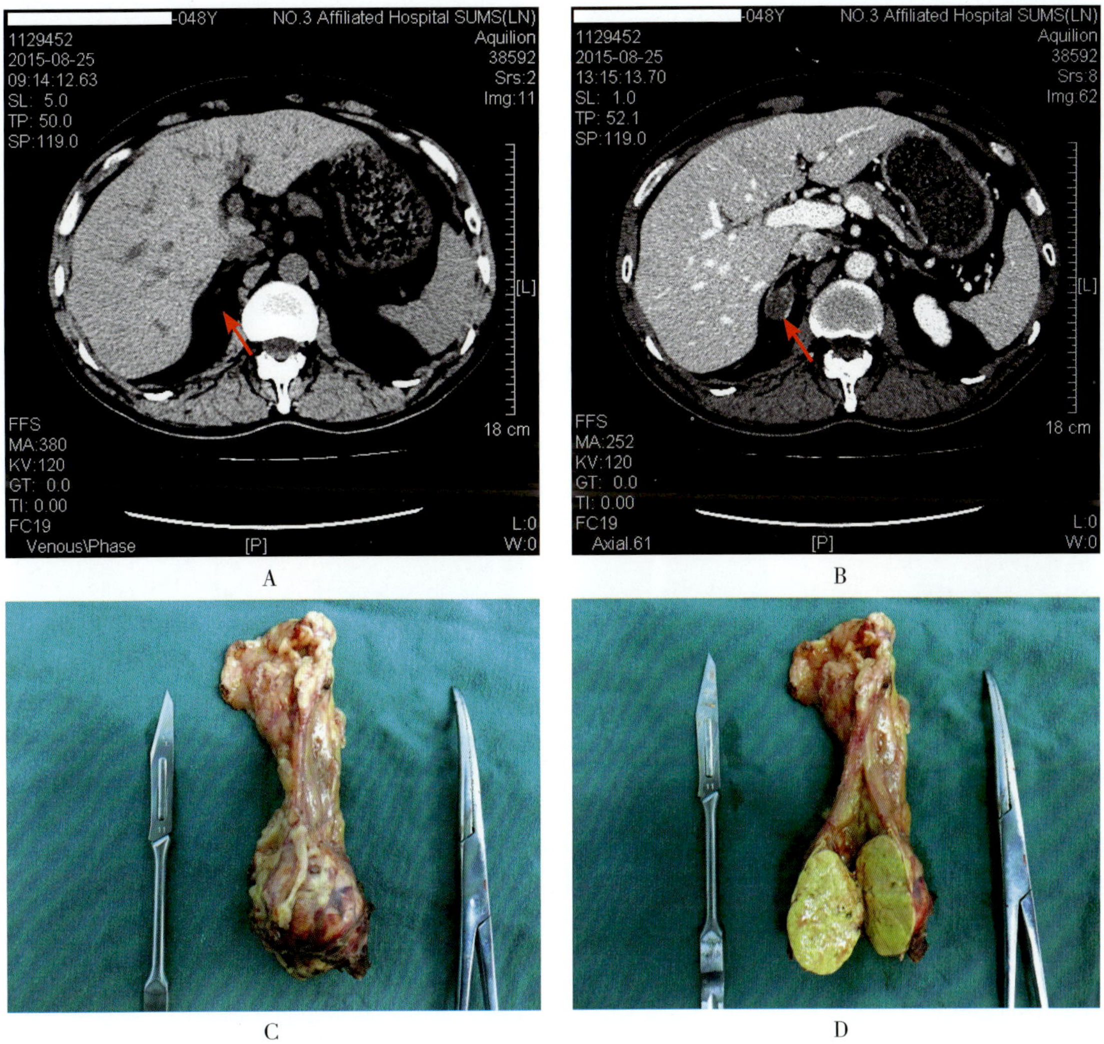

图2-23　男，48岁，CT检查提示右侧肾上腺内侧肢可见结节状低密度影，大小约32mm×21mm，边界清楚，增强扫描病灶明显强化，强化欠均匀，边缘包膜强化明显。C、D为手术切除标本

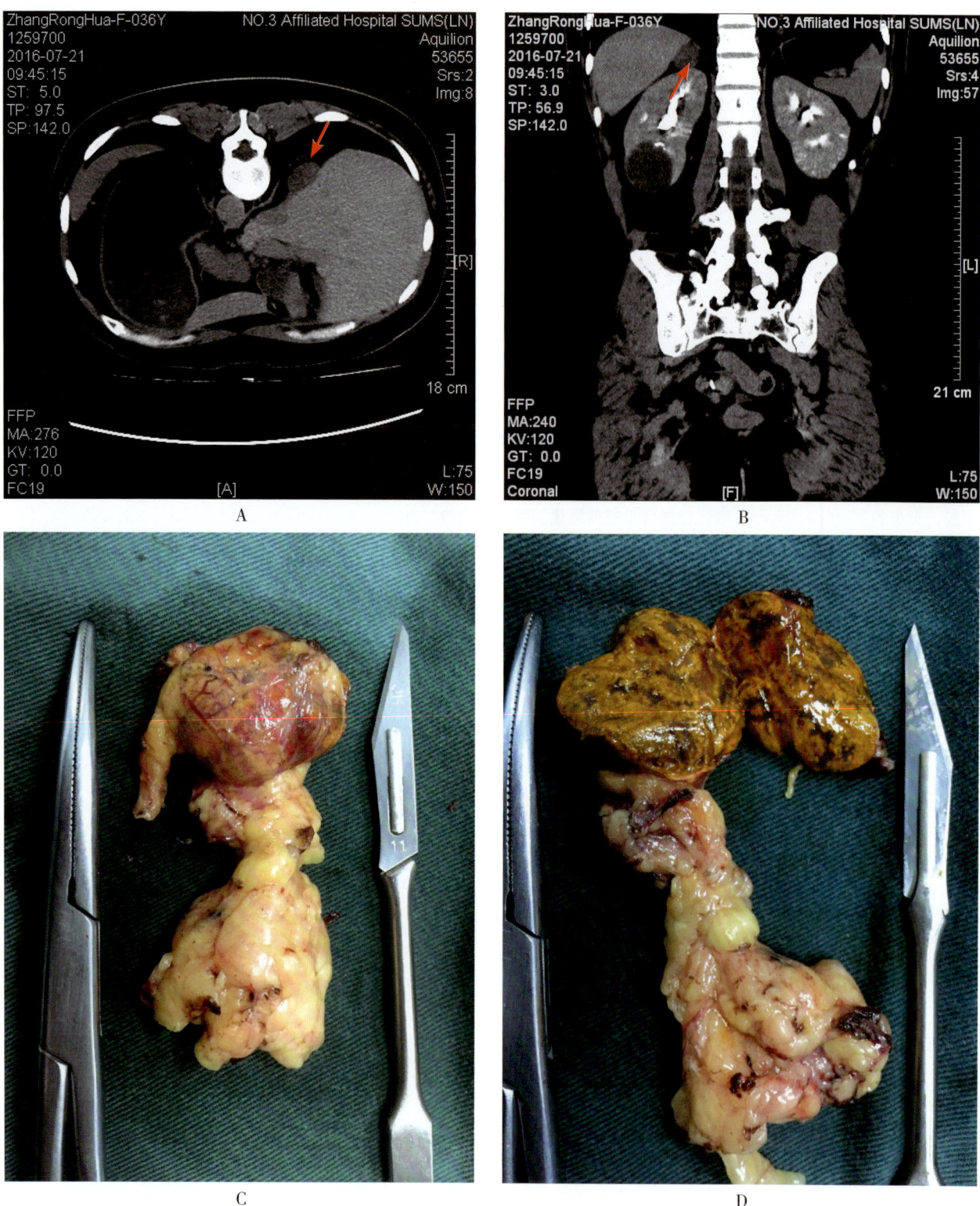

图2-24 女，36岁，因右侧腰痛半年体检发现右侧肾上腺肿物并右肾多发性复杂性肾囊肿。CT显示右侧肾上腺可见一软组织密度影，边界清楚，大小约27mm×13mm，密度不均匀，增强扫描可见强化。C、D.手术切除的肾上腺腺瘤标本

2. MRI表现

在T1WI和T2WI上，绝大多数肿瘤呈均质信号，其强度高于肌肉，低于脂肪，而类似肝脏信号。增强检查时腺瘤有轻度强化，并迅速廓清（图2-25）。

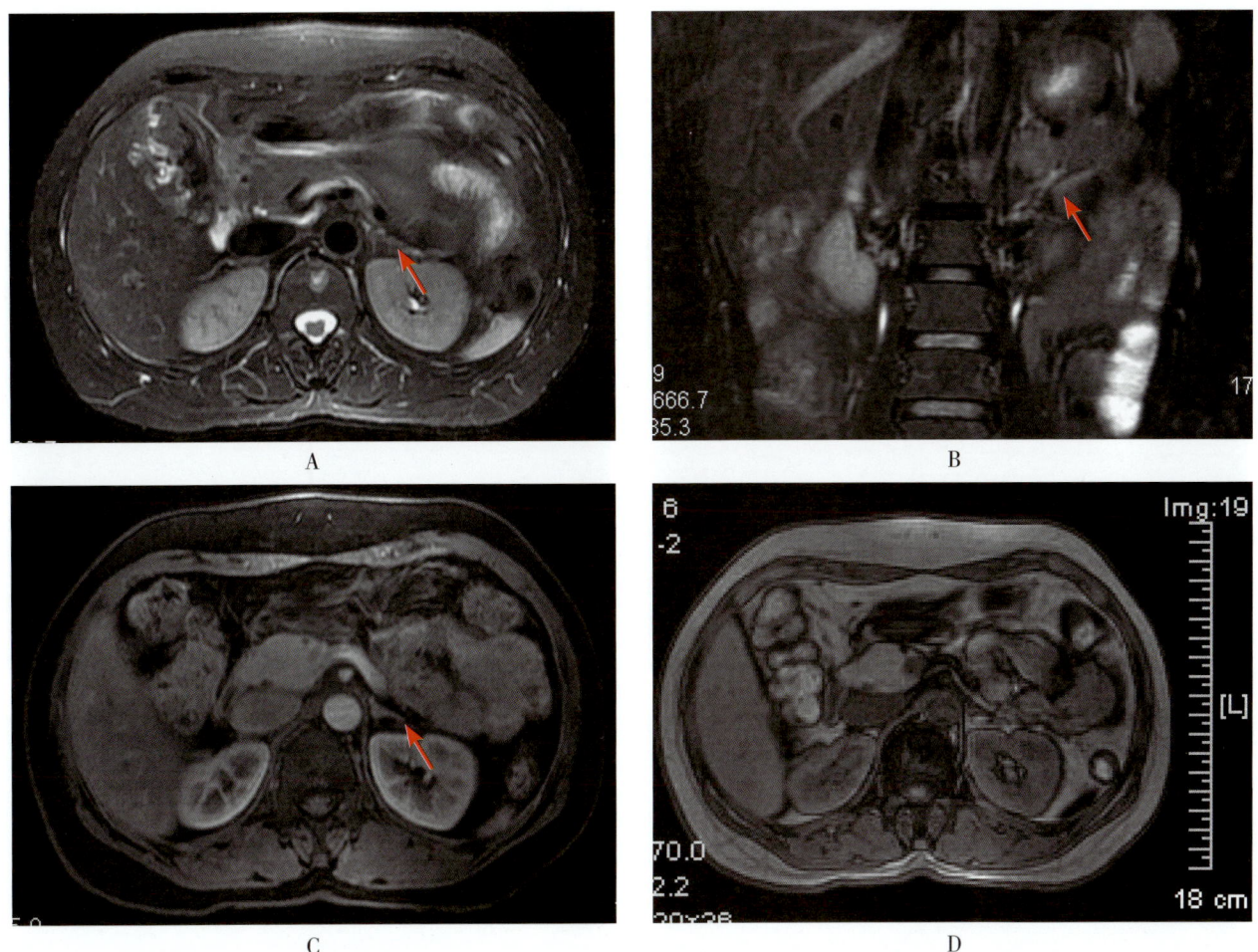

图2-25 左侧肾上腺可见一不规则状肿块影,边缘清楚,大小约23mm×13mm,T1同相位呈等信号,T1反相位呈低信号,T2WI呈等信号,增强扫描轻中度强化

(三)影像学鉴别诊断

CT检查难以分辨腺瘤是否有功能,只有Cushing腺瘤的CT表现为同侧及对侧肾上腺萎缩性改变有助于识别,因此诊断时要结合临床表现和内分泌检查结果。一般认为,如果肾上腺肿块<3cm且临床表现及内分泌检查排除功能性病变时,可初步考虑为非功能性腺瘤。需与肾上腺转移瘤鉴别,其鉴别较为困难。

(四)检查手段的选择

MRI有助于和肾上腺转移瘤鉴别,因此MRI优于CT检查。

二、肾上腺神经节细胞瘤

(一)临床特点

肾上腺神经节瘤是一种良性肿瘤,由神经纤维和成熟的神经节细胞组成,可发生在任何年龄,但以20岁以上成年人为主。

(二)影像学表现

1. B超表现

肾上腺区的实性低回声肿物,边界清晰,似有包膜,内部回声尚均。CDFI:未探及血流信号,其与肾脏的界线清晰,呈强回声带。

2. CT表现

CT表现为呈卵圆形或分叶状肿块,大小为2~10cm或更大,较小的肿瘤密度均匀,而大肿瘤常密度不均,内有类圆形或不规则形低密度区，代表囊变或陈旧性出血灶。增强检查时肿瘤呈均一或不规则强化，其内低密度区无强化。肿瘤内可有斑点状钙化。

3. MRI表现

MRI多表现为肾上腺不均质信号肿块，T1WI像呈均匀略低信号，在T2WI像呈不均质高信号（图2-26）。

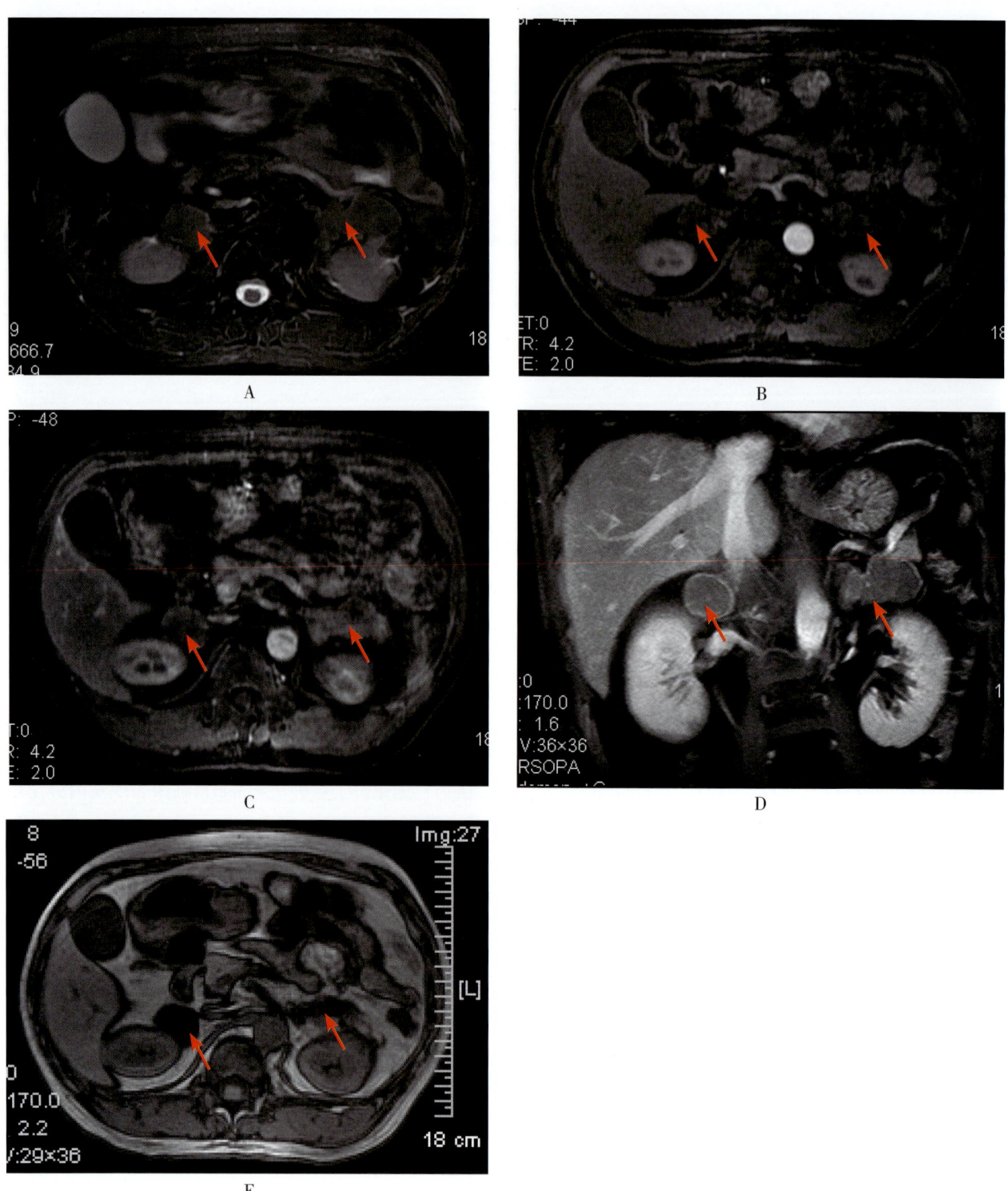

图2-26　双侧肾上腺分别可见不规则异常信号影，左侧最大横断面约68mm×47mm，右侧约为42mm×23mm，T1双回波反相位序列病变信号较正相位序列明显减低。病变呈长T1等、长T2信号影，动态增强扫描可见明显不均匀强化，延迟强化明显。术后病理提示神经节瘤

（三）影像学鉴别诊断

肾上腺神经节细胞瘤需与肾上腺无功能性腺瘤和肾上腺无功能性皮质癌相鉴别，需要依赖穿刺活检来鉴别。

（四）检查手段的选择

肾上腺神经节细胞瘤很少见，其CT和MRI表现无特征性，与其他肾上腺疾病较难鉴别，一般需手术病理来给予证实。

三、肾上腺囊肿

（一）临床特点

肾上腺囊肿是少见病变，常无任何症状，为意外发现，少数较大的肾上腺囊肿可产生压迫症状，可出现钝痛或隐痛的症状。肾上腺囊肿较大时，可因压迫周围脏器出现腰腹部胀痛及胃肠道不适等非特异性症状，少数患者可因囊肿破裂出血引起急腹症，手术探查时才被发现。

肾上腺囊肿的大小可从数毫米到20cm以上，多为单侧，双侧性囊肿占8%～10%。临床可分为几种病理亚型：真性囊肿、假性囊肿和上皮样囊肿及感染性（寄生虫性）囊肿等，具体见表2-1。

表2-1 肾上腺囊肿病理分型

类型	比例	病理	与影像学相关的病理
真性肾上腺囊肿	约45%	被覆内皮细胞，常为淋巴管或血管起源	与肾囊肿相比，一般囊壁较厚
假性肾上腺囊肿	约39%	无上皮，常因肾上腺出血吸收	常见分隔，常比真性囊肿大，吸收过程偶有囊壁钙化
上皮样囊肿	约9%	柱状上皮并包含囊样腺瘤	偶有类软组织成分的腺瘤
寄生虫性囊肿（感染性囊肿）	约7%	常为肝包虫起源	

（二）影像学表现

1. B超表现

真性囊肿中可表现为不规则形，囊内有分隔或囊实性回声，也可表现为圆形或椭圆形、薄壁无回声区，边界清晰。假性囊肿声像图表现为无回声、低回声及囊实性回声；规则或不规则；边界清晰或欠清；囊壁薄或厚；囊内可有分隔及钙化。CDFI：囊肿内均未探及血流信号。

2. CT表现

CT表现为边界清楚，边缘光滑圆形肿物，其内密度均匀，CT值与水相近，85%为单侧性，大小不等，15%囊壁有钙化，特别是出血所致囊肿（图2-27）。

3. MRI表现

MRI表现为肾上腺肿块，呈典型囊性表现，即T1WI为均匀低信号，T2WI为极高信号。如囊内合并有出血，则其信号特征随出血时间而异，增强MRI检查时肿块无任何强化（图2-28）。

（三）影像学鉴别诊断

肾上腺囊肿需与肾上腺腺瘤及囊变、坏死的嗜铬细胞瘤或转移瘤相鉴别。肾上腺腺瘤有时含丰富脂质而呈水样密度，然而增强CT或MRI检查可显示其有强化或相应的信号特征。囊变、坏死的肿瘤壁明显厚于囊肿的壁且常厚度不一，增强检查有强化，根据这些特征表现及临床资料鉴别并不难。

（四）检查手段的选择

除极少数肿瘤源性肾上腺囊肿外，肾上腺囊肿并不影响肾上腺功能，实验室检查多无异常改变，故目前诊断肾上腺囊肿主要依靠影像学检查，如果囊肿较小时，诊断多无困难，但对于较大囊肿无论彩超或CT检查，诊断都可能与周围脏器的囊性病变如肝囊肿、肾囊肿及胰腺囊肿混淆。而且肾上腺囊肿是少见病变，容易被忽

A B

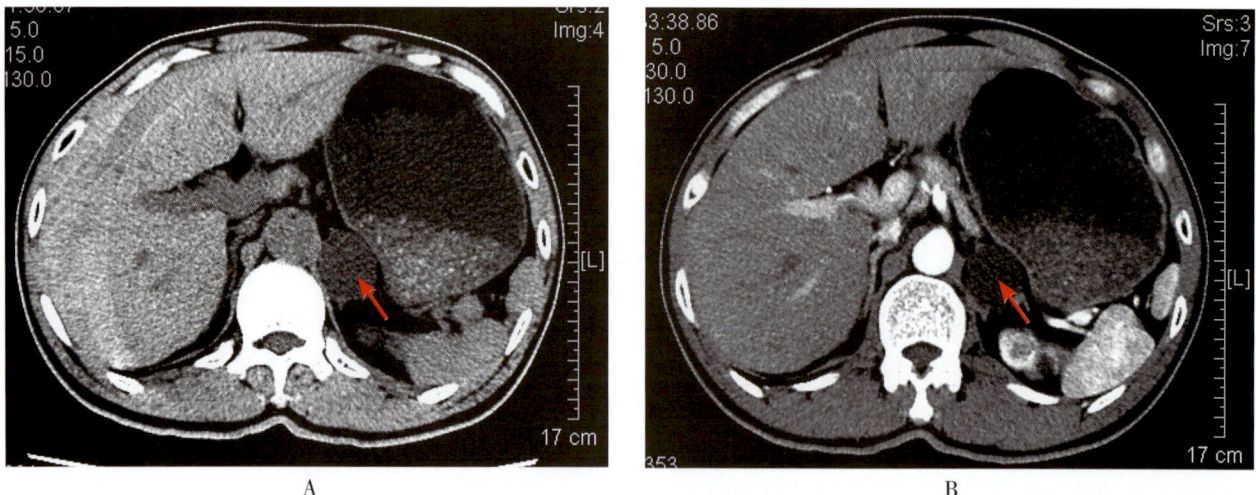

图2-27 左侧肾上腺可见类圆形低密度影，边界尚清，大小约27mm×31mm×27mm，增强扫描病灶未见强化。术后病理提示单纯性囊肿

A B C D

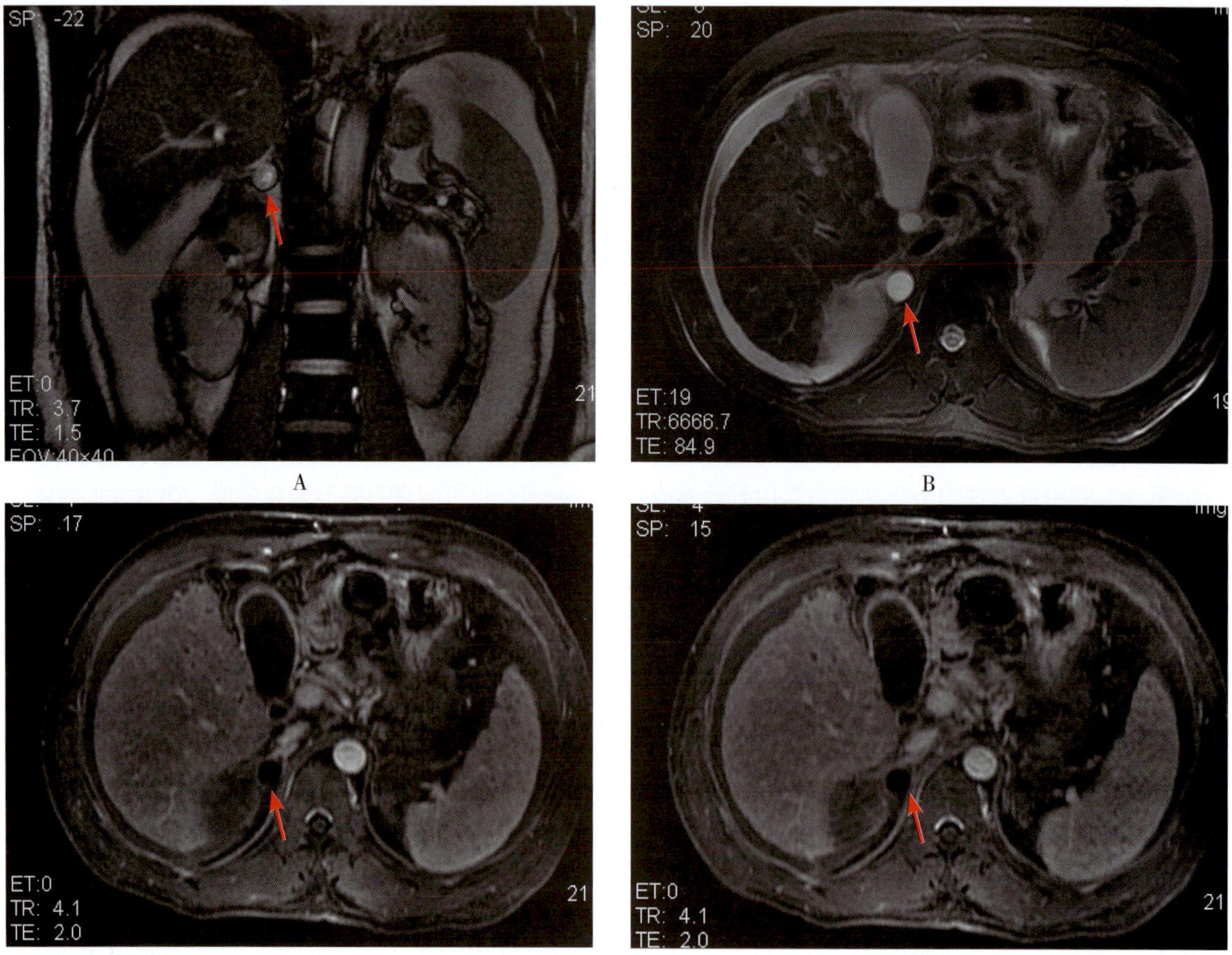

图2-28 右侧肾上腺区见圆形T1WI低T2WI高信号灶，无明显强化，压脂序列信号未见减低，边界清楚，大小约18.6mm×15.7mm

略，亦是误诊原因之一。因此，对于上腹部腹膜后的囊性病变也应考虑是否来源于肾上腺。超声是首选检查手段，经济无痛安全，又可大大提高诊断率，同时也为患者提供了诊疗的最佳时机。

四、肾上腺髓样脂肪瘤

（一）临床特点

肾上腺髓样脂肪瘤（adrenal myelolipoma）是一种少见的无功能性良性肿瘤，多数患者临床上无明显症状，常在体检或尸检时偶尔发现，尸检发现率为0.08%~0.2%，组织学上由成熟脂肪组织和不同比例的骨髓造血细胞构成，可伴有钙化和出血，术前主要依赖于影像学检查确诊。

（二）影像学表现

1. B超表现

肾上腺区高回声肿块，肿块形态欠规则，边界尚清楚（图2-29）。

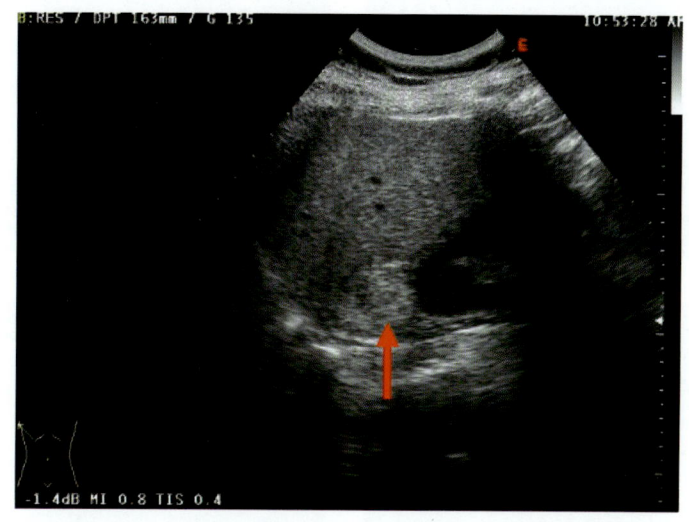

图2-29 超声显示肾上腺区高回声肿块，肿块形态椭圆

2. CT表现

CT主要表现为肾上腺区边界清楚的圆形或卵圆形分叶状肿块，以脂肪密度为主（CT值多在-20~120HU之间），由于肿块内含有其他组织，部分病灶呈混杂密度，肿瘤内多有条索状分隔（CT值多在15~35HU之间），部分病灶可出现钙化、出血，钙化率为20%，出血与肿瘤的大小有显著的相关性，较大的肾上腺髓样脂肪瘤更容易伴有出血，CT对钙化和出血的检查最为敏感。肿块较大时可伴有肝脏、胰腺及下腔静脉受压移位，增强扫描肿块无明显强化，如合并感染或出血时，可出现包膜强化（图2-30）。

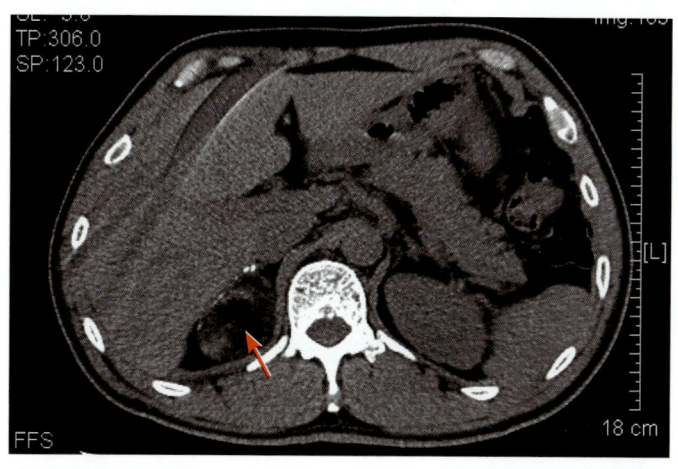

图2-30 右侧肾上腺区见一类圆形混合密度影，大小约57mm×35mm，边界清楚，边缘光滑，内可见大片状脂肪密度影，边缘见斑片状钙化灶

3. MRI表现

高脂肪信号变化及增强后无强化，MRI可在术前对肾上腺髓样脂肪瘤做出组织学诊断，应用脂肪抑制技术和化学位移成像技术，MRI可检测到组织中的少量脂肪，使定性诊断更为精确（图2-31）。

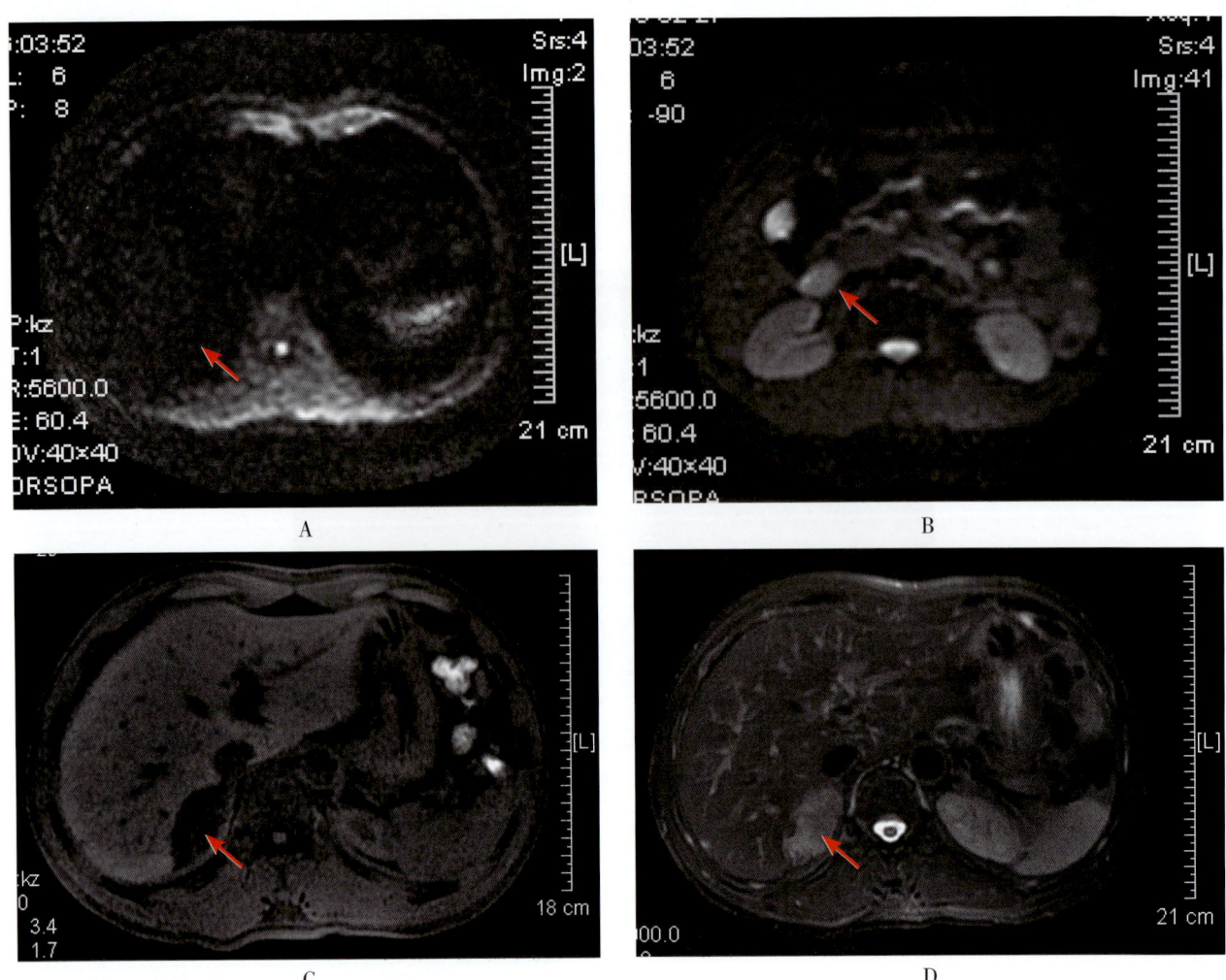

图2-31 右侧肾上腺见一肿块，大小约55mm×29mm×45mm，边界清楚，信号不均，病灶主体T1反相位较正相位信号明显减低，T2压脂呈稍高信号，DWI未见明确异常高信号影，增强扫描后强化不明显，呈轻度延迟强化

（三）影像学鉴别诊断

肾上腺髓样脂肪瘤需与来自肾上极的错构瘤鉴别。其可突破肾上腺区，酷似肾上腺髓脂瘤，但后者肾上极皮质的连续性有中断，不难判断病变的起源。

（四）检查手段的选择

肾上腺髓样脂肪瘤影像学公认的诊断标准是肾上腺区见到含脂肪组织的，间杂不规则骨髓组织，增强后无强化，边界清楚的肿块，B超是常用的筛查方法，CT为敏感的影像学检查，MRI有着更高的诊断价值。

五、肾上腺畸胎瘤

（一）临床特点

肾上腺畸胎瘤更罕见，国内外仅数例报告，且均为个案报告，关于其影像学诊断的报告鲜见。畸胎瘤来自3种原始胚层演变所形成肿瘤样新生物，大体可分成3种类型：①囊性分化成熟型，其生物特征为良性；②多囊性蜂窝型，部分囊性，部分实质性，镜下结构为成熟组织，生物学特性为良性，如含未成熟组织成分，虽无恶变应视为潜在恶性；③实质型，镜下检查有明显间变及胚胎组织，应视为恶性，但有4%的镜检为良性组织。

肾上腺畸胎瘤常见于青少年，多发生在右侧，90%是良性。肿瘤生长缓慢，早期临床多无症状，实验室检查正常。如果肿瘤生长过大压迫周围器官或者合并感染，与周围粘连或侵及周围器官，可以出现腰背痛及阵发性腹疼等症状。

（二）影像学表现

1. X线表现

腹部平片及IVP对诊断肾上腺畸胎瘤极有帮助，于平片上可观察到畸胎瘤内的钙化或骨化影，而IVP可观察带有高密度肿块对肾脏的影响情况。

2. B超表现

肾上腺区典型的不均质强光团及含有多种成分回声不均的囊实性肿块。

3. CT表现

CT具有钙化和脂肪两大特征性表现。可表现为以水样密度、实性密度或脂肪密度为主的混合团块，CT值一般20~500HU，增强扫描后肿瘤实质部分包膜及分隔有强化，脂肪及水样密度无强化。

4. MRI表现

肾上腺区可见异常信号影，其内信号混杂，以脂肪信号为主，并可见不规则囊状液体样信号影及条索状低信号影。

（三）影像学鉴别诊断

肾上腺畸胎瘤较为少见，但由于其多呈囊性改变，囊液在T1和T2加权像均呈高信号等特征性的表现，较易与其他肾上腺肿瘤相鉴别。当病灶较大时，应与来自肾上腺周围腹膜后的畸胎瘤相鉴别，如果能清楚看到正常肾上腺的存在，即可明确排除畸胎瘤来自肾上腺。

（四）检查手段的选择

CT是诊断肾上腺畸胎瘤的最佳检查方法，可清楚地显示病变的囊变和钙化情况。

六、肾上腺出血

（一）临床特点

肾上腺出血是一种较少见的良性自愈性肾上腺疾病，一般不需手术治疗。肾上腺血肿典型而少见的临床表现包括急性腰痛、腹部包块、低热、低血压及贫血，多数情况下肾上腺血肿患者无症状或者有非特异性腰痛、腹部不适，腰痛程度与血肿大小成正比，随血肿吸收减小，腰痛症状逐渐减轻，症状消失时间早于血肿消失时间。

肾上腺出血原因复杂。成人自发性肾上腺出血可见于手术所致的系统性"应激"、身体广泛烧伤、败血症或低血压。抗凝药物、弥漫性血管内凝血和抗磷脂抗体综合征可形成出血体质，引起肾上腺出血。

（二）影像学表现

1. B超表现

肾上腺出血B超表现为致密的回声增强区，呈实性肿物；也可以是无回声区的团块，其至呈囊性结构（因血肿内容物为血凝块，血液的液化程度各异）。

2. CT表现

在血肿尚未形成之前CT表现为肾上腺轻度到重度的不均一增大，肾上腺血肿急性期（24~72h）CT的特征性表现是肾上腺区圆形或者椭圆形均一高密度影，CT值>60HU，常常伴有肾上腺周围脂肪组织的条状浸润及同侧膈肌角增厚，临床上可据此判断为肾上腺血肿。随着时间的推移，血肿会逐渐吸收，CT检查发现密度逐渐降低并接近水样密度。在亚急性（5~14天）和慢性期，无论是从形态上还是密度上CT均难以明确区分肾上腺血肿和其他肾上腺占位性病变，增强CT扫描对其鉴别诊断有所帮助。一般肾上腺血肿不强化，而肾上腺癌及嗜铬细胞瘤几乎总是显著强化（图2-32）。

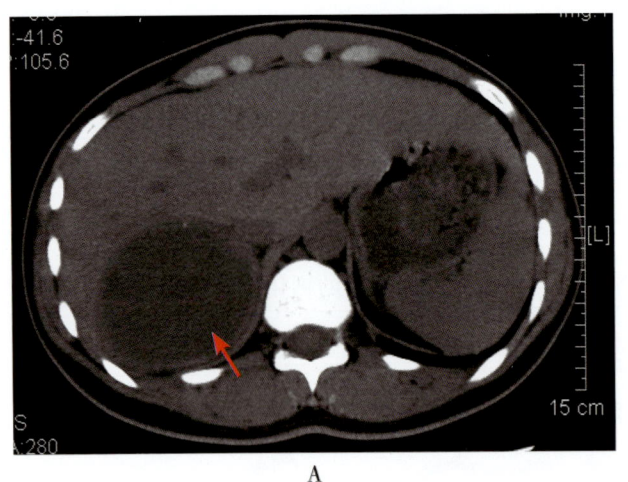 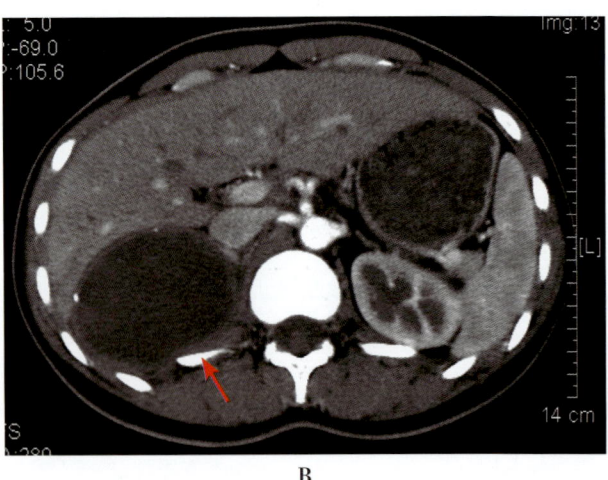

图2-32　右侧腹膜后可见一巨大类圆形水样密度影，大小约76.5mm×61.6mm，壁薄光滑，边缘可见数个点状高密影，病灶内密度均匀，CT值约为25HU，增强扫描未见强化

3. MRI表现

MRI诊断肾上腺血肿比其他影像学检查手段更准确。血肿急性期在T1加权像表现为肾上腺增大，呈等信号，T2加权像信号甚高，在亚急性期表现为T1及T2加权像不均一高信号，在与肾上腺恶性肿瘤或嗜铬细胞瘤伴出血鉴别时，增强MRI十分重要，几乎所有的嗜铬细胞瘤、约80%的恶性肿瘤可强化，单纯肾上腺血肿则多无变化（图2-33）。

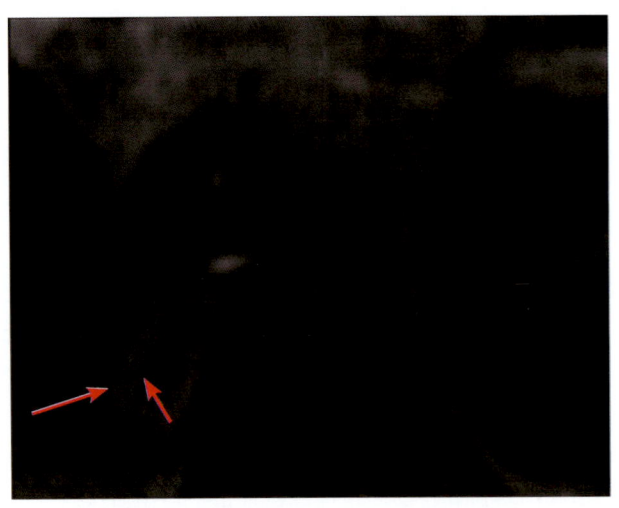

图2-33　肾上腺增大，呈不均一高信号

（三）影像学鉴别诊断

肾上腺出血需要与肾上腺恶性肿瘤或嗜铬细胞瘤伴出血鉴别。

（四）检查手段的选择

MRI是探查和诊断肾上腺出血敏感性和特异性最高的影像学方法。

第五节 肾上腺恶性肿瘤

一、肾上腺皮质癌

（一）临床特点

原发性肾上腺皮质癌，少见，高度恶性，预后极差，5年生存率仅为20%。可发生在任何年龄，并有2个峰值年龄，即10岁以内和40~50岁，男女受累相似。肾上腺皮质癌中，约50%具有内分泌功能，女性略为多见。

（二）影像学表现

1. B超表现

肾上腺皮质癌B超表现为肾上腺区较大病灶，以低回声为主，其内回声不均匀，肿块边界欠清晰，形态多样，可呈圆形、椭圆形或分叶状，彩色多普勒于肿块内部多可探及血流信号，少数周边可见血流信号。疑为肾上腺皮质癌的患者还应行腹膜后及腹腔淋巴结扫查，有时可见到肿大淋巴结，部分患者合并有下腔静脉及肾静脉癌栓。

2. CT表现

（1）一般肿块体积较大，最大径常大于7cm，平均为12cm（范围3~30cm）。

（2）肿块呈类圆、分叶或不规则形。

（3）密度常不均，周边密度类似肾脏，内有坏死或陈旧性出血所致的不规则形低密度区。约40%肿瘤内可见散在点状或结节状钙化，个别瘤体内甚至有小的脂肪性低密度灶。

（4）增强检查时肿瘤实体部分强化，而其内低密度区无强化，有时于肿块周边可见一薄的强化环（参见图2-34，图2-35）。

（5）功能性肾上腺皮质癌常分泌皮质醇，导致对侧肾上腺萎缩，而患侧残存肾上腺因肿块较大而显示不清。

（6）周围脏器受挤压现象：由于肿块体积较大，周围脏器常受挤压移位，如患侧肾脏受压下移，右侧肾上腺肿瘤使下腔静脉向前内侧移位、肝脏向上方移位，左侧肾上腺肿瘤致胰腺前移。

（7）肿瘤转移现象：可出现其他脏器及淋巴结转移征象，如肺、纵隔淋巴结、肝脏等。

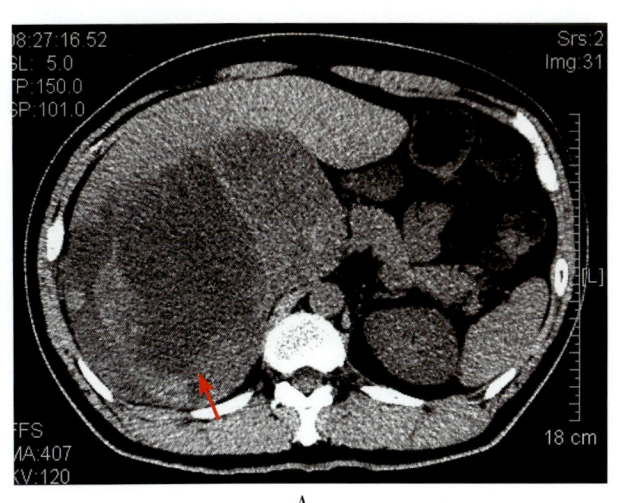 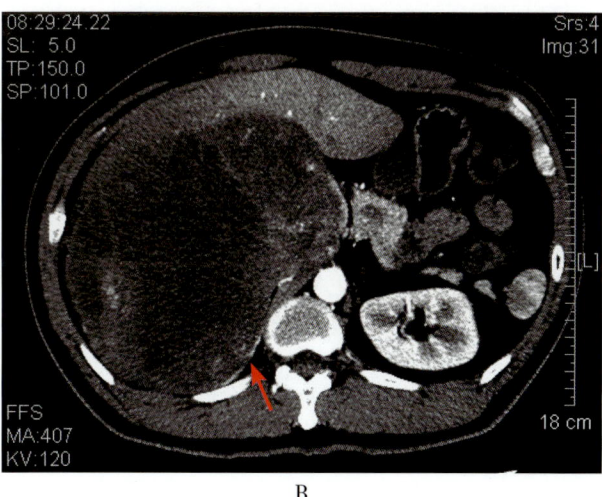

图2-34　右侧肝肾间隙可见一巨大分叶状肿块，大小约18.2cm×14.0cm×20.4cm，部分边界不清，密度不均，平扫呈不均匀低密度，内见数个点状钙化灶，增强扫描明显不均匀强化，其内见迂曲肿瘤血管，部分区域呈延迟强化

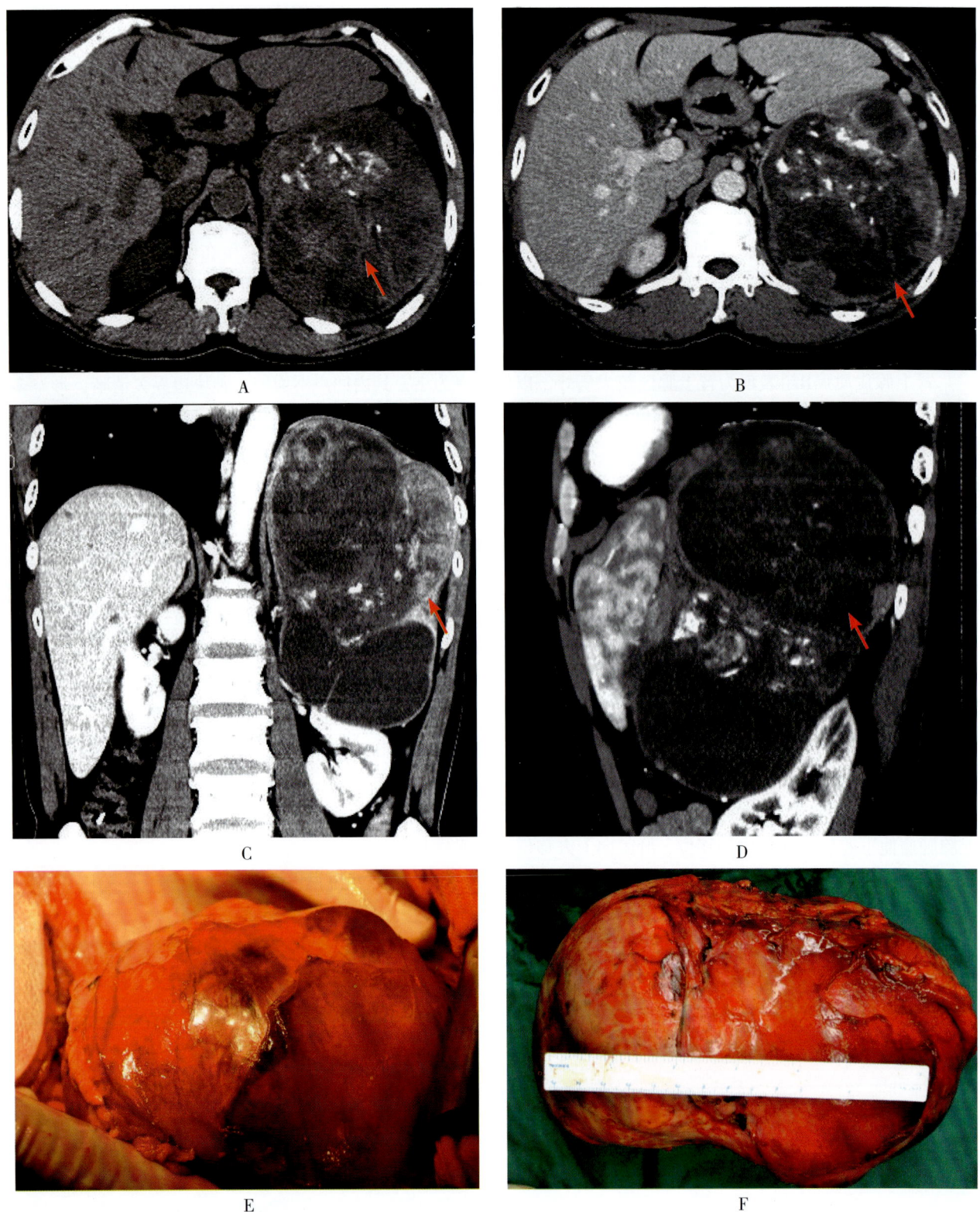

图2-35 右侧肾上腺可见一巨大分叶状肿块,大小约25cm×17cm×20cm,密度不均,平扫呈不均匀低密度,内见多个点状钙化灶,增强扫描明显不均匀强化,部分区域呈延迟强化。E. 术中情况,F. 手术完整切除的标本

3. MRI表现

在T1WI、T2WI常表现为混杂信号,因为中间有坏死和出血。T1高信号是出血的代谢物,有时也可以是钙化,可出现在30%的患者。很少见的情况下,病灶中会有细胞浆内的脂质,造成反相位的信号缺失(图2-36)。

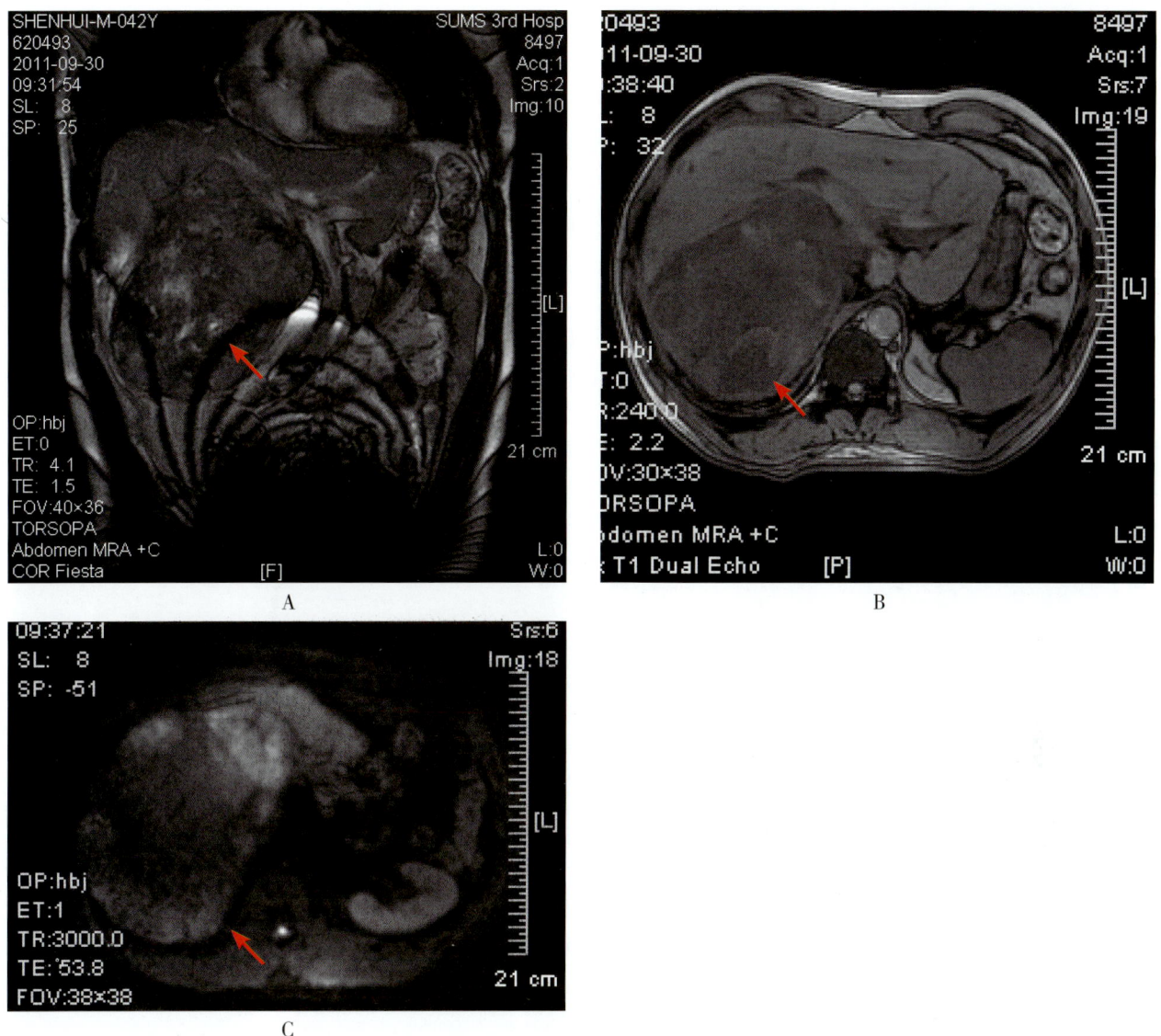

图2-36 右侧肝肾间隙可见一巨大分叶状肿块，大小约18.2cm×14.0cm×20.4cm，边界欠清，密度不均，T1WI呈不均匀稍低信号，内见小片状高信号，T2WI呈混杂信号，增强扫描病灶周边明显结节状强化，中央见大片状无强化坏死区

（三）影像学鉴别诊断

肿块较大导致判断起源发生一定困难时，需与其他类型腹膜后肿瘤和侵犯肾上腺区的邻近脏器肿瘤相鉴别。肺功能性肾上腺皮质癌需与其他非功能性肾上腺肿瘤、非功能性腺瘤、神经节瘤等鉴别。这些肿瘤均可表现为肾上腺区较大肿块，密度和信号不均，并有钙化，此时提倡经皮穿刺活检，以获得组织学诊断。

（四）检查手段的选择

CT和MRI均可较为准确地诊断并显示其范围，但对非功能性皮质癌的诊断，两者均有限度。两者相比前者能够敏感地发现肿瘤内的钙化而对定性诊断有一定帮助，MRI的优点要更多一些，其可多方位成像，能较为准确判断肿瘤的起源，不用对比剂也能敏感地发现下腔静脉受累及肝脏转移，有助于临床治疗方案的制定。

二、神经母细胞瘤

（一）临床特点

神经母细胞瘤是最常见的婴儿腹部肿块，发源于神经嵴。此病有其好发年龄段，多见于小儿（<4岁），但<5%的患者可以在10岁以后发病，成人发生者罕见，且好发于单侧肾上腺。多表现巨大分叶状肿块，瘤体

密度不均，常伴有坏死及钙化，须与干酪化期肾上腺结核相鉴别。

（二）影像学表现

1. X线表现

X线平片检查可见腹膜后肿物影，30%的患者有肿瘤局部钙化表现。

2. B超表现

肾上腺见类圆形或不规则形肿块，内部回声大多为较均匀散在的细小光点，可见强回声光团和无回声区。

3. CT表现

CT表现多呈不规则形实性肿块，为软组织密度，瘤内有坏死、出血和（或）钙化。钙化常呈斑点状，亦可为环形或融合成片，化疗后变得更加致密。亦可无钙化，或为脂肪密度，有或无囊变。超过90%的神经母细胞瘤CT上显示钙化，也倾向于侵犯周围组织，如血管和神经孔（图3-37）。

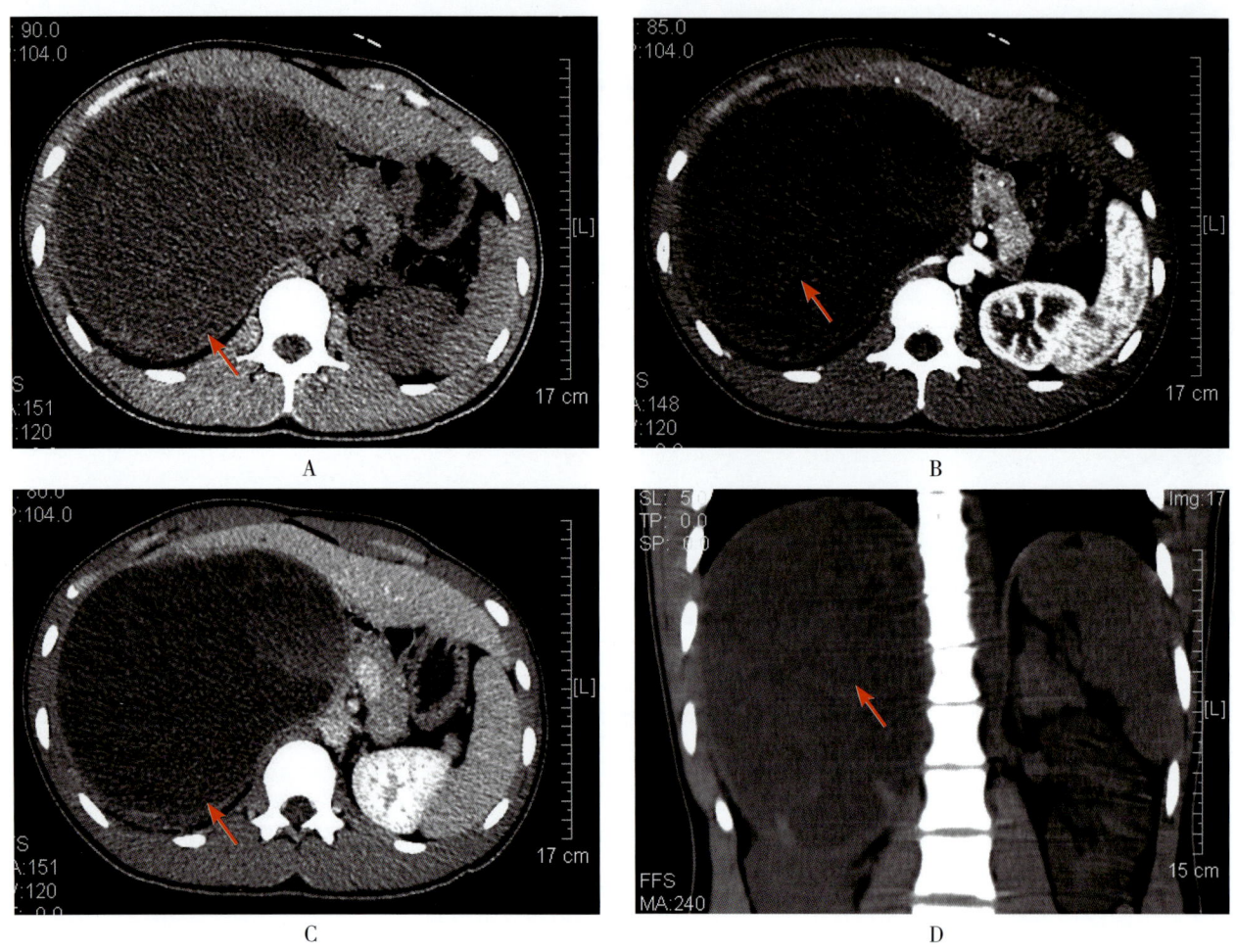

图2-37 患者15岁，右肾上腺区可见一巨大肿块影，边界欠清，约173mm×138mm×200mm，密度不均，呈高、等、低混杂密度，病变与肝脏、胆囊、右肾、胰腺分界欠清，肝脏受压向前上方移位，胆囊、胰腺受压向左移位，右肾受压向下方移位

4. MRI表现

肾上腺区肿块边界部分较清晰，边缘可见包膜，肿瘤内信号欠均匀，多为低信号，多表现为等、高信号，增强扫描见不均匀明显强化。合并出血时呈高信号。合并坏死囊变时呈长T1和长T2信号改变，增强扫描无强化。

（三）影像学鉴别诊断

神经母细胞瘤需与肾上腺皮质腺癌、畸胎瘤鉴别。肾上腺皮质腺癌多见于50岁以上的患者，有功能亢进与无功能亢进各占50%，肿瘤密度不均匀，少有钙化。肾上腺畸胎瘤为孤立性较大的钙化，有脂肪密度。

（四）检查手段的选择

（1）B超可作为筛查首选。

（2）CT和MRI在诊断方法均有优越性。

三、肾上腺淋巴瘤

（一）临床特点

肾上腺淋巴瘤（adrenal lymphoma，AL）是少见的肾上腺恶性肿瘤，临床症状多为非特征性的乏力、腹部不适、发热等。在临床工作中，易与需外科治疗的肾上腺腺瘤、肾上腺嗜铬细胞瘤、肾上腺皮质癌等混淆而误诊，因部分肾上腺淋巴瘤对化疗敏感而无需手术治疗，故正确的诊断可以减少患者不必要的手术创伤。

肾上腺淋巴瘤的肿块一般较大，最大径多在6cm以上，可达18cm。肾上腺淋巴瘤多数表现为肾上腺区边缘清楚的软组织肿块，其形态变化较多，可呈圆形、椭圆形和不规则形，肿块较小（最大径<10 cm）时多表现为圆形或椭圆形。

（二）影像学表现

1. CT表现

肾上腺淋巴瘤CT平扫多表现为软组织密度肿块，与后背肌肉相近。增强扫描多数呈轻度强化，接近肌肉，少数呈中度强化，与肝脏相近，其CT密度并无特征性。但CT平扫时肿块多较均质，增强扫描肿瘤较小时多强化均匀或稍不均匀，较大时内部可出现不均匀强化（图2-38）。

2. MRI表现

T1WI多表现为等信号的软组织肿块，与后背肌肉相同，T2WI呈等低或略高信号，其T2WI信号强度比肾上腺绝大多数原发或继发肿瘤低。与CT平扫肿瘤密度均匀不同，肾上腺淋巴瘤T2WI信号显著不均匀，内可见多发线条状高信号影。

（三）影像学鉴别诊断

肾上腺淋巴瘤主要需与肾上腺腺瘤、嗜铬细胞瘤、肾上腺皮质癌及转移瘤进行鉴别：①肾上腺腺瘤含大量细胞内脂质，CT平扫密度较低而与肾上腺淋巴瘤不同，故二者鉴别主要依据CT平扫。②肾上腺嗜铬细胞瘤临床常表现为阵发性或持续性高血压发作，瘤体多在3cm以上，强化明显，动脉期或（和）门脉期多>100 HU，伴有或不伴有中央坏死。③肾上腺皮质癌常见于中老年患者，临床表现为男性女性化或女性男性化，瘤体直径>10cm、形态不规则、瘤体内测得脂肪密度、增强后动脉期及门脉期<100 HU及瘤体内瘢痕状坏死等CT征象有助于肾上腺皮质癌的诊断。④肾上腺转移癌多具有原发肿瘤病史，双侧好发，临床少见肾上腺皮质功能低下表现，瘤体边界不清晰，其内坏死区边缘不清，增强后轻中度强化。

（四）检查手段的选择

CT及MRI检查对肾上腺区淋巴瘤的诊断准确率相当。

四、肾上腺转移癌

（一）临床特点

肾上腺是肿瘤转移的好发部位，以肺癌和乳腺癌的转移最为多见，常累及双侧，单侧转移瘤者以右侧多见。此外，原发瘤也常为乳腺癌、甲状腺癌、肾癌、胰腺癌、结肠癌或黑色素瘤等。肾上腺转移开始发生的部位为肾上腺髓质而非皮质，临床上患者很少发生肾上腺皮质功能低下，是因为只有双侧肾上腺皮质破坏超过90%时，才会产生肾上腺皮质功能低下，而肾上腺转移瘤患者的生存时间有限，肾上腺破坏难以达到如此程度。

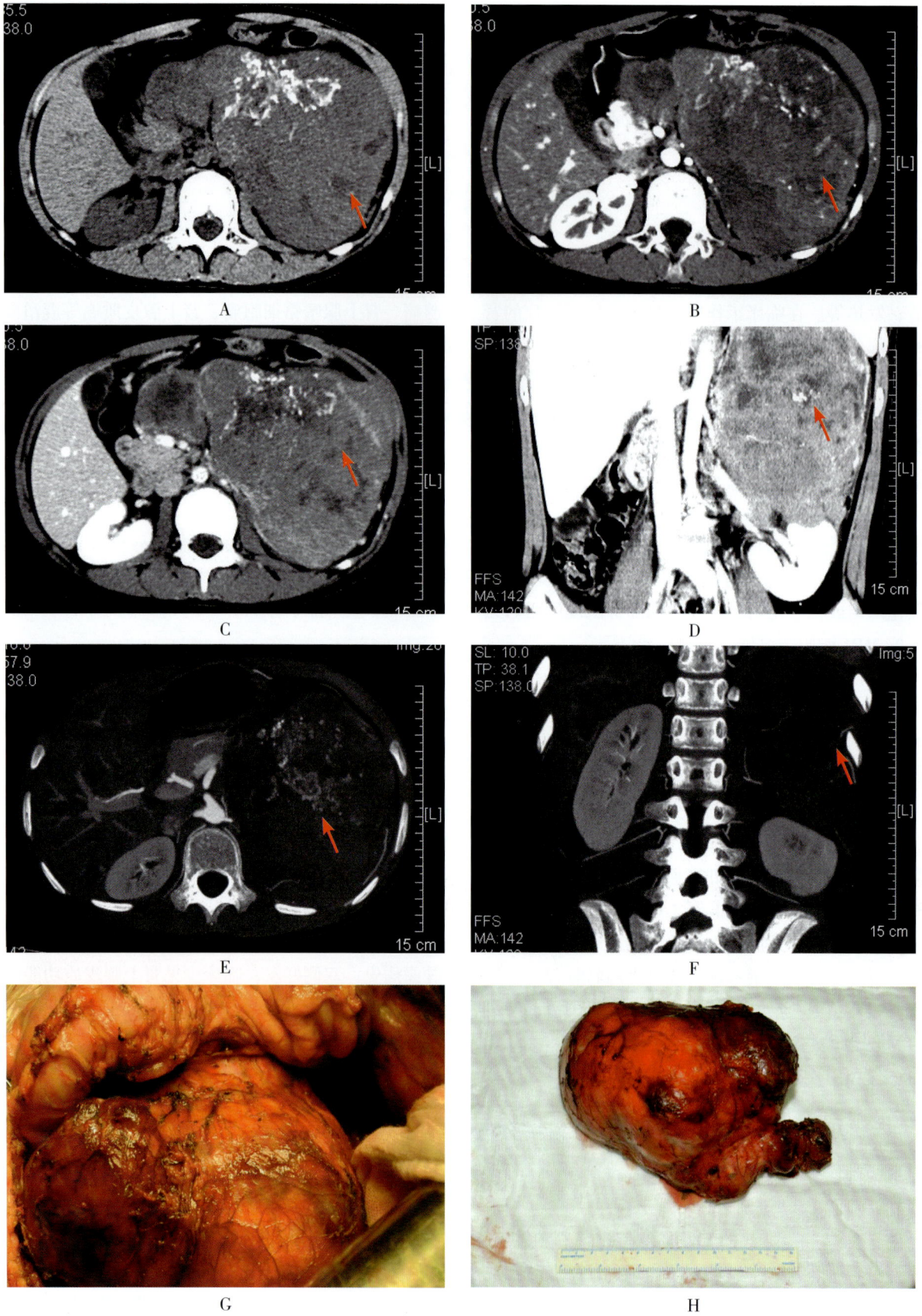

图2-38 患者男性,12岁,中腹部CT平扫+增强+CTA检查发现,左侧腹膜后可见巨大肿块影,大小约102mm×120mm×123mm,呈分叶状改变,其内密度不均,可见片状稍低密度影及点条状高密度影,增强扫描病灶不均匀强化。G. 为术中情况,H. 为手术完整切除的标本。术前影像学诊断考虑神经母细胞瘤可能性大,术后病理证实为弥漫性大B细胞淋巴瘤

（二）影像学表现

1. B超表现

B超表现常为双侧性病变，双侧肾上腺出现低回声区，或不均匀回声区。形态或为圆形，或为椭圆形，或为分叶状，两侧病灶不一定对称（图2-39）。

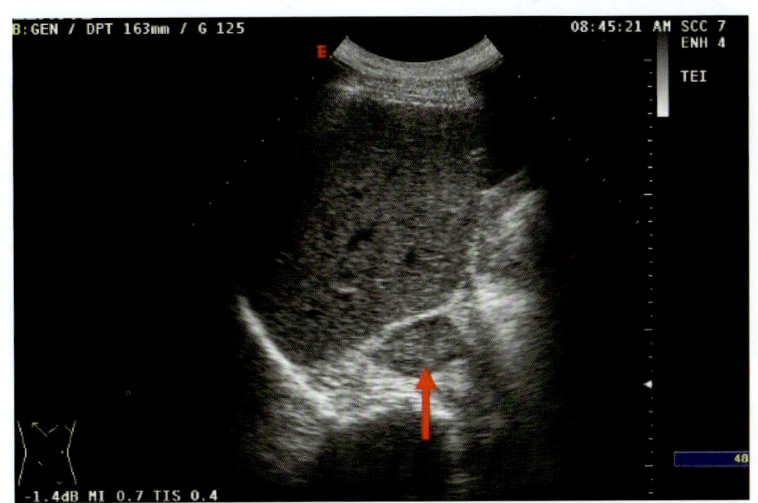

图2-39　肾上腺区低回声

2. CT表现

CT表现为双侧或单侧肾上腺肿块，呈圆形、卵圆形或分叶状，大小常为2~5cm，然而也可<1cm或>5cm，较小肿块密度均一，类似肾脏密度；大的肿块常由于坏死而密度不均，内有低密度区，合并急性出血时，肿块内可见高密度灶。增强检查时肿块可有不同程度的均一或不均一强化，其内低密度区无强化（图2-40）。

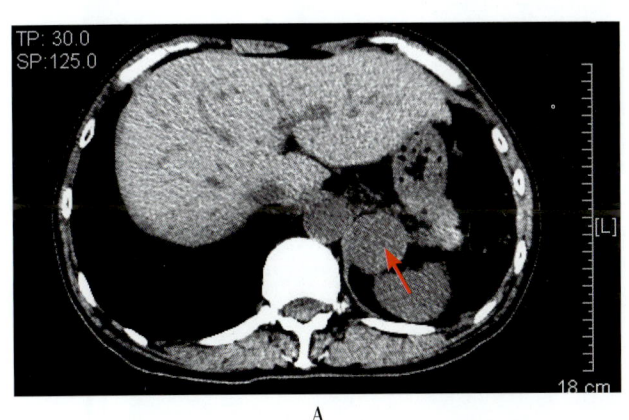
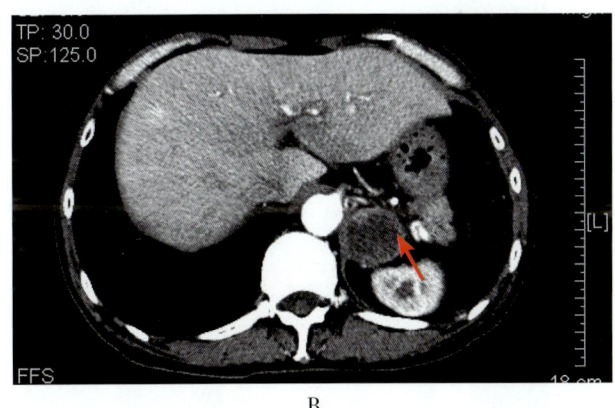

图2-40　患者原发病灶为肺癌。左侧肾上腺见一类圆形肿块影，大小约32mm×33mm，CT值约为38HU，增强扫描病灶边缘见不均匀强化，病灶中央可见无强化坏死区

3. MRI表现

T1WI上肿块信号类似或低于肝脏，T2WI上其信号强度常明显高于肝脏。肿块内有坏死时，信号不均，其内有更长T1和长T2信号灶；瘤内发生出血时，其信号强度依出血时间而异；亚急性期时，呈短T1和长T2信号（图2-41）。

（三）影像学鉴别诊断

需与肾上腺非功能腺瘤相鉴别。鉴别方法包括：行有关部位检查以发现无临床症状的原发瘤；定期随诊，观察其大小改变，若有增大则需要活检以明确诊断。

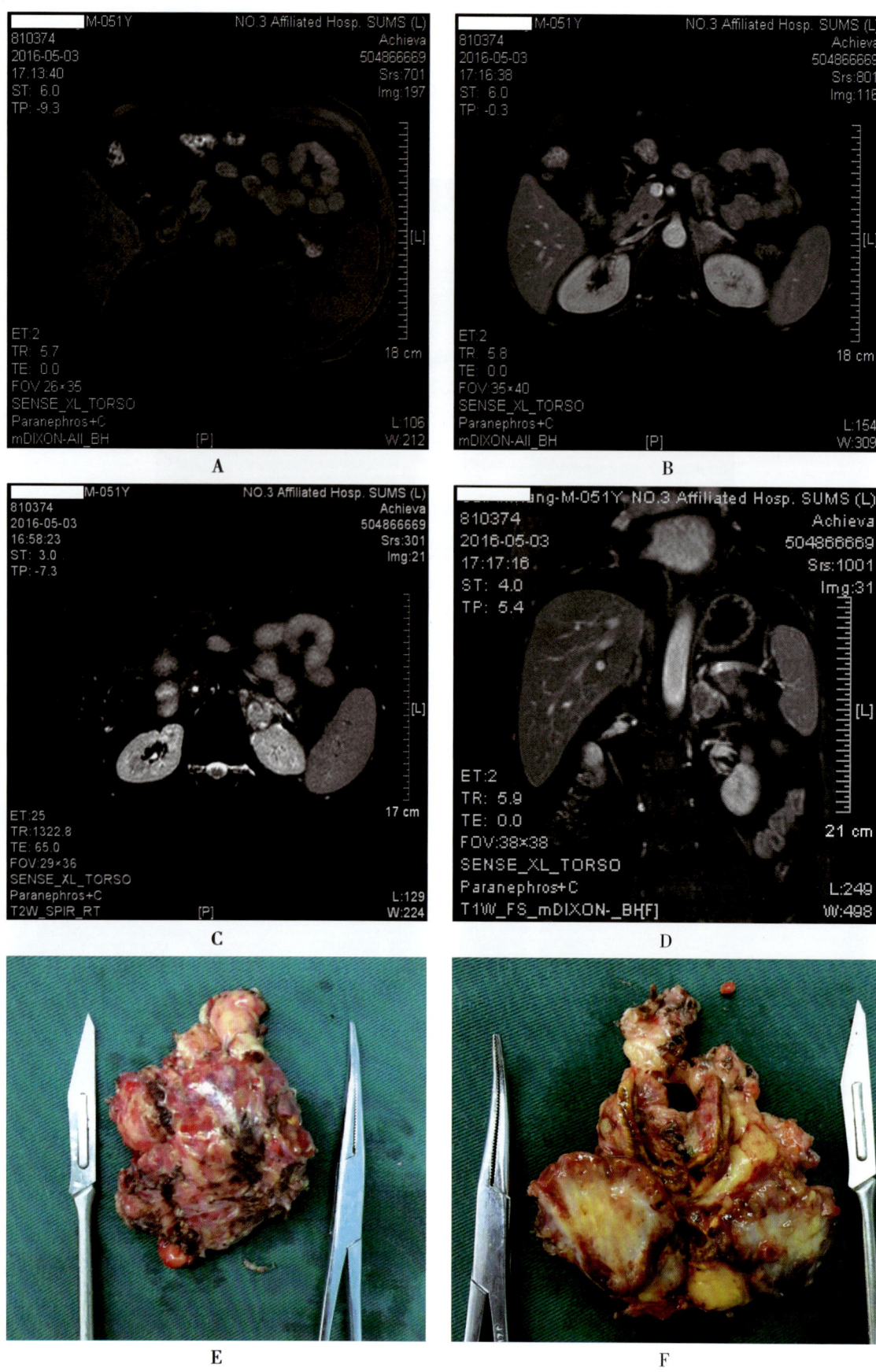

图2-41 患者原发病灶为肺癌，出现肾上腺转移：MRI见左侧肾上腺区可见一不规则形肿块影，边界稍欠清，约27mm×23mm，其内信号稍欠均匀，T2WI呈高、稍高混杂信号，T1WI呈等、稍低信号，DWI呈明显高信号，增强后可见明显不均匀强化。E、F. 切除转移灶标本；F. 肿瘤与肾上腺实质的关系

(四)检查手段的选择

MRI检查对肾上腺转移瘤的诊断准确率要高于CT检查。

参考文献

[1] 刘定益,陈其智,郑崇达,等. 影像学检查对原发性醛固酮增多症的定位诊断价值[J]. 中华外科杂志,1994,32(5):295-298.

[2] 李松年. 中华影像医学泌尿生殖系统卷[M]. 北京:人民卫生出版社,2003:240-278.

[3] DUNNICK N R. 泌尿系统影像学[M]. 王霄英,译. 北京:人民卫生出版社,2011:92-112.

[4] WEIN A J, KAVOUSSI L R, NOVICK A C,等. 坎贝尔-沃尔什泌尿外科学[M]. 郭应禄,周利群,译. 9版. 北京:北京大学医学出版社,2009:1917-1969.

[5] LINGAM R K, SOHAIB S A, ROCKALL A G, et al. Diagnostic performance of CT versus MR in detecting aldosterone-producing adenoma in primary hyperaldosteronism (Conn's syndrome)[J]. Eur Radiol, 2004, 14(10): 1787-1792.

[6] SHANKAR P, HELLER M T. Multi-modality imaging of pheochromocytoma[J]. Radiol Case Rep, 2015, 7(4): 770.

[7] NG L, LIBERTINO J M. Adrenocortical carcinoma: diagnosis, evaluation and treatment.[J]. Journal of Urology, 2003, 169(1): 5-11.

第三章　肾脏疾病的诊断

第一节　肾脏的正常解剖与毗邻图像

（一）肾的形态、位置和毗邻

肾可分为上、下两端，内、外两缘，前、后两面。前面略凸隆，后面平坦；外侧缘呈弓形，凸弯向外侧，内侧缘中部凹陷，肾门有肾动、静脉，淋巴管和输尿管出入。肾窦为肾血管的分支、肾盂和肾大盏、肾小盏所占据，中间充填以脂肪组织。

肾位于脊柱两侧，双肾略呈八字排列。左肾上端平第11肋下缘，下端约平第2腰椎下缘。右肾上、下端均较左肾低约半个椎体，第12肋斜越左肾后面中部、右肾后面上部。肾上腺覆盖肾上端，左肾前面从上向下分别与胃、胰尾、空肠相邻，外侧缘上部接脾，下部邻结肠左曲。右肾前上部邻肝，下部接结肠右曲，内侧缘与十二指肠降部相贴。两肾后面上分隔膈肌对向肋膈隐窝（窦），两肾后面下分与腰背部肌肉相邻。肾脏毗邻结构如图3-1、图3-2所示。

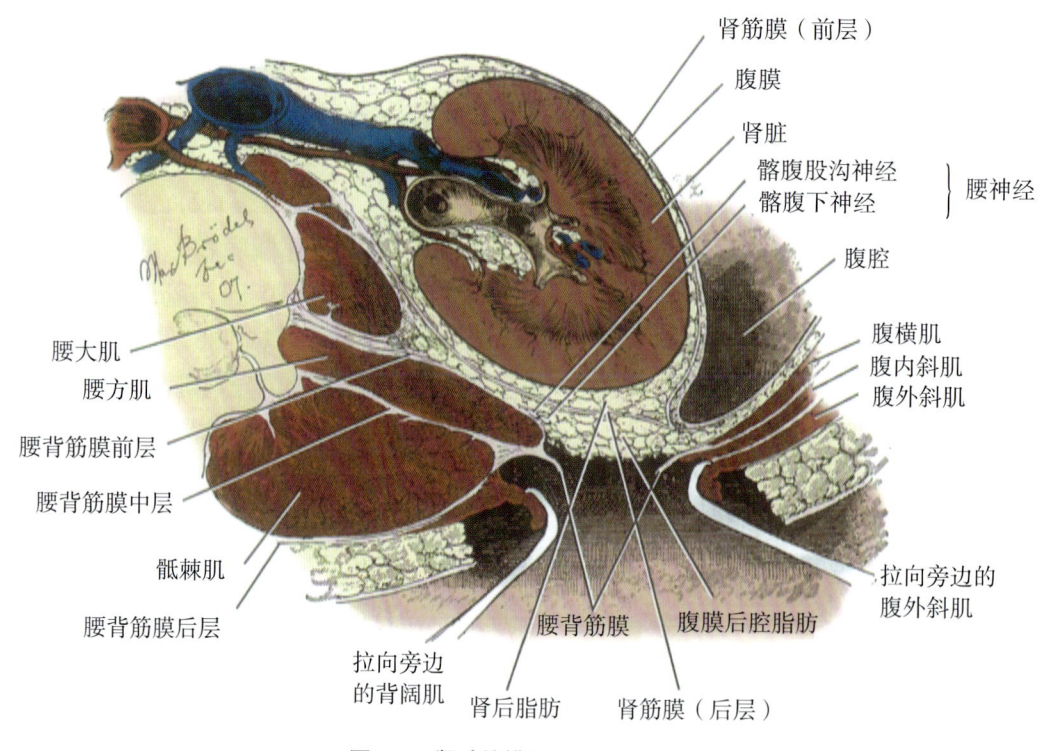

图3-1　肾脏的横断面观及其毗邻

（摘自WEIN A J, KAVOUSSI L R, NOVICK A C, 等. 坎贝尔-沃尔什泌尿外科学［M］. 郭应禄，周利群，译. 9版. 北京：北京大学医学出版社，2009：10.）

（二）肾的血管和肾段

肾动脉在第2腰椎水平起于腹主动脉侧壁，在肾门处分支入肾，肾动脉一般在肾门附近分为前、后两干，由前干发出上段、上前、下前和下段动脉，后干在肾窦延续为后段动脉。每个段动脉的分支所分布的区域叫做一个肾段（图3-3）。各段动脉的分支间无明显的吻合，当一个段动脉阻塞时，可致该肾段缺血坏死。

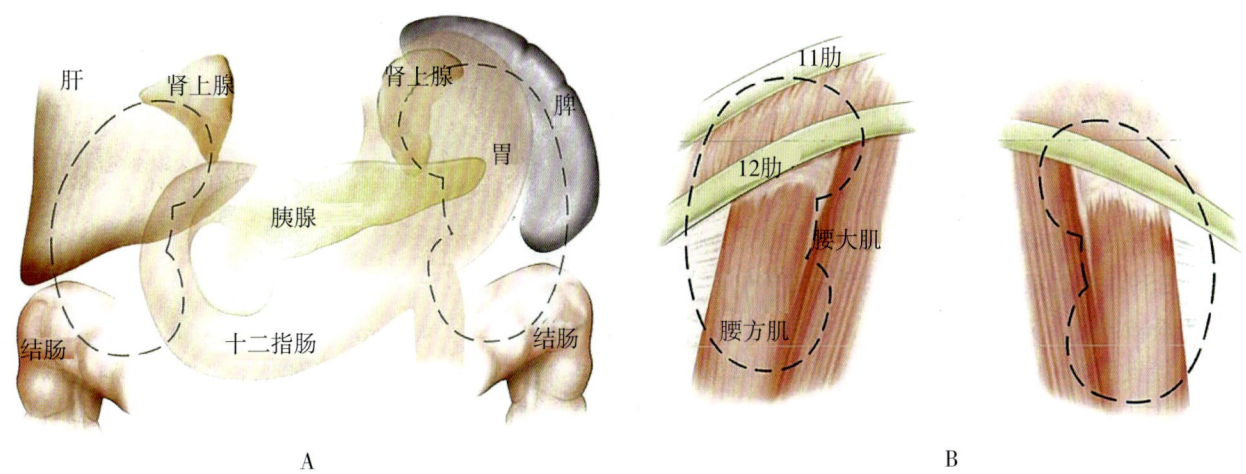

A. 前面观；B. 后面观

图3-2　肾脏的毗邻图

（摘自WEIN A J, KAVOUSSI L R, NOVICK A C，等.坎贝尔-沃尔什泌尿外科学［M］.郭应禄，周利群，译.9版.北京：北京大学医学出版社，2009：1610.）

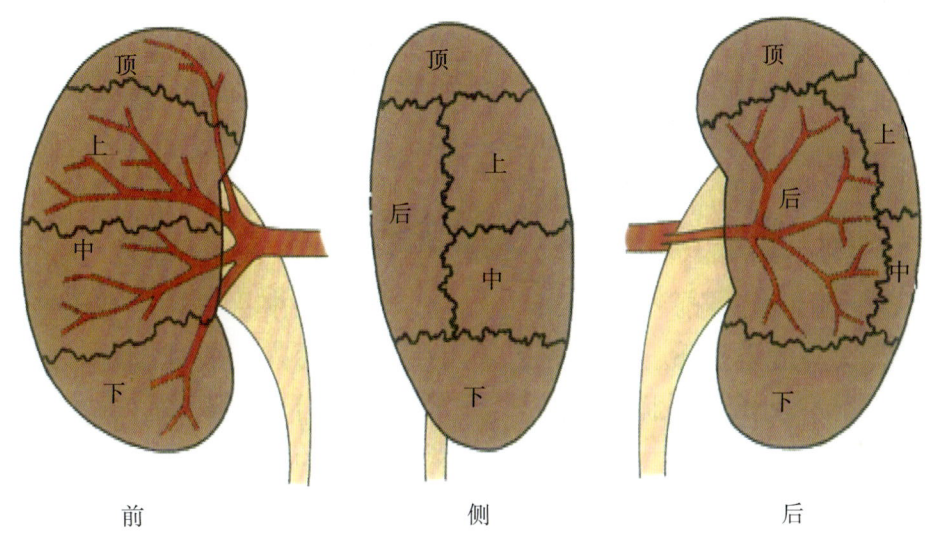

图3-3　肾动脉的分段

（摘自WEIN A J, KAVOUSSI L R, NOVICK A C，等.坎贝尔-沃尔什泌尿外科学［M］.郭应禄，周利群，译.9版.北京：北京大学医学出版社，2009：29.）

肾的节段动脉在肾乳头附近分支为叶间动脉，在皮质髓质交界处成为弓状动脉，进入皮质后成为小叶间动脉，最后分支形成入球小动脉进入肾小球（图3-4）。

（三）肾盏分型

肾脏的上下两极肾盏可以以各种角度汇合至肾盂，其他肾盏分成前后两排，分别指向前、后半肾脏，视为前组肾盏、后组肾盏。以肾侧缘最凸部至肾门中点的连线为肾脏的中轴线，再做人体的冠状面的中轴线，两线所成的角度为肾脏与人体的冠状面所成的角度；作前、后组肾盏中点的连线形成的轴线与肾脏的中轴线所成的角度。依据这些角度来判断前、后组肾盏与肾侧缘最凸部的关系，以及前、后组肾盏在IVP前后位时的叠合情况。根据这些角度来划分可划分为Brodel型与Hodson型：典型的Brodel型为肾脏前组肾盏与肾脏的中轴线所成的角度＞50°，肾脏后组肾盏与肾脏的中轴线所成的角度＜30°；典型的Hodson型为肾脏前组肾盏与肾脏的中轴线所成的角度＜30°，肾脏后组肾盏与肾脏的中轴线所成的角度＞50°（图3-5）。

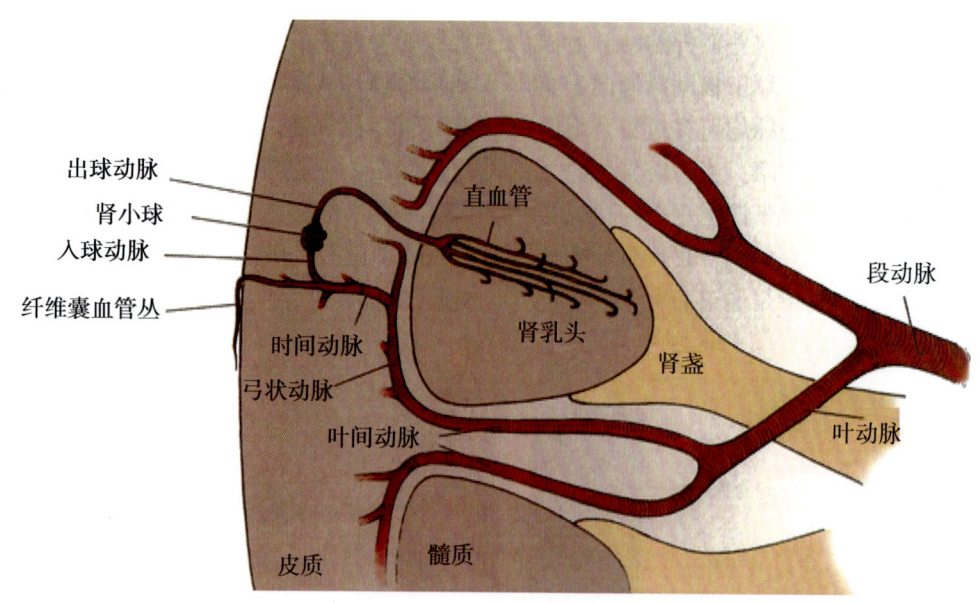

图3-4 肾内动脉的解剖

（摘自WEIN A J, KAVOUSSI L R, NOVICK A C, 等. 坎贝尔-沃尔什泌尿外科学［M］. 郭应禄，周利群，译. 9版. 北京：北京大学医学出版社，2009：29.）

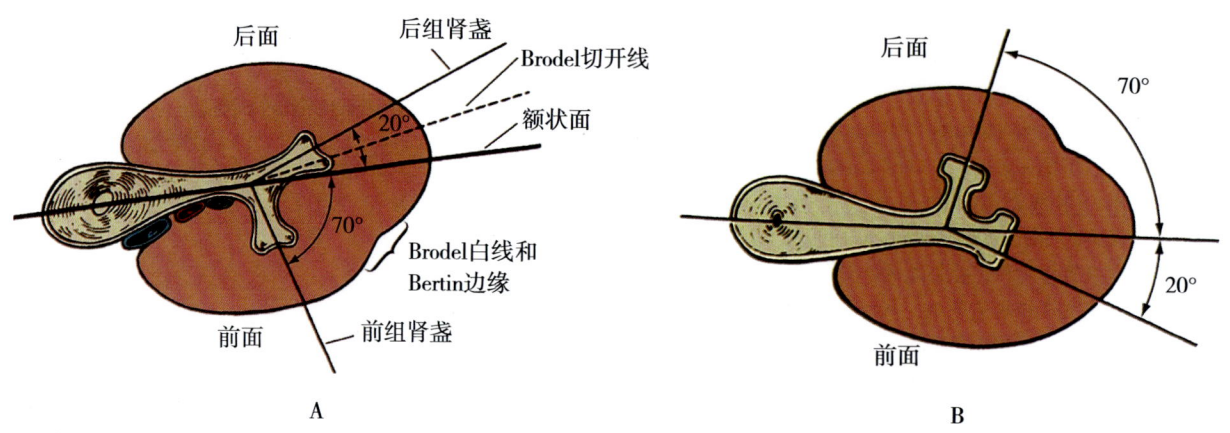

肾盏的朝向分为Brodel型和Hodson型。A. Brodel型中较长的后方肾盏朝向额面20°，较短的前方肾盏朝向额面70°；B. Hodson型中较短的后方肾盏朝向额面70°，较长的前方肾盏朝向额面20°

图3-5 肾盏排列方向的分型

（摘自WEIN A J, KAVOUSSI L R, NOVICK A C, 等. 坎贝尔-沃尔什泌尿外科学［M］. 郭应禄，周利群，译. 9版. 北京：北京大学医学出版社，2009：1613.）

肾脏在胚胎发育过程中，前后组生肾组织形成肾脏前存在分支与旋转过程。前组生肾组织向肾脏侧面旋转与移行，导致前组肾盏较长并指向肾脏侧凸面稍前的位置，后组肾盏指向后半肾脏中部的位置，即形成Hodson型肾盏；与之相反，后组生肾组织向肾脏侧旋转与移行后，导致后组肾盏较长并指向肾脏侧凸面稍后的位置，前组肾盏指向前半部肾脏凸面位置，即形成Brodel型肾盏。

（四）肾脏毗邻结构在影像资料中的解读

肾脏疾病的诊断，很大程度依赖肾脏的影像学检查，包括KUB、IVP、双肾CT特别是CTU、MRI、肾核素扫描等，其中双肾CTU越来越受到临床重视。

双肾CTU检查利用对比剂在肾脏的分布、排泄从而完整的展示整个泌尿系统的结构，横断面扫描更显示了肾脏病变的细节及其周围脏器关系。作为临床医师，除整体把握影像资料中不同器官结构的形态、结构特点外，在不同的显影期，解读双肾CTU时，更应有所侧重，如在平扫期临床医师应整体把握肾脏内部有无低密度、有无囊性结构、有无高密度等，这些往往提示肾脏内部的肿瘤、囊肿以及结石等；在增强期，利用对比剂在肾脏中分布的不同应侧重观察肾脏内部有无异常增强区、有无低密度区，往往可为肾脏的良恶性肿瘤鉴别诊断提供依据；同时在动脉期、静脉期，肾脏及其周围的血管显影，这一时期能为临床医师对肾脏有无血管病变以及肾脏病变部位的血供情况提供直观印象。准确地作出影像诊断，就要求临床医师熟悉影像学中的双肾及其毗邻结构的显影。以下对不同断面的双肾上极、肾门平面及其毗邻结构做简要说明。如图3-6所示。

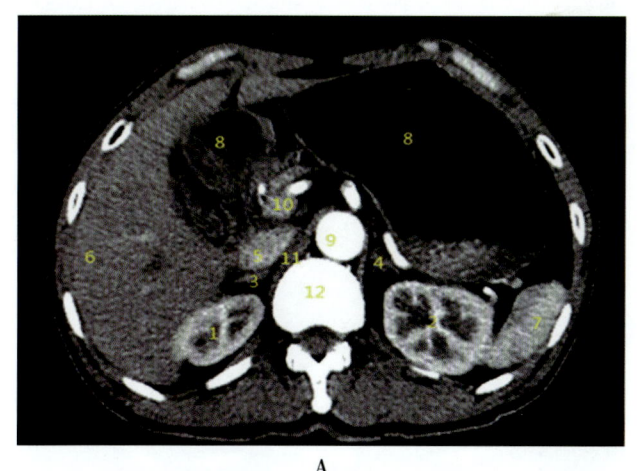 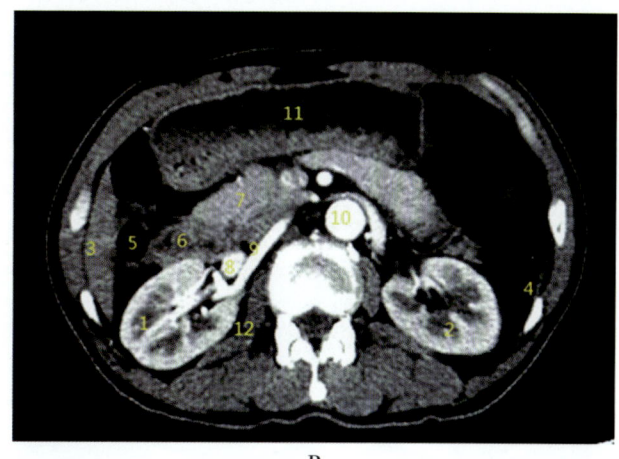

A. 双侧肾上极结构示意：1. 右肾，2. 左肾，3. 右侧肾上腺，4. 左侧肾上腺，5. 下腔静脉，6. 肝脏，7. 脾脏，8. 胃，9. 腹主动脉，10. 门静脉，11. 膈肌，12. 第十二胸椎；B. 肾门结构示意：1. 右肾，2. 左肾，3. 肝脏，4. 降结肠，5. 升结肠，6. 十二指肠，7. 胰腺，8. 右肾静脉起始部，9. 左肾动脉，10. 腹主动脉，11. 胃，12. 腰大肌

图3-6 肾脏CT扫描下的毗邻关系

第二节 肾脏畸形

一、孤立肾

（一）临床特点

先天性孤立肾（congenital solitary kidney，CSK）可能是输尿管芽未发育或后肾芽基的固有性缺如，后者可见部分输尿管发育。又称先天性肾缺如，一般是单侧肾缺如，同侧的输尿管、膀胱三角区也不发育，膀胱镜下可发现同侧三角区和输尿管开口缺如，同侧无肾动脉且肾脏位置被结肠占据。双侧肾缺如非常罕见且致命。并发生殖系统和骨骼畸形较常见。出生后单肾代偿性肥大，临床上可误诊为腹部肿块。孤立肾生理功能正常时无自觉症状，常在检查其他病变时无意发现。由于此类患者多伴有肾旋转不良及合并其他系统的畸形，故易引起各种并发症，常见并发症为巨大肾积水、泌尿系感染、间质性肾炎并出血、膀胱阴道瘘、孤立肾结石肿瘤等。过去CSK常易误诊为肾结核，近年来也有报告，其原因是CSK并发泌尿系感染可伴发肾积水，且缺肾不显影或显影异常所致，有个别病例将缺肾侧脂肪组织或脾脏误认为肾脏导致B超检查误诊。

孤立肾的诊断应排除异位肾、肾萎缩等疾病。

（二）影像学表现

1. X线表现

KUB+IVP可见孤立肾一侧肾缺如。缺如侧不见肾影，IVP始终不见肾盏、肾盂、输尿管显影，孤立肾可代偿增生，孤立肾出现巨大肾积水、泌尿系结石等可见肾盂肾盏扩张，高密度影等X线改变。

2. B超表现

特点：一侧肾窝未显示肾影，由脂肪、肠管或肝脾替代，另一侧肾正常大小或代偿性增大，肾结构可无异常或出现积水等继发性病变,但要排除异位肾的可能。

当B超检查考虑孤立肾是,应进一步进行静脉尿路造影、核素扫描等检查,CT和MRI可以确定诊断。

3. CT表现

特点:CT显示一侧肾区未见肾脏显影,代之以脂肪组织,肠道或肝脾,同侧肾动静脉缺失,对侧肾脏常见代偿性增大,CTU不见缺失侧输尿管显影,CT诊断中应注意孤立肾患者常合并其他器官的畸形。男性较常见并发同侧输精管、精囊、射精管缺如或发育不良。女性最常并发单侧卵巢、输卵管缺如或发育不良,子宫发育不良及阴道不发育(图3-7)。

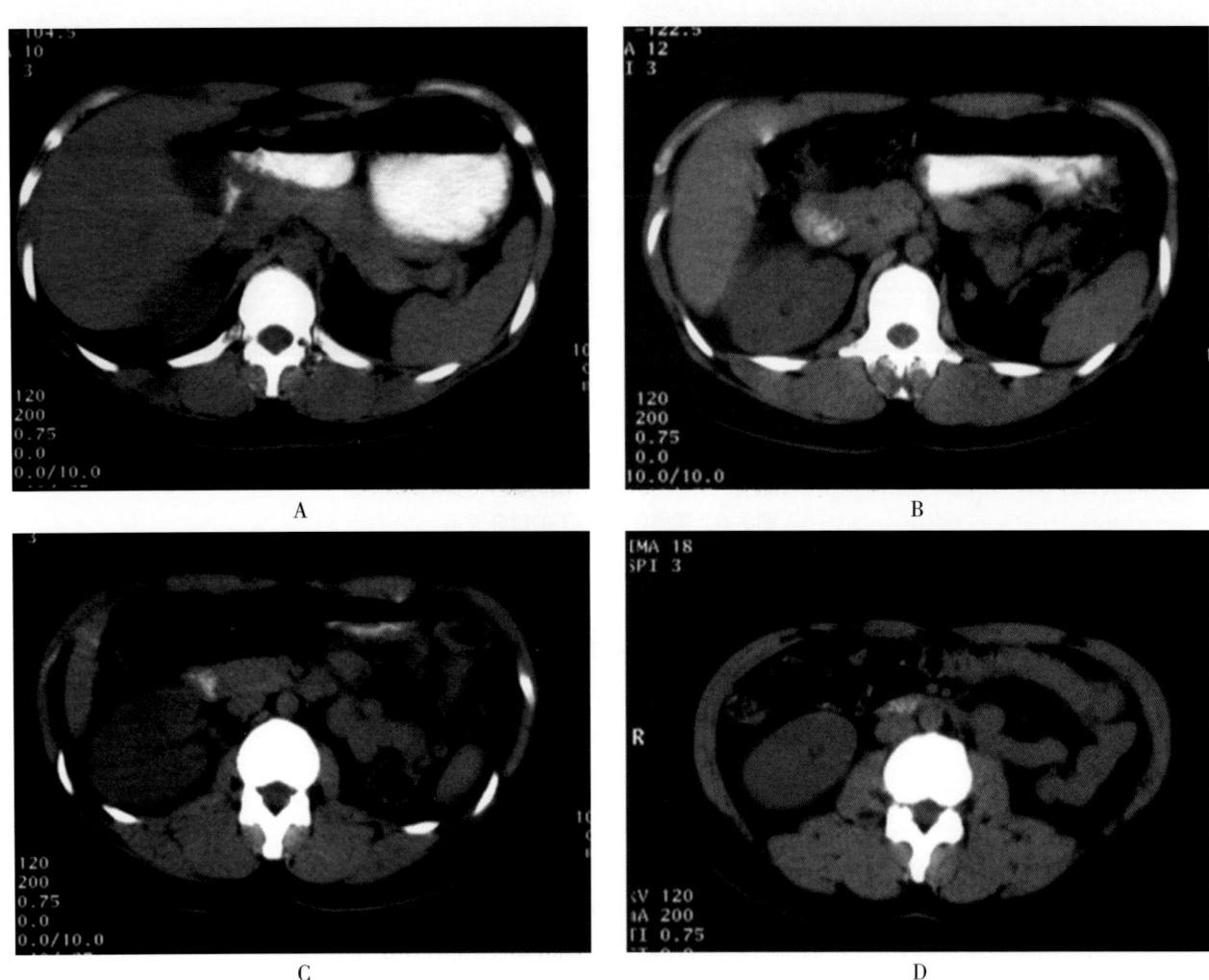

图3-7 左肾缺如

4. MRI表现

MRI表现与CT检查相似,一侧肾区未见肾脏,而对侧肾正常或代偿性增大,或合并其他病变(图3-8)。

(三)检查手段的选择

(1)KUB+IVP对于孤立肾诊断意义不大。

(2)B超对孤立肾是常用、有效、价格低廉的手段,但须注意排除异位肾的可能。

(3)CT是评价孤立肾的首选。

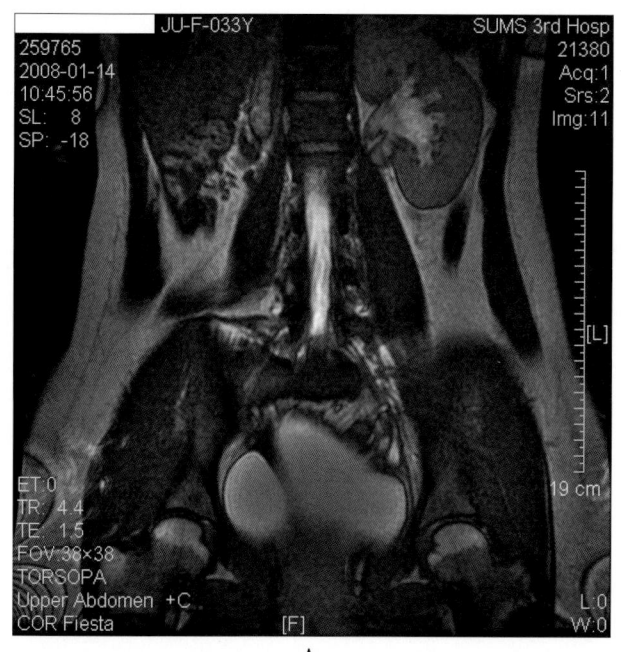 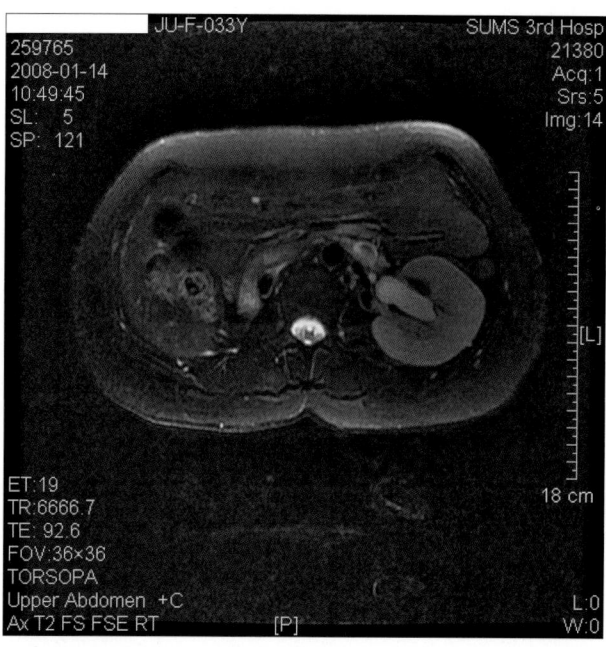

图3-8 孤立肾MRU：右肾缺如

二、重复肾，双肾双输尿管畸形

（一）临床特点

胚胎约第4周时，中肾管下端发育出一输尿管芽，若一侧输尿管芽远端分支过早或两个输尿管芽，近端形成双输尿管，远端则形成相对应的重复肾。重复肾多融合为一体，表面被共同的被膜包绕，与相应的输尿管连接组成独立的两套系统。重复肾有3种类型：①双肾盂单输尿管；②双肾盂部分双输尿管；③双肾盂双输尿管。本病临床发生率0.7%～0.8%，女性较多，单侧多见。重复肾输尿管畸形患者大多无症状，偶然因体检发现，或继发肾积水、结石等检查时发现。无特异性症状和体征的重复肾患者，无须特殊处理，需定期B超随访。如重复肾集合系统严重积水、伴结石感染或重复肾功能低下，而另一集合系统及对侧肾功能正常时，可行重复肾输尿管切除术。

（二）影像学表现

1. X线表现

KUB+IVP可见重复肾侧肾影增大。IVP检查可见重复肾肾盏较正常肾盏小或仅有肾盂无肾盏，肾盂呈漏斗状；重复侧可见双输尿管下行，或形成Y型融合，或不融合分别开口于膀胱及形成异位开口。当上位肾盂扩张积水严重时，可压迫下位肾盂，使其与输尿管间的夹角变小呈现近直角状，即形成"凋谢的百合花征"（Drooping Lily）（图3-9至图3-12）。

KUB+IVP仍被认为是发现和诊断重复肾的有效办法。

2. B超表现

B超检查主要征象是肾影增大，肾窦分离和有高位肾积水改变，对于重复肾及其并发症的诊断有重要意义。声像图特点：集合系统回声被一横行肾实质回声分隔。肾积水时，可见两条输尿管下行，可合为形成Y型共同开口于膀胱，或一条正常开口于膀胱，另一条异位开口于大、小阴唇、输精管、尿道前列腺部等位置。

3. CT/MRI表现

特点：MRU检查冠状位及矢状位对诊断重复肾、重复输尿管异位开口准确性和敏感性高。CTU扫描可见双肾盂双输尿管畸形，常可见输尿管异位开口，上部肾盂往往较小，在并发感染、肾积水、肾盂输尿管连接部狭窄、先天性肾发育不良等使肾功能严重损害时，CTU检查表现常不典型，临床上易发生误诊（图3-13至图3-15）。

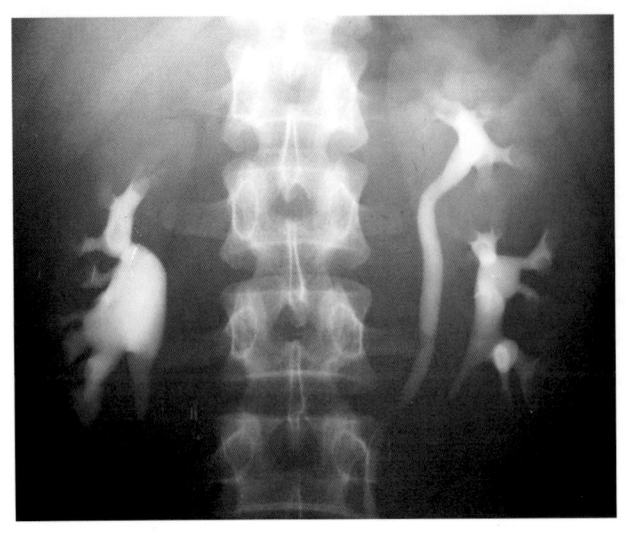

图3-9 左侧肾分为上下两部分，分别有肾盂和输尿管，上方的肾盂、肾盏较小

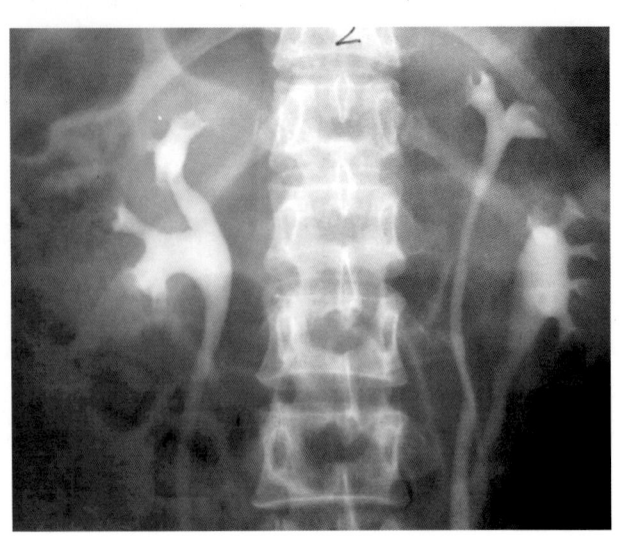

图3-10 左侧肾双肾盂双输尿管畸形

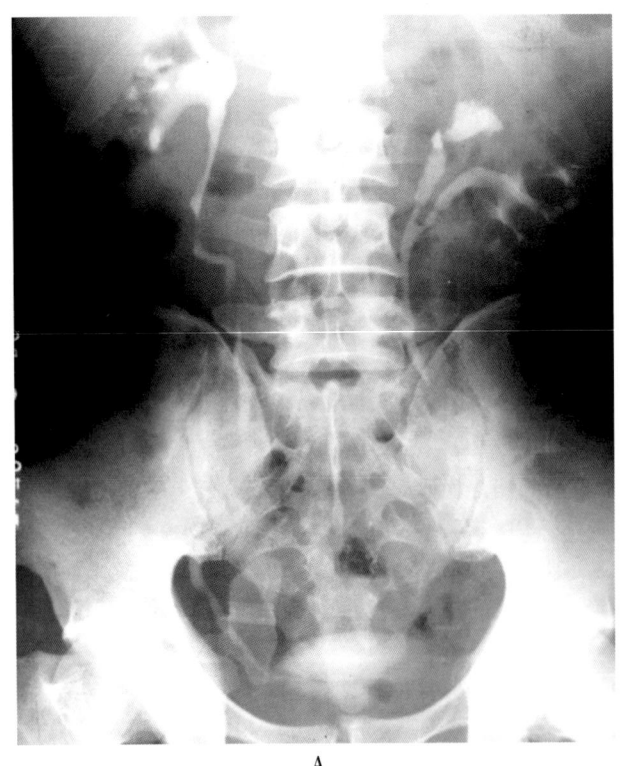

A

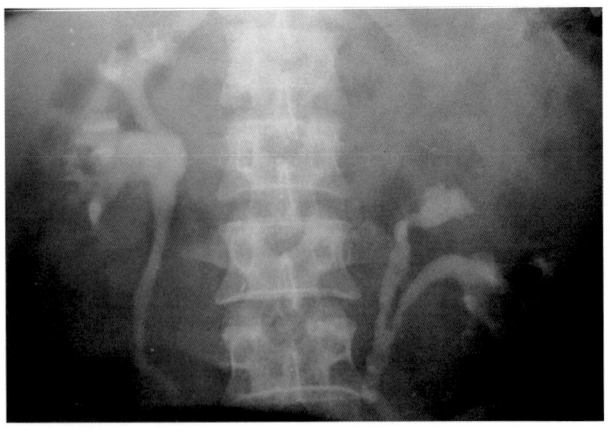

B

图3-11 左侧不完全性双肾盂双输尿管畸形

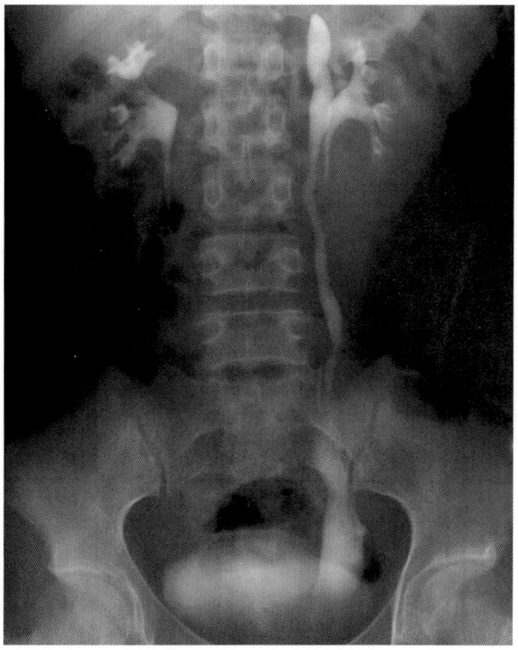

图3-12 左侧双肾盂双输尿管畸形，合并左侧先天性巨输尿管

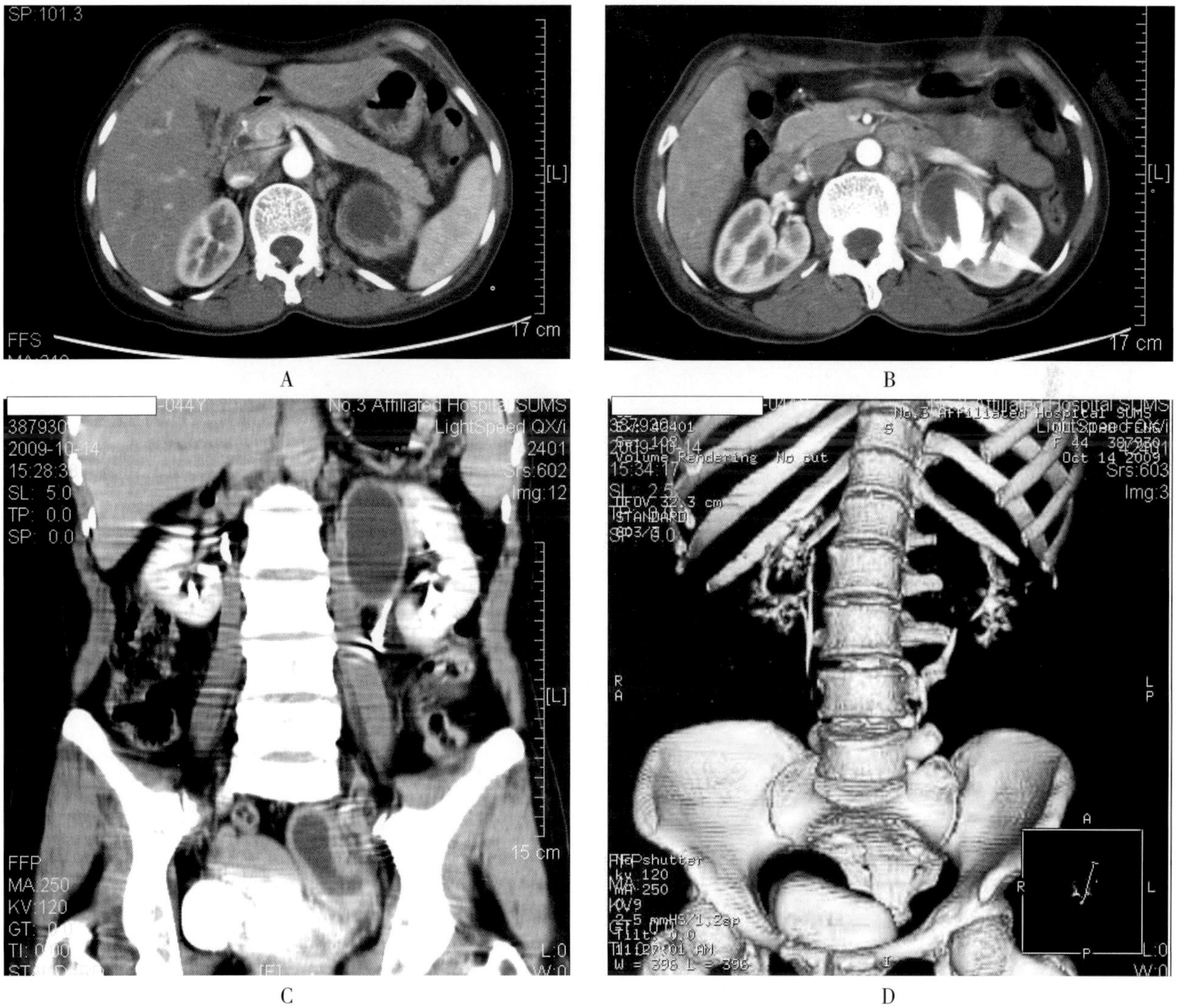

图3-13 双输尿管畸形。双肾CTU示左侧双输尿管重复畸形，上部输尿管全程重度扩张、慢性炎症

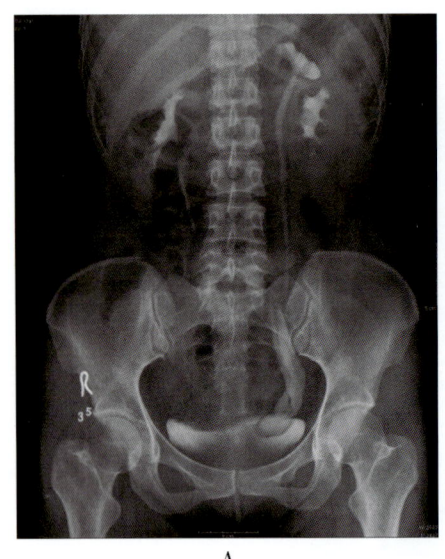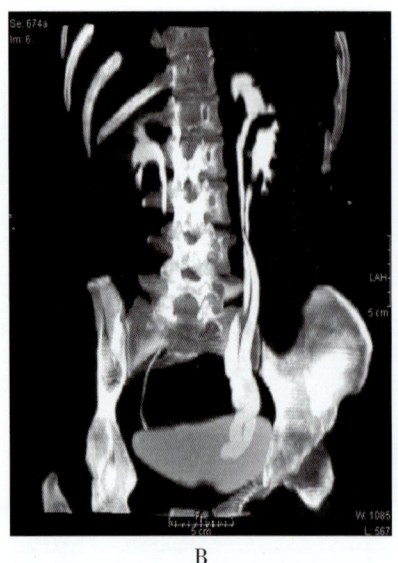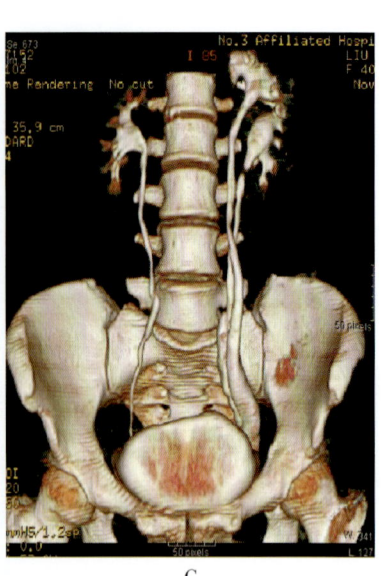

图3-14　左侧双肾盂双输尿管畸形的IVP和CTU，为同一患者

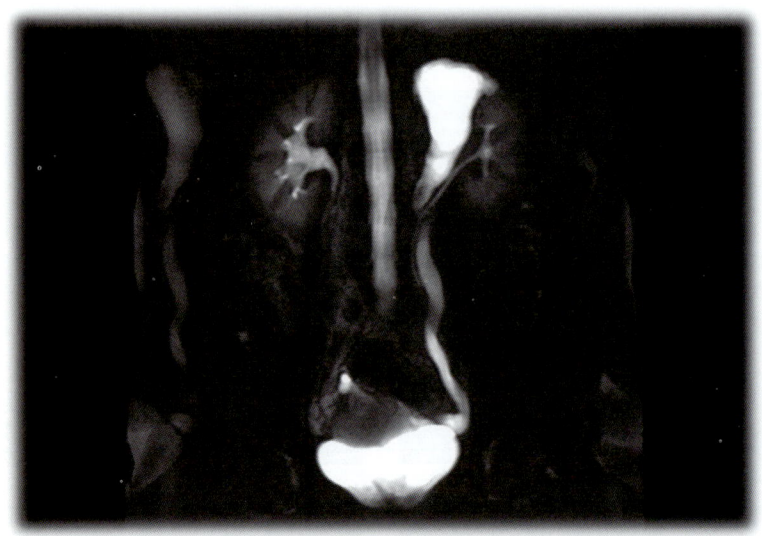

图3-15　左肾双肾盂双输尿管畸形的MRU表现

（三）检查手段的选择

（1）KUB+IVP对于肾功能良好的重复肾能够明确诊断。

（2）B超对重复肾是常用、有效、价格低廉的手段，但无法详细了解输尿管的情况。

（3）CT是评价重复肾的金标准。

三、异位肾

（一）临床特点

肾脏在胚胎发育过程中从盆腔上升至肾上腺时从周围血管获取血供，最初来自髂内及髂外动脉，后来均退化，自第8周左右得到主动脉的血供。任何影响肾脏血供发育或者脊柱相关的异常都可影响肾脏的上升，从而形成异位肾。异位肾可分为同侧异位肾及交叉异位肾两种，前者较多见。最常见的异位肾为盆腔异位肾，以及肾脏位于小骨盆或骶骨前方，偶尔肾脏位于髂嵴水平，称之为"腹部异位肾"，罕见的异常可见于肾脏通过膈膜后孔进入胸腔，称之为胸腔异位肾。多见于男性，且较多见于左侧肾。异位肾在初诊时常被误以为结肠肿瘤、肠系膜肿瘤或卵巢囊肿,甚至当作腹部肿块进行剖腹探查。

异位肾的临床表现取决于异位对肾脏功能的影响以及是否出现异位相关的并发症,如盆腔肾常合并肾积水、膀胱输尿管反流等。

(二)影像学表现

1. X线表现

KUB+IVP显示异位侧肾窝不见肾影,异位肾肾功能正常时,IVP可见异位肾肾盂输尿管显影,肾积水、膀胱输尿管反流以及继发肾结石时可见相应的影像特征(图3-16,图3-17)。

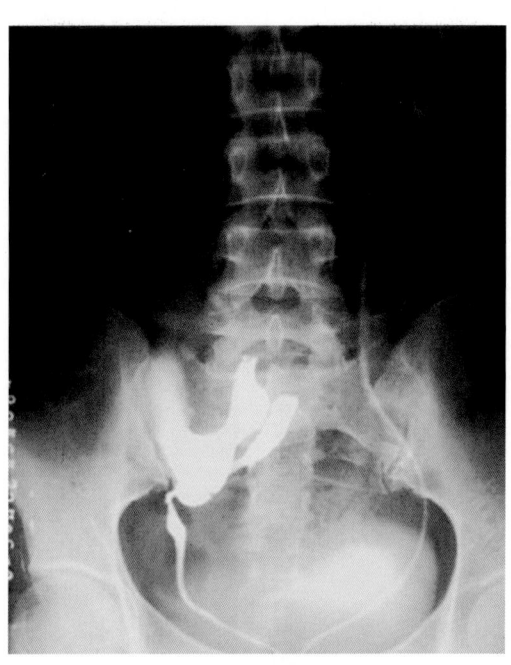

图3-16　右侧盆腔肾

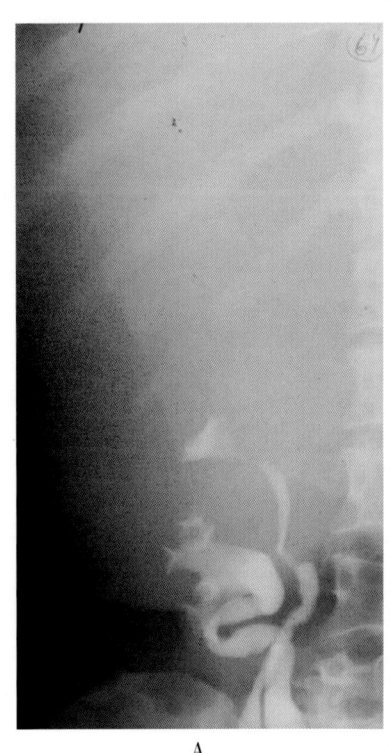
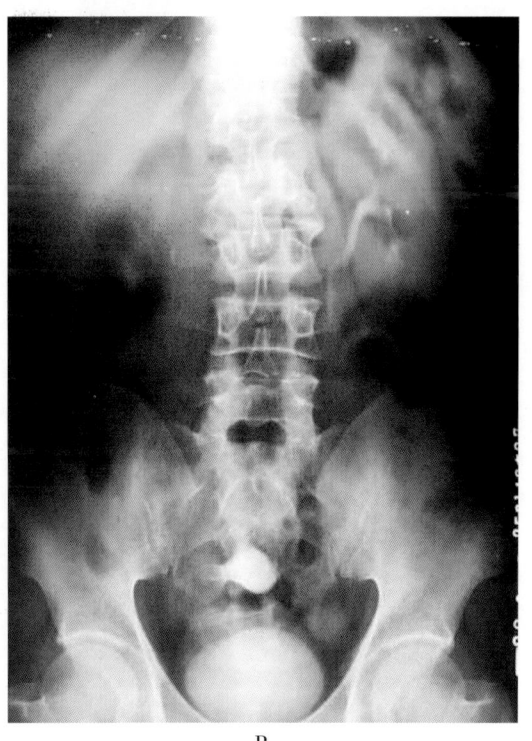

A. 交叉异位肾,B. 右肾位于中线盆腔内,肾盂扩张,轴向异常

图3-17　异位肾

2. B超表现

特点：异位侧肾窝未见肾脏图像，盆腔、髂窝、甚至对侧肾窝可见肾脏图像，对侧异位肾常可见上下两个肾脏声像部分融合，均有各自完整的集合系统以及肾动脉、肾静脉。膀胱充盈时盆腔异位肾常可见异位侧膀胱输尿管反流，继发异位肾积水可见肾盂扩张伴随低回声区。

3. CT/MRI表现

特点：CT检查可见异位侧肾窝未见肾脏显影，而由肠道等组织填充。可在盆腔、髂窝、甚至对侧肾窝、胸腔发现异位肾，异位肾往往伴随旋转不良，肾门多朝向前方。盆腔异位肾较常见肾盂输尿管梗阻所致的肾积水，交叉融合异位肾可见双肾融合并有各自独立的集合系统以及肾动脉、肾静脉。CT检查能清楚看见异位肾的异位血供。MRI表现同CT（图3-18）。

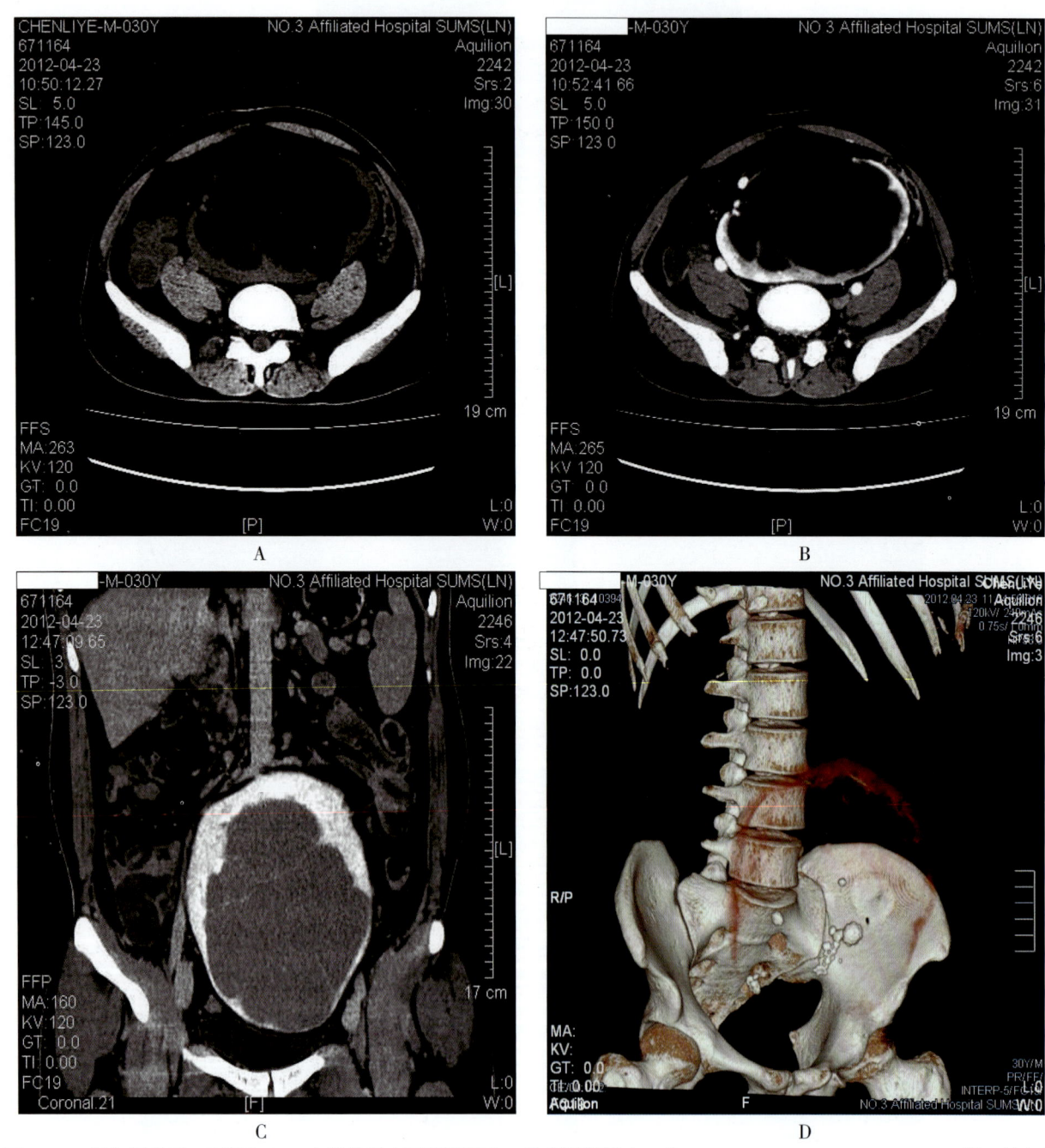

图3-18 异位肾畸形。双肾CTU：右肾位于中下腹部正中，体积显著增大，约148.5mm×99.5mm×170mm，肾口转向前方；右侧肾盂管移行部及右侧肾盏内见多发结节状高密度影，最大约为15mm×12mm；右侧肾盂、肾盏明显扩张、积液，肾实质变薄，强化减弱

（三）检查手段的选择

（1）KUB+IVP对于肾功能良好的异位肾能够明确诊断。

（2）B超对重复肾是常用、有效、价格低廉的手段，但无法详细了解输尿管的情况。

（3）CT是评价重复肾的金标准。

四、马蹄肾及其他融合畸形

（一）临床特点

马蹄肾是最常见的肾脏发育畸形，为两侧肾脏下极（占95%）或上极融合而成，其双肾之间由一个峡部相连，其形成原因可能是因为脐动脉的位置异常造成肾脏向头侧迁移的紊乱，同时还造成后肾芽基在发育过程中的相互接触，从而导致两肾融合。马蹄肾的峡部通常具有其独立的血供系统，然而也有少数患者峡部仅为纤维组织相连。绝大多数情况下峡部连接两肾下极，阻止双肾的上升，所以双肾肾门朝前。罕见双肾上极相连。峡部大多位于腹主动脉和下腔静脉的前方，肠系膜下动脉的下方，被认为是肾脏在发育过程中上升的阻碍。多数马蹄肾患者终身不出现症状，少数患者由于泌尿系感染、梗阻或肾结石检查发现。马蹄肾的血供变异度较大，多数患者肾脏有多重血供。

肾脏其他的融合异常主要包括交叉异位融合肾，详见本节异位肾中的描述；环形肾，指双肾上下极分别在内侧发生融合，从而形成环状；团块肾，两肾发生广泛的融合，呈一团不规则的肿块。

（二）影像学表现

马蹄肾的影像学特点包括：①肾下极位于上极内侧；②肾脏位置较低；③肾盂方向朝前，只是肾脏下部的肾盏位于输尿管的内侧，可见峡部显影。

1. X线表现

KUB对马蹄肾诊断意义不大，IVP可见有功能的峡部显影，且双肾出现旋转不良的表现，双侧输尿管可位于双侧肾盂的外侧（图3-19）。

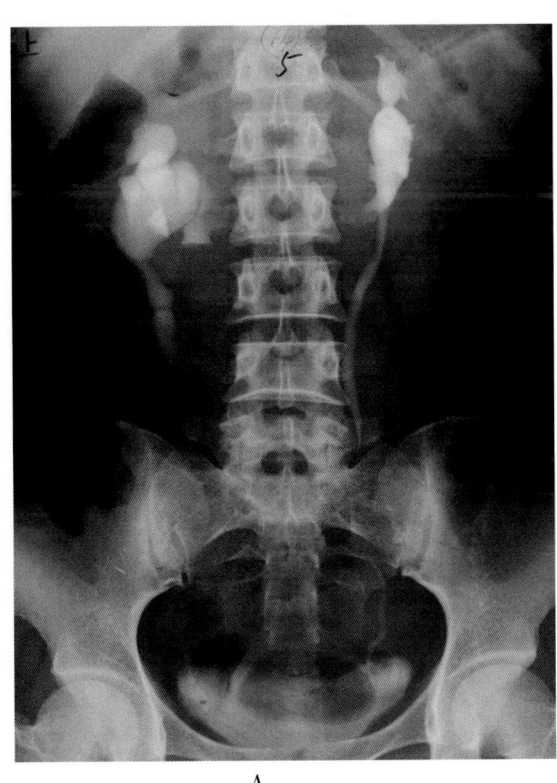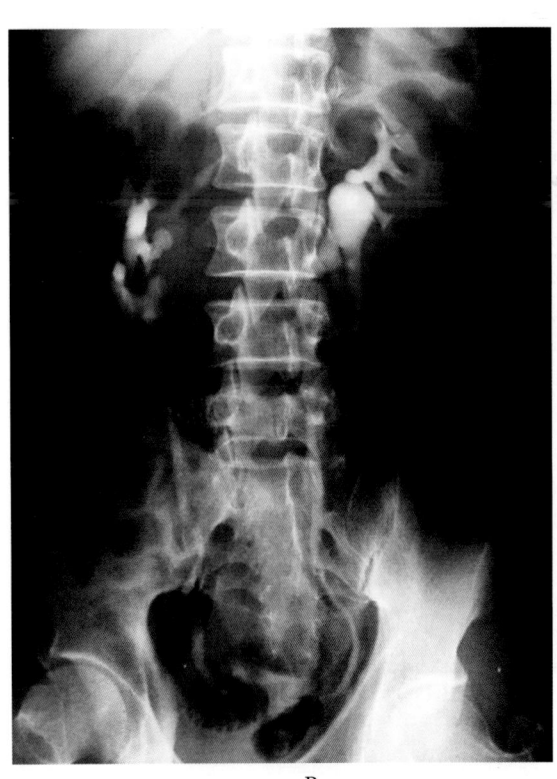

A　　　　　　　　　　　　　　　　　B

图3-19　马蹄肾：两肾下极相互融合如马蹄状，肾位置低，肾轴自外上斜向内下，肾盂位于前方，肾盏指向后方

2. B超表现

特点：双肾下极靠近中线，上极距离相对较远，呈倒八字形；脊柱、腹主动脉与下腔静脉前方可见低回声团块（马蹄肾峡部），回声与肾实质相似，侧动探头可见两端分别与两肾下极相连接。

3. CT/MRI表现

特点：CT检查可见双肾融合的峡部，双肾位置往往较正常低，增强CT可显示峡部以及双肾的血供来源，CTU可见双肾旋转不良，以及输尿管肾盂的异常解剖定位。冠状面CT重建能清晰显示双肾马蹄状融合，以及双侧输尿管跨越峡部的情况（图3-20，图3-21）。

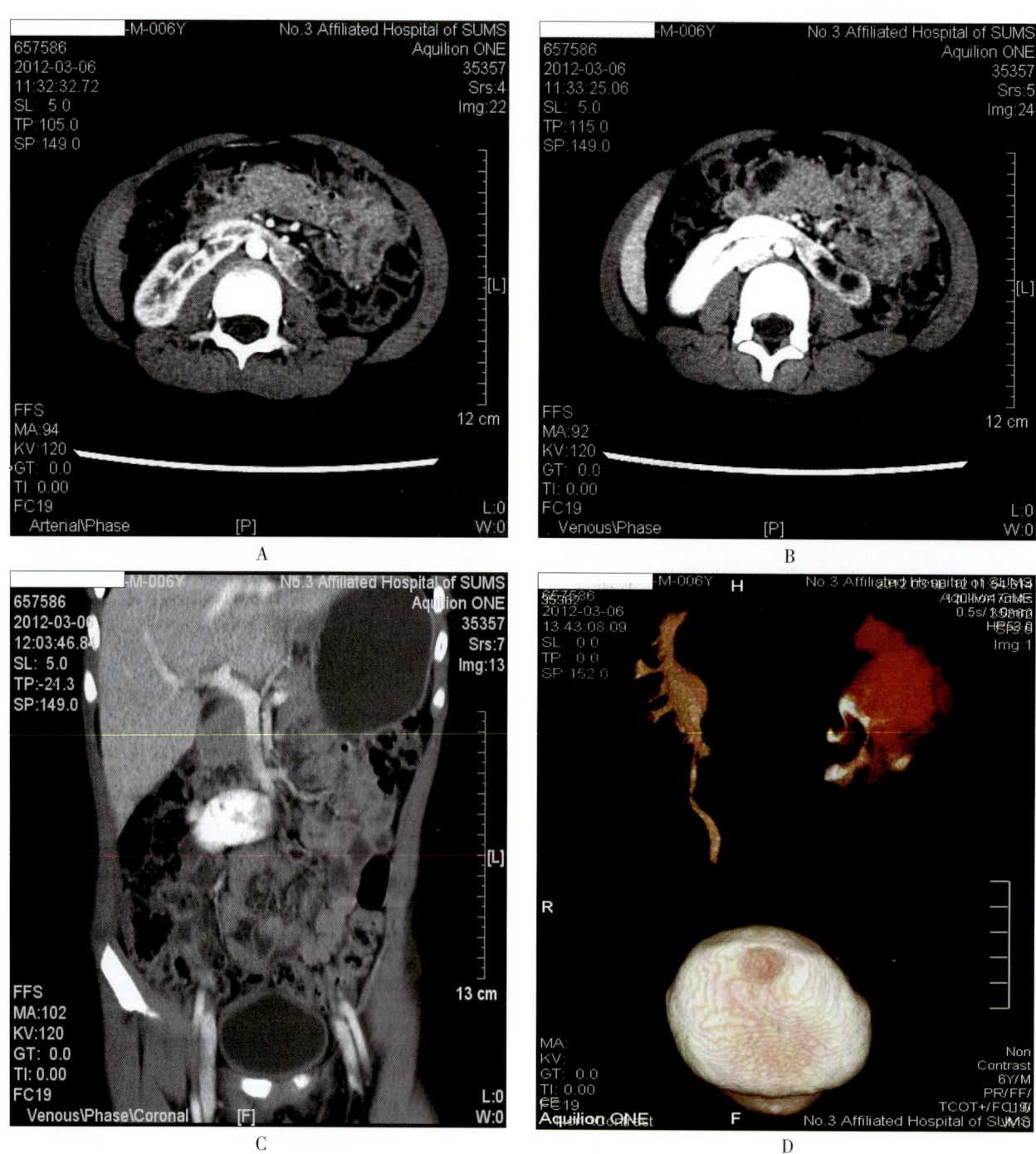

图3-20 马蹄肾畸形：双肾CTU提示双侧肾旋转不良，双肾融合畸形，双侧肾盂输尿管连接部狭窄，双侧肾积水。两肾下极相互融合如马蹄状，肾轴向异常，肾盂位于前方、肾盏指向后方

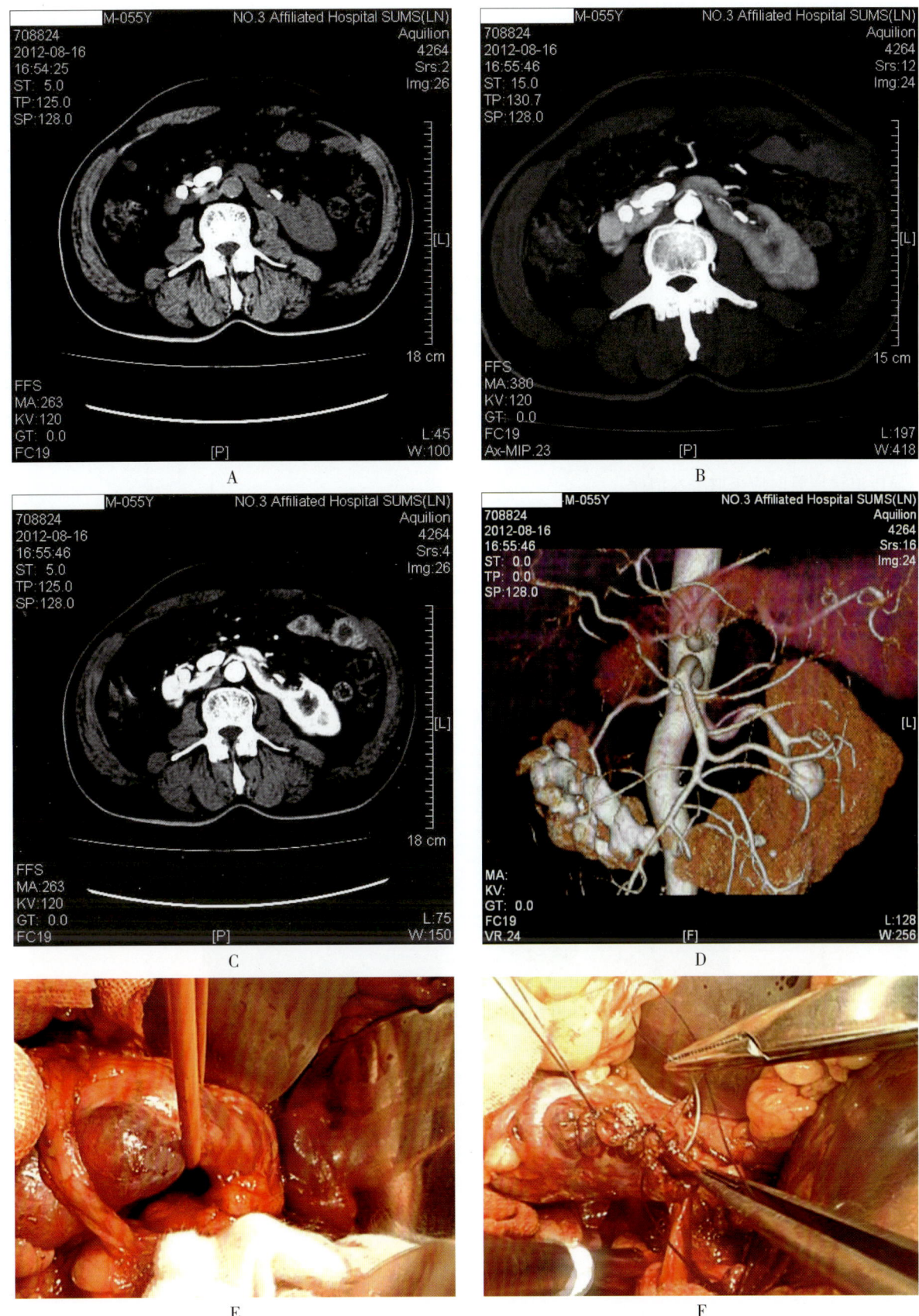

图3-21 马蹄肾合并双肾多发性结石：CT见双肾形态失常，呈倒八字形，肾门转向前外侧，两肾下极肾实质相连。双侧肾盂肾盏见多发、铸型高密度影，肾盂肾盏扩张，周围肾实质不均匀变薄，增强扫描见节段性肾皮质变薄、消失，皮髓质分界尚清。考虑马蹄肾，双肾肾轴转位；双侧肾盂肾盏铸型结石，右肾肾实质不均匀萎缩。术中分离峡部。E. 红色尿管提起部分，白色箭头所指为右侧输尿管，切开肾盂取出结石；F. 离断峡部，解除输尿管梗阻

（三）检查手段的选择

（1）单纯泌尿系平片对马蹄肾诊断的意义不大。

（2）B超能了解马蹄肾峡部的情况，但少数峡部仅为纤维组织相连，B超显示不佳。

（3）CT是评价马蹄肾的首选检查。

五、肾旋转不良

（一）临床特点

肾旋转不良是一种较少见的先天性异常。胎肾第8周上升，肾盂向内旋转90°，此时肾脏在垂直轴旋转失败形成肾旋转不良。肾旋转不良临床上分为四型，①腹侧位：肾盂指向腹侧，肾盏指向背侧；②腹中线位：肾盂指向内前方，肾盏指向外后方；③背侧位：肾盂面向背侧；④外侧位：肾盂指向外侧，肾盏指向中线。旋转不良的肾脏可见于双侧也可见于单侧。该种畸形肾脏外形可能正常，一般无输尿管管化异常，旋转不全多见，肾蒂血管呈多支或多组并常伴有异位迷走血管。多数对输尿管有压迫，病程进展迟缓。通常认为肾旋转不良未造成梗阻等并发症时，一般不需进行矫正。当然旋转不良对肾排泄功能的影响明显时或旋转不良较为严重以至于明显压迫输尿管时应采取手术治疗。

（二）影像学表现

1. X线表现

KUB对肾旋转不良诊断意义不大，对于肾功能尚可的病例IVP能显示肾盂的旋转情况，对部分肾旋转不良的患者，IVP能清楚地显示"前后组肾盏"，可见前后组肾盏呈双排线性排列，并明确肾旋转不良的具体分型（图3-22）。

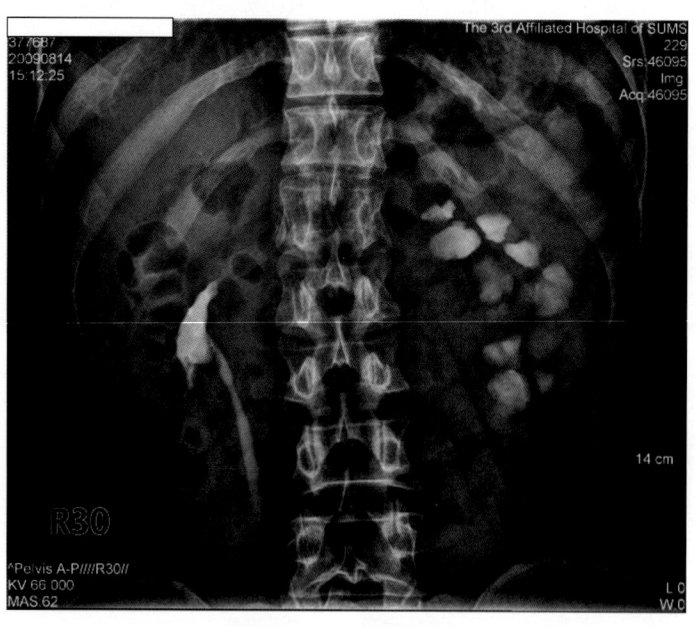

图3-22 右肾旋转不良

2. B超表现

肾旋转不良在B超上可表现为：肾门位于肾脏的内前方、外侧、前方等位置，并发肾积水时肾集合系统部分离，内充满液性暗区；应用CDFI可明确肾蒂血管的情况。

3. CT/MRI表现

特点：CT横断面可见肾门朝向腹侧，外侧，甚至背侧等，CTU能明确肾盂积水情况，CTA中可见肾动脉、肾静脉被拉长。

（三）检查手段的选择

（1）单纯泌尿系平片对肾旋转不良诊断的意义不大。

（2）B超能明确肾旋转不良的情况，为首选检查。

（3）CT是能清晰显示肾门结构，以及明确肾盂输尿管有无压迫。

六、肾发育不全

（一）临床特点

肾发育不全是指肾脏体积小于正常50%以上，同时其皮质变薄、肾盏数量较正常肾脏较少，肾盂如同输尿管上端的盲端，呈典型"杵状"改变，但肾单位及分化正常。其发生机制通常认为是胚胎期血供障碍或其他原因，使生肾组织未能充分发育，形成一只细小的器官，表面呈分叶状，保持了原始幼稚型肾状态。输尿管亦常发育不良，患侧肾功能与其大小相匹配，动脉常细小硬化。患者多数伴有高血压。对侧肾脏之位置形态及功能大都正常，可有代偿性肥大。

（二）影像学表现

1. X线表现

单纯KUB对诊断价值不大，可见患肾肾影缩小，IVP可见患侧肾影缩小，显影欠佳，可见患肾肾盏数量减少。

2. B超表现

B超可发现患肾较正常缩小约50%，需注意与后天肾萎缩相鉴别，通常后天肾萎缩肾盏数目一般不减少，结合既往病史往往能够提供鉴别诊断（图3-23）。

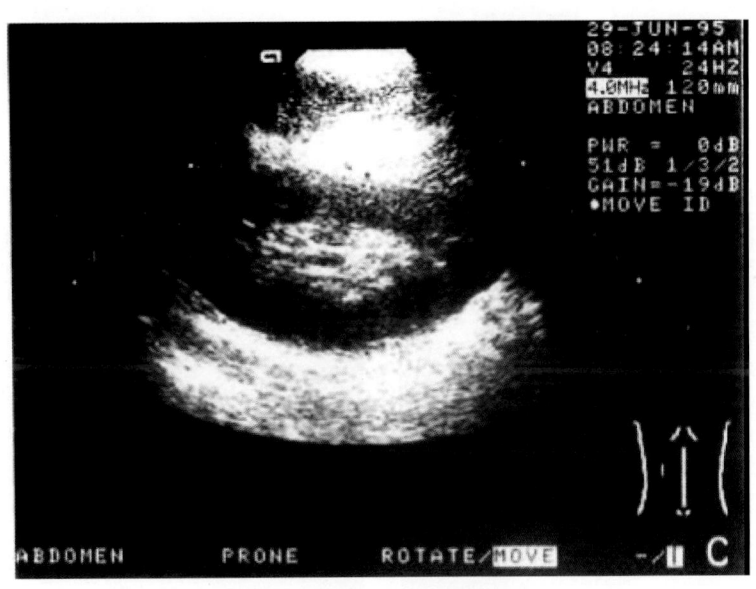

图3-23　患肾较正常明显缩小

3. CT表现

CT可发现患侧肾体积明显缩小，肾盏数目通常减少，可见肾动脉细小，肾血管网范围狭小、稀疏。若行同位素肾图检查显示肾功能受损，排泄延缓（图3-24）。

4. MRI表现

MRI表现如图3-25所示。

（三）检查手段的选择

（1）X线检查对肾发育不全诊断的意义不大。

（2）B超能明确肾发育不良的情况，但须注意与肾萎缩鉴别。

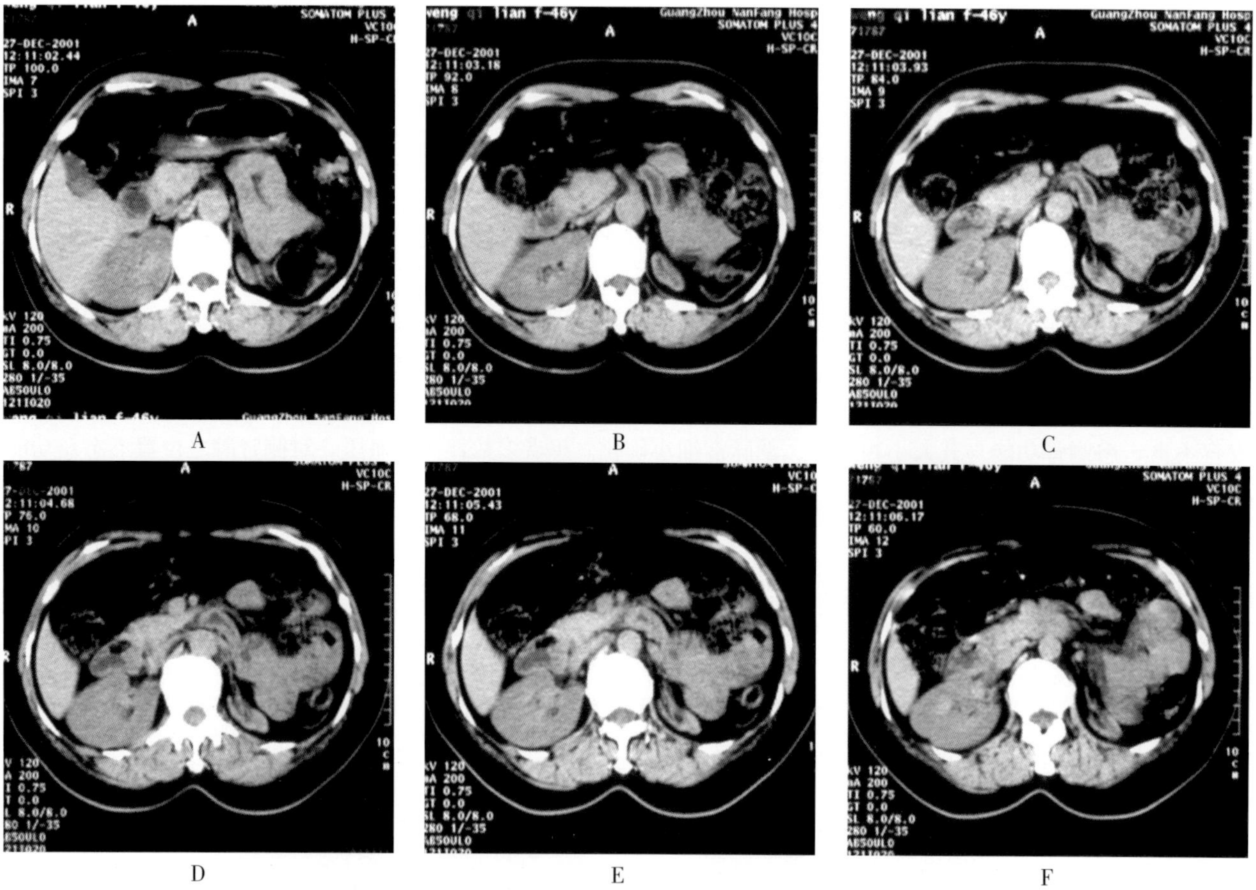

图3-24　左肾发育不良

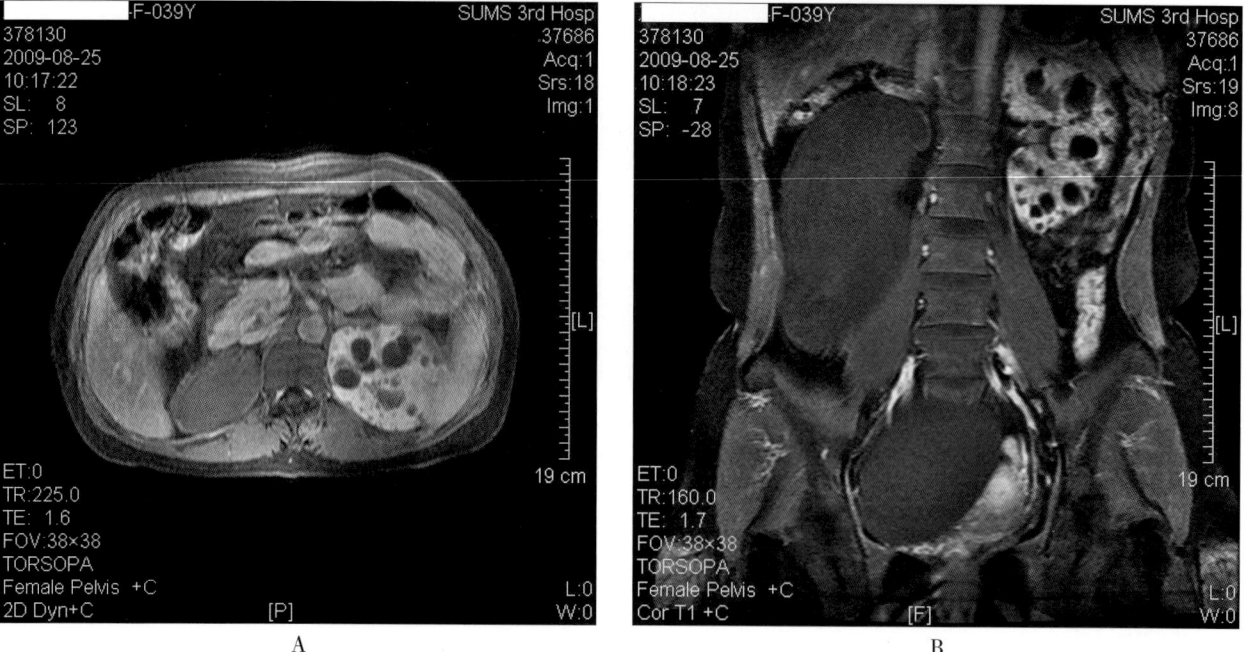

图3-25　肾发育不良MRI：右肾体积明显增大、形态不规则，轮廓尚清楚，右肾实质明显变薄，右肾盂、肾盏明显扩张积水，肾盏变钝；右侧输尿管全程明显扩张，管壁光滑，走行迂曲，其内未见明显充盈缺损影；右侧输尿管末端闭锁、圆钝，与膀胱分界清楚，其内未见明确充盈缺损，邻近未见软组织肿块影。考虑右侧肾先天发育不良并右输尿管末端闭锁

（3）CT是能明确肾发育不良，结合肾图能够明确肾功能的情况，应为首选检查。

七、肾萎缩

（一）临床特点

肾萎缩的病理表现为肾小球和肾小管部分或全部破坏，镜下表现为玻璃样变等，萎缩肾的功能与损坏的肾单位情况相称。萎缩肾可为全身系统疾病如高血压、糖尿病、免疫系统疾病等的伴发症，多表现为双侧肾萎缩，也可由局部血供或肾脏长期受压迫引起，如肾动脉狭窄，肾外伤，肾外肿瘤压迫所致，多表现为单侧肾萎缩。影像学上萎缩肾可表现为体积减小，也可由于肾盂扩张表现为体积增大，但肾实质明显缩小。

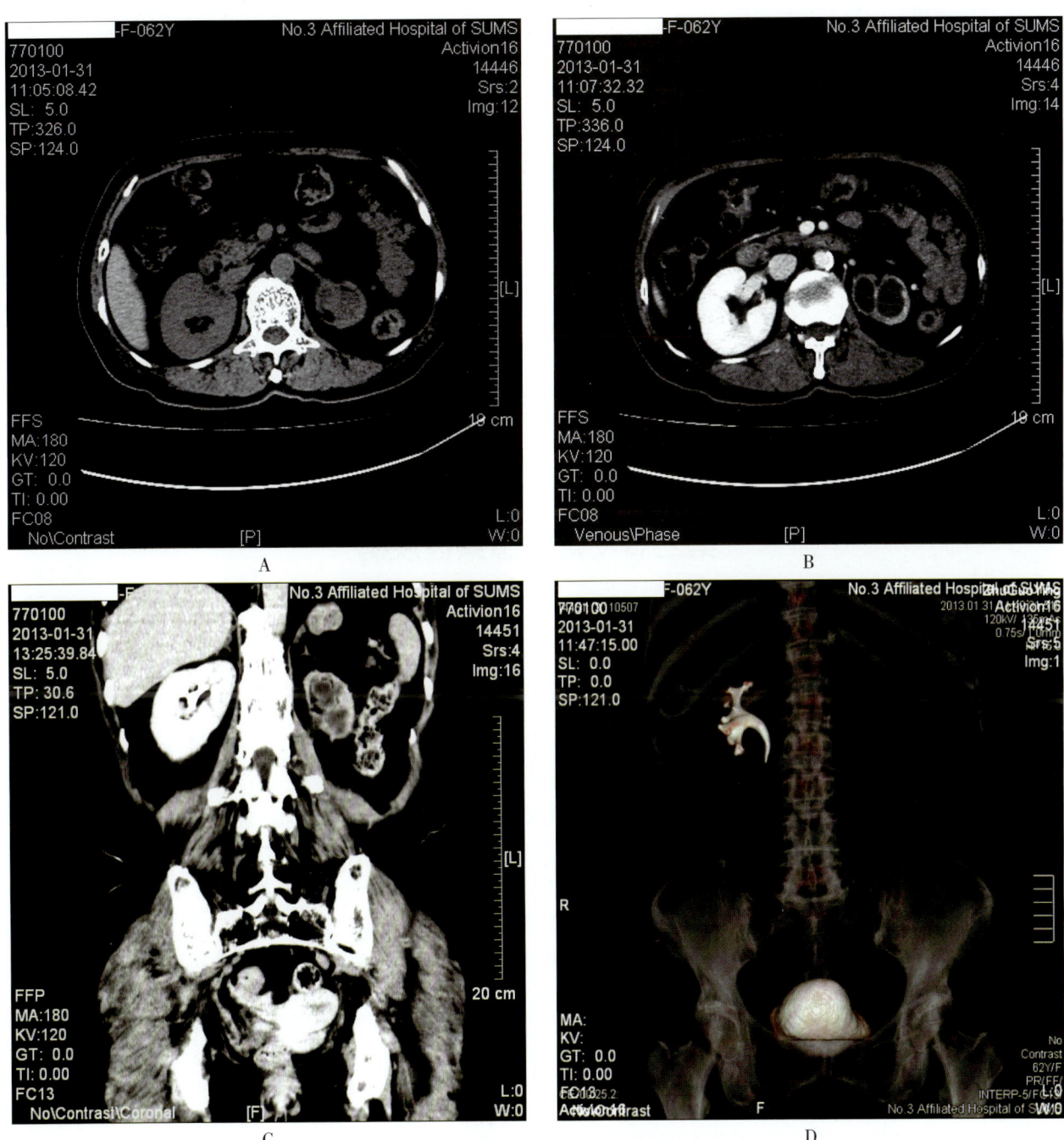

图3-26 肾萎缩，双肾CTU：左肾体积明显缩小，皮质萎缩，左肾盂、肾盏及输尿管上段扩张，左输尿管管壁增厚，增强扫描强化程度明显较对侧减低，皮髓质分界不清，排泄期肾盂、肾盏及输尿管未见对比剂充填。右肾体积代偿性增大，肾实质未见异常密度影，增强扫描未见异常强化。考虑左侧肾萎缩

单侧萎缩肾的临床特点包括：①对侧肾脏代偿性增大不常见，但肾血流量多数增强。②单侧肾萎缩本身不引起高血压，如先天性肾发育不良、肾自截、肾结核、慢性肾盂肾炎不伴高血压，但肾动脉狭窄因激活肾素-血管紧张素-醛固酮系统而使血浆肾素水平升高，引起高血压常见。③肾动脉狭窄伴患肢足背动脉搏动减弱或消失并不常见。④肾动脉狭窄经DSA扩张术后，萎缩肾脏血流明显增加，肾脏较前明显增大，可见部分萎缩肾脏具有可逆性。⑤肾动脉严重狭窄，探及不到血流，但通过侧支循环使肾脏保持良好血供，不致病肾严重萎缩。⑥在同位素肾图上，病肾显影延迟，排泄减慢，以排泄功能异常为先出现。肾血流明显减少或消失。

双侧萎缩肾多有全身系统疾病诱发，临床注重明确萎缩肾的病因以及萎缩肾残余肾功能，分别予以内科治疗及替代疗法，必要时予以肾移植手术治疗。

（二）影像学表现

1. X线表现

单纯KUB可见患肾肾影缩小，IVP可见患侧肾缩小，显影欠佳，或排泄延迟，肾功能严重受损时可不显影，肾积水或肾盂受肾外结构压迫呈现相应变化。

2. B超表现

可发现患肾肾实质回声区明显缩窄，需注意与先天肾发育不良相鉴别，通常后天肾萎缩肾盏数目一般不减少，结合既往病史往往能够提供鉴别诊断。

3. CT表现

CT可发现患侧肾体积缩小或肾体积增大伴随肾实质变窄，可见肾动脉细小，CT重建可见肾形态萎缩，增强期萎缩肾增强延迟以及强化较正常肾减弱，CTU可见肾排泄功能受损。肾图显示肾功能受损，排泄延缓（图3-26）。

（三）检查手段的选择

（1）X线检查对肾萎缩诊断的意义不大。

（2）B超能确诊肾萎缩，为临床筛查的首选。

（3）CT是能明确肾萎缩诊断，以及明确肾周病变，结合肾图能够明确肾功能，为临床诊断治疗的首选。

第三节 肾脏感染性疾病

一、急性肾盂肾炎

（一）临床特点

急性肾盂肾炎（acute pyelonephritis）常见于育龄女性，多由尿路上行感染所致，致病菌以革兰阴性杆菌为主，可单侧或双侧同时受累。尿路梗阻及尿流停滞是急性肾盂肾炎的常见诱因。大体观肾盂肾盏黏膜充血水肿，表面有脓性分泌物，黏膜下可见小脓肿，可见尖端指向肾乳头的楔形炎性病灶，镜下观可见肾小管腔内有脓性分泌物，小管上皮可变性坏死，间质内见白细胞浸润，肾小球一般不受累。临床表现包括：①泌尿系症状：尿频、尿急、尿痛等膀胱刺激症状，腰痛及下腹痛，肋脊角及输尿管点压痛，肾区叩击痛等。②全身感染症状，如寒战发热、头痛、呕吐、食欲不振等，常伴有血白细胞升高，血沉增快。实验室检查可见尿白细胞升高，血白细胞升高等，尿培养可见致病菌。治疗包括补液，营养等全身支持治疗，以及选用敏感抗生素予以抗感染治疗等。

（二）影像学特点

1. X线表现

急性肾盂肾炎由于对抗生素敏感，一般不会造成永久性形态学的改变，因此影像学检查3/4的患者是正常的。KUB偶见泌尿系结石影，IVP可见肾盏显影延缓，肾盂显影减弱。常可见输尿管上段以及肾盂轻度扩张，需鉴别此种扩张是因下尿路梗阻所致，或为细菌内毒素麻痹集合系统引起。急性肾盂肾炎期避免行逆行尿路造影。

2. B超表现

B超下可见肾脏肿大,肾皮髓质界限不清,并可见肾实质内低回声区,彩色多普勒示相应肾实质灌注降低。存在梗阻或结石时,可见相应的声像特点(图3-27)。

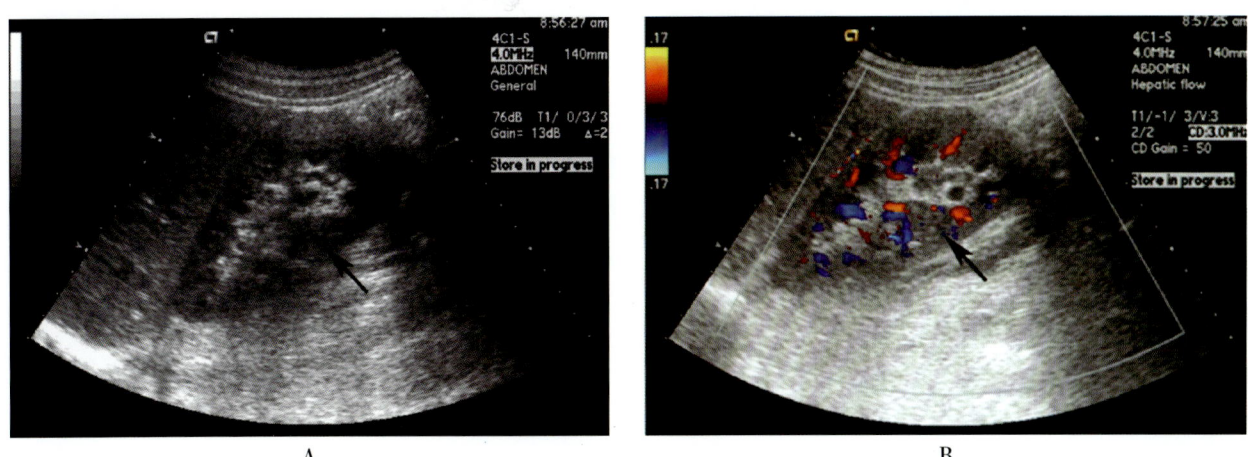

图3-27　A. 显示肾脏轻度肿胀,右肾实质内楔形的低回声区;B. 彩色多普勒显示相应区域血流减少,肾实质灌注降低

(摘自YOO J M, KOH J S, HAN C H, et al. Diagnosing acute pyelonephritis with CT, Tc-DMSA SPECT, and doppler ultrasound: a comparative study [J]. Korean J Urol, 2010, 51 (4): 260-265.)

3. CT表现

CT平扫可见肾脏体积增大,肾实质内的低密度区。增强扫描,根据肾脏受累程度不同,出现局灶性或弥漫性窄条纹状强化减弱,或楔形强化降低区,从集合系统指向肾包膜而呈放射状,肾周出现条索或水肿。CTU可患侧肾盂扩张,肾盏显影延迟,肾盂显影减弱(图3-28)。

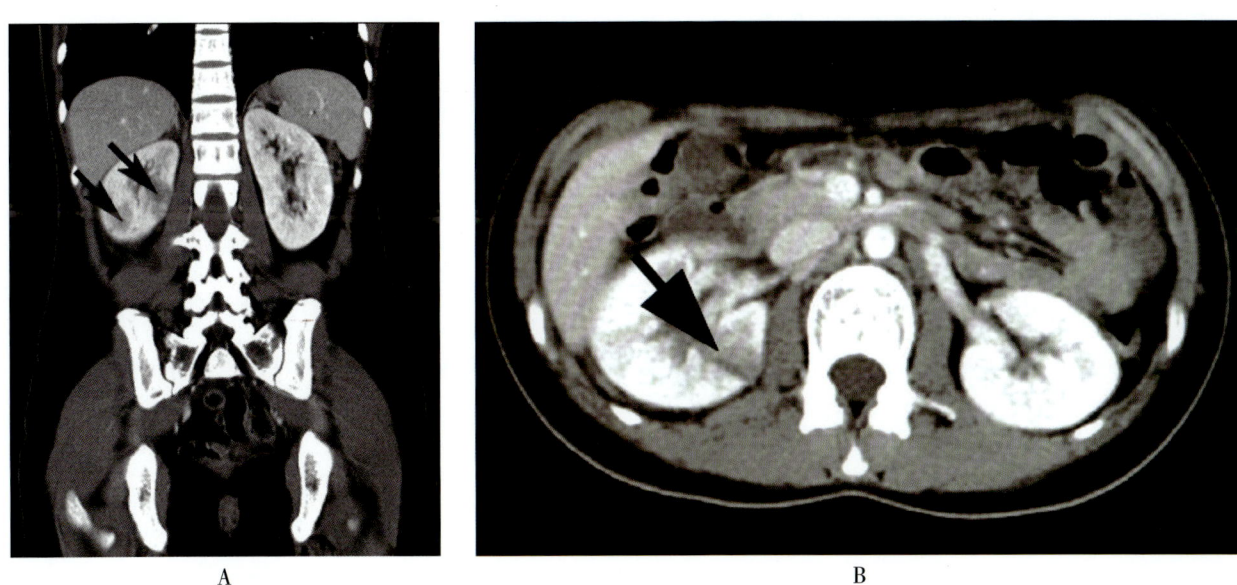

图3-28　A. 冠状面CT增强提示右肾下极的增强降低,呈边界清晰的低密度区;B. 横断面CT增强提示右肾背侧由集合系统指向肾包膜的条纹状低密度区

(摘自YOO J M, KOH J S, HAN C H, et al. Diagnosing acute pyelonephritis with CT, Tc-DMSA SPECT, and doppler ultrasound: a comparative study [J]. Korean J Urol, 2010, 51 (4): 260-265.)

(三)影像学鉴别诊断

需要与以下疾病相鉴别。

（1）肾结核：与肾盂肾炎有一定的相似之处，但肾结核IVP及CT可发现一侧肾小盏边缘虫蚀状破坏，有时出现空洞和钙化。

（2）慢性肾盂肾炎：病程较长，可表现为肾萎缩，皮质变薄，轮廓不规则，因疤痕收缩使肾盂肾盏变形。

（3）肾梗死：多表现为楔形或圆形低密度灶，增强扫描皮质缘常可见环形强化带。

（4）肾脓肿：病灶呈圆形低密度肿块，中央为水样密度，增强扫描呈程度不等的环形强化，中央无强化。

（四）检查手段的选择

（1）KUB+IVP检查的意义不大。

（2）B超对急性肾盂肾炎是常用、有效、价格低廉的手段，可作为体检、诊断、复查的首选方法。

（3）CT能评价急性肾盂肾炎的感染范围等，但费用高，较少单纯用作诊断手段。

（4）MRI很少用于评价肾盂肾炎。

二、慢性肾盂肾炎

（一）临床特点

慢性肾盂肾炎（chronic pyelonephritis）的特征是肾实质瘢痕形成，多见于女性，多由尿路上行感染所致。病理方面，大体观肾脏大小可正常或缩小，肾包膜苍白，不易剥脱，肾脏外表凹凸不平，肾漏斗部瘢痕收缩，肾盏呈钝性扩张，肾实质萎缩，皮髓质分解不清，肾盂黏膜苍白、纤维化。镜下观可见肾实质内有浆细胞及淋巴细胞浸润，部分肾实质纤维化，早期肾小球不受累，晚期肾小球逐渐玻璃样变。临床表型依据肾实质损坏及肾脏功能减弱程度不同，静止期症状不明显，可表现为轻度肾区不适，膀胱刺激征等，急性期表现与急性肾盂肾炎类似，若炎症累及双侧肾脏，可致慢性肾功能衰竭，从而并发高血压，面部水肿等尿毒症症状。治疗包括全身营养支持治疗，以及选用敏感抗生素足疗程予以抗感染治疗等。

（二）影像学特点

慢性肾盂肾炎的诊断标准应该严格，除病史或尿细菌学检查有尿路感染的证据外，尚需影像学发现肾皮质瘢痕和肾盂肾盏变性，肾功能学检查有异常。

1. X线表现

KUB偶见泌尿系结石影，可见患侧肾脏肾影较小，IVP可见肾盏扩张，偶可见肾盏显影减弱或者不显影，输尿管扩张等。

2. B超表现

B超下可见肾皮髓质界限不清，可见肾表面凹凸不平，瘢痕化，肾盂可见扩张，上段输尿管扩张等。存在梗阻或结石时，可见相应的声像特点。

3. CT表现

CT增强可见此肾实质内强化减低区域，CTU可患侧肾盂扩张，肾盏显影不良。CT重建常可见患肾缩小，表面瘢痕形成（图3-29）。

4. MRI表现

慢性肾盂肾炎MRI表现不具特异性，肾盂肾盏黏膜增厚在T2WI上显示清楚，为位于高信号的尿液和高信号的肾窦脂肪之间的低信号带，不光滑，肾盏宽度变窄。MRU能显示变性的肾盏及输尿管，提示肾盏狭窄。肾实质内广泛瘢痕形成，在T1WI和T2WI上表现为实质内不均匀的低信号，正常皮髓质信号差异显示不清。后期肾脏变小，轮廓变形。

（三）影像学鉴别诊断

需要与以下疾病相鉴别。

（1）先天性肾发育不良：发病年龄以及病史明显不同，且先天性肾发育不良伴随肾盏数目减少。结合临床资料或穿刺活检方可诊断。

（2）肾梗死：呈楔形或圆形低密度灶，皮质缘见高密度弧形强化影。

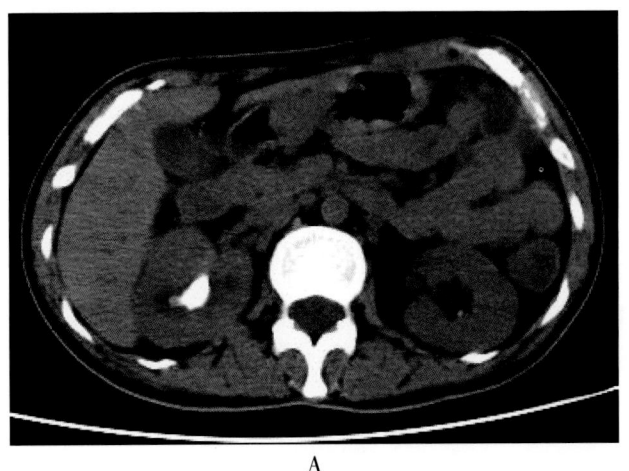
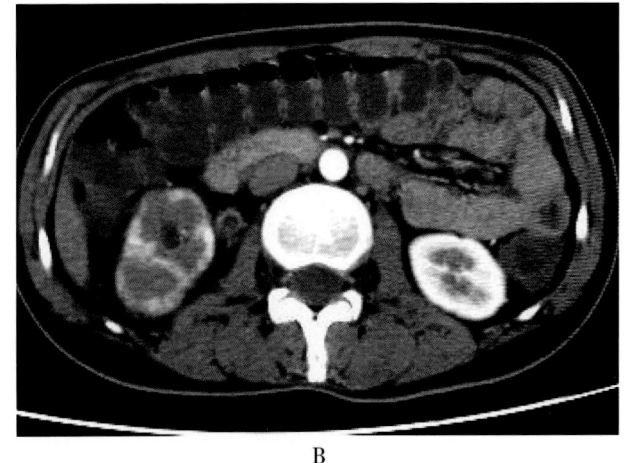

图3-29 右侧肾盂扩张，内见高密度影为结石，肾盂及输尿管上段管壁增厚，增强扫描右肾实质较对侧强化减低，强化不均匀

三、黄色肉芽肿性肾盂肾炎

（一）临床特点

黄色肉芽肿性肾盂肾炎（xanthogranulomatous pyelonephritis，XGP）是慢性肾盂肾炎的特殊类型，其特征是炎症始于肾盂，进而延伸破坏周围髓质和皮质，肾实质破坏，形成多个脓腔，脓腔周围出现肉芽肿、脓肿和泡沫细胞等而得名，女多于男（2：1），发病机制不明，多累及一侧，双侧受累的极罕见。从病理学角度可分为局灶型和弥漫型。镜下可见橙黄色病变组织内含有特征性的泡沫巨噬细胞。

临床表现无特异性，多表现为肾区疼痛、发热、腹部肿块、乏力、厌食、体重下降、便秘等，常合并尿路结石、梗阻性肾病、糖尿病等。本疾病典型的三联症是肾铸型结石、肾肿物、肾功能减退或消失。本病常可累及肾周脂肪以及Gerota筋膜、同侧腰大肌。进展形成肾-皮肤和肾-肠瘘罕见。部分病例可表现为肾源性肝功能改变。

单纯抗感染治疗疗效一般不佳，早期患者可行肾部分切除术，晚期黄色肉芽肿病变累及范围较广可行单侧肾切除术。

（二）影像学特点

1. X线表现

KUB对诊断黄色肉芽肿性肾盂肾炎的意义在于：弥漫型XGP肾脏普遍性增大，肾轮廓不清，常伴有肾铸型结石；局灶型XGP可见肾脏局部肿块隆起，也可见少许肾结石。IVP的意义对弥漫型XGP提示患肾显影不良甚至不显影，肾功能严重受损（图3-30）。

2. B超表现

B超对此病诊断缺乏特异性，可见患肾增大，轮廓模糊不规则，肾实质可探及大小不等、境界欠清的低回声实质性团块或坏死腔。也可表现为肾积水，肾输尿管结石，或肾内低回声病变等。排除肾肿瘤后，

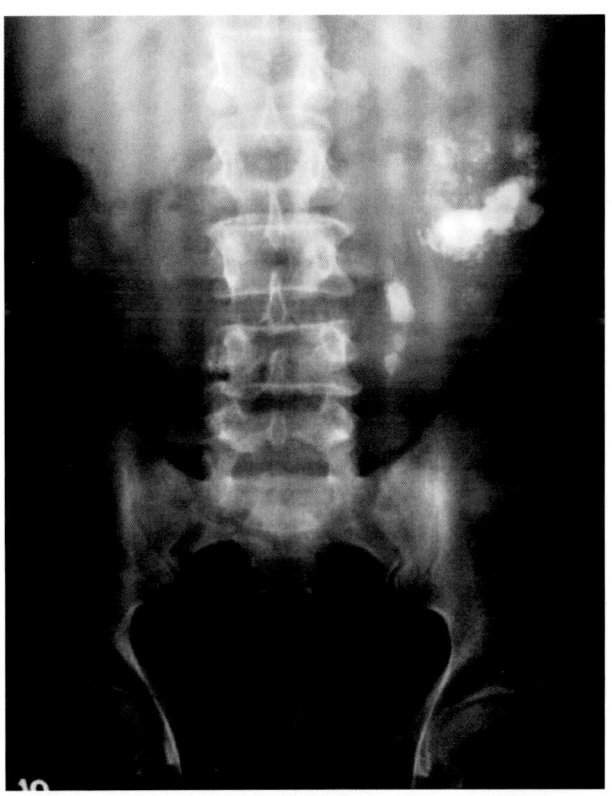

图3-30 KUB+IVP提示左肾无功能，左肾弥漫性增大，广泛肾实质钙化

（摘自GOYAL S, GUPTA M, GOYAL R. Xanthogranulomatous pyelonephritis: A rare entity [J]. N Am J Med Sci, 2011, 3（5）: 249-250.）

可在B超引导下穿刺活检。

3. CT表现

CT扫描对黄色肉芽肿诊断有重要意义。

局灶型：较少表现有泌尿系结石，表现为肾实质内低密度的软组织影，CT值常为负值，增强后扫描不见强化或强化不明显，坏死区液性成分，伴出血密度增高，增强可见脓肿壁强化，坏死区无强化，有结石者可见毗邻病灶的结石影，常伴有肾周受累，引起肾筋膜及腰大肌等部位的炎症性粘连增厚等改变（图3-31）。

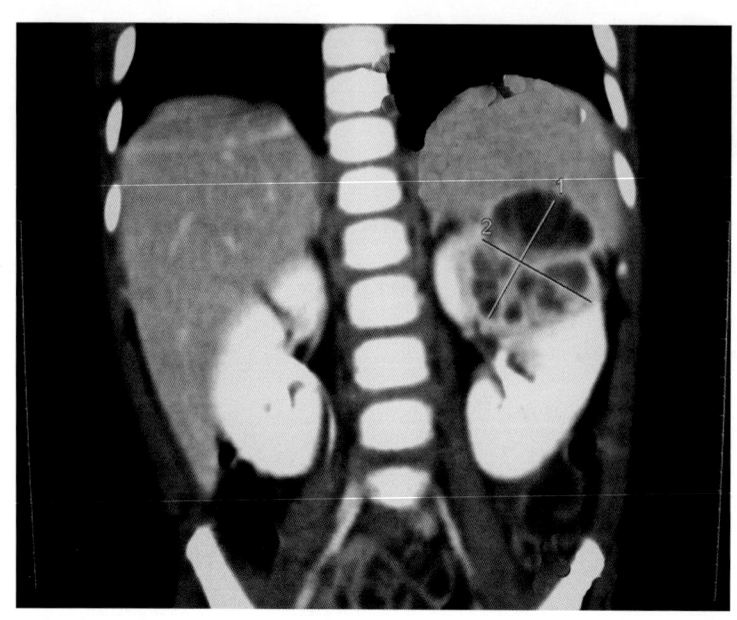

图3-31　男，6个月，以血尿及左腹部肿块入院，CT增强提示肾脏上极多房性囊性肿物，术前考虑为肾脏肿瘤，肾母细胞肿瘤的一种特殊形式，术后病理证实为黄色肉芽肿性肾盂肾炎

（摘自SHINDE S, KANDPAL D K, CHOWDHARY S K. Focal xanthogranulomatous pyelonephritis presenting as renal tumor [J]. Indian J Nephrol, 2013, 23（1）: 76-77.）

弥漫型：可显示输尿管结石，增大的肾内可见多个水样低密度区，肾实质内多个囊实性占位，囊状低密度的坏死腔或肾盂肾盏积水，CT值-15~30HU，这取决于脂类和脓液成分的比例。增强后病灶边缘强化，坏死区无强化，肾收集系统扩张、积液，肾功能减退或完全消失，肾周筋膜因炎症浸及增厚粘连，炎症向肾周组织广泛延伸。CT扫描中，肾实质边缘强化以及其内多发低密度囊状区域，同时见中央结石，这种CT特征被描述为"熊掌印"样改变，另一常见改变为"鹿角形"结石的破碎，被称为结石骨折征（图3-32）。

4. MRI表现

弥漫型：肾脏增大，轮廓不规则，肾实质内见多发形态各异，大小不一的囊状异常信号，T1WI上呈混杂的中等信号，边缘模糊不整，T2WI呈不均匀的高信号。Gd-DTPA强化后囊壁不规则强化。

局灶型：肾实质内可见单个局灶囊性肿块，T1WI上呈混杂的中等信号，边缘模糊不整，T2WI呈不均匀的高信号。

（三）影像学鉴别诊断

（1）肾肿瘤：肾肿瘤密度较黄色肉芽肿病灶密度高，增强后动脉期可明显强化，静脉期或排泄期肿瘤密度迅速下降，无边缘性强化特点，血管造影可见血管增粗增多，不规则，动静脉短路和血湖出现。

（2）肾结核：结核性膀胱炎表现逐步加重，有结核中毒症状，尿检可检到结核杆菌，CT表现为肾内多个囊状低密度影，单个或多个肾盏变形，肾脏病灶多有不规则点状或壳状钙化，甚至为弥漫性钙化，可见特征性的调色盘样改变。

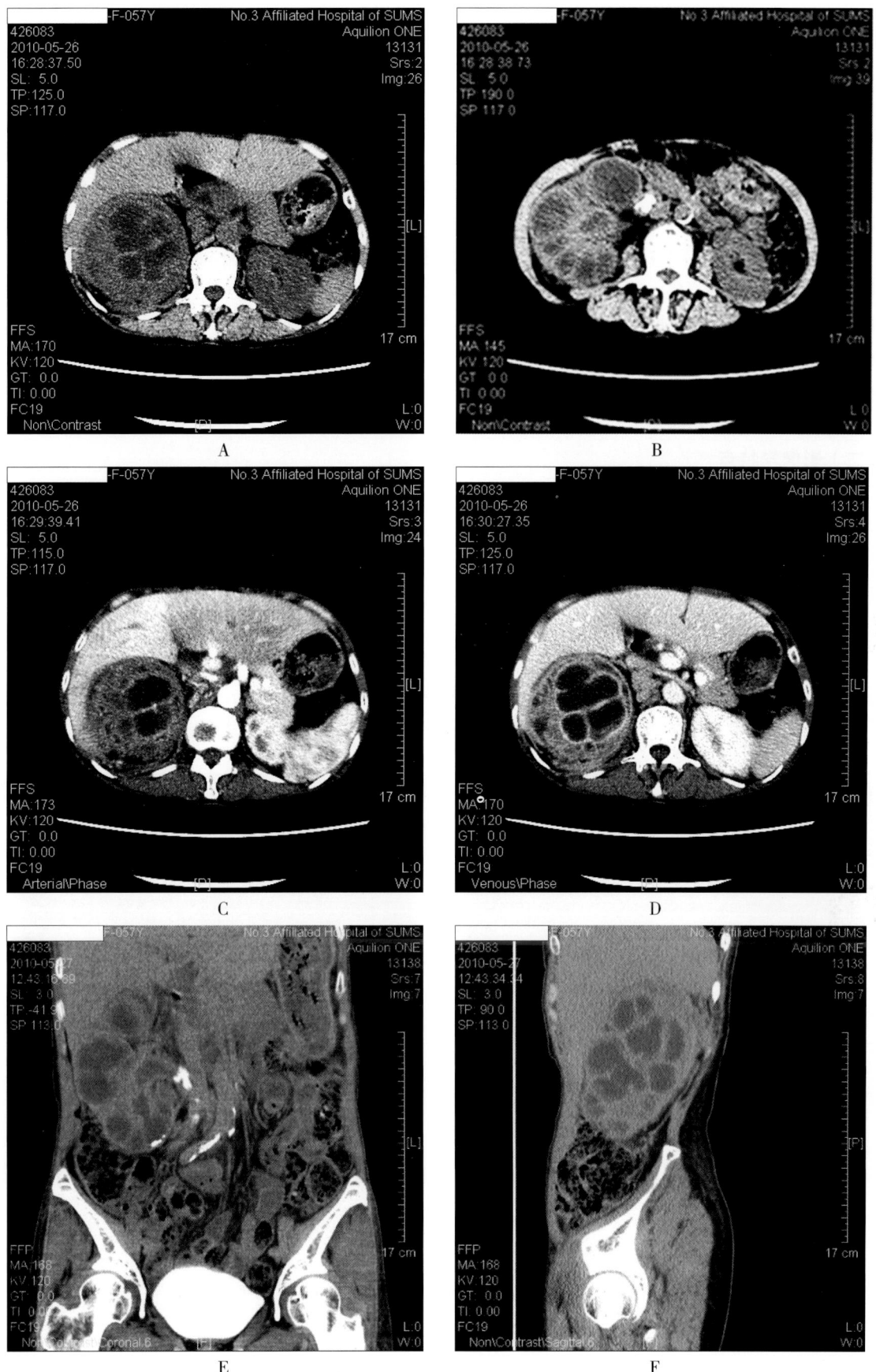

图3-32 右侧肾黄色肉芽肿：右侧输尿管、肾管交界处可见结节状高密度影，最大约为11mm×8mm，右侧输尿管上段、肾盂、肾盏明显扩张、积液并管壁增厚，其内可见散在点状高密度影，肾包膜明显增厚，周围脂肪间隙模糊

四、肾脓肿

（一）临床特点

肾脓肿（nephrapostasis，renal abscess）包括急性肾脓肿、慢性肾脓肿。急性肾脓肿可是急性肾盂肾炎微小病灶融合的结果，可为单个孤立的病灶，多见，主要发生于糖尿病、药物滥用、膀胱输尿管反流和肾结石患者；也可为多发病灶，少见，多发病灶往往提示为血性感染结果。慢性肾脓肿是成纤维细胞迁移进急性肾脓肿区域并在脓肿和其他肾组织形成屏障的结果。肾脓肿早期病变局限于肾实质，表现为肾间质充血水肿，白细胞浸润，炎症可扩散至肾周，慢性肾脓肿，可见成纤维细胞及纤维组织形成的脓壁将脓肿分割成多房性。

肾脓肿的表现为肾区疼痛、寒战、高热、食欲不振、菌血症等症状，肾区较饱满，肌肉痉挛，脊柱旁有明显压痛和叩击痛，并多有腰大肌刺激征等。血源性感染早期可无泌尿系刺激症状，而逆行感染所致的肾脓肿尿路刺激症状较明显。

直径小于5cm的小脓肿建议予以敏感抗生素以及支持治疗等对症治疗为主，当脓肿增大，应予以外科引流，肾实质破坏严重，肾功能丧失，对侧肾功能良好是予以肾切除术。

（二）影像学特点

1. X线表现

KUB可见肾影增大模糊，腰大肌阴影显示不清或消失，腰椎可侧弯突向对侧，IVP可见肾盂肾盏受压变性。

2. B超表现

显示不规则的脓肿轮廓，脓肿为低回声区，或混合回声区，肾窦回声偏移，稍向肾边缘凸出。慢性肾脓肿可见脓肿壁为高回声后方无声音，并可见脓肿为多房性。

3. CT表现

急性肾脓肿表现为肾实质内圆形或椭圆形低密度团块，增强扫描不见强化，因周围组织炎症反应通常团块边界不清，肾周筋膜常增厚，邻近肾周和腹膜密度升高。慢性肾脓肿多呈现显著的多血管边缘（图3-33）。

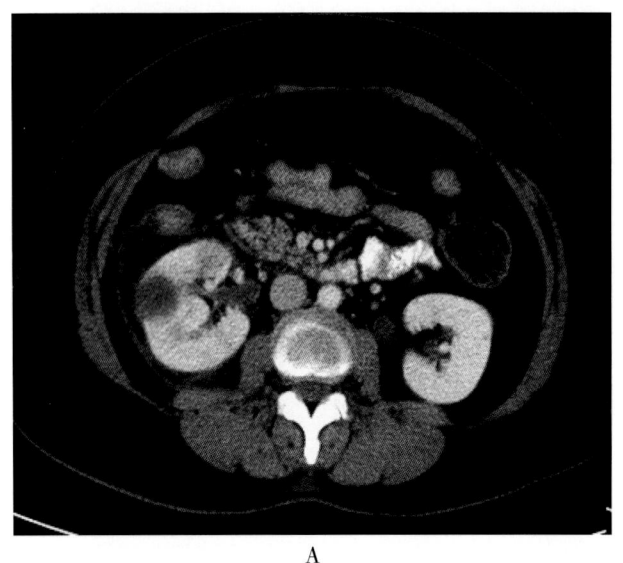 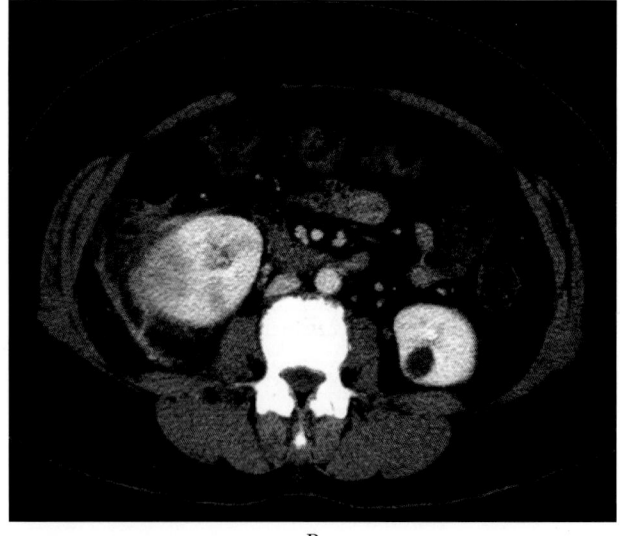

A　　　　　　　　　　　　　　　　　B

图3-33　女，55岁，因发热、右侧腰痛入院。A. 为第1天CT，示右肾孤立薄壁囊性肿物；B. 是5天后复查的CT，提示右肾4cm大小的肾脓肿，肾周出现条索样结构

（摘自LIU P Y，CHEN W M，SHI Z Y. Renal abscess with initial image presentation of renal cyst characteristics [J]. Hippokratia, 2013, 17（3）：284.）

4. MRI表现

肾脓肿病灶中央部分在T1WI表现为低信号，在T2WI为高信号，脓肿壁在T1WI和T2WI均呈等信号。Gd-DTPA增强后，脓肿壁显著强化，显示清晰，壁厚光滑而均匀一致（图3-34）。

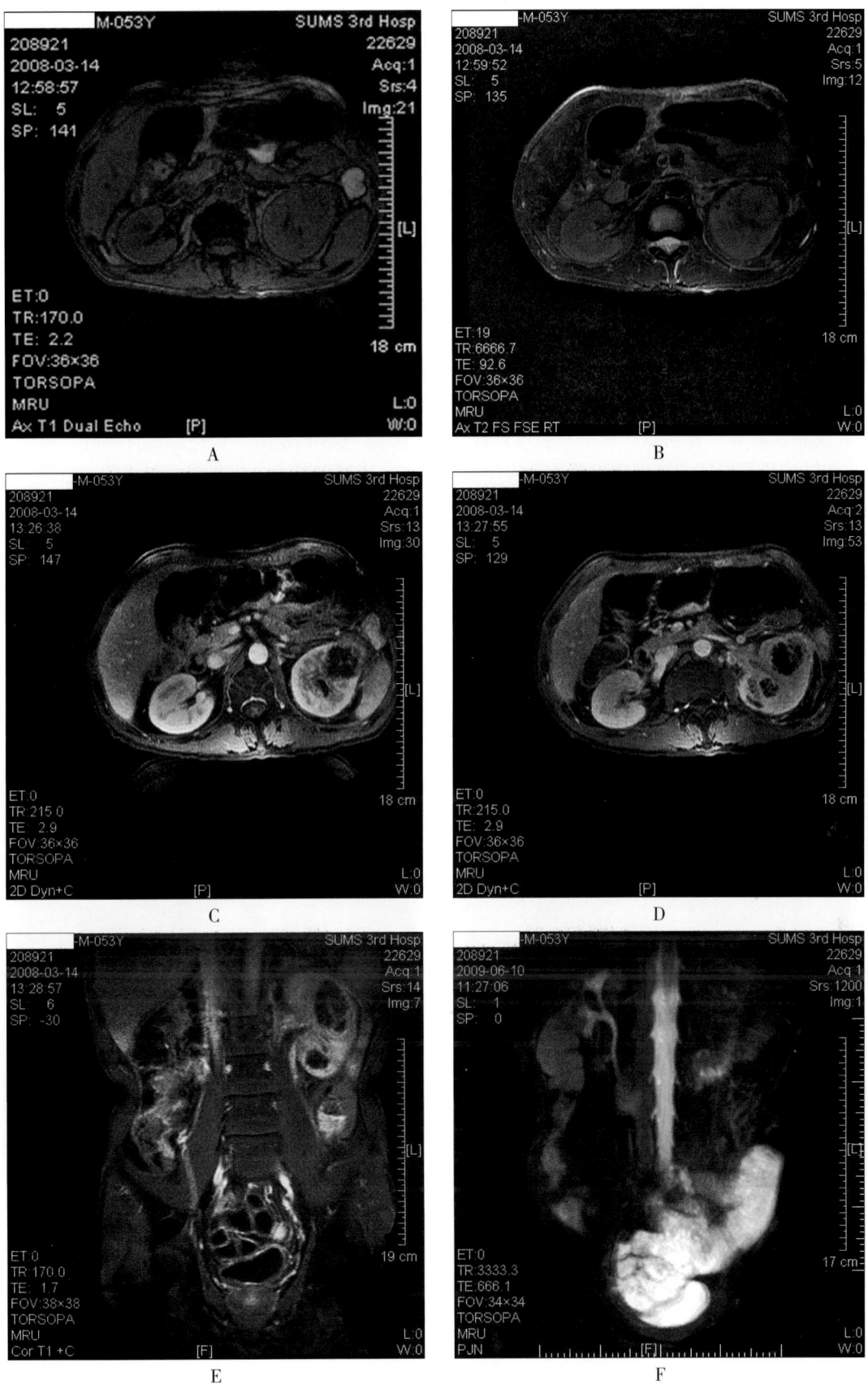

图3-34 肾脓肿MRI表现：左侧肾脓肿，左肾增大，左肾实质见多发大小不等、椭圆形异常信号影，病灶呈稍长、等T1稍长T2信号影，增强后病灶内可见分隔状强化影，其壁呈中等程度环形强化，内壁毛糙，可见多个小结节状突起，部分病灶与肾盏相通，左肾盏正常形态消失，左输尿管上段壁增厚，左肾周筋膜增厚，可见条带状稍高信号影。MRU：左肾显影浅淡，左肾盏少部分浅淡显影，形态欠规则，左肾盂及输尿管未见显影。诊断：左肾占位病变，考虑为肾脓肿

（三）影像学鉴别诊断

（1）肾肿瘤：肾肿瘤增强后动脉期可明显强化，静脉期或排泄期肿瘤密度迅速下降，无边缘性强化特点，血管造影可见血管增粗增多，不规则，动静脉短路和血湖出现。

（2）肾结核：结核性膀胱炎表现逐步加重，有结核中毒症状，而全身症状较肾脓肿减轻，尿检可检到结核杆菌，影像检查可见特征性的虫蚀样病变以及肾盏变化。

（3）肾癌：结合患者病史不难鉴别，影像学上CT增强后肾癌病灶强化明显。

五、肾周脓肿

（一）临床特点

肾周脓肿可由肾脓肿感染蔓延、血源性感染、经腹膜后淋巴系统侵入以及肾邻近组织，如肝胆等感染蔓延所致。肾周脓肿临床表现依据感染原因不同而有所差异，包括原发病灶及全身感染症状、肾区疼痛、患侧腰部肌紧张、皮肤水肿等，肾周脓肿迁延不愈可突破膈肌导致支气管胸膜瘘，包括急性肾脓肿、慢性肾脓肿。<5cm的小脓肿建议予以敏感抗生素以及支持治疗等对为主，当脓肿增大，应予以外科引流，若继发于肾结石或脓肾应施行肾脏切除术。

（二）影像学特点

1. X线表现

KUB可见肾外形不清，腰大肌阴影显示不清或消失，腰椎可侧弯突向对侧，拍片时嘱患者吸气可见患肾固定。IVP可见患肾显影差或不显影。

2. B超表现

B超显示肾周低回声区的肿块，肿块壁常不规则。可在B超引导下行穿刺诊断并放入导管引流（图3-35）。

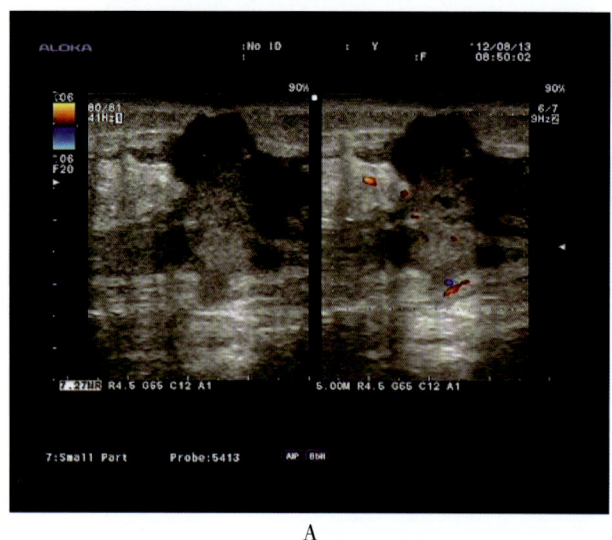
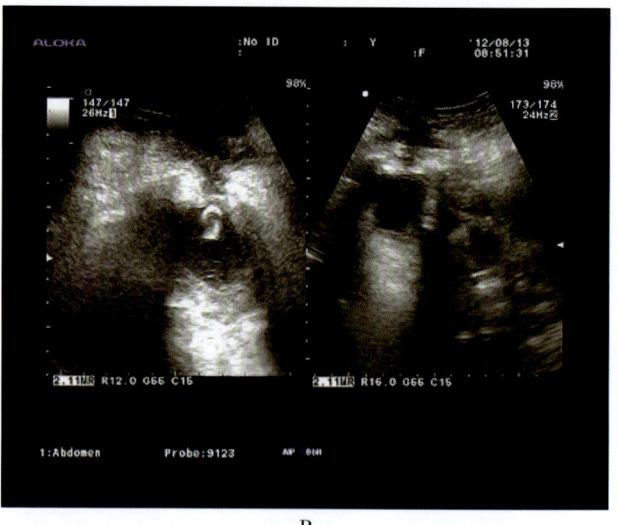

图3-35　肾周脓肿B超表现：右肾大小正常，轮廓欠清晰，肾实质回声增高，皮髓质分界欠清晰，肾内未见明显实性光团和液性暗区。肾内仅见稀疏点条状血流信号。肾包膜及肾周组织增厚。右侧腰部皮下软组织见一不规则形混合回声团，大小：31mm×21mm，边界清楚，壁厚，内部回声不均匀，见流动致密光点。肿块向深面延伸至右肾上方一混合回声团，呈哑铃状，后者大小：42mm×31mm，边界欠清楚，壁厚，内部回声不均匀。CDFI：混合回声团内部未见明显血流信号，壁及分隔可见血流信号

3. CT表现

CT为肾周脓肿的诊断的首选方法。可见肾移位，肾周围低密度肿块及密度稍高的炎性壁，患肾增大，肾周筋膜增厚。CT能确定肾周脓肿的范围，常可提示脓肿来源（图3-36，图3-37）。

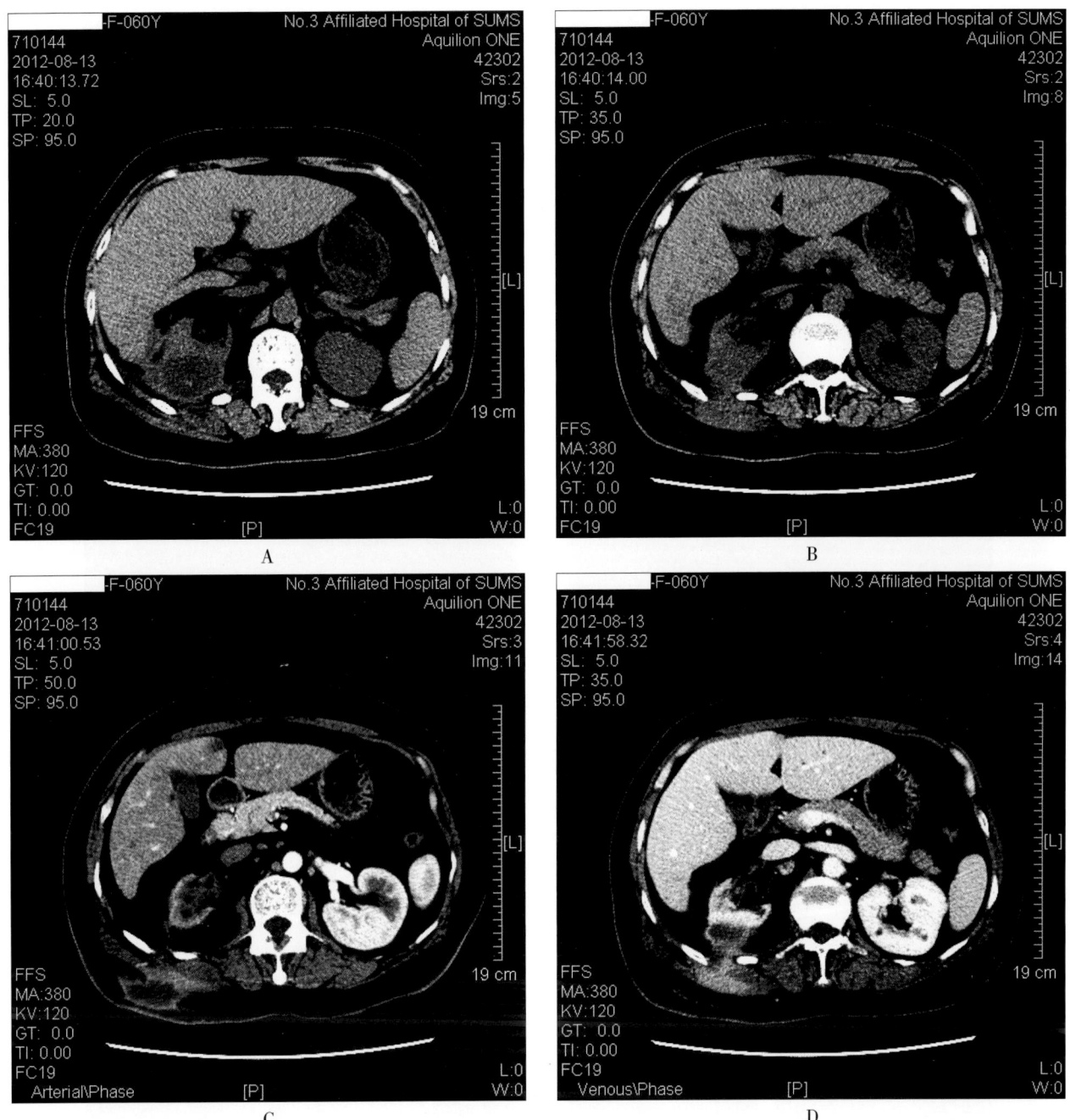

图3-36 右侧肾周脓肿：右肾体积缩小，肾实质变薄，右肾包膜下见类圆形囊性低密度灶向肾外突出，周围见厚壁包绕，厚薄欠均匀，增强扫描囊壁进行性明显强化，中央部分无强化；病灶与膈肌后方及后腹膜粘连，肾周脂肪囊模糊，可见少量条索状实变影，局部肝肾隐窝见少量条带状水样密度影，右侧肾上腺稍毛糙。相应平面右背部皮下见椭圆形囊性灶，壁轻度增厚，增强环状强化，周围脂肪间隙模糊，局部右侧背阔肌、竖脊肌增厚，增强进行性明显强化

4. MRI表现

肾周脂肪信号被脓肿取代，脓肿在T1WI表现为低信号，在T2WI为高信号。

六、肾盂积脓

（一）临床特点

肾盂积脓（pyonephrosis）是泌尿外科的急症之一，由泌尿系梗阻并发梗阻上段严重感染所致，不及时治疗可引起败血症、感染性休克甚至死亡。治疗方案以及时外科引流梗阻段以上的脓尿为主。

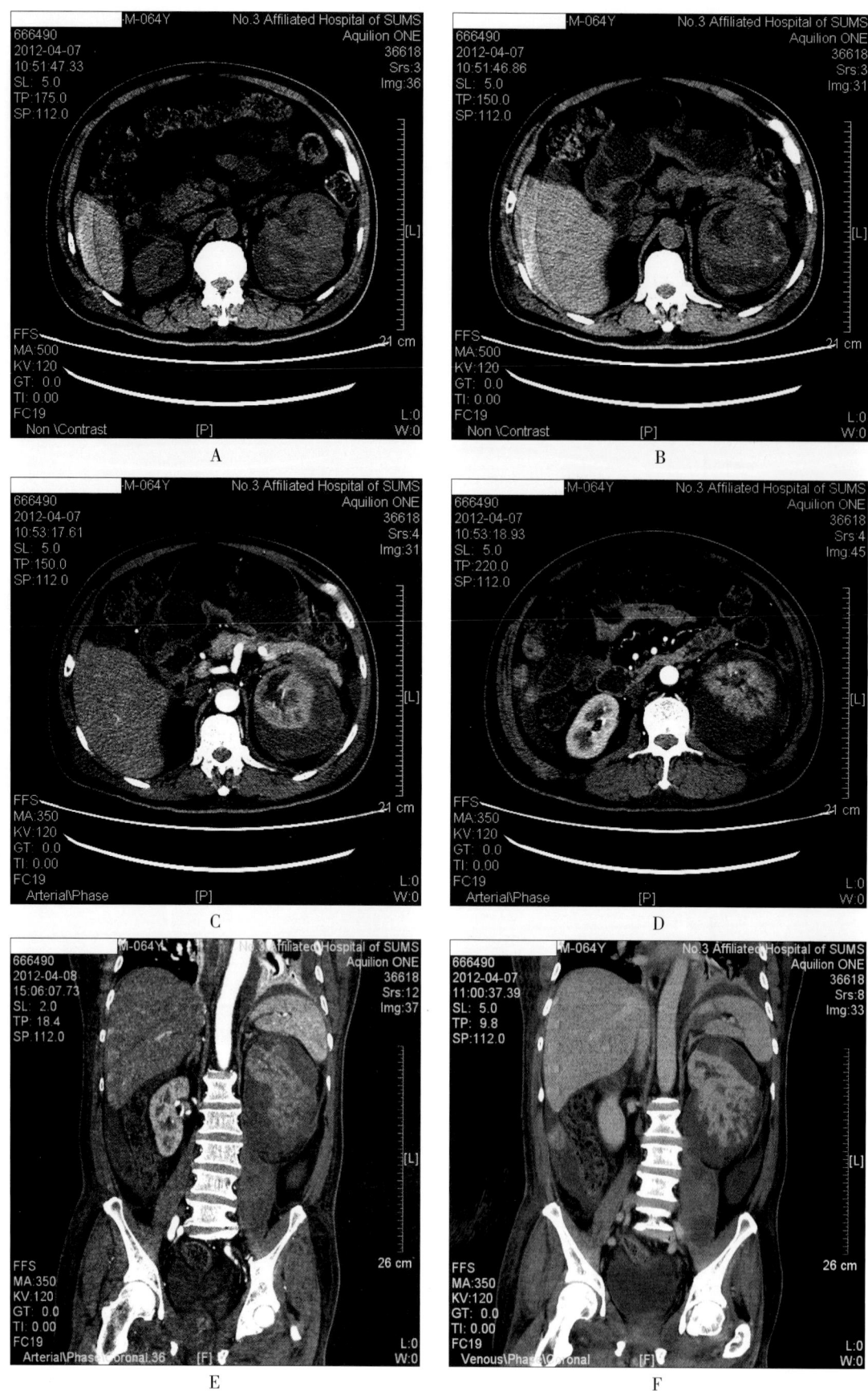

图3-37 左肾周脓肿，伴左侧腰大肌及竖脊肌多发脓肿形成：左肾形态失常，左肾中下部见不规则形低密度灶贯穿皮髓质，边界欠清，增强扫描无强化。左肾包膜下见不规则形低密度积液及高密度积血影，CT值分别为22HU及52HU。左侧肾周筋膜增厚、强化。左侧腰大肌及竖脊肌内见多发不规则形低密度灶，边界欠清，增强扫描囊壁明显环形强化

（二）影像学特点

1. X线表现

KUB偶可发现肾结石等，IVP对肾盂积脓诊断价值不大，肾盂积脓进行逆行造影。

2. B超表现

集合系统可见分离暗区，脓液稀薄者呈大片液性暗区，内有细小光点漂动；脓液黏稠者可见粗大弥漫光点及增强回声光斑，改变体位见其间的回声有漂移现象；肾盂输尿管扩张，沿着扩张的输尿管可找到结石梗阻部位。

3. CT表现

CT可见肾盂输尿管扩张，并能提示梗阻的原因及部位（图3-38，图3-39）。

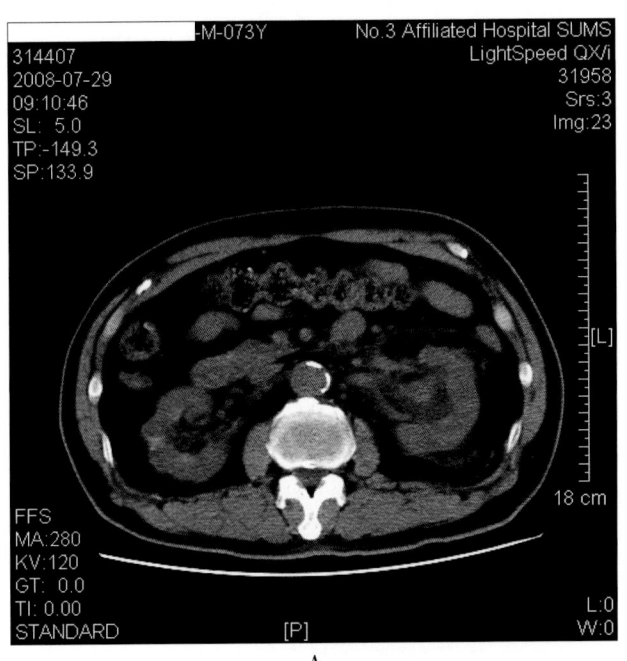 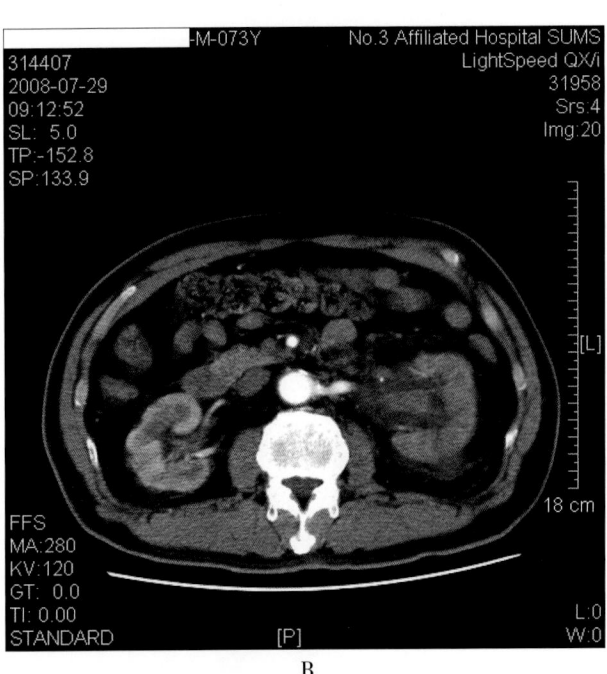

图3-38　左肾积脓，增强CT无明显强化，肾周条索清晰

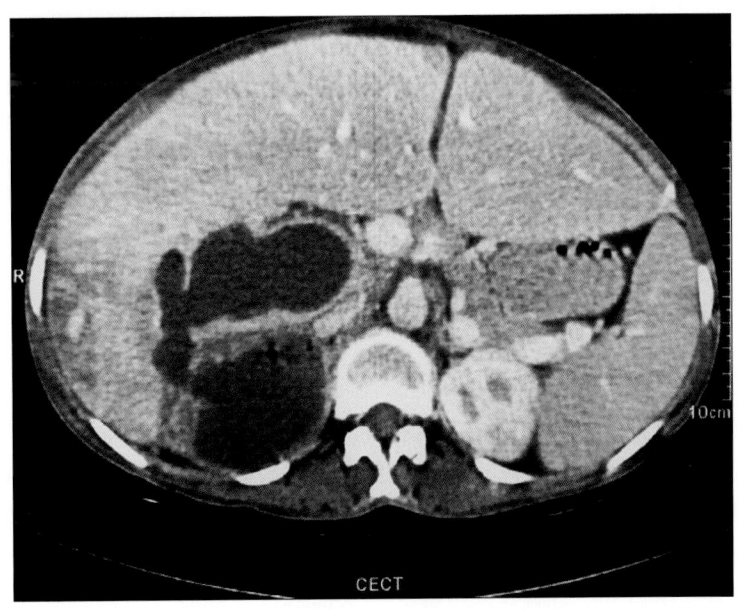

图3-39　肾盂积脓，与肝脓肿相连通

（摘自TANWAR R, SINGH S K, PAWAR D S. Pyelo-hepatic abscess caused by renal calculi: A rare complication［J］. Indian J Urol, 2013, 29（3）: 249-250.）

4. MRI表现

MRU可见肾盂以及上段输尿管内正常水样信号被脓尿信号取代。

七、泌尿系结核

泌尿系统结核常见，可多继发于身体其他结核病灶，肺结核是最早见的原发病灶，但骨关节结核、肠结核等也可成为原发病灶。肾、输尿管、膀胱均可累及，不同部位的泌尿系结核可出现相应的不同症状（图3-40）。肾常常是泌尿系结核的初发器官，而输尿管、膀胱结石常常继发于肾结核。

泌尿系结核的治疗包括适量、联合、规范、全程、长期的化疗，如果内科治疗效果欠佳或出现严重并发症后进行手术治疗。

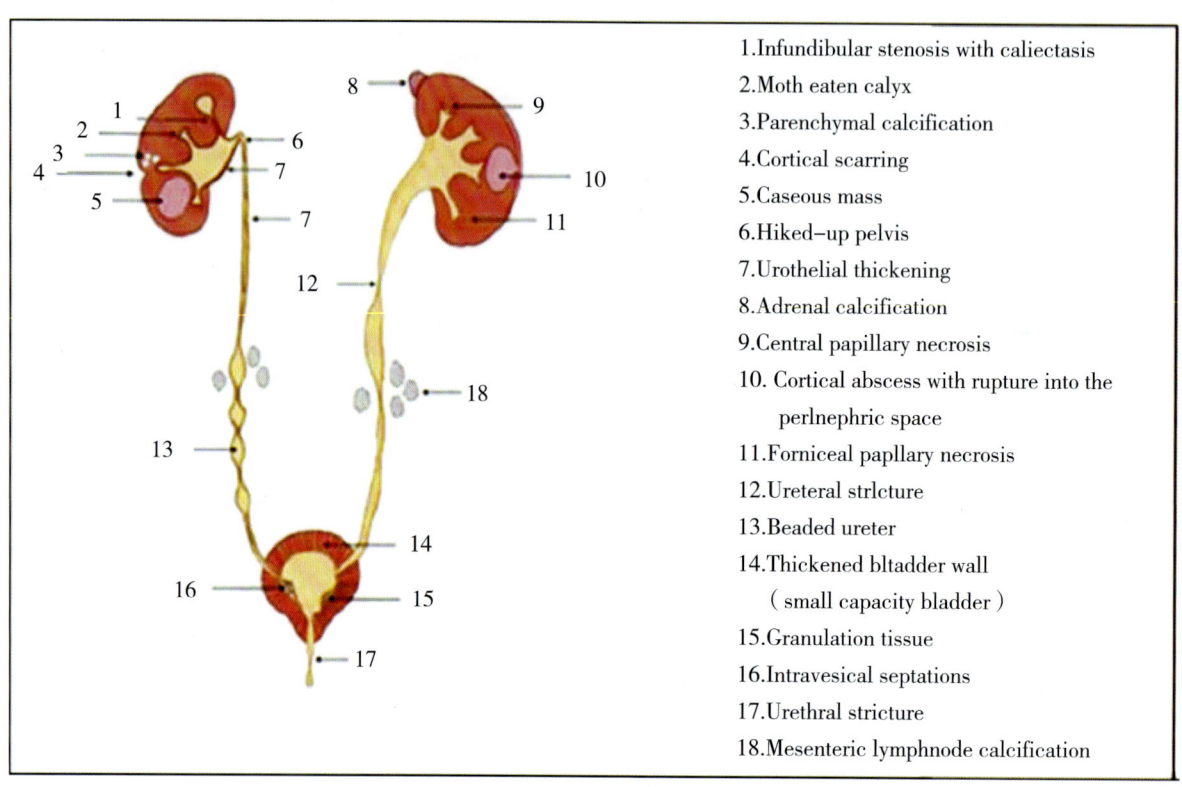

图3-40　泌尿系不同部位结核的临床表现

（摘自SULEMAN M, ALPA B, NEESHA M. Tuberculosis of the genitourinary system-Urinary tract tuberculosis: Renal tuberculosis-Part I [J]. Indian J Radiol Imaging, 2013, 23（1）: 46-63.）

（一）临床特点

1. 肾结核的特点

肾结核多为继发性感染，结核分枝杆菌经血运抵达肾脏，当人体免疫力低下、细菌毒力较大时，可引起肾髓质干酪样坏死，肾脏及泌尿系统纤维化，继而引发肾皮质的阻塞性缺血性萎缩等基本病变。早期肾结核临床表现不明显，可无任何症状，只在尿检时发现异常，尿呈酸性、少量蛋白尿、血尿等，尿中偶可见结核杆菌。随着病情进展出现尿频，尿频与疾病进程相称，至晚期病例一昼夜排尿可达数十次乃至百余次；肾结核患者血尿可表现为全程血尿或终末血尿，并伴随有不同情况的脓尿；局部症状多见于肾结核继发脓肾患者，全身症状多不明显，仅当肾结石破坏严重或合并其他器官结核时可表现为消瘦、乏力、发热、盗汗等（图3-41）。

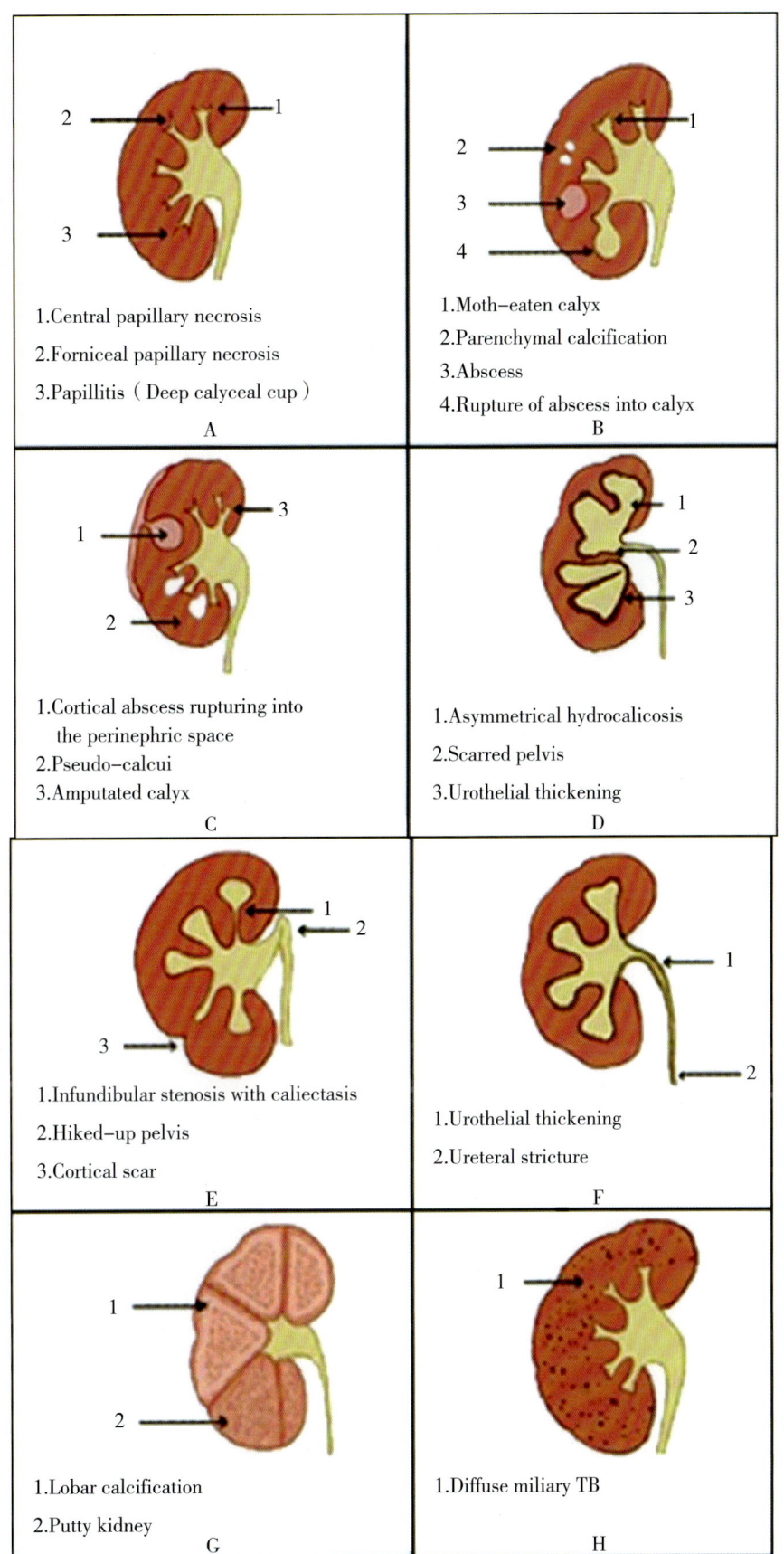

图3-41 肾结核的病理改变过程

(摘自SULEMAN M, ALPA B, NEESHA M. Tuberculosis of the genitourinary system-Urinary tract tuberculosis: Renal tuberculosis-Part I [J]. Indian J Radiol Imaging, 2013, 23 (1): 46-63.)

2. 输尿管结核的特点

（1）输尿管结核继发于肾结核，结核分枝杆菌首先侵犯输尿管黏膜，向深部发展达黏膜下层及肌层，最终发生纤维化，致输尿管狭窄、变硬、增粗和僵直，甚至完全梗阻。

（2）最常受累的部位为输尿管膀胱壁内段，肾盂输尿管连接部较少受累，输尿管中段更少受累。输尿管膀胱壁内段狭窄的长度一般<5cm，且纤维化的部位较为局限，局限于输尿管腔内或病灶附近。

（3）患者多有肺结核或肾结核病史。早期有尿频、尿急、尿痛和血尿症状。晚期输尿管梗阻可出现腰痛，甚至皮肤窦道，伴低热、乏力等消耗症状。有严重肾积水时，可以触及增大的肾脏，肾区有叩痛。

3. 膀胱结核的特点

膀胱结核继发于肾结核，少数由前列腺结核蔓延而来。膀胱结核多与泌尿生殖系结核同时存在。早期病变为炎症水肿充血和溃疡，晚期发生膀胱挛缩。病变累及输尿管口发生狭窄或闭锁不全，致肾、输尿管积水，肾功能减退（图3-42）。具有如下特点：①肾结核病史；②显著尿频，每次尿量甚少，重者有尿失禁；③上腹部可触及肿大肾脏；④晚期慢性肾功能不全症状；⑤膀胱造影示膀胱容量缩小，呈圆形，边缘不规则，对比剂可经输尿管口反流到输尿管和肾盂；⑥给予抗结核治疗。

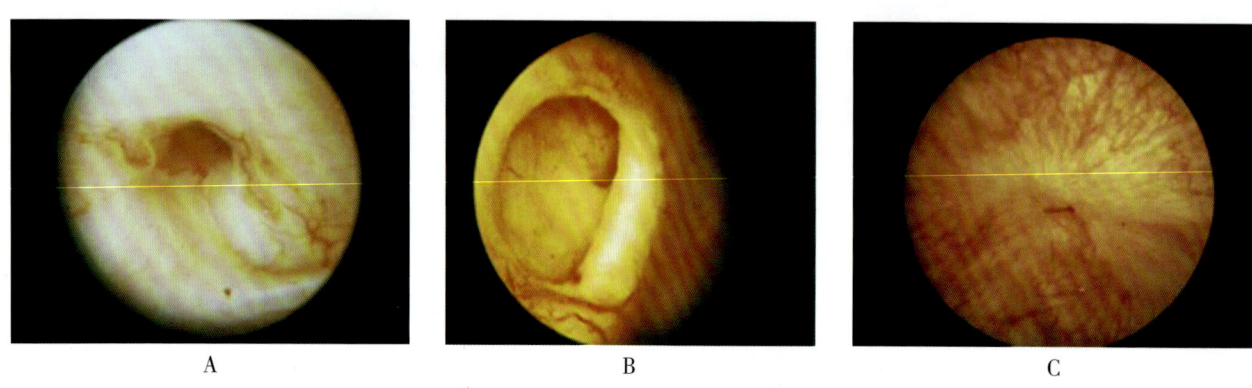

图3-42　膀胱镜下膀胱结核的改变，分别为高尔夫球洞、高尔夫球洞并严重退缩、膀胱纤维化导致黏膜呈星形改变

（摘自WEIN A J，KAVOUSSI L R，NOVICK A C，等. 坎贝尔-沃尔什泌尿外科学［M］. 郭应禄，周利群，译. 9版. 北京：北京大学医学出版社，2009：462.）

（二）影像学特点

1. X线表现

KUB可能见到患肾局灶或斑点状钙化影或全肾广泛钙化，如果出现全肾广泛钙化时，提示为终末期肾结核（图3-43，图3-44）。局限的钙化灶应与肾结石鉴别，鉴别要点是肾结核的钙化灶位于肾实质内，而肾结石位于肾集合系统内（图3-45）。

大多数情况下单纯KUB对肾结核的诊断意义不大，X线检查主要依靠IVP以及逆行尿路造影。IVP检查时：①早期表现为肾盏破坏，边缘不光滑，如虫蛀状；随着病变进展，肾盏失去杯形，不规则扩大或模糊变形（图3-46，图3-47）。②中期，若肾盏颈纤维化狭窄或完全闭塞时，肾盏消失变形，严重者形成空洞，可见空洞充盈不全或完全不显影（图3-48）。③后期，肾结核损坏严重时可见肾不显影，肾结核广泛破坏肾功能丧失时，病肾表现为"无功能"，不能显示出典型的结核破坏性病变。根据临床表现，如果尿内发现结核杆菌，静脉尿路造影一侧肾正常，另一侧"无功能"未显影，虽造影不能显示典型的

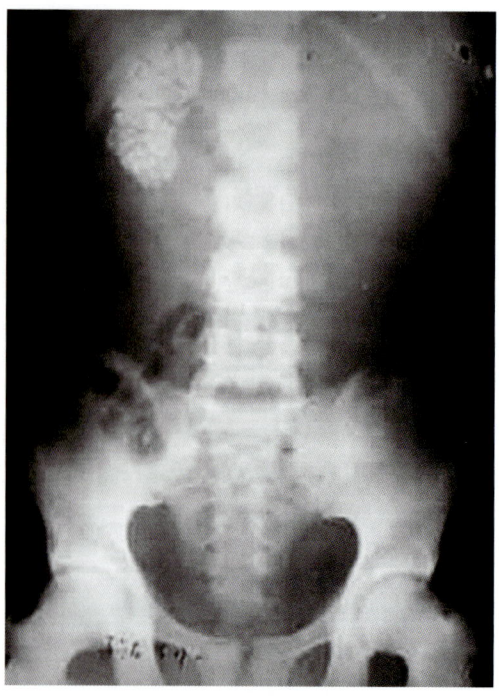

图3-43　右肾实质广泛钙化

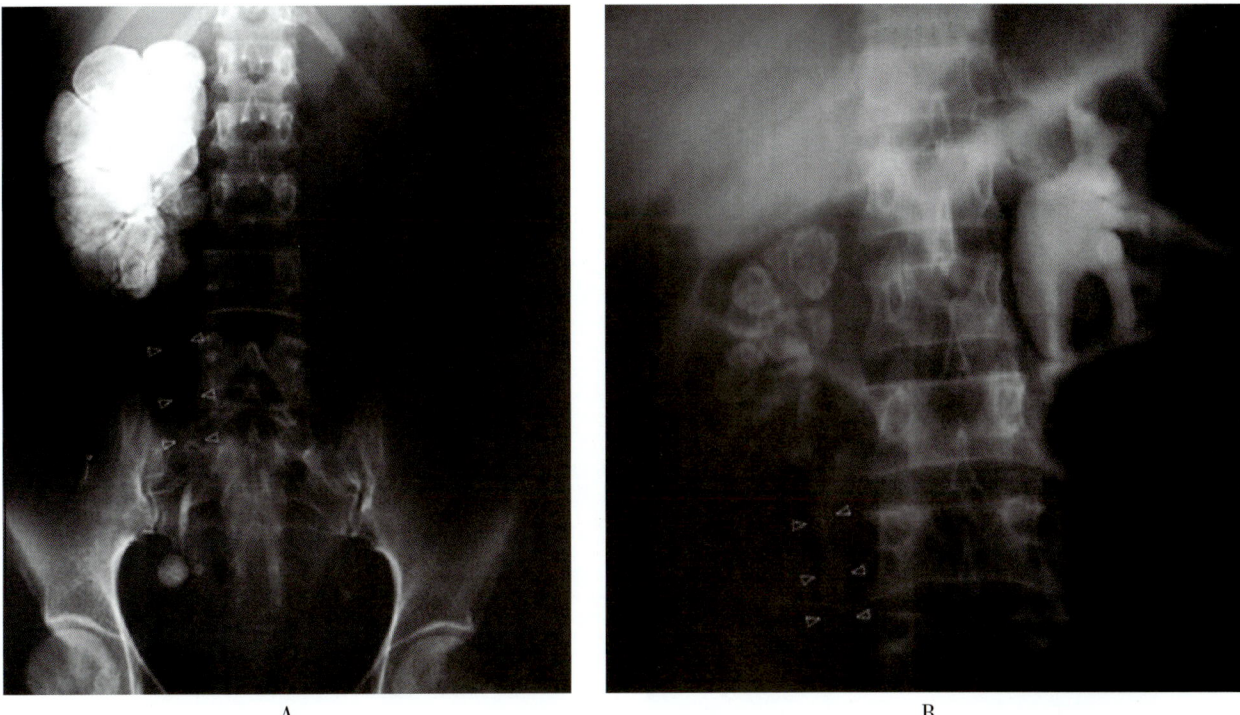

图3-44　A. 提示右肾呈典型的叶片状广泛钙化，输尿管壁也出现钙化（箭头所示）；B. IVP提示右肾无功能

（摘自SULEMAN M，ALPA B，NEESHA M. Tuberculosis of the genitourinary system–Urinary tract tuberculosis：Renal tuberculosis–Part I［J］. Indian J Radiol Imaging，2013，23（1）：46-63.）

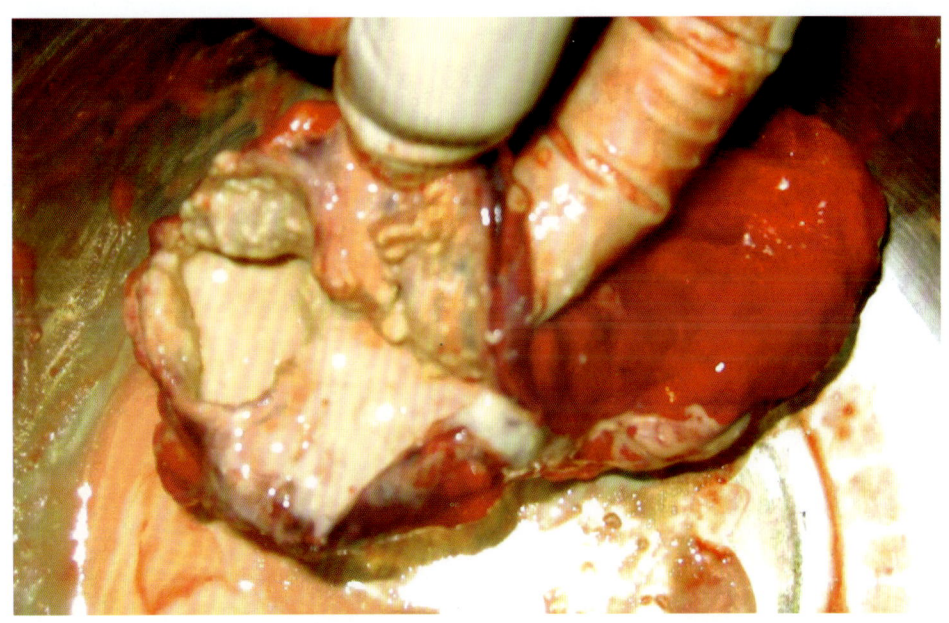

图3-45　终末期肾结核，肾内充满干酪样坏死组织

结核性破坏病变，也可以确诊肾结核。输尿管发生结核时，还可见输尿管管腔狭窄，僵硬变直，无自然蠕动波形。动态观察可见输尿管僵硬，蠕动减少等，并可发现输尿管的梗阻部位，通常以输尿管膀胱壁内段，以及肾盂输尿管连接处多见（图3-49至图3-51）。

初期膀胱结核，行膀胱造影时膀胱形状可正常，或呈折叠状且有膀胱颈部痉挛，膀胱边缘毛糙，不光滑。随着结核病变的加重，膀胱造影见膀胱容量缩小在50mL以下，呈榄核样膀胱，边缘不光滑，不呈折叠状，重者膀胱颈部张开，后尿道扩张，部分患者对侧有膀胱输尿管反流。

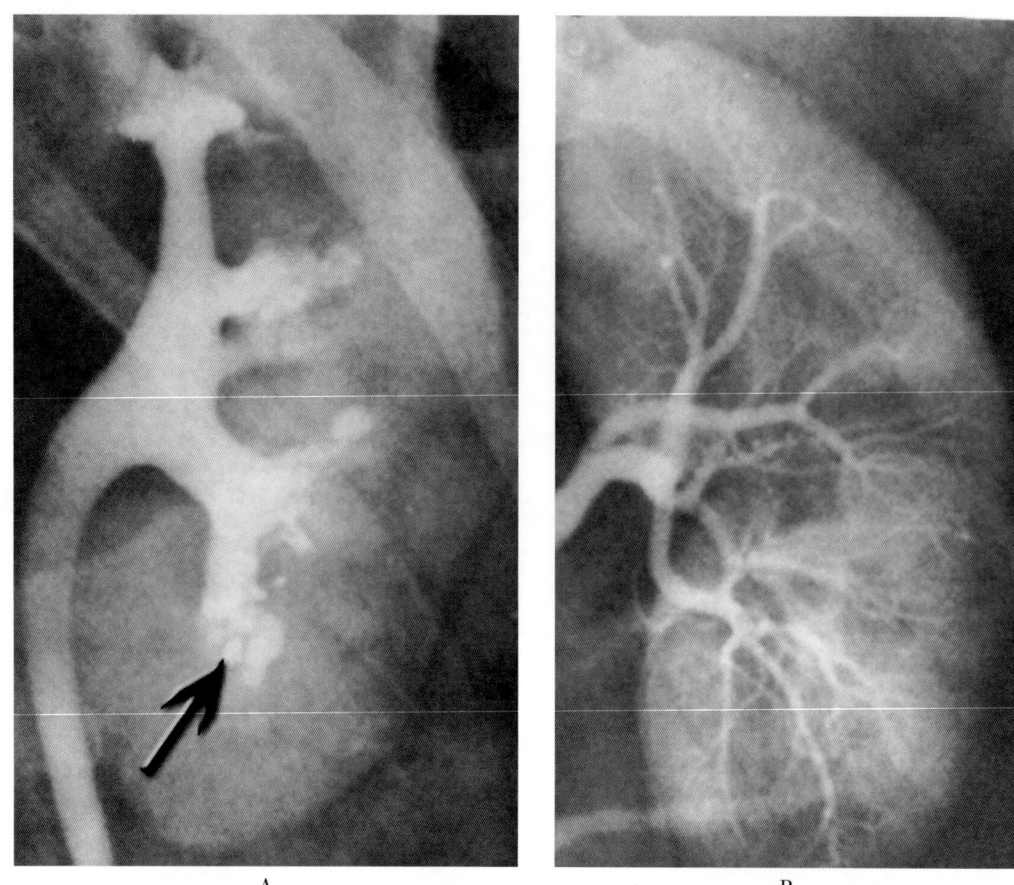

A B

图3-46 早期左肾结核，IVP可显示肾盏破坏，边缘如虫蚀样

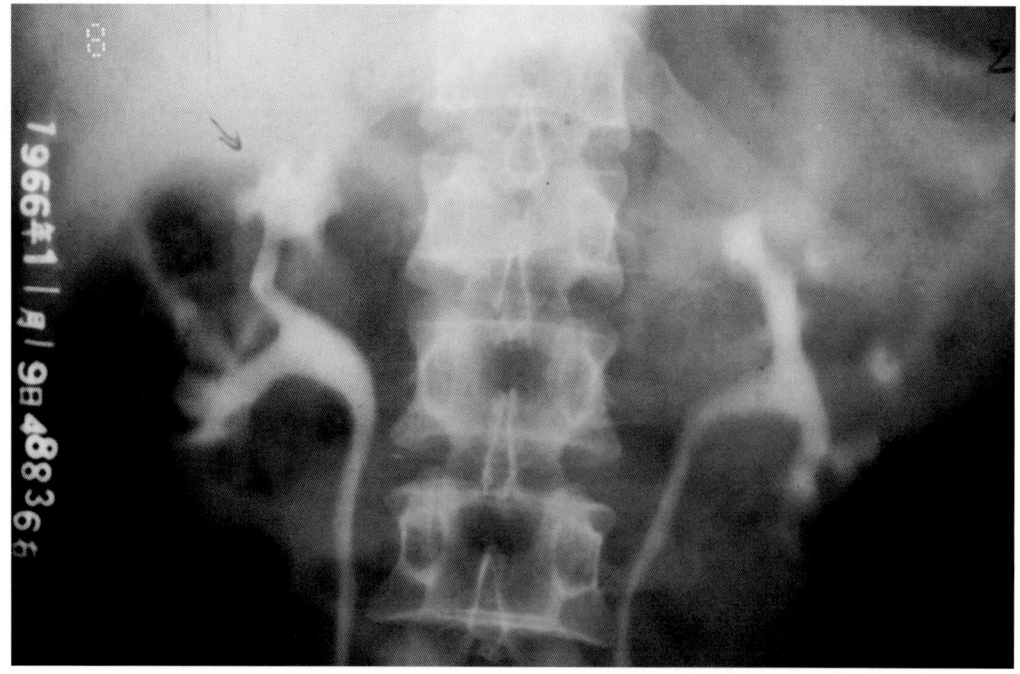

图3-47 早期肾结核：单个肾盏局限性积水，虫蚀状或锯齿状，与肾乳头交界处边缘模糊。这与其他原因如肾盏结石引起的局限积液的明显不同，后者的肾乳头交界处是平整光滑的

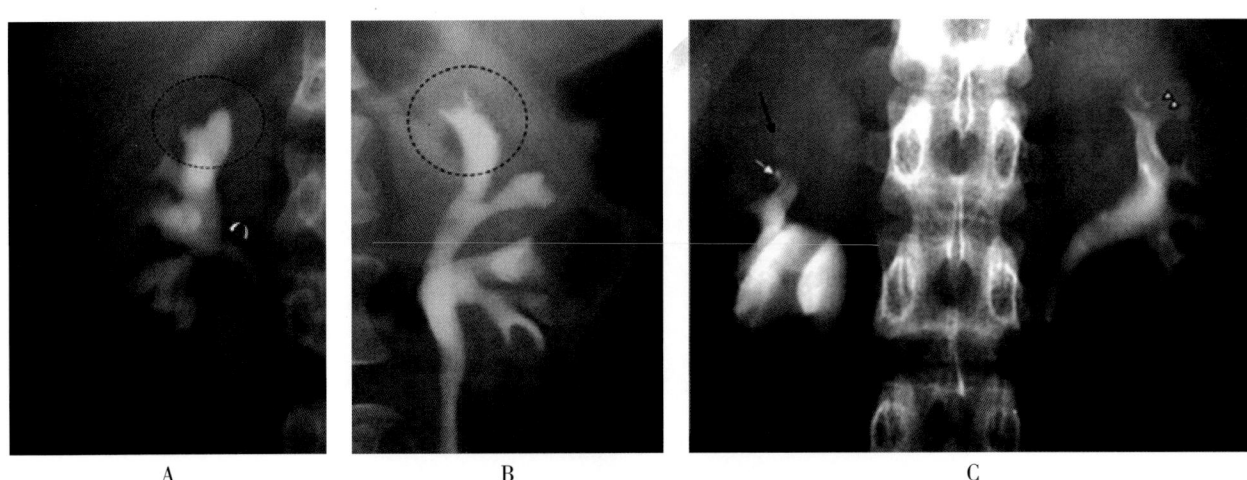

图3-48 早、中期肾结核。A. 中期肾结核,提示下组肾盏漏斗部狭窄(如黑色箭头所示),导致肾盂呈环状狭窄;B. 早期肾结核,提示左肾上组肾盏的边缘破坏,与肾乳头交界处边缘模糊,呈虫蚀状或锯齿状,提示肾乳头坏死,表明结核病灶从肾盏进展至肾实质。与之对比,下组肾盏黑色箭头所示为非肾结核原因导致肾乳头穹隆部坏死后愈合后的形态,边缘光滑清晰;C. 中期肾结核,黑色箭头所示为肾实质多发性空洞形成,白色箭头所示为肾乳头坏死

(摘自SULEMAN M, ALPA B, NEESHA M. Tuberculosis of the genitourinary system–Urinary tract tuberculosis: Renal tuberculosis–Part I [J]. Indian J Radiol Imaging, 2013, 23 (1): 46-63.)

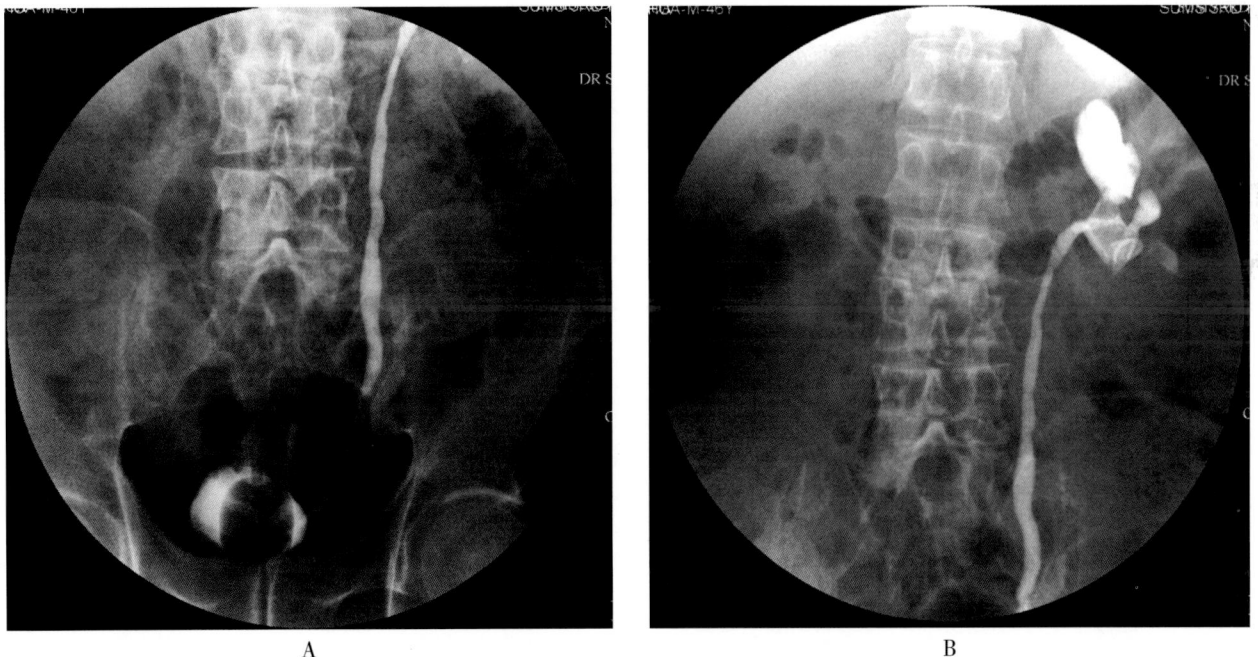

图3-49 左侧输尿管结核:逆行造影见输尿管僵直,串珠样改变。A. 同时可见膀胱挛缩;B. 同时可见肾脏肾盏破坏,典型的肾"独盏征"

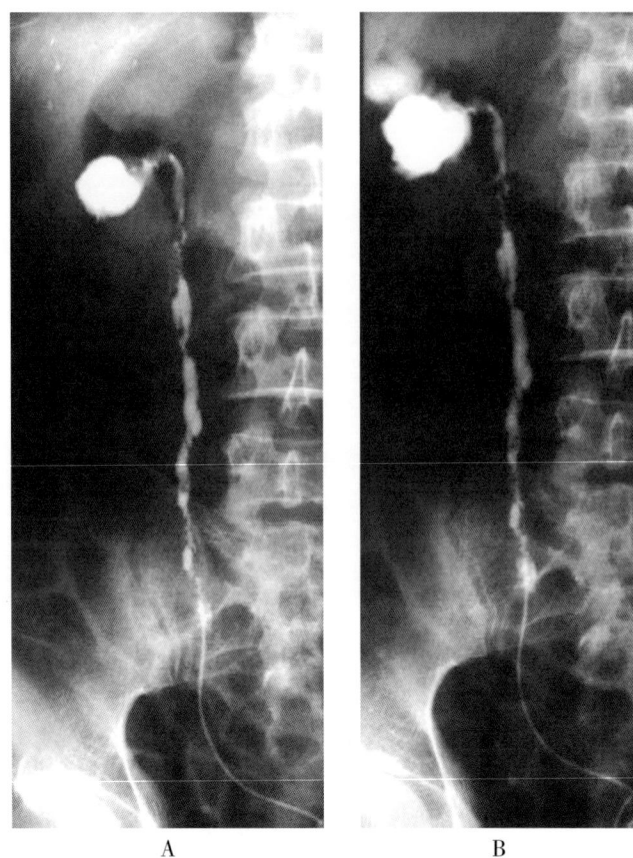

图3-50 输尿管结核呈典型的串珠样改变,其病理基础为溃疡-凹陷,肉芽组织突出,纤维疤痕收缩,致输尿管呈串球样、缩短、狭窄。另此逆行造影还显示了独盏积水症,为肾功能丧失前兆,原因是其他肾大盏已经闭锁

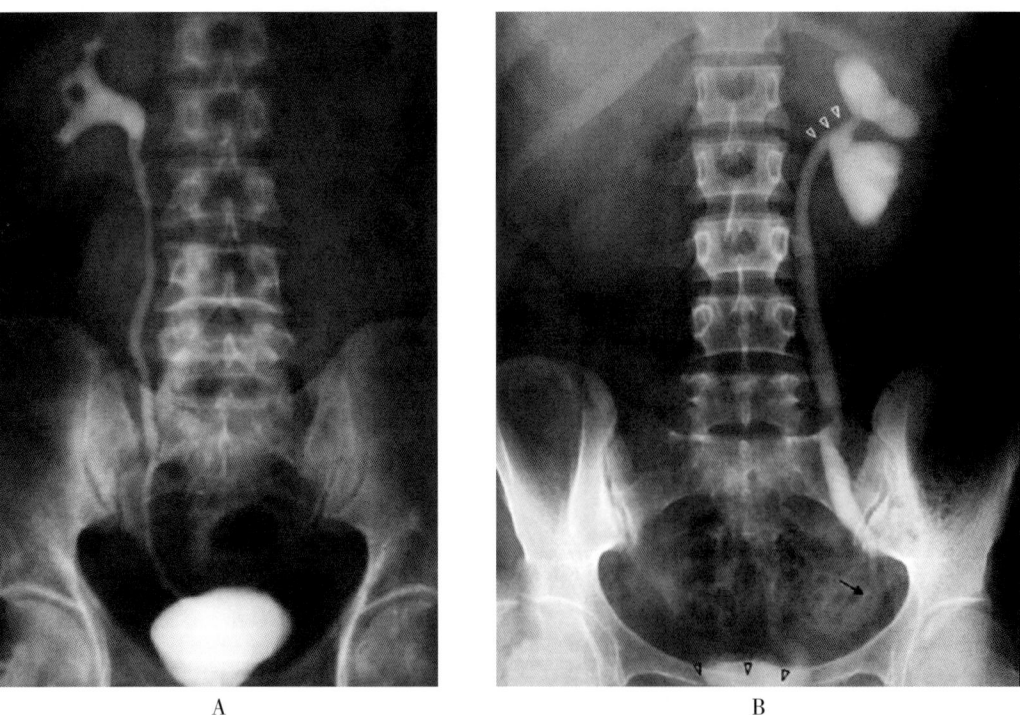

图3-51 A. IVP提示左肾不显影,肾无功能,膀胱容量降低;B. 逆行造影白色三角形指示肾盂及上组肾盏漏斗部疤痕形成,导致肾盏不均匀扩张,同时输尿管下段狭窄(黑色箭头)及膀胱容量降低

(摘自SULEMAN M, ALPA B, NEESHA M. Tuberculosis of the genitourinary system-Urinary tract tuberculosis: Renal tuberculosis-Part I [J]. Indian J Radiol Imaging, 2013, 23 (1): 46-63.)

2. B超表现

早期肾结核超声表现可能完全正常。随着疾病的进展，学者依据声学特点将肾结核分为以下几种类型：①结节型：肾实质局部肿胀，多呈单发或多发性低回声结节，边界模糊，可似肾肿瘤，代表早期干酪样结核结节伴有坏死，很少出现血流信号。②空洞型：干酪样结核结节进一步液化坏死，肾乳头和肾盏进一步破坏，形成结核空洞，与肾盏相通，看不到肾乳头，皮质变薄或消失，结核性空洞似囊肿，呈无回声或低回声，但与扩张的肾盏相通。③肾积水型：轻者局部肾盂肾盏显著扩张，重者可以酷似中度或重度肾积水，体积增大，外形不规则，断面多呈多房囊性改变，囊液常呈"云雾"状低回声，此型与肾积水不同之处在于，肾盂肾盏壁不均匀增厚，肾盂输尿管结合部管壁不规则增厚甚至管腔狭窄，代表结核性肾积脓或肾积液。④纤维硬化型和钙化型：纤维硬化型结核的肾外形不规则，包膜不规则增厚或结节状，肾内回声增强，结构不清，其中可见团块状或弧形强回声，伴有大片声影，此型代表"油灰肾"或"自截肾"。⑤混合型：肾脏大小不一，表面不光滑，包膜不规则，肾实质回声紊乱，其内可见多个无回声区及斑片状或团块状强回声，部分后伴声影，肾盂、肾盏扩张，内为无回声或分布密集的大小不等的光点，可伴输尿管扩张（图3-52）。

当输尿管发生结核时，B超较容易发现对侧肾积水及膀胱有无挛缩。

膀胱结核时，超声检查膀胱壁增厚，内膜不光整，回声增强，膀胱内见钙化形成斑点状强回声。

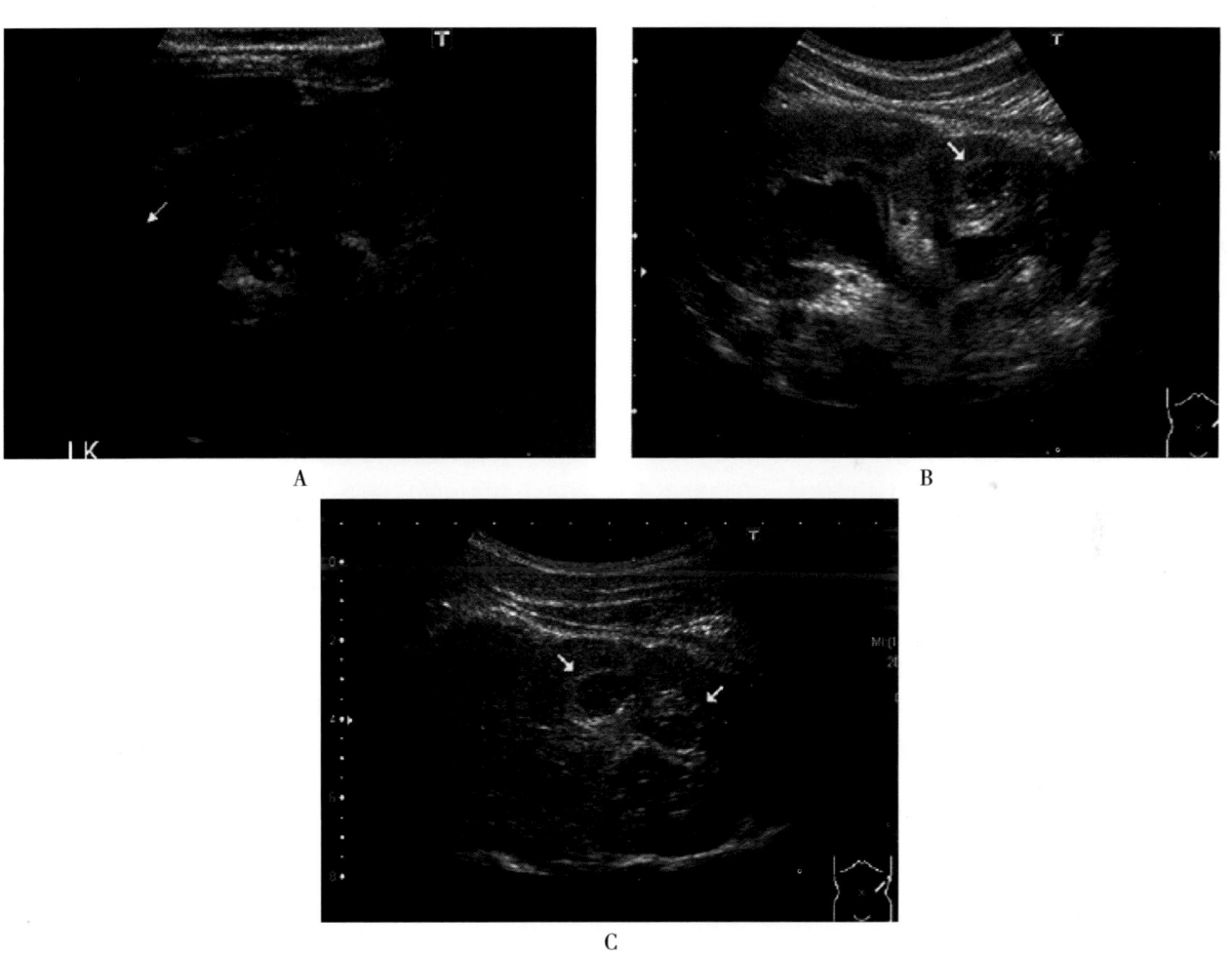

图3-52 A. 箭头所示肾上极干酪样空洞；B. 不同患者的肾实质内干酪样空洞，空洞内有分隔，同时可见扩张肾盂壁增厚；C. 多个不规则的空洞，内为半实质样回声

（摘自SULEMAN M, ALPA B, NEESHA M. Tuberculosis of the genitourinary system–Urinary tract tuberculosis: Renal tuberculosis–Part I [J]. Indian J Radiol Imaging, 2013, 23（1）：46-63.）

3. CT表现

CT为肾结核的重要检查方法，肾结核的CT特点为肾内多发低密度灶，增强后静脉呈花瓣样强化，不对称性肾积水、多发钙化、肾盂肾盏输尿管及膀胱壁的增厚，伴随肾周筋膜模糊。邹艳等通过对20例经过证实的肾结核患者的CT表现进行探讨，总结了肾脏结核的影像学特点（表3-1）。

CT对中晚期肾结核能清楚地显示扩大的肾盏肾盂、皮质空洞及钙化灶，三维成像还可以显示输尿管全长病变（图3-53至图3-57）。

膀胱结核：CT下膀胱充盈较满时呈圆形、椭圆形或类方形，膀胱腔内尿液为均匀一致水样低密度，膀胱壁在周围低密度脂肪组织及腔内尿液对比下，显示为均匀一致薄壁软组织影，内外缘均光滑膀胱壁上小结节多为结核性肉芽肿，增强扫描时可不规则强化，提示病变活动和进展。动态增强扫描时可显示高密度对比剂自输尿管口喷入膀胱内，呈一带状致密影，如输尿管口阻塞则无上述征象，因此动态增强扫描可提示输尿管梗阻等征象，膀胱结核中晚期检查可清楚显示膀胱壁的厚度、容积及外形改变。

表3-1 肾脏结核的CT影像特点

临床与病理特征	例数/发生率	CT平扫表现	CT增强表现
空洞	14（70%）	环形低密度	静脉期花瓣样强化
肾积液	16（80%）	阴性或肾盂扩张	延迟期造影剂充盈肾盏扩张
管壁增厚	8（40%）	肾盂、输尿管壁均匀增厚	增厚管壁均匀中等强化
肾无功能	3（15%）	完全钙化，或者肾呈囊袋样	无强化，或囊袋壁轻度强化
肾周炎性渗出	12（60%）	肾周脂肪模糊，条索影	轻度强化
肾脏强化异常	17（85%）	阴性	患肾强化低于对侧
钙化	4（20%）	高密度	无强化

4. MRI表现

由于肾结核早期一般没有临床症状，磁共振检查常于肾结核中晚期时进行。中晚期肾结核表现为肾皮质变薄，肾实质内脓腔或空洞形成，肾盂、肾盏破坏变形，壁增厚，肾盂肾盏扩张不呈比例。空洞为不规则形或类圆形，围绕肾盏排列，为长T1长T2信号，空洞壁不光滑，Gd-DTPA增强后壁呈点线状强化而空洞内无强化。肾结核MRU表现为肾盂狭窄，肾盏紊乱，扩张不均，输尿管管壁僵直，管腔局限性扩张。MRU可以清晰地显示肾积水的全貌，其影像表现可以反映肾结核时尿路不同部位破坏、溃疡、形成空洞以及纤维化修复等特点，对中晚期肾结核肾皮质改变，肾实质内脓腔或空洞形成、肾盂输尿管壁增厚等征象显示有特异性。钙化是结核的常见表现，而钙化在T1加权像和T2加权像中均为低信号（图3-58）。

MRI水成像对诊断肾结核对侧肾积水有独到之处。在双肾结核或肾结核对侧肾积水，静脉尿路造影显影不良时，CT、MRI有助于确定诊断。

（三）影像学鉴别诊断

1. 肾结核的鉴别要点

（1）黄色肉芽肿性肾盂肾炎：CT表现与肾结核相似，肾盏扩张，相邻肾皮质变薄，但囊状扩张的肾盏壁较厚，内容物CT值可低于水，且输尿管壁不厚。另外。黄色肉芽肿性肾盂肾炎肾实质内钙化少见，而肾结核钙化多在肾实质内。

（2）慢性肾盂肾炎：肾结核晚期与慢性肾盂肾炎均可见肾脏缩小，包膜不规则，实质与肾窦分界不清，内部结构混乱及肾功能减退，脓肿和钙化以及输尿管壁增厚为肾结核的特征性表现。

（3）肾囊肿并感染：囊肿壁增厚，光滑清楚，可呈环状强化，钙化少见。输尿管、膀胱不受累。

2. 输尿管结核的鉴别要点

（1）输尿管肿瘤：输尿管肿瘤中常见良性病变为输尿管息肉，恶性病变为输尿管癌。与输尿管结核均引

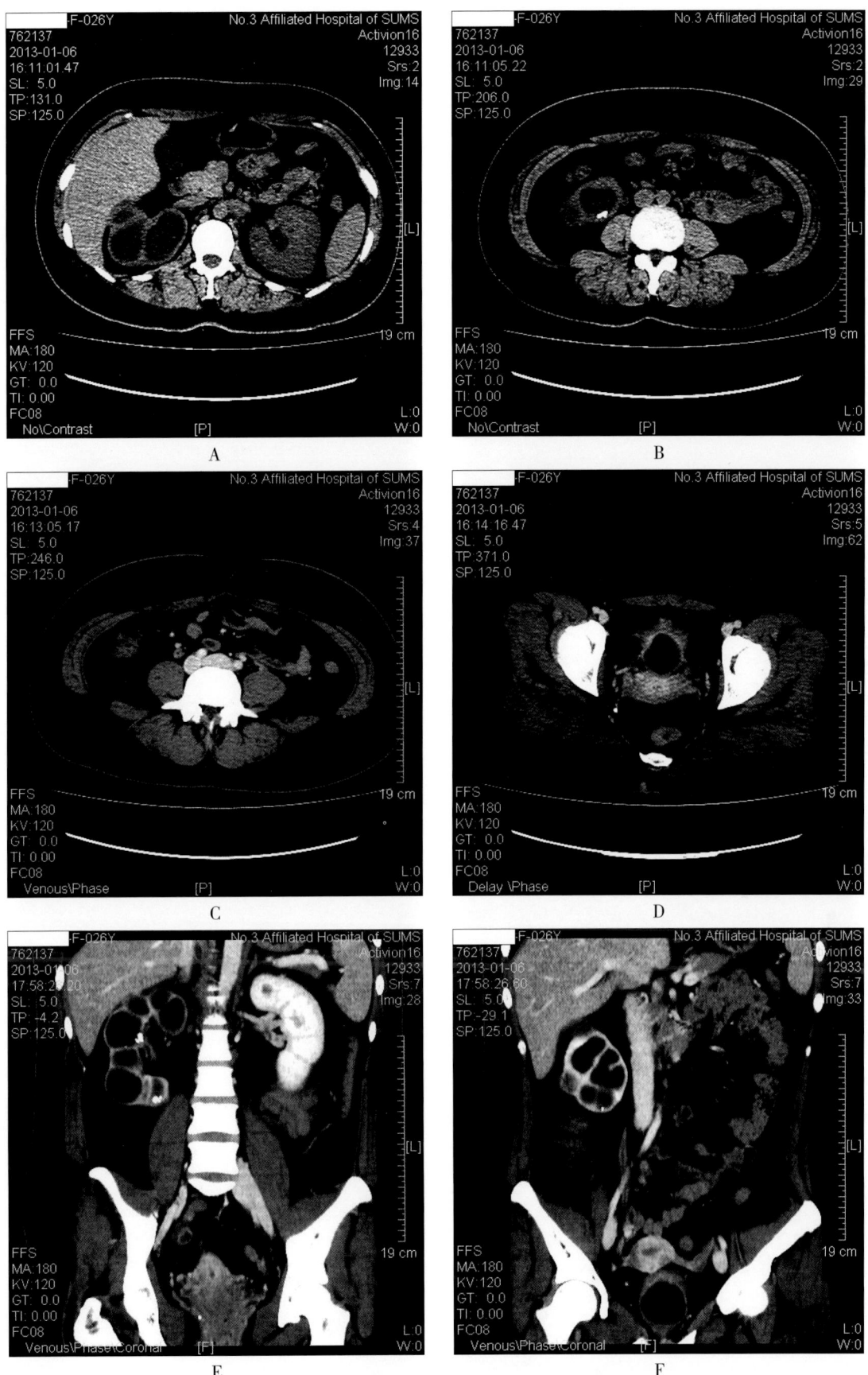

图3-53 肾结核CT表现：右肾体积较左侧稍大，皮质变薄，右肾内可见多发结节状高密度影，较大者长约6mm，右侧肾盂肾盏扩张积液。左肾见一类圆形低密度影，长约13mm，增强扫描未见明显强化。膀胱充盈欠佳，壁增厚，前壁明显，增强扫描可见强化，腔内未见明显异常密度影。诊断：右侧肾结核

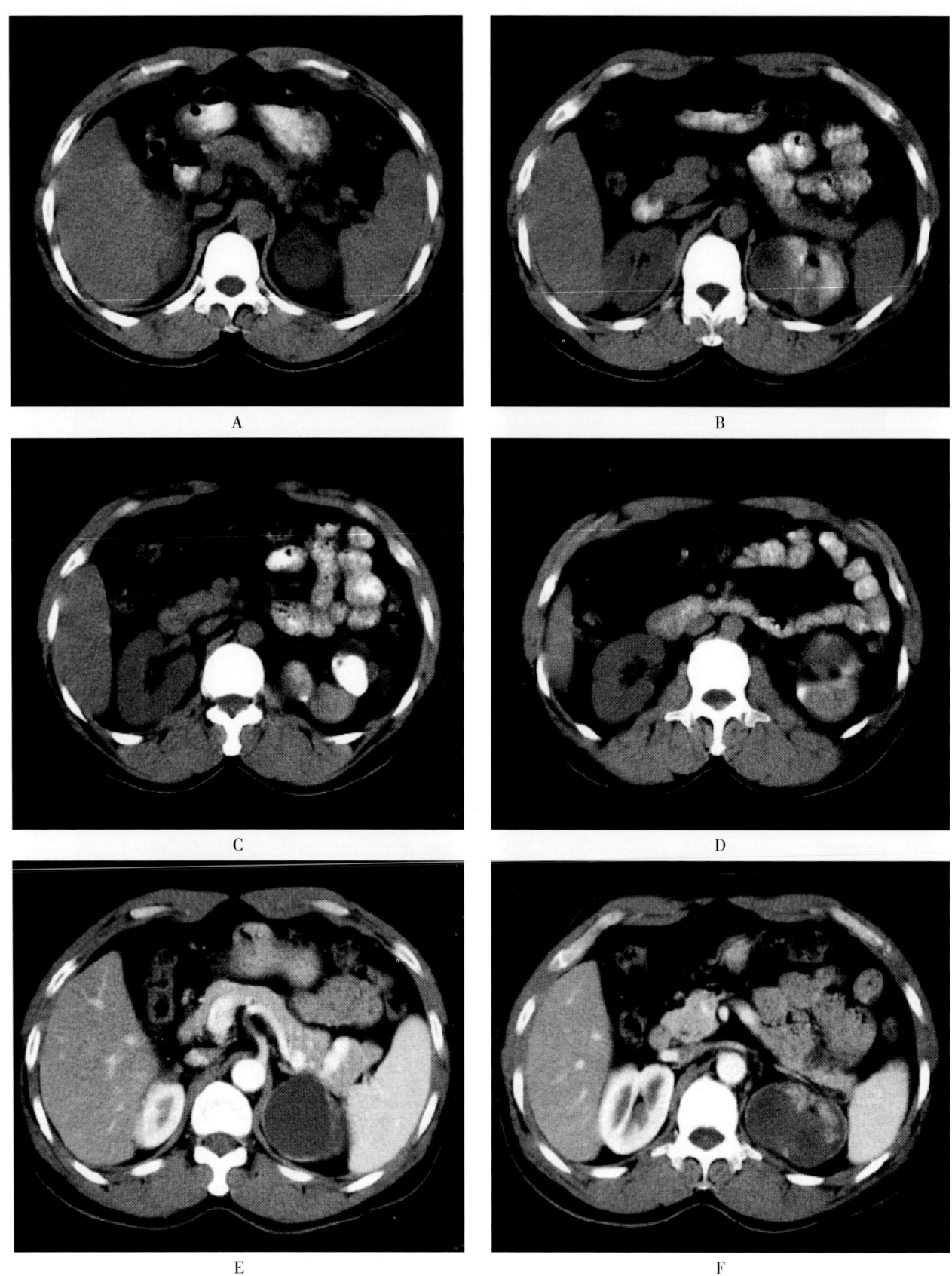

图3-54 左肾结核

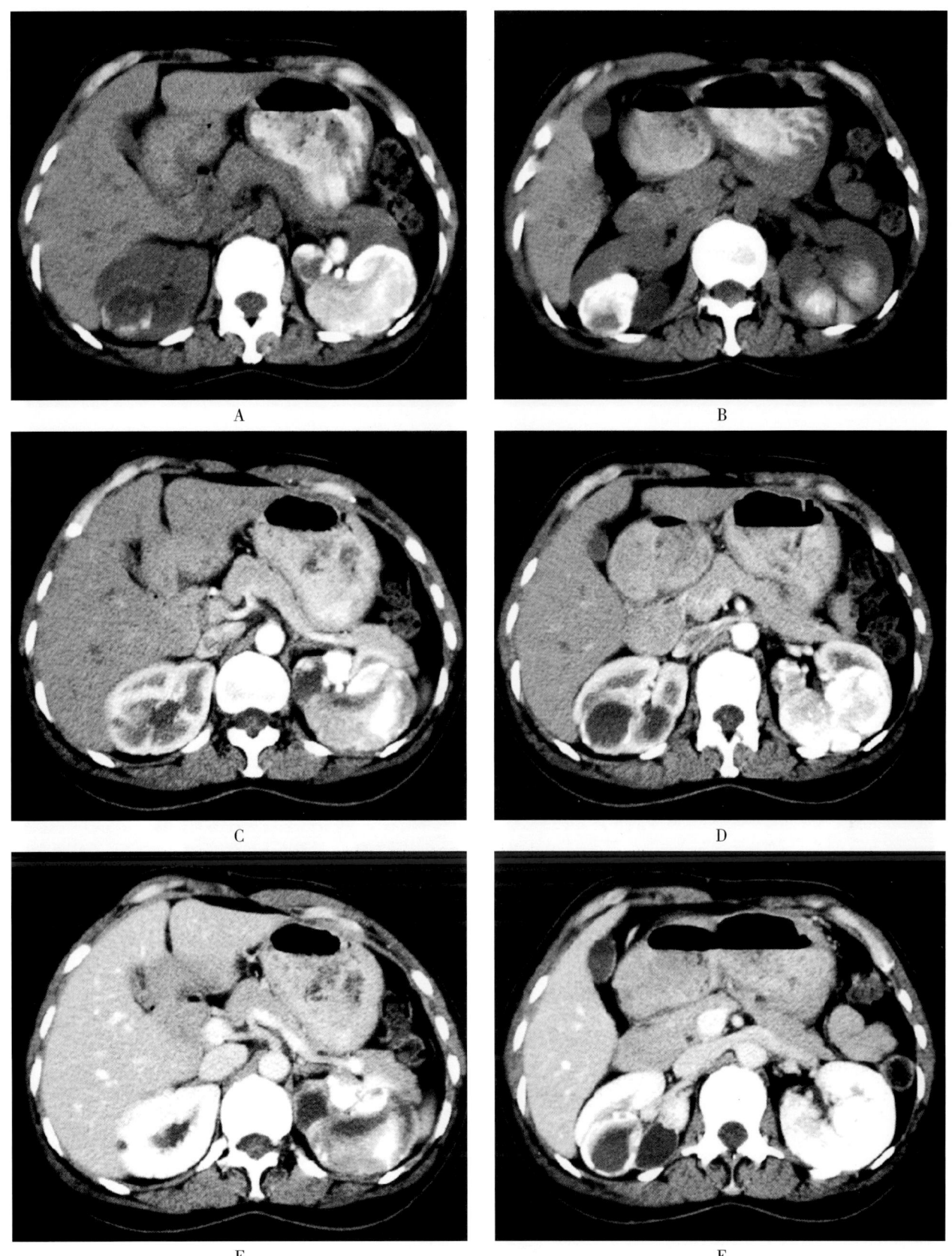

图3-55 双侧肾结核

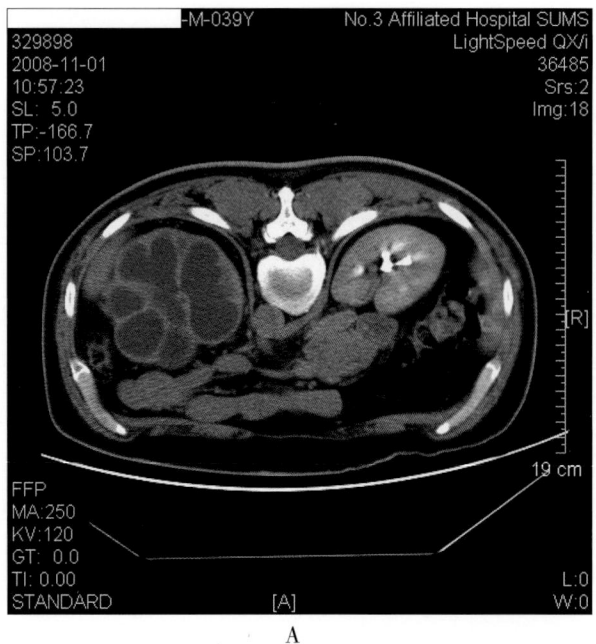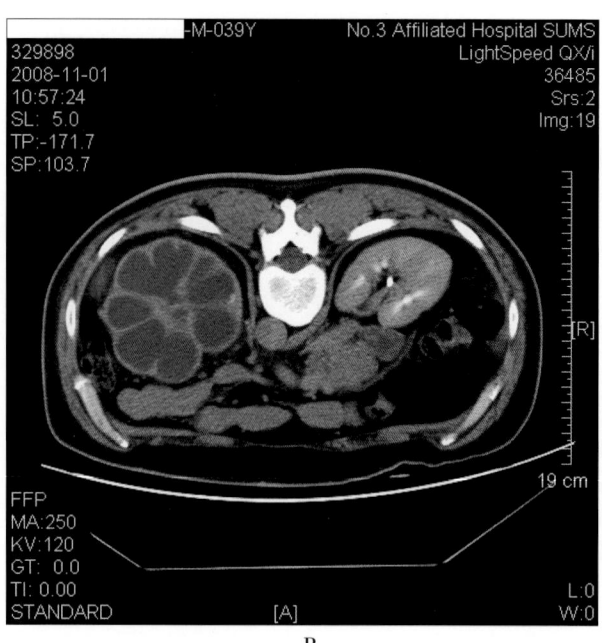

图3-56 肾结核，肾盏呈调色碟或花瓣样改变

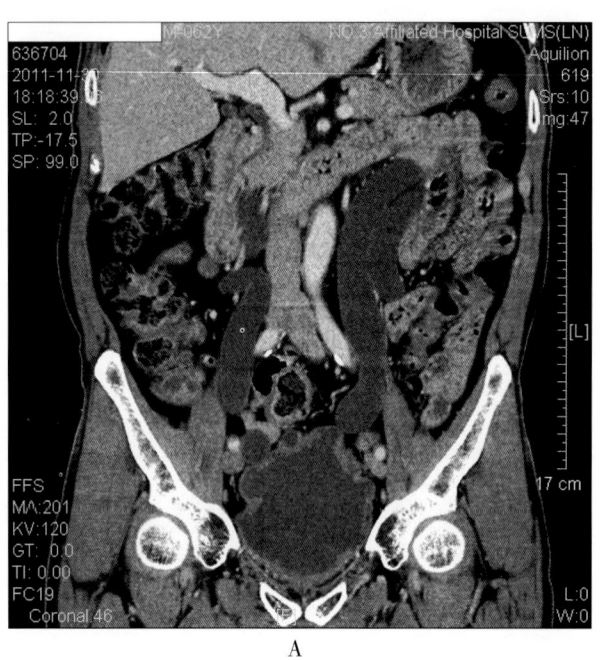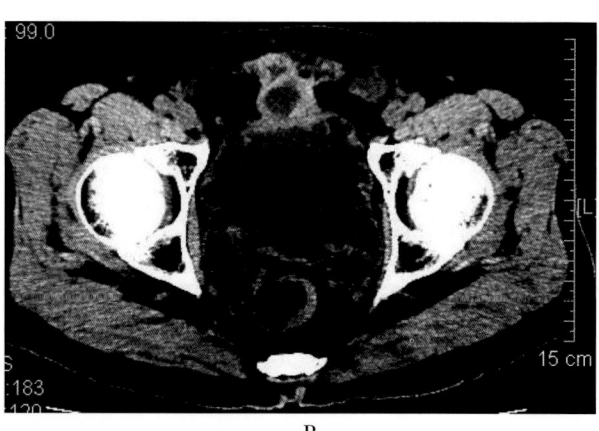

图3-57 输尿管膀胱壁内段狭窄，全程输尿管扩张，右图可见膀胱结核

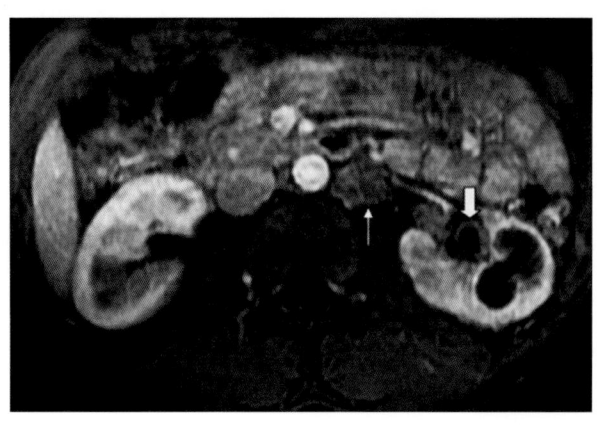

图3-58 左肾形态失常，实质内多发空洞，空洞交通相连，伴局限性肾盏扩张，扩张的肾盂黏膜增厚（右侧箭头），伴主动脉旁淋巴结肿大坏死（左侧箭头）

（摘自MERCHANT S, BHARATI A, MERCHANT N. Tuberculosis of the genitourinary system–Urinary tract tuberculosis: Renal tuberculosis–Part II [J].Indian J Radiol Imaging, 2013, 23（1）: 64–77.）

起病变以上输尿管扩张，肾积水和肾功能减退。输尿管肿瘤的特点是患者多以无痛性血尿就诊；排泄性及逆行性尿路造影显示输尿管病变处有充盈缺损，病变以上输尿管扩张，其黏膜光滑，不像输尿管结核那样病变范围广泛，呈虫蚀状、串珠状改变。输尿管可因积水而呈S样改变，但无僵直的表现；尿液中脱落细胞检查可阳性。

（2）输尿管炎性狭窄：由非特异性感染引起，多继发于肾盂肾炎、膀胱炎，排泄性和逆行性尿路造影显示输尿管炎症部位局限性狭窄，狭窄部位以上输尿管扩张、肾积水，应加以鉴别。但肾盂、肾盏无破坏性改变；尿液细菌培养阳性而结核分枝杆菌培养阴性。膀胱镜检查膀胱黏膜有水肿、充血，但无结核结节、肉芽创面和溃疡。其临床表现为输尿管炎特点由于输尿管蠕动而发生阵发性绞痛。而输尿管结核以尿频、尿急、尿痛为主要临床表现，两者有区别。

（3）输尿管周围炎：输尿管周围炎病因不明。其病变发生为腹膜后纤维组织增生，增生的组织包绕一侧或双侧输尿管。常见于输尿管肾盂交界处和髂血管分叉处。但也可以累及盆腔以上输尿管甚至肾脏，由于纤维组织包绕输尿管导致输尿管狭窄、输尿管僵直、肾积水，两者需加以鉴别。输尿管周围炎少见，较少有尿频、尿急、尿痛，排泄性及逆行性尿路造影显示输尿管向中线移位，管腔变细，但输尿管管腔光滑，无虫蚀状及串珠状改变，肾内无破坏病灶；膀胱镜检查膀胱黏膜无结核结节肉芽创面和溃疡；尿液检查脓细胞少见无米汤样脓尿。

3. 膀胱结核的鉴别要点

（1）膀胱癌：CT下为膀胱壁突向腔内的结节，呈分叶状或菜花状软组织肿块，大小不等，表面可有点状钙化，常位于侧壁及三角区。

（2）间质性膀胱炎：排泄性尿路造影一般无异常；CT影像结果表现为膀胱壁不规则增厚。病变轻者，膀胱壁不规则增厚仅累及膀胱两侧；病变重者，膀胱壁全部受累及肾盂、输尿管扩张积水，膀胱两侧及前壁明显增厚。CT增强扫描增厚的膀胱壁呈轻到中度强化。

（四）检查手段的选择

（1）IVP、CTU及MRU水成像是泌尿系统结核诊断的常用方法，其中IVP为首选，可同时显示膀胱及上尿路改变。膀胱造影能清晰地显示膀胱的形态改变，亦可用于发现有无膀胱内增生物，具有重要的临床诊断价值。

（2）静脉尿路造影（IVP）可以了解分侧肾功能、病变程度与范围，对肾结核治疗方案的选择必不可少。

（3）B超作为排除其他疾病的初步手段，有一定价值。

八、肾包虫病

肾包虫病（renal hydatid disease）是农牧区常见的寄生虫病。青壮年多发，男性多于女性，右肾多于左肾。早期无明显不适，多由体检时被发现。肾包虫病的诊断包括流行病学诊断，临床诊断和病原体诊断。流行病学诊断应仔细询问是否来自牧区，有无犬羊接触史。临床诊断包括临床表现、实验室检查、影像学检查。该病发病早期无任何临床表现，随着包虫的逐渐增大肾包膜紧张，肾实质受压、破裂、感染，可出现一系列症状体征。如患侧肾区不适、上腹部包块、高血压、发热、休克等。实验室特异性检查为包虫三项试验。尿液检查一般无变化，当肾包虫破入肾盂时才出现异常。B超检查诊断率高，典型肾包虫的B超图像为圆形或椭圆形，边界清晰，包膜较厚，内为分隔状的液性暗区。CT对发现隐匿病灶，鉴别多子囊病灶、囊壁细小钙化、破裂感染等情况具有优越性。肾包虫的典型CT表现为圆形或类圆形低密度病灶。病灶边缘光滑清晰，囊内密度均匀一致。增强后囊壁稍有强化，囊内无强化（图3-59，图3-60）。

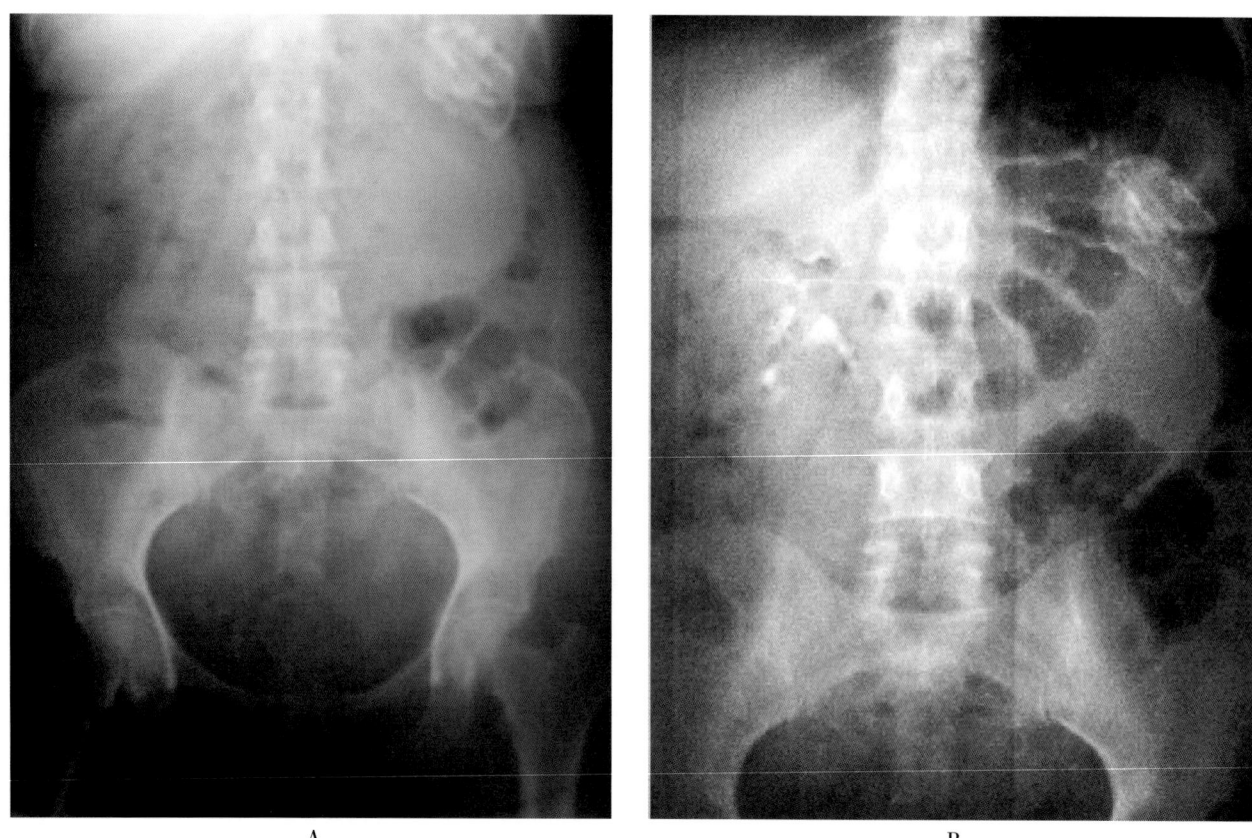

图3-59 A. 平片提示左肾区曲线形钙化，B. IVP提示左肾不显影

（摘自MOKHTAR A A, SAYYAH A A, Al-HINDI H, et al. Isolated renal hydatid disease in a non-endemic country: a single centre experience [J]. Can Urol Assoc J, 2012, 6（6）: E224-229.）

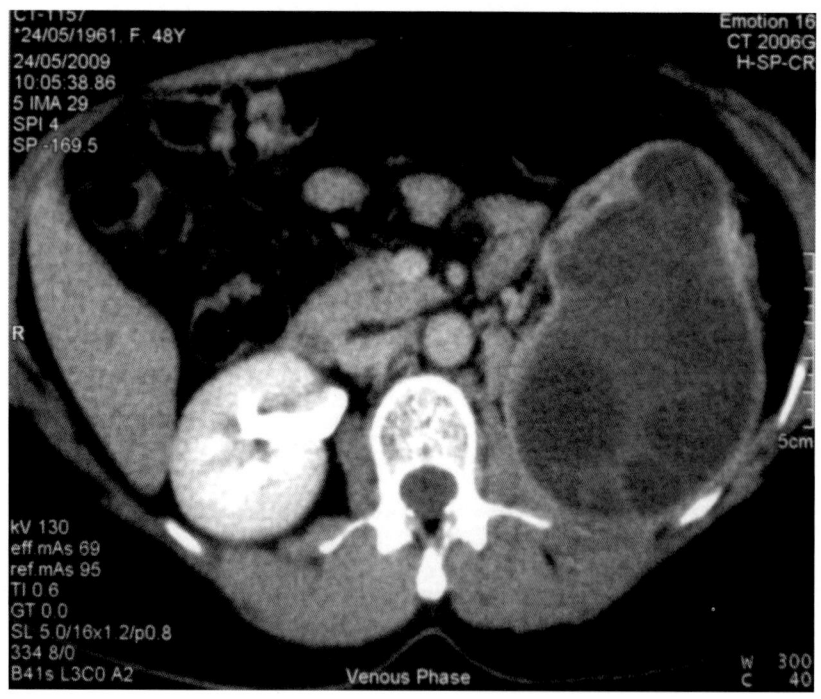

图3-60 CT提示左肾巨大包虫囊肿

（摘自MOKHTAR A A, SAYYAH A A, AL-HINDI H, et al. Isolated renal hydatid disease in a non-endemic country: a single centre experience [J]. Can Urol Assoc J, 2012, 6（6）: E224-229.）

第四节　肾脏囊性疾病

一、单纯性肾囊肿

（一）临床特点

单纯性肾囊肿（renal cyst）非常常见，具有如下临床特点：①病因不清，大多数为成年人，随着年龄的增长，发病率逐渐上升，50岁以上人群中约50%有一个或者多个单纯性肾囊肿，70岁以上患病率高达90%。儿童少见，所以如果发现儿童有肾囊肿，要认真检查，仔细鉴别是良性囊肿或囊性肾母细胞瘤。②病理学上，单纯性肾囊肿的囊壁薄而透明，内含淡黄色清亮液体，如有过炎症，囊壁可增厚、纤维化甚至钙化。囊肿与肾盂不相通，壁内衬以单层扁平上皮细胞。③临床表现，一般没有症状，偶有腰部胀痛或酸痛及血尿，若囊肿严重压迫邻近血管，可引起肾局部缺血和肾素升高而发生高血压。④较小的单纯性肾囊肿无需处理，直径>5cm的单纯肾囊肿、增大迅速的囊肿，或是可疑恶变的囊肿，应考虑手术治疗。

（二）影像学表现

1. X线表现

KUB+IVP对较小肾囊肿的诊断价值不大。较大囊肿使肾轮廓发生改变时，KUB可见肾外形局部扩大，呈圆形或椭圆形。囊肿壁发生钙化表现为肿块边缘处有弧形条状钙化影。IVP难以发现小囊肿，但当囊肿位置较深且较大时，可使相邻肾盏、肾盂明显变长、缩短、扩大或压扁等，但不造成肾盂肾盏破坏（图3-61）。

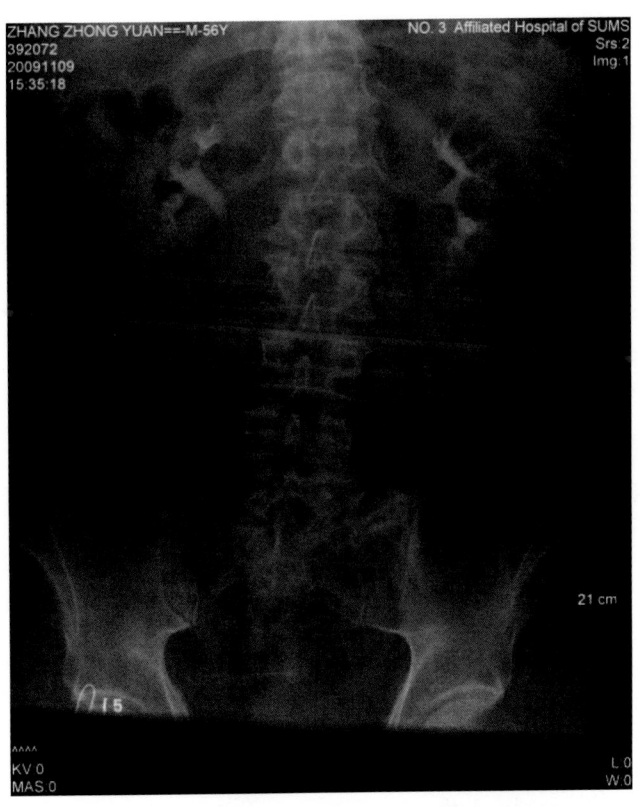

图3-61　左肾囊肿，左肾下盏、中盏变形拉长

2. B超表现

特点：①囊内呈光滑圆形的无回声区；②后壁回声增强；③囊肿的壁薄而光滑呈强回声反射的弧形影（图3-62）。

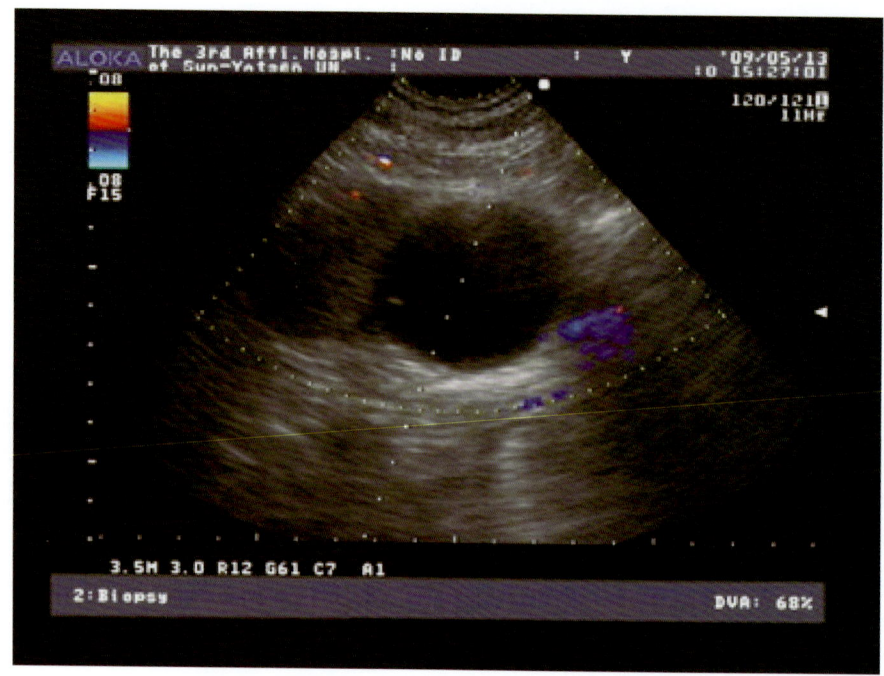

图3-62 肾囊肿，圆形无回声区，后壁回声增强

3. CT表现

特点：①卵圆形或圆形；②密度均匀，多为水样密度，CT值0～15HU；③壁薄；④与周围正常肾组织分界清楚；⑤增强后无强化（图3-63）。

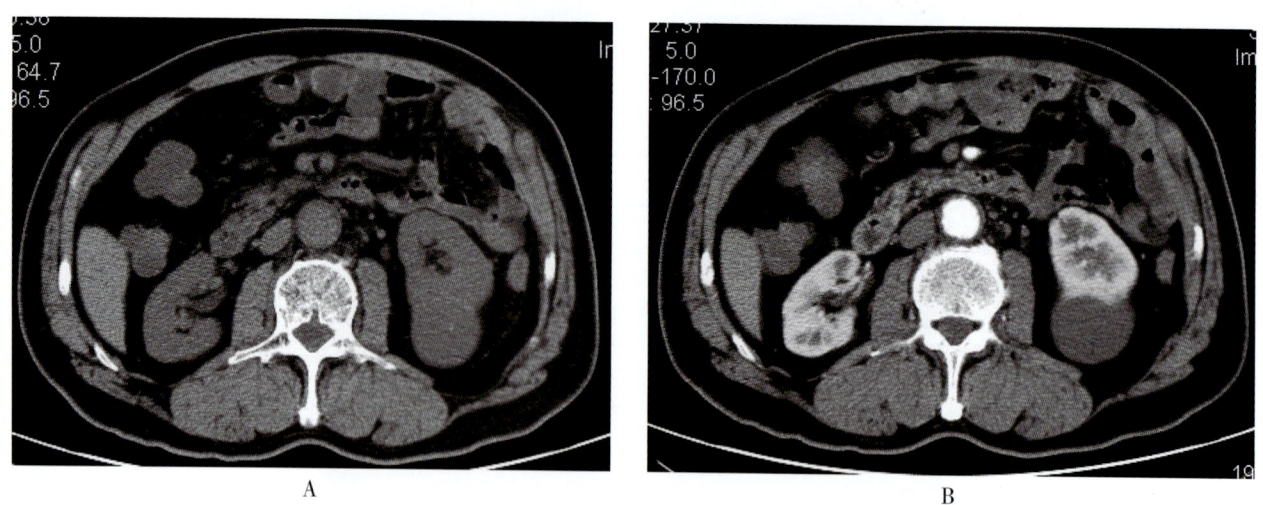

图3-63 左肾囊肿，平扫时为圆形突出肾外的密度均匀的肿物，壁薄，增强后不强化

4. MRI表现

特点：①圆形；②密度均匀，T1加权图像中表现为低信号，T2加权图像中表现为高信号；③壁薄；④与周围正常肾组织分界清楚；⑤增强后无强化（图3-64）。

（三）影像学鉴别诊断

（1）囊性肾癌：主要观察囊壁，囊性肾癌的壁不均匀，有较厚而不规则的实性部分，且增强后囊壁有强化。而肾囊肿壁薄，常常难以显示。

（2）复杂性肾囊肿：囊肿内常常有强化的隔伸入，将囊分成数房，与单纯性肾囊肿相鉴别，但伸入的隔常常为均匀一致的，与囊性肾癌的壁厚薄不均不同。

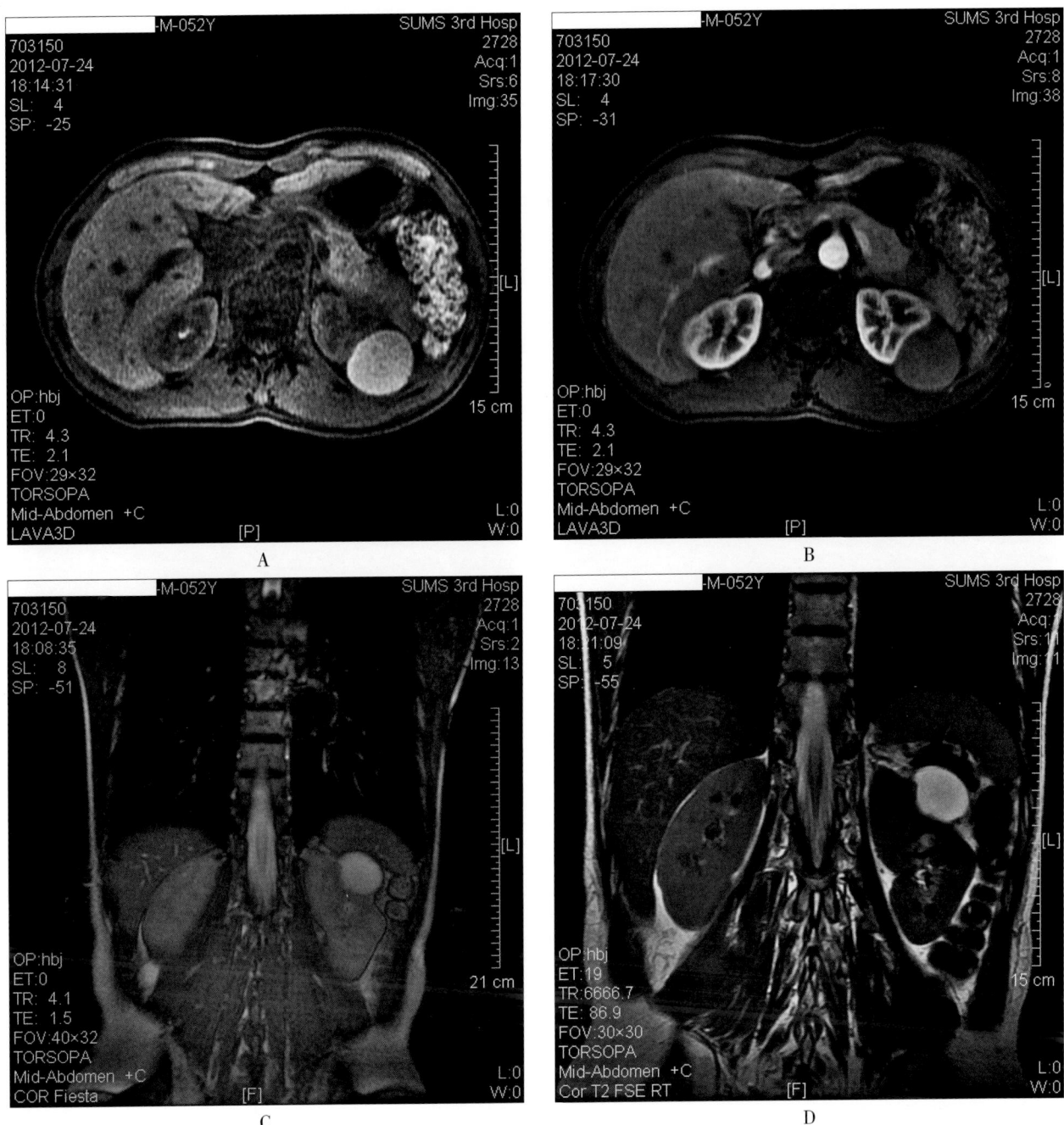

图3-64 左肾中上部一类圆形异常信号影，T1WI呈稍高信号，T2WI呈高、低混杂信号，DWI呈高信号，边界清楚，病灶突出肾包膜，大小约45mm×48mm，增强扫描病灶未见明显强化。诊断为左肾中上部囊肿合并出血

二、多房性肾囊肿

（一）临床特点

多房性肾囊肿（renal multilocular cyst）是新生儿最常见的腹部肿物之一，多为单侧，无性别差异。患肾被大小不一、数目不同的不规则分叶状囊肿所替代，失去正常形态。多房性肾囊肿常伴随输尿管闭锁。大体观不见肾脏的正常实质，镜下囊肿被覆立方上皮，囊肿之间的组织为小而圆的初级细胞至长而成熟的成纤维细胞，偶见平滑肌细胞，也可见胚胎性肾组织，如肾小球、肾小管。肾小球与肾小管呈初级形态，间质为疏松组织或致密胶原纤维。腹部肿物为本病的最常见症状，透光试验阳性。若病变累及双侧则肾功能严重受损，预后不佳。单侧病变以肾切除为主，双侧病变尚无良好的治疗方案。

（二）影像学表现

1. X线表现

KUB软组织密度占位，成人可见钙化，IVP患肾不显影。

2. B超表现

患侧无法探及正常肾脏回声，可见大小不一的分叶状多发囊性结构，形态不规则，边缘凹凸不平，无包膜，切面呈蜂窝状，内囊性无回声区大小不一，互不相通。对侧肾脏形态、结构往往正常。

3. CT表现

CT中可清晰显示有厚壁间隔的多发囊肿，壁钙化常见，通常患侧不见肾动脉显示（图3-65）。

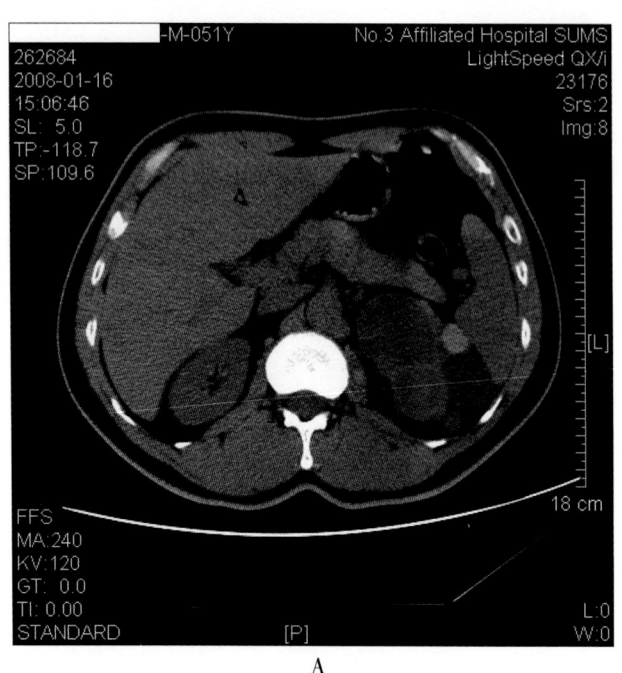 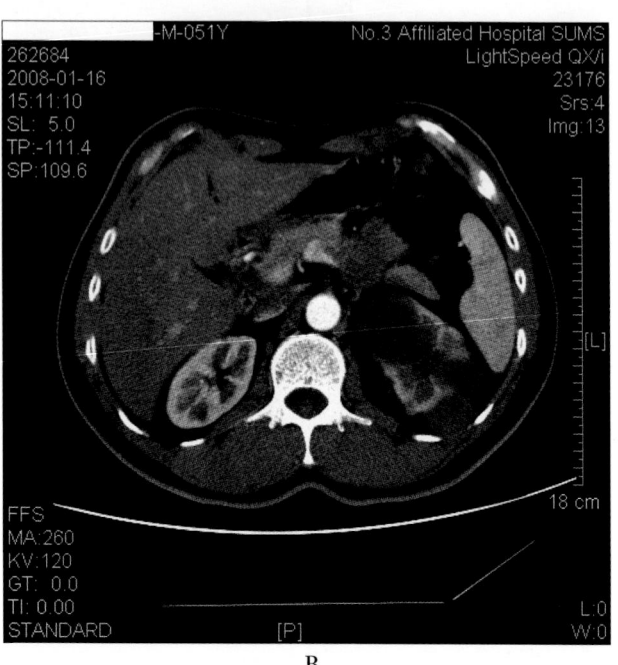

图3-65 左侧多发性肾囊肿CT表现：左肾增大，形态异常，表面凹凸不平。左肾实质内可见多个不规则囊状稍低密度影，边界欠清，大小不一，最大者位于上极，大小为50多个不规则囊状，密度尚均匀，CT值30～35HU，增强扫描未见明显强化

三、多囊肾

（一）临床特点

多囊肾（polycystic kidney disease）是肾囊性疾病中最常见的一种，属遗传性疾病，可分为常染色体显性遗传多囊肾和常染色体隐性遗传多囊肾。常染色体隐性遗传多囊肾并不多见，患者多在出生后不久死亡。常染色体显性遗传多囊肾又称为成人型多囊肾，通常为双侧，多在成年后发病。病理学方面，大体观，肾脏布满大小不等、层次不一的囊肿，囊内液体因囊肿来源，囊内有无出血、感染等有所不同，大多数囊肿之间仍可见正常的肾实质，镜下可见少量肾实质，以及继发萎缩硬化的肾小球、肾小管，囊壁为低立方上皮细胞构成。成人型多囊肾主要临床表现为肾区疼痛不适，腹部肿块，以及肾功能损坏等，常伴有肝、胰、脾、肺等多器官囊肿以及心脑血管先天畸形。对于早期的多囊肾以对症支持治疗为主，如肾囊肿去顶、饮食限制等，晚期患者需血透，以及肾移植。

（二）影像学表现

1. X线表现

KUB可见肾影增大，并发感染时可见肾周及腰大肌影模糊等，并发结石可见结石影。IVP不见正常的肾盂、肾盏形态，肾盂、肾盏被囊肿压迫变性，呈现"蟹爪状"。肾盏扁平，盏颈狭长，肾功能受损时可见排泄延迟或肾盂不显,为避免诱发感染通常不行逆行性尿路造影。

2. B超表现

B超可见患肾增大,肾脏布满液性暗区,早期囊肿太小,可见多发小回声复合体布满肾脏(图3-66)。

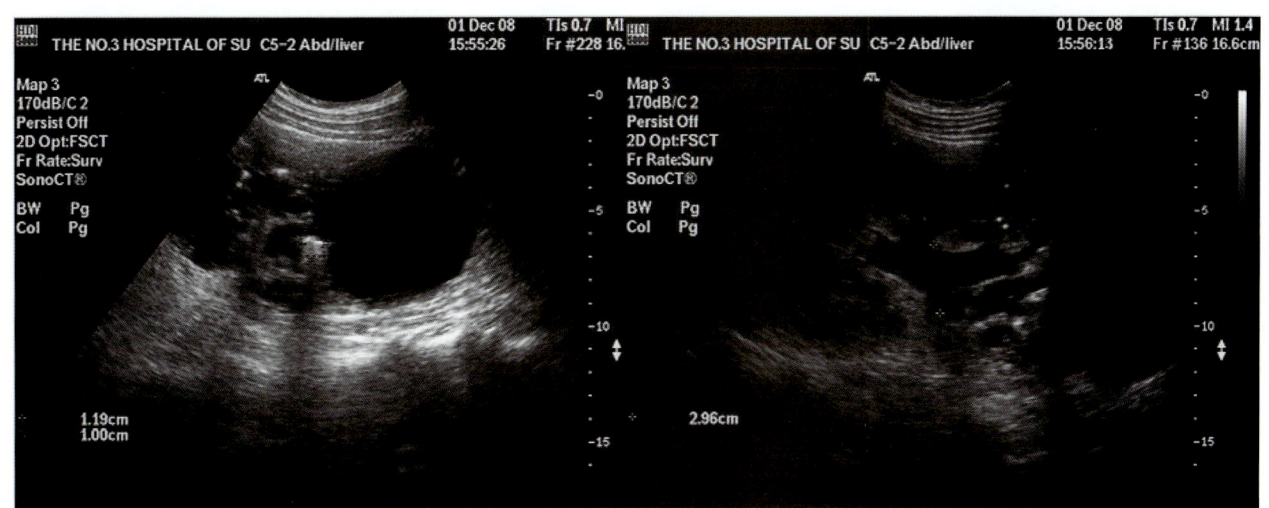

图3-66 多囊肾,超声见双肾增大,形态失常,肾内正常结构消失,肾区见多个大小不等的无回声区,彼此不相连通

3. CT表现

CT显示双肾增大,呈"开花样"改变。肾脏布满大小不同的囊肿,偶可见囊内高密度区提示囊内出血,同时可发现肝、脾、胰等器官伴发囊肿(图3-67)。

4. MRI表现

双肾增大,布满囊肿,囊肿与单纯性肾囊肿表现相似,T1加权图像中表现为低信号,T2加权图像中表现为高信号(图3-68)。

(三)影像学鉴别诊断

囊性肾癌:主要观察囊壁,囊性肾癌的壁不均匀,有较厚而不规则的实性部分,且增强后囊壁有强化。而肾囊肿壁薄,常常难以显示。

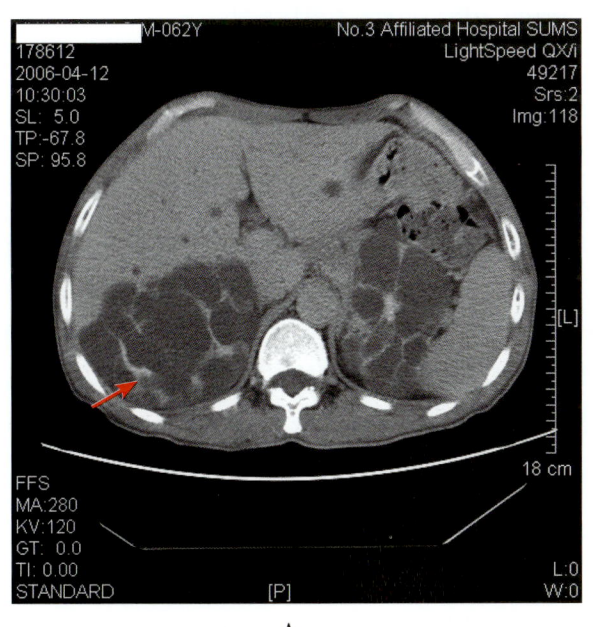

A

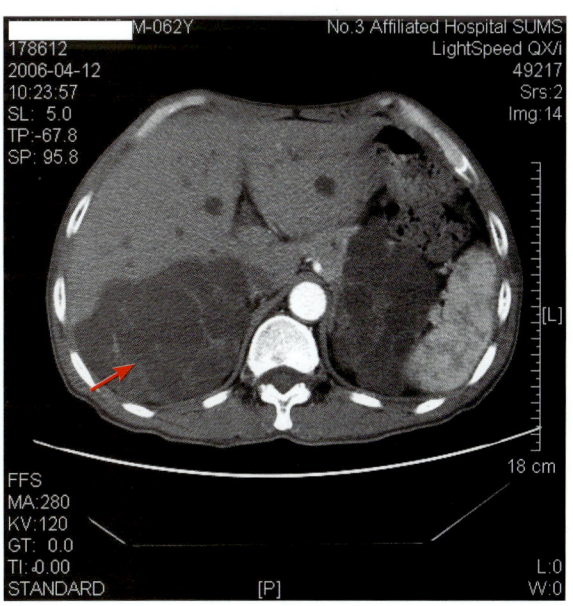

B

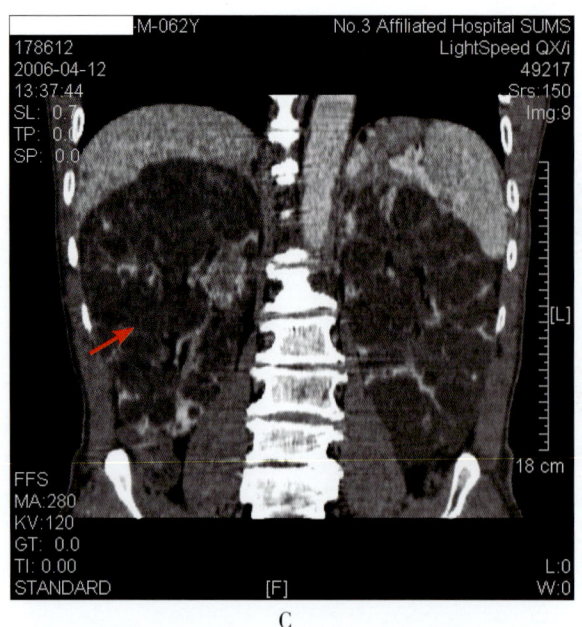 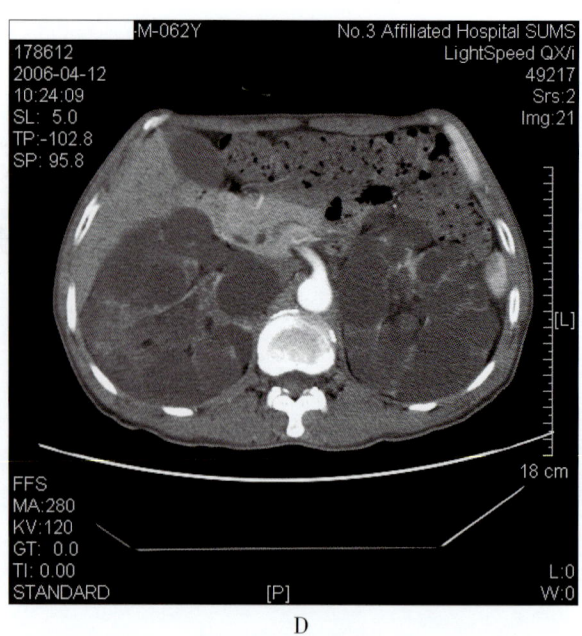

图3-67　多囊肾合并肝多发性小囊肿：双肾体积明显增大，双肾可见多个大小不等的囊性低密度影，间杂少许肾实质，肾盂肾、盏受压拉长，增强后，囊性病灶未见强化。肝可见多发小囊性低密度影

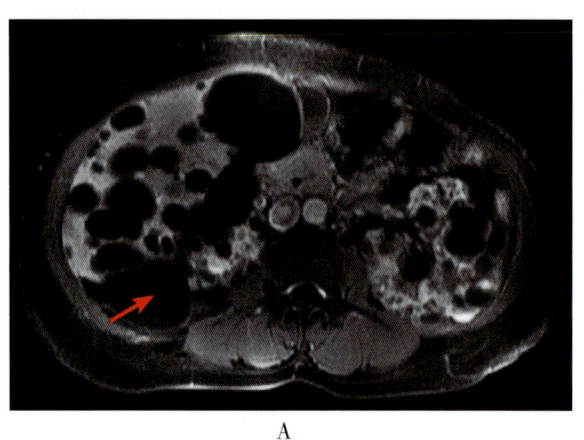 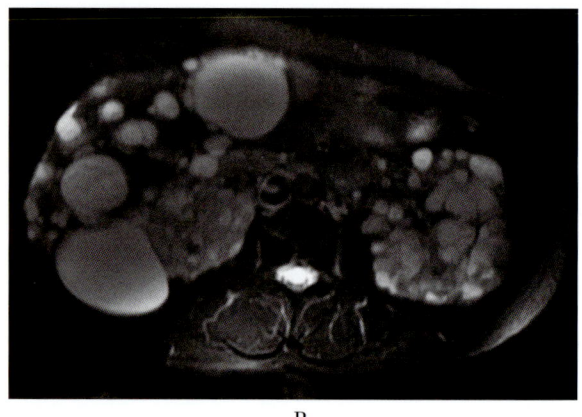

图3-68　多囊肾合并肝多发性小囊肿的MRI，左图T1加权，右图T2加权

四、髓质海绵肾

（一）临床特点

髓质海绵肾（medullary sponge kidney）是肾囊性疾病中最常见的一种，属遗传性疾病，可分为常染色体显性遗传先天性、良性肾髓质囊性疾病，多在20岁以后发病，临床少见。病理表现为远端集合管扩张，形成小囊和囊腔，囊内尿液淤滞可并发结石、感染等，扩展的囊腔近端与正常的集合管相连，远端与肾乳头内小管相连。病变多累及双侧，病变较轻可无临床症状，病变较重可继发泌尿系感染、结石、血尿等。本病本身不引起肾功能损坏，但10%的患者应会继发肾结石、反复泌尿系感染终至尿毒症。病变较轻，无症状者，可无需治疗，对于出现结石、反复严重泌尿系感染者应予以外科干预。

（二）影像学表现

1. X线表现

KUB表现为患肾增大或正常，多见不同数目的肾内小结石，位于近肾小盏的锥体乳头区，呈簇状、密丛状、放射状或多数性粟粒状排列，砂粒大小至10mm大小，个别结石可破入肾盂、肾盏内。IVP可显示对比剂在肾锥体扩张的小管内形成扇形、刷子状、条纹状、花束状、葡萄串状阴影，肾小盏可增宽，小盏杯口可扩大突出，大剂量静脉尿路造影更能清楚显示上述特点。逆行性尿路造影意义不大（图3-69）。

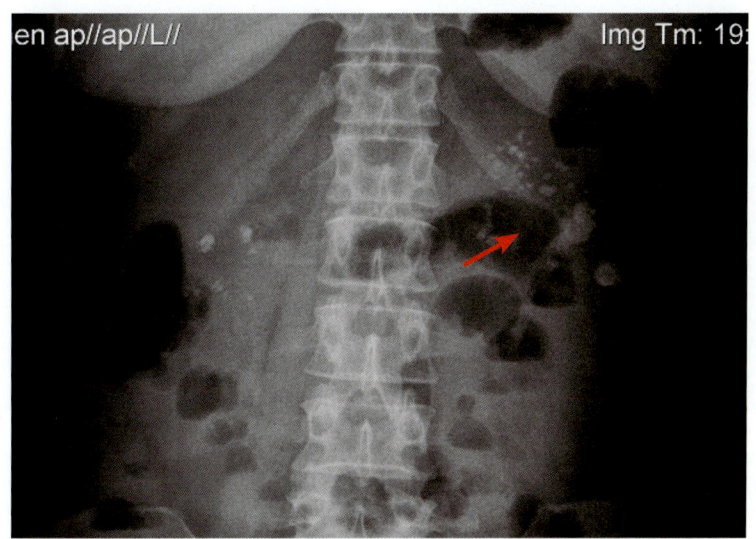

图3-69　KUB示多发性肾内小结石，呈簇状、放射状排列

2. B超表现

B超的特征性表现是围绕肾髓质呈放射状、簇状分布的小无回声区和强回声光点，后方伴有声影。小无回声区代表锥体内扩张的集合管，强回声光点，后方伴有声影为囊肿内结石所致（图3-70）。

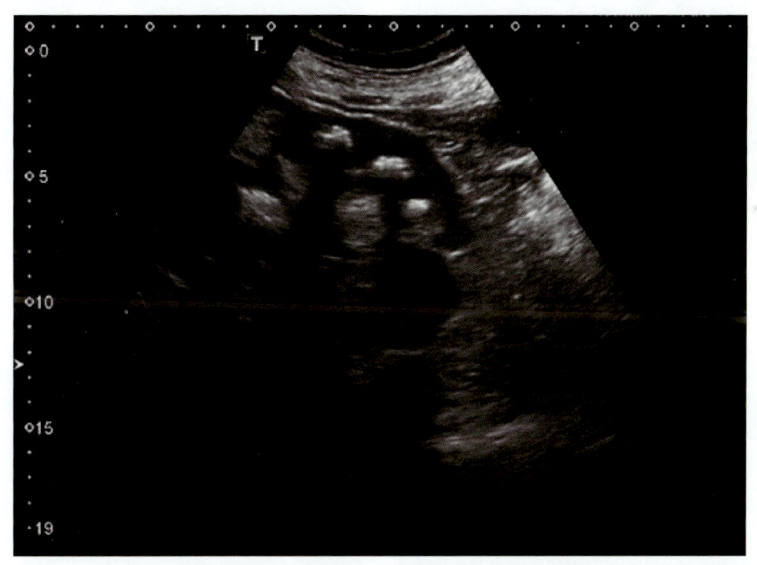

图3-70　B超提示肾皮髓质交界处呈放射状小无回声区和强回声光点，后方伴有声影

3. CT表现

CT平扫可见双侧肾正常或肾锥体内多发斑点状小结石，呈散在的小点状或簇集成团，增强扫描后可见扩张的集合管内对比剂聚集，扩张的集合管呈条纹状、刷子状改变（图3-71，图3-72）。

4. MRI表现

肾髓质集合管扩张囊变，在MRI上表现为点状、条管状及多发小囊状的长T1、长T2信号。

（三）影像学鉴别诊断

肾钙盐沉着：钙盐沉着较海绵肾广泛，不伴随集合管的囊状扩张。

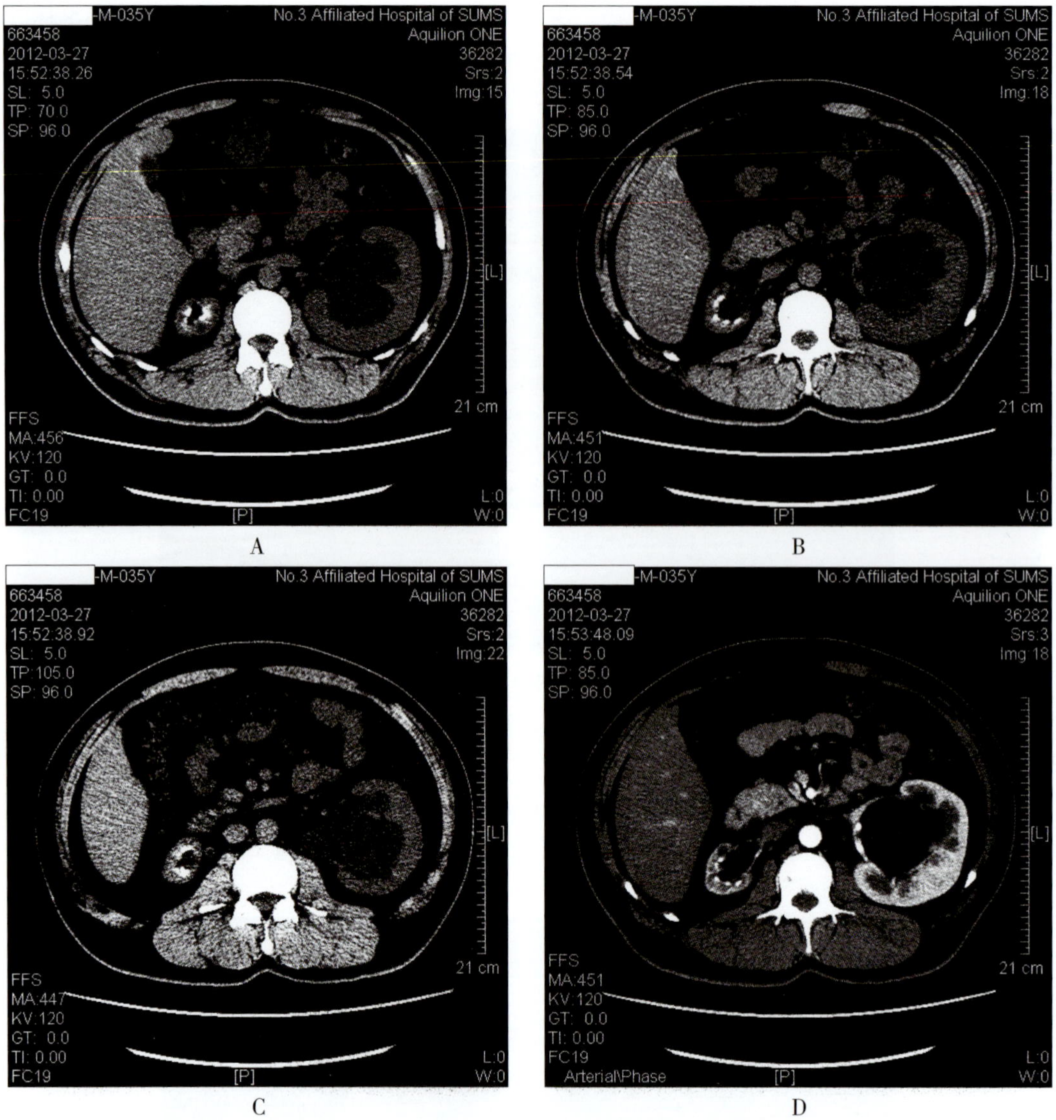

图3-71 右侧髓质海绵肾。右肾体积明显缩小，右肾髓质见多发小点状高密度影，肾实质内见多发小类圆形囊状低密度影，边界清楚，无强化，最大者直径约9mm；增强扫描肾皮质强化程度正常，皮髓质分界欠清晰

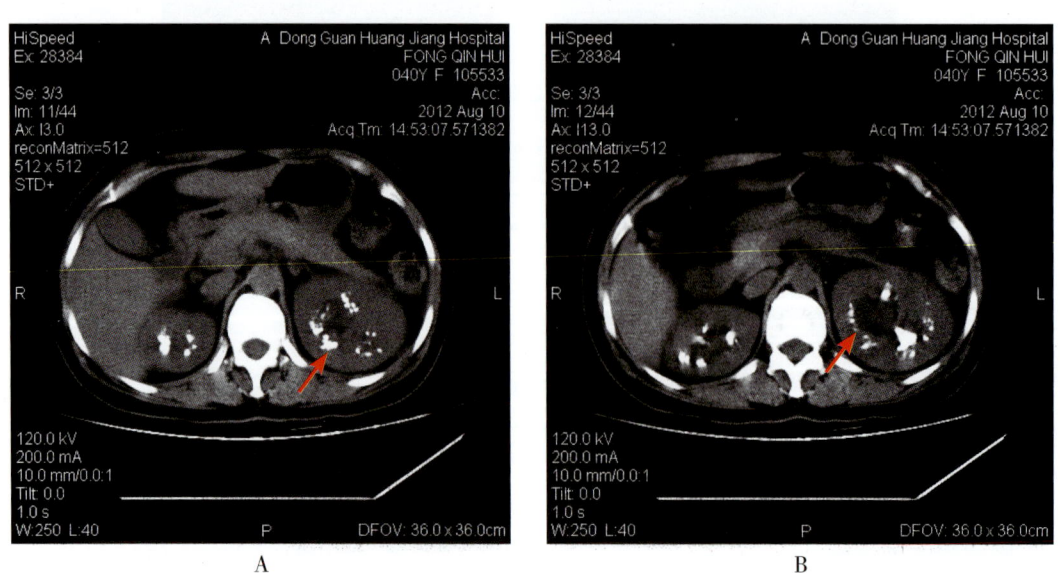

图3-72 双侧髓质海绵肾，可见双肾髓质见多发小点状高密度影，位于近肾小盏的锥体乳头区，砂粒大小至10mm大小

五、肾盂旁囊肿

（一）临床特点

肾盂旁囊肿（parapelvic cyst）为一种非遗传性肾囊性病变，发病机制和病理结构与单纯性肾囊肿相同，可由先天发育异常或后天性肾内梗阻形成。肾盂旁囊肿任何年龄均可发病，发病率相对较低，通常为单发和单侧发生，但也有多发和双侧发生。肾盂旁囊肿发展缓慢，早期临床无特殊症状，患者多在中年以后出现症状，临床表现与囊肿压迫肾集合系统或肾蒂血管有关，表现为腰痛、血尿或并发结石，亦可出现泌尿系感染、肾血管性高血压及肾功能衰竭。对于无症状的肾盂旁囊肿以定期随访为主，当肾盂旁囊肿压迫肾盂引起相关临床症状，需予囊肿去顶等外科手术干预。

（二）影像学表现

1. X线表现

KUB诊断意义不大，IVP可见患侧肾盂积水扩张，肾盂占位，肾盂输尿管连接部位梗阻常见，或可见肾盂、肾盏被囊肿挤压变形，有时见一细管影。

2. B超表现

B超的典型影像表现为囊肿边缘规整、边界清晰、囊壁薄而光滑、囊内无回声、囊液透声性好、后方回声增强，囊肿为球状体或卵圆状，位于肾蒂处，可有肾盂压迹（图3-73）。

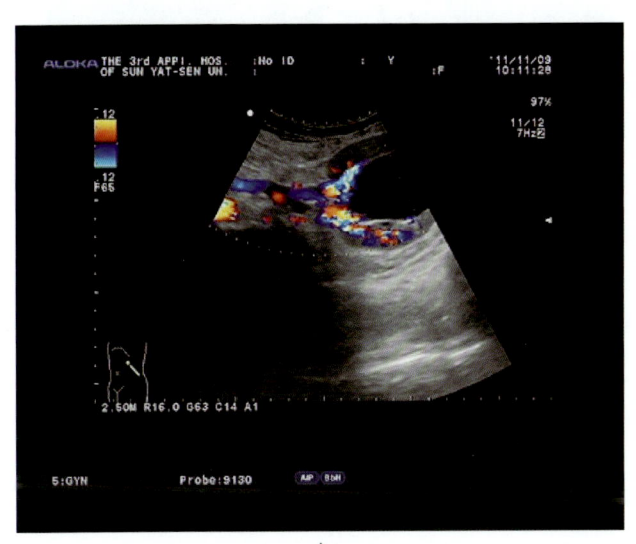 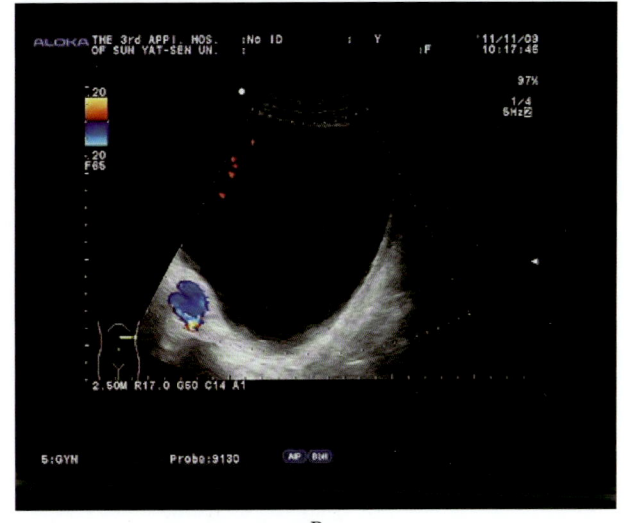

A   B

图3-73　左侧肾盂旁囊肿B超表现：双肾大小正常，形态正常，轮廓清晰。右肾内未见明显实性回声团及液性暗区。左肾见一个类圆形无回声区，大小：55mm×37mm，位于肾窦旁，边界清楚，壁薄光滑，后壁回声增强，囊内呈均匀无回声

3. CT表现

CT检查在形态学上与B超相似，可显示为位于肾门处而非肾皮质区域的囊肿，CTU显示囊肿与集合系统不相通，肾盂输尿管连接部常见梗阻，患肾常见积水，肾窦扩张（图3-74，图3-75）。

4. MRI表现

MRI可见肾门处囊性占位，MR尿路成像（MRU）显示肾盂、肾盏受压，肾盂输尿管连接处梗阻常见，囊肿在MRI上T1加权图像中表现为低信号，T2加权图像中表现为高信号。

（三）影像学鉴别诊断

（1）肾盂输尿管连接部梗阻：CT检查无肾盂旁占位，可显示异位血管等外源性压迫。

（2）肾错构瘤：肾门部的肾错构瘤临床表现与IVP和肾盂旁囊肿相似，但B超下肾错构瘤呈强回声，CT可显示负HU值的脂肪密度。

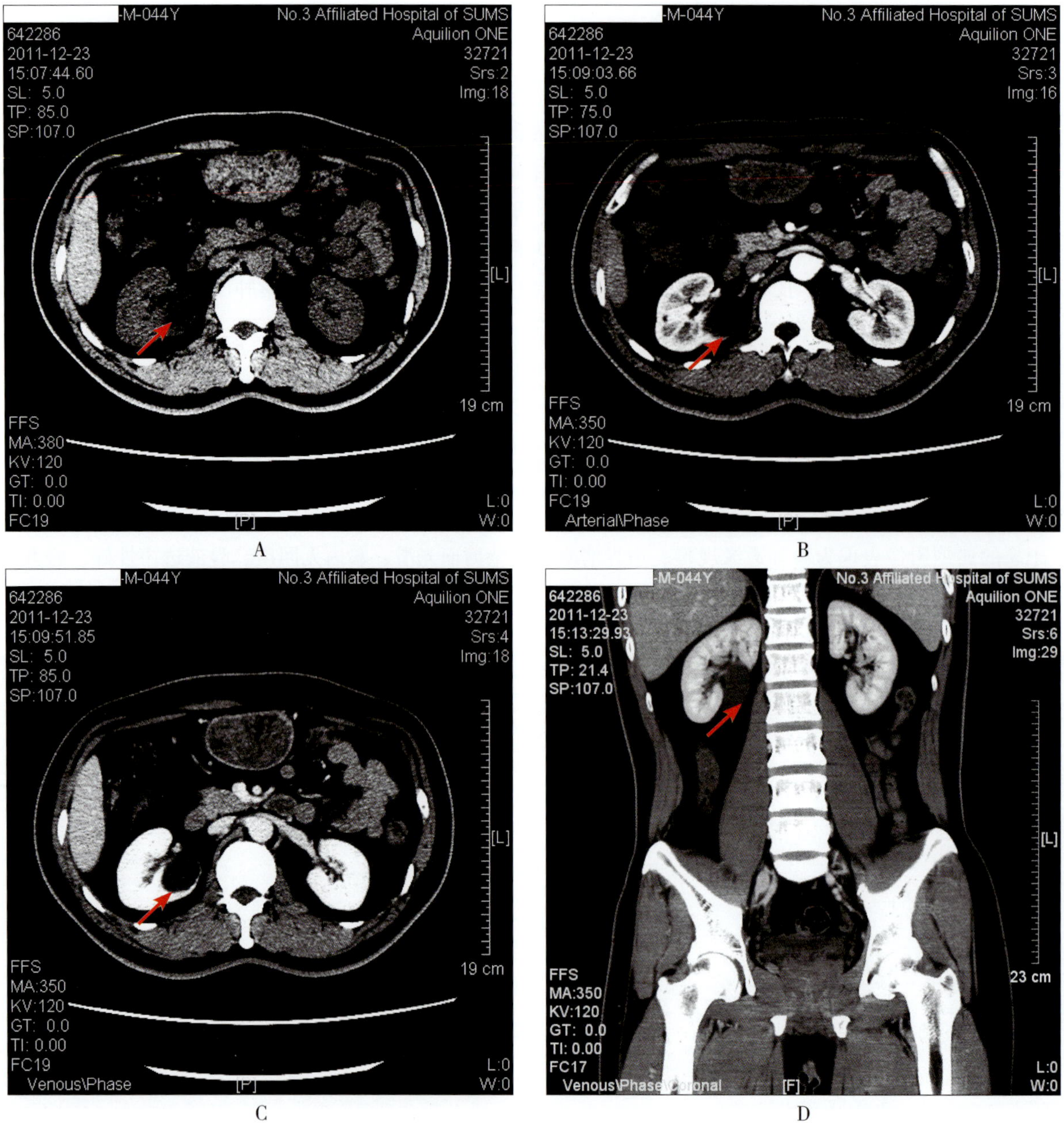

图3-74　右侧肾盂旁囊肿：右肾盂旁可见类圆形低密度影，边缘尚清，其内密度均匀，大小约42mm×35mm，增强扫描病灶未见强化

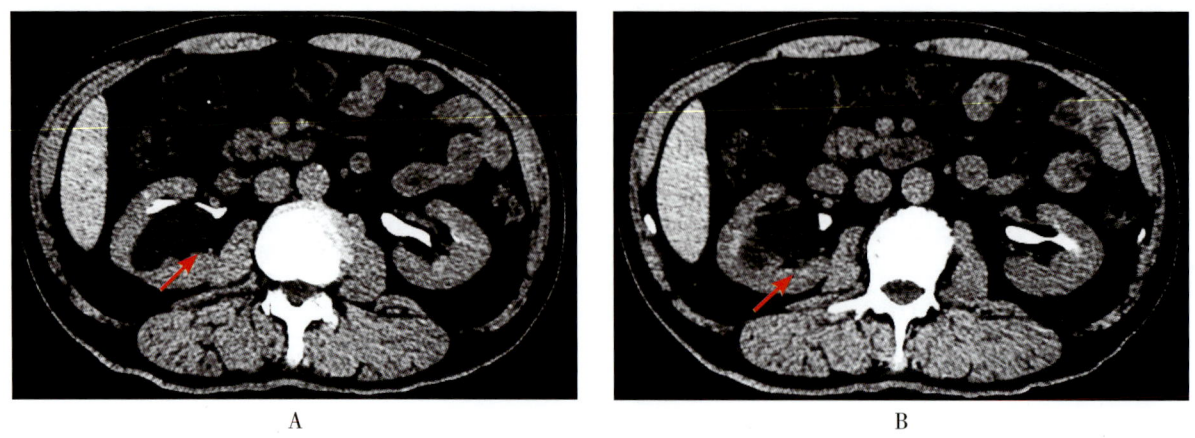

图3-75　右侧肾盂旁囊肿，排泄期，可清晰显示肾盂位置，右侧肾盂旁类圆形低密度影，边缘清楚，病灶内未见强化

六、肾盏憩室

（一）临床特点

肾盏憩室（calyceal diverticulum）是位于肾实质内的囊性病变，囊壁被覆与肾盂相似的移行上皮，没有收缩及分泌功能，与肾盂、肾盏之间相通。整个集合系统从肾盂至穹隆部均可见肾盏憩室，最常见于肾脏上下极的肾盏穹隆部。肾盏憩室并发憩室内结石并不少见，因憩室颈部较窄，结石常难以通过。单纯性肾盏憩室多无明显症状，憩室较大或并发结石、感染时可以出现腰痛、血尿、发热、尿频、尿急、尿痛等症状。对于合并结石、感染或有临床症状的肾盏憩室患者建议手术治疗，目前多采用微创外科治疗，主要包括体外冲击波碎石、经皮肾镜技术、经皮肾造瘘、球囊扩张术、逆行输尿管软镜碎石及腹腔镜下手术等。

（二）影像学表现

1. X线表现

KUB可见肾盏憩室内的结石影，IVP显示憩室或结石位于肾盏周围肾实质内即可诊断，疑有憩室者可加摄斜位片及侧位片，尽可能显示肾盏憩室的中间管道，常常由于通道较短或憩室与肾盏距离较近而使得肾盏憩室的中间细管显示率不高。延迟摄片可发现其显影顺序依次为相邻肾盏、中间细管、憩室，之后憩室内的对比剂密度逐渐增高（图3-76，图3-77）。

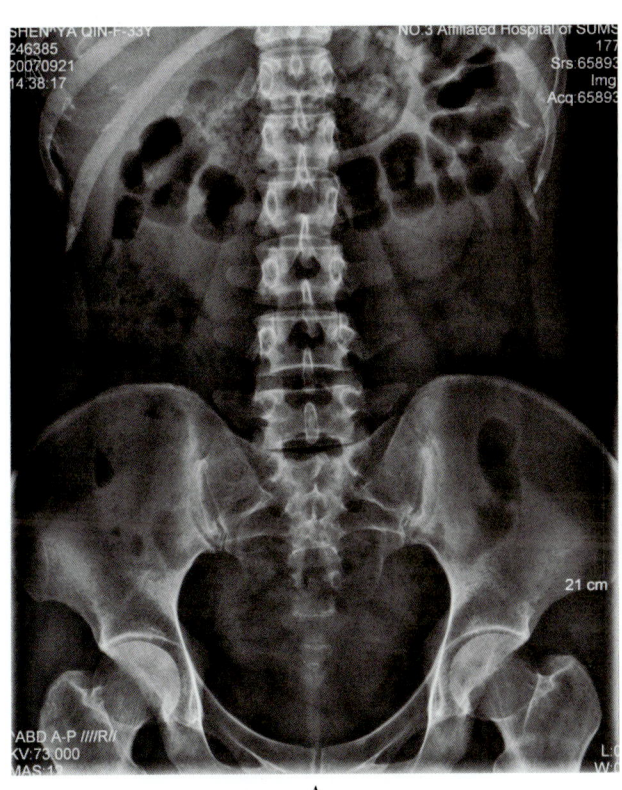 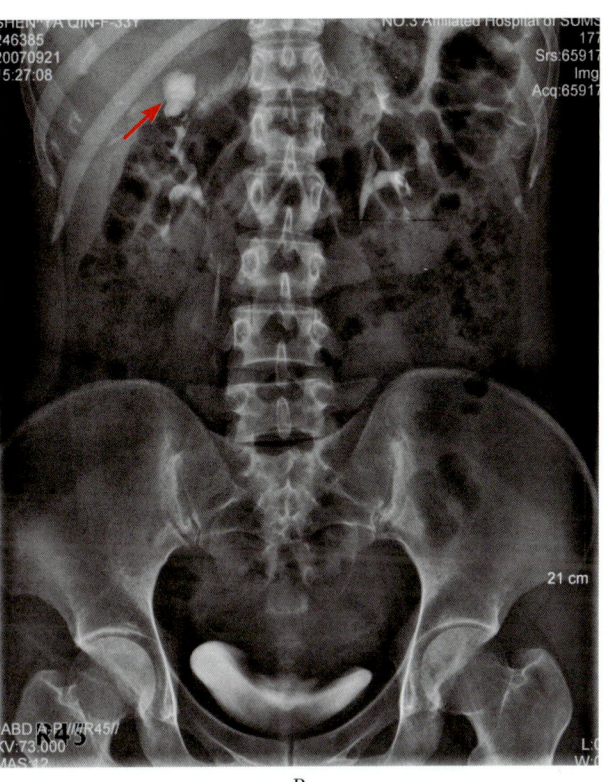

图3-76　右侧肾盏憩室IVP：静脉注入对比剂后，分别于第7、15、30、45min摄片，见双侧肾盂、肾盏显影良好，未见明显扩张及充盈缺损，右肾上部可见一大小约25mm×30mm的片状对比剂充填区

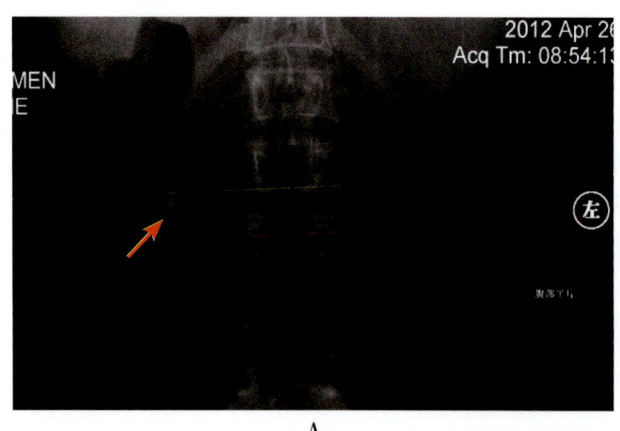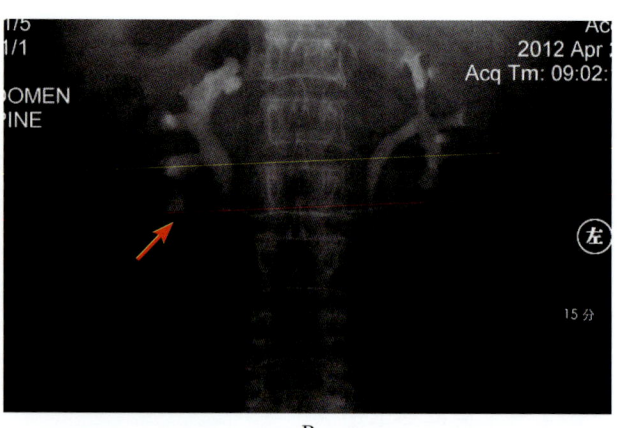

图3-77 右侧肾下盏憩室并憩室内结石,可见肾盏憩室与肾下盏的中间管道

2. B超表现

B超表现为肾实质内低回声区,可呈球性囊腔,移动探头不难发现囊腔和肾脏集合系统相通,当合并憩室内结石时其内可见高回声伴声影(图3-78)。

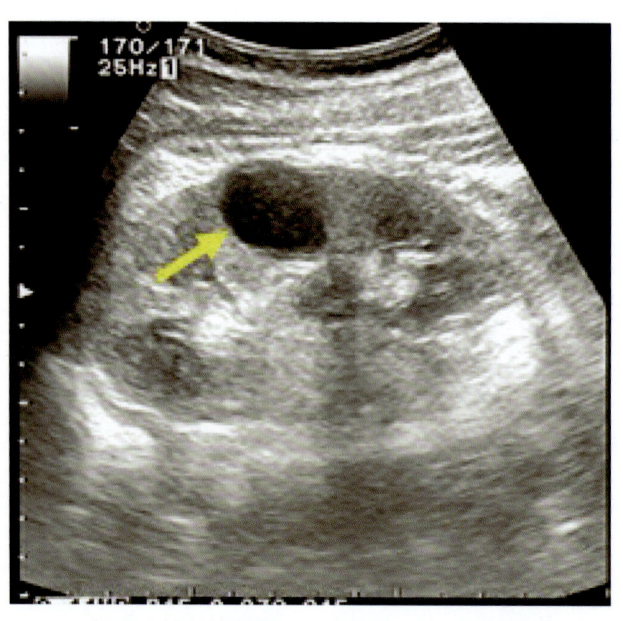

图3-78 B超可见肾中部类圆形无回声区,有时与肾囊肿不易鉴别

3. CT表现

CT扫描可见肾脏囊肿样病灶,壁厚,合并结石时可见结石位于囊肿底部,囊内均有钙液平面,表现为高低不平的"半月征"。CTU可见肾盏憩室与集合系统相通,排泄期肾盏憩室可被对比剂填充(图3-79,图3-80)。

4. MRI表现

MRI单独诊断肾盏憩室不多见,MRU可见肾盏憩室与肾盂相通。

(三)影像学鉴别诊断

单纯性肾囊肿:CT平扫多无法鉴别,IVP以及CTU可见肾囊肿囊内不见对比剂填充。

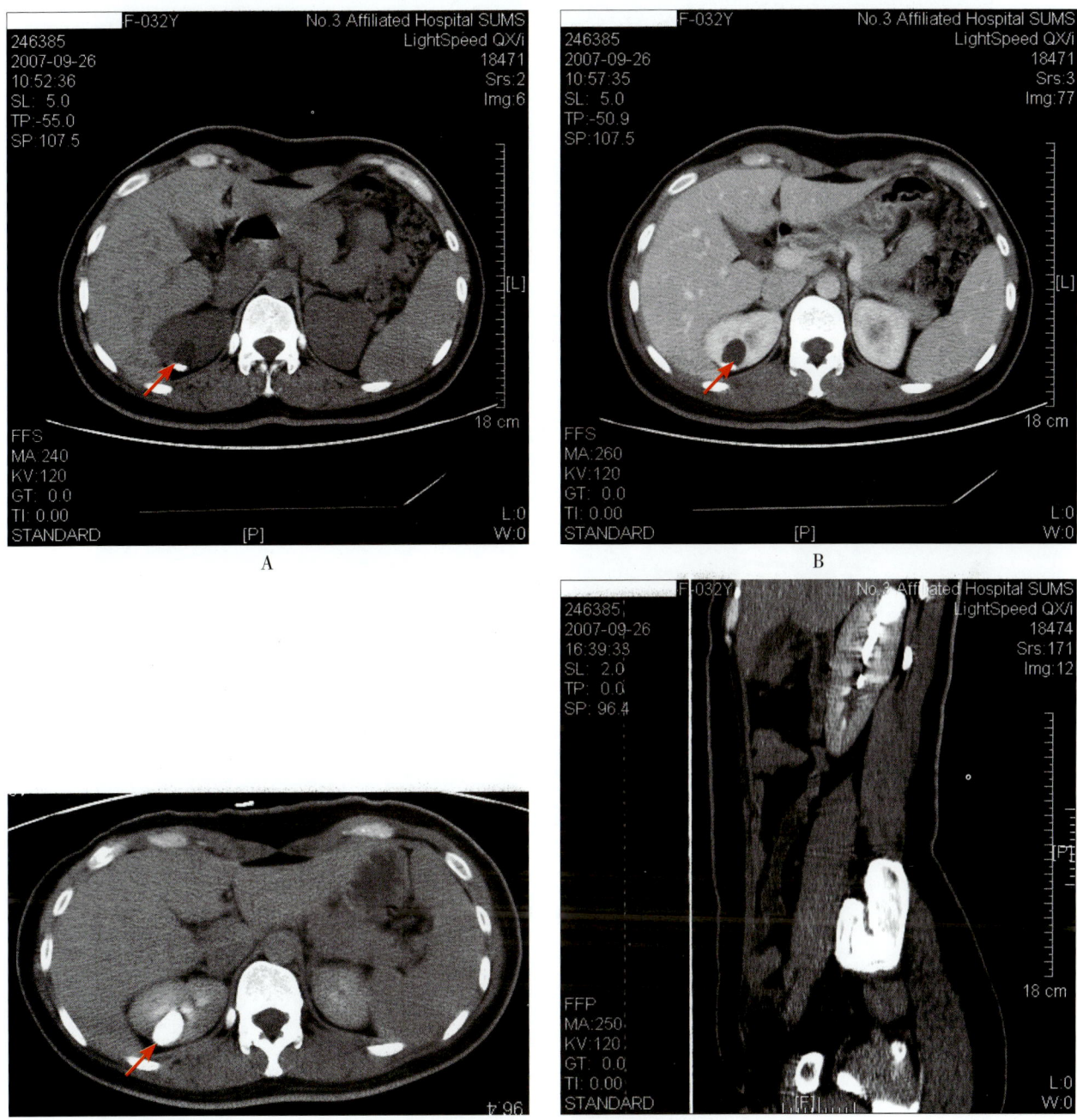

图3-79 右侧肾盏憩室CT表现：右肾上极肾实质内可见圆形水样密度影，CT值约5HU，直径约20mm，边界清楚，病灶后缘可见高密度影，增强扫描皮质期、髓质期病灶未见强化，排泄期病灶内可见对比剂充填，并与右肾上盏相通

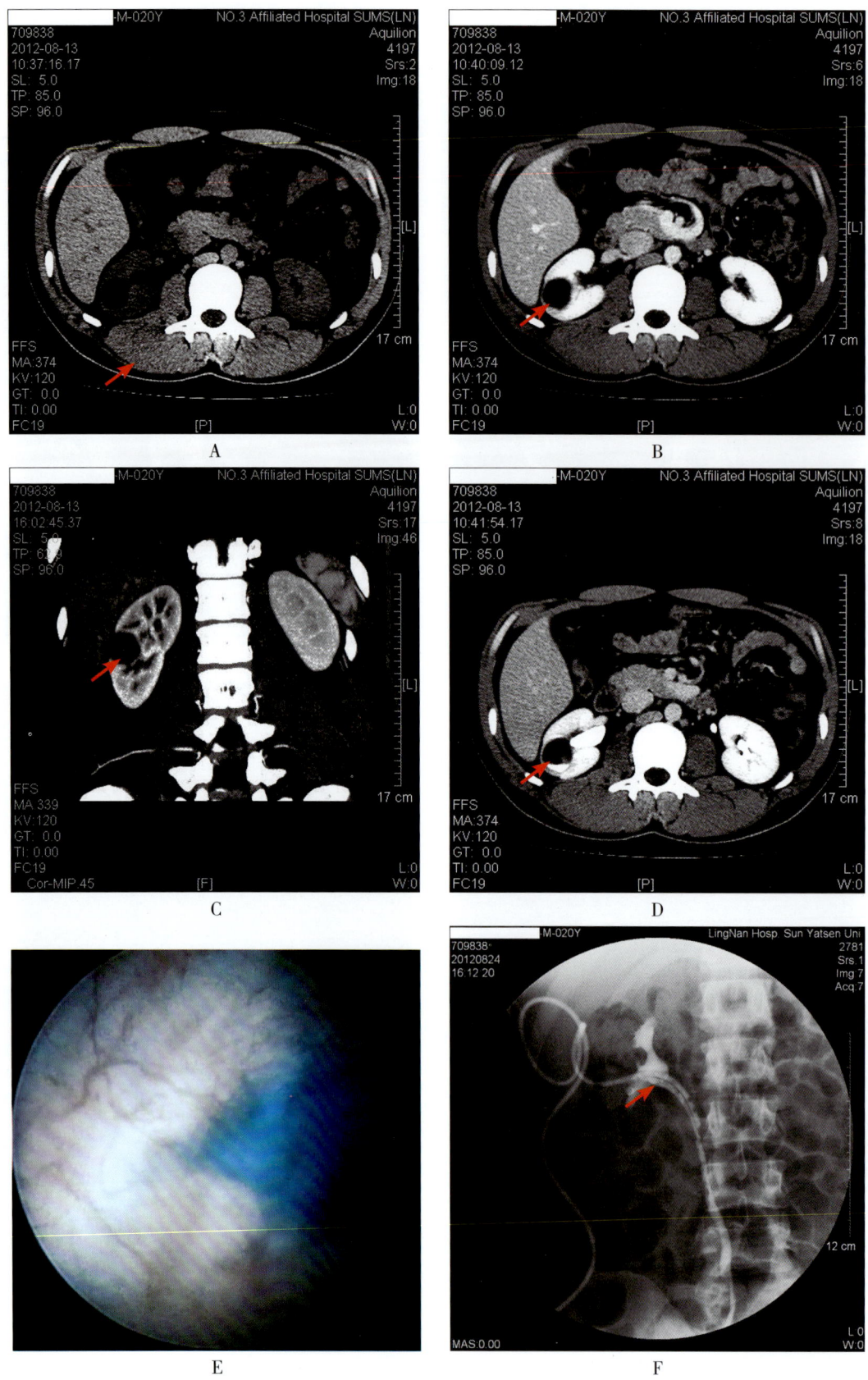

A. CT平扫见右肾中极肾实质内可见圆形水样密度影,边界清楚。B、C.增强扫描皮质期、髓质期病灶未见强化。D. 延迟排泄期病灶内可见对比剂沉积,形成液-液平面。此病例非常容易误诊为肾囊肿。E. 术中情况,采用经皮肾建立经皮肾通道进入肾盏憩室后,经输尿管导管注入亚甲蓝,寻找狭窄的肾盏憩室开口,在输尿管导管引导下扩张狭窄的肾盏憩室颈,置入6F双J管,骑跨于肾盏憩室与肾盂,并放置18F肾造瘘管至输尿管上段以持续扩张肾盏憩室与肾盂的通道。F. 术后顺行造影

图3-80 右侧中部肾盏憩室

第五节 肾外伤

肾损伤（injury of kidney）在泌尿系统损伤中仅次于尿道损伤，居第二位，占所有外伤的1%~5%，腹部损伤的10%。多见于男性青壮年，男女比例约3:1，以闭合性损伤多见，1/3常合并有其他脏器损伤。当肾脏存在积水、结石、囊肿、肿瘤等病理改变时，损伤可能性更大。

肾外伤临床依据损伤原因分为闭合性损伤、开放性损伤、医源性损伤。闭合性损伤多见于车祸、摔落、对抗性运动、暴力攻击引起。开放性损伤主要是锐器损伤、枪弹伤等引起。医源性损伤指手术过程中意外撕裂、穿破肾脏或腔内手术等造成的肾脏损伤。

病理学将肾脏损伤分为：①肾挫伤：仅局限于部分肾实质，形成肾瘀斑和（或）包膜下血肿，肾包膜及肾盂黏膜完整。②肾部分裂伤：部分实质裂伤伴有包膜破裂，致肾周血肿。③肾全层裂伤：实质深度裂伤，外及包膜，内达肾盂、肾盏黏膜，常引起广泛的肾周血肿、血尿和尿外渗。④肾蒂损伤：肾蒂血管或肾段血管的部分和全部撕裂；也可能因为肾动脉突然被牵拉，致内膜断裂，形成血栓。

肾外伤后临床表现依据肾脏损伤情况以及有无合并其他脏器有所不同。肾挫伤往往仅表现为腰痛、腹痛以及血尿等，肾裂伤可有明显的肉眼血尿、腰痛合并休克等，肾蒂损伤肾功能可丧失严重，出血量大，早期出现休克、腹痛，合并肾实质损伤时可出现血尿，病情凶险。

现行《中国泌尿外科疾病诊断治疗指南》（2011版）推荐采用1996年美国创伤外科协会器官损伤定级委员会（AAST）制定的肾损伤分级（表3-2，图3-81）。

表3-2 美国创伤外科协会肾损伤分级

分级	类型	表现
I	挫伤	镜下或肉眼血尿，泌尿系统检查正常
	血肿	包膜下血肿，无实质损伤
II	血肿	局限于腹膜后肾区的肾周血肿
	裂伤	肾实质裂伤深度不超过1.0cm，无尿外渗
III	裂伤	肾实质裂伤深度超过1.0cm，无集合系统破裂或尿外渗
IV	裂伤	肾损伤贯穿肾皮质、髓质和集合系统
	血管损伤	肾动脉、静脉主要分支损伤伴出血
V	裂伤	肾脏碎裂
	血管损伤	肾门血管撕裂、离断伴肾脏无血供

注：对于III级损伤，如双侧肾损伤，应评为IV级。

肾外伤的治疗依据受伤程度不同有所差异，轻度的肾挫伤以及裂伤以保守治疗为主，包括绝对卧床、抗休克、抗感染等，严重的外伤往往需要外科干预。影像检查对肾外伤的诊断分类以及治疗决策至关重要。以下对常见的肾外伤影像学表现列举说明。

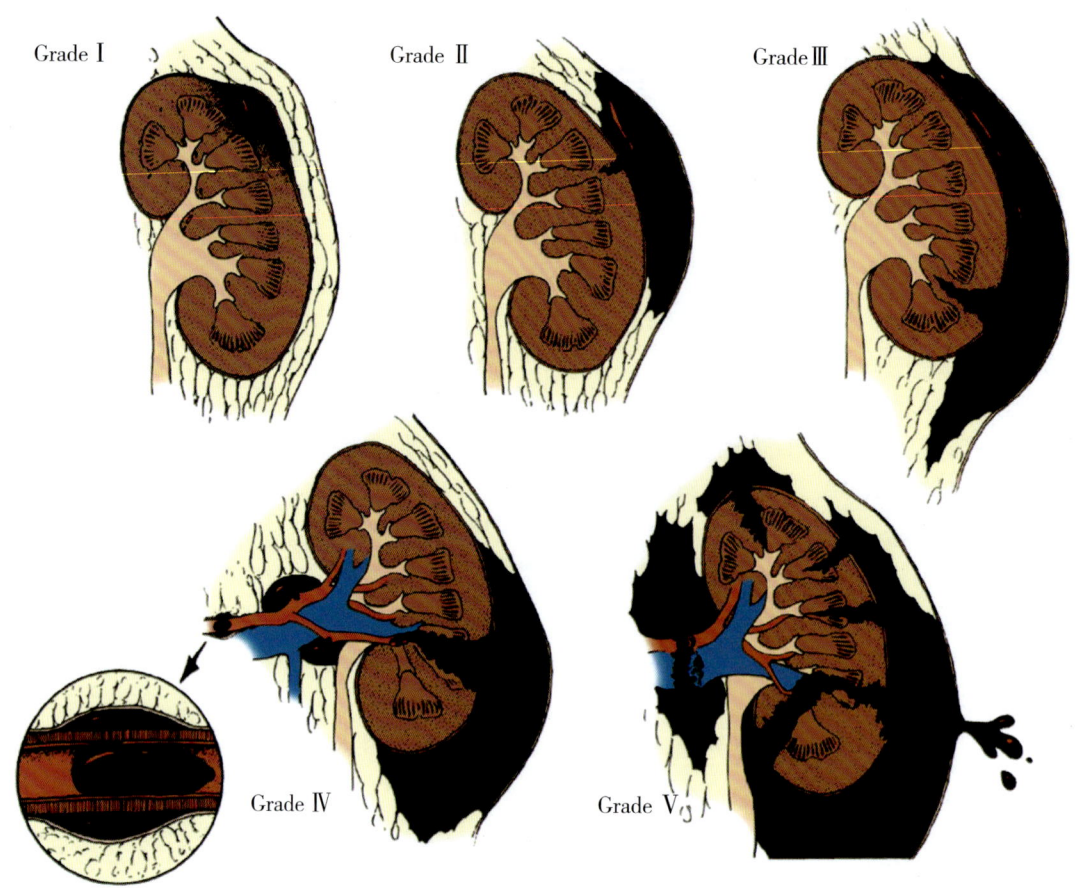

图3-81 肾脏外伤的分度

(摘自WEIN A J, KAVOUSSI L R, NOVICK A C, 等.坎贝尔-沃尔什泌尿外科学[M].郭应禄,周利群,译.9版.北京:北京大学医学出版社,2009:1347.)

一、肾挫伤

肾挫伤(contusion of kidney)仅局限于部分肾实质,肾包膜完整,常见影像学表现为肾被膜下血肿,以及肾内血肿。

(一)肾被膜下血肿

1. 临床特点

肾被膜下血肿是肾实质损伤、肾包膜完整,为肾挫伤常见的类型。临床表现以腰痛为主,可有或无血尿,较少引起休克。治疗以保守治疗为主。预后良好。

2. 影像学表现

(1)X线表现:KUB及IVP对于肾被膜下血肿诊断价值不大,多未见明显异常,较大血肿偶可见肾影增大,脊柱凹向患侧。

(2)B超表现:B超作为肾外伤的首选检查,能明确肾外伤的类型、受伤范围。肾被膜下血肿B超可见肾周包绕肾脏的无回声区,无回声区内可有细小回声或条带状高回声。肾脏纵横切,病变一般呈"新月形",以伤处外侧最宽,严重时肾脏受压变形,但肾轮廓清晰。肾盂、肾盏回声多无异常。

(3)CT表现:CT扫描肾被膜下有新月形低密度区。血肿往往局限于肾被膜下,肾周不见血块。严重时肾受压变形,但肾轮廓清晰。创面周围肾实质增强可出现强化减弱,创面止血后CT增强不见明显强化,若创面持续出血,可见血肿增大,CT增强可见对比剂填充。一般肾盂、肾盏不受累。CT冠状面、矢状面重建能清晰显示血肿的范围(图3-82)。

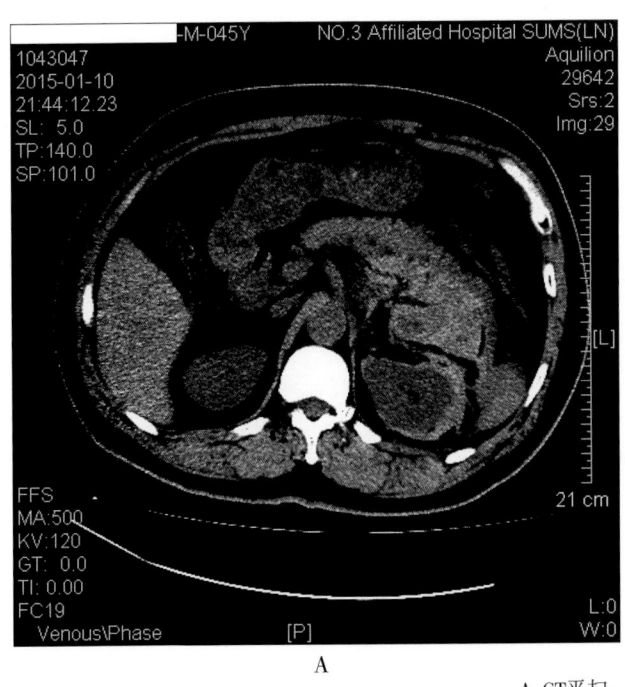 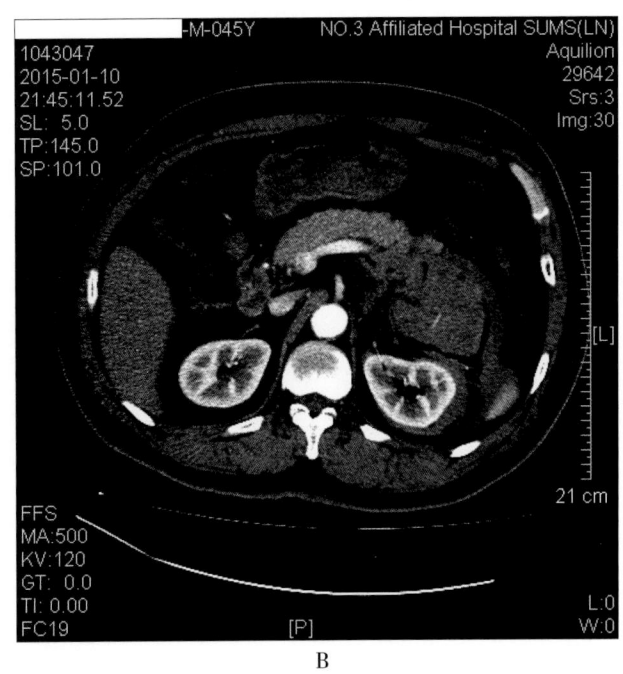

A. CT平扫；B. CT增强扫描

图3-82　肾被膜下血肿

（4）MRI表现：肾被膜下出现新月形血肿，T1WI以及T2WI均为高信号，周围实质常见T1WI低信号、T2WI高信号的水肿带。肾盂、肾盏不见明显异常。

3. 影像学鉴别诊断

肾脏肿瘤出血：肾脏肿瘤自发性出血，其临床表现与肾外伤相似，但无明显外伤史或受伤轻微，且影像学可见原发肿瘤的形态。国外报道以肾癌自发性破裂出血多见，国内报道多为肾血管平滑肌脂肪瘤为主。超声以及CT均可鉴别。

（二）肾内血肿

1. 临床特点

肾内血肿多为肾实质受损、肾挫伤的表现形式。一般伤情不重，出现腰痛，可有血尿等情况，当血肿增大，可致休克，压迫集合系统可致肾绞痛等。

2. 影像学表现

（1）X线表现：KUB对于肾内血肿诊断价值不大，多不见明显异常，较大血肿偶可见肾影增大。IVP可显示肾盂、肾盏受压变形，血肿大影响肾脏血供时可见患肾不显影。

（2）B超表现：B超可见肾内无回声区，无回声区内可有细小回声或条带状高回声。无回声区形态不规则，大小不一，可压迫肾盂、肾盏等。

（3）CT表现：CT扫描肾轮廓规整，大小尚正常，肾实质内见低密度灶或见点状、线条状、斑片状高密度陈旧性病灶，病灶形状不规则，边界不清。增强后病灶不见强化或强化不明显（图3-83）。

（4）MRI表现：肾内血肿T1WI以及T2WI均为高信号，周围实质常见T1WI低信号、T2WI高信号的水肿带。肾盂、肾盏可受压变形。

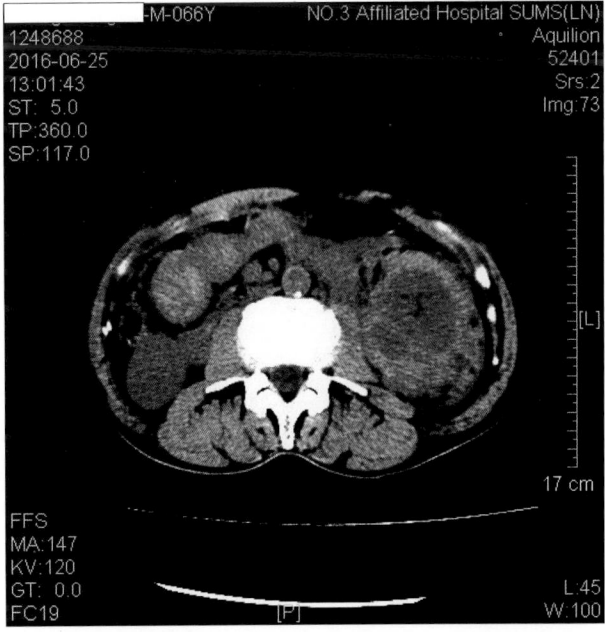

图3-83　左肾损伤，CT示左肾体积增大，包膜下有血肿

3. 影像学鉴别诊断

肾内占位：常见为肾癌、肾错构瘤、黄色肉芽肿性肾盂肾炎等。结合病史易与之鉴别。

二、肾裂伤

（一）临床特点

肾裂伤（laceration of kidney）为肾实质裂伤伴有包膜破裂，致肾周血肿，当裂伤累及肾盂、肾盏时为全层裂伤，易出现休克、尿外渗、血尿、广泛的肾周血肿等。病情凶险常需急诊手术。

（二）影像学表现

1. X线表现

KUB可见肾影模糊，腰大肌影不清晰，脊柱凹向患侧。IVP可见对比剂外渗，肾功能受损严重，患肾可不显影。

2. B超表现

B超可见肾脏裂口呈"一"字形或线形通向包膜外，裂口内为液性无回声区，裂口外肾周血肿为液性无回声区或中低回声团块，小血肿一般呈弧形，出血较多的可见肾周被液性无回声区间有中低回声团块环绕，裂口处周围肾组织回声减低；伴有肾盂、肾盏黏膜破裂时，损伤处肾组织回声减低，肾盂裂口不易发现，肾盂、肾盏内见分离液性无回声区间有中低回声团块；肾全层裂伤时，可见上述两型声像图表现同时存在。多普勒彩超提示裂口处周围肾组织血流信号明显减少至无血流信号。

3. CT表现

肾裂伤CT扫描肾轮廓增大变形，肾包膜不完整，可见裂口，肾实质可见低密度区，肾周血肿密度不均，血肿可致肾脏发生移位，CT增强后无继续出血者血肿一般不强化，出血持续可见血肿强化，并早期填充肾盂输尿管等集合系统，患肾强化较正常侧降低，CTU可显示对比剂外渗情况。肾脏全层裂伤，CT横断面可见肾脏实质分离，冠状面、矢状面重建能清晰了解全肾损伤的情况（图3-84至图3-88）。

4. MRI表现

肾脏实质连续性中断，肾脏内以及肾周血肿在T1WI以及T2WI均为高信号，尿液外渗至肾周筋膜，肾周脂肪囊膨胀推压，充填不同信号强度的血液、尿液。血肿破入肾盂可见T1WI肾盂内水样信号变为血液的高信号。

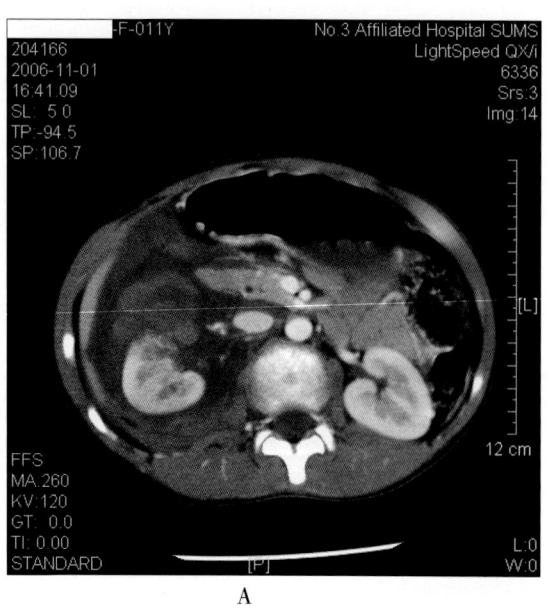 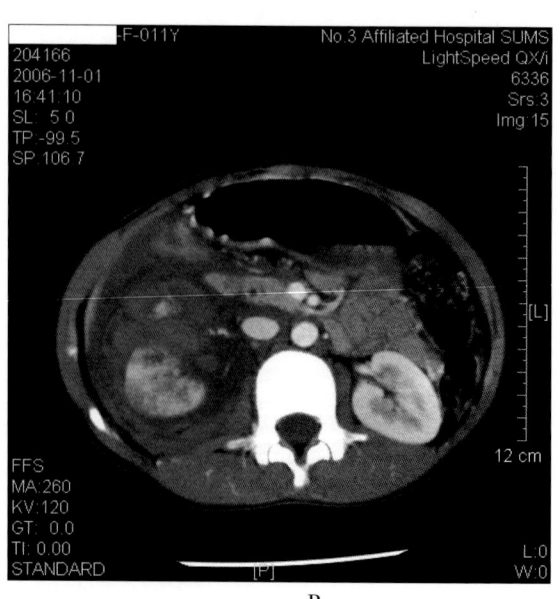

A　　　　　　　　　　　　　　　　　B

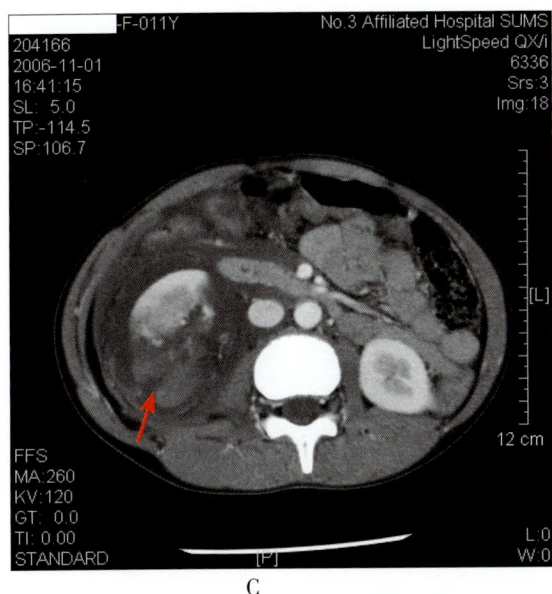
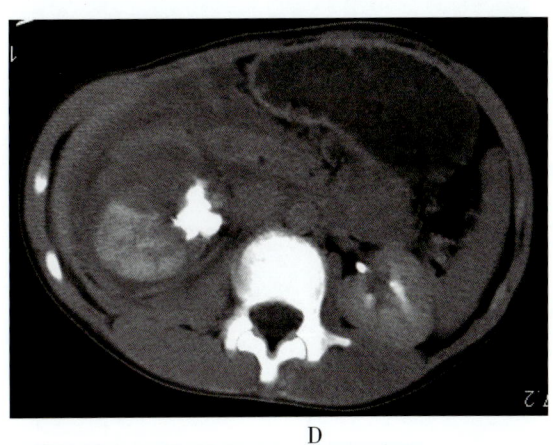

图3-84　右侧肾裂伤CT表现，右肾影明显增大，肾中极失去肾脏轮廓，并见片状高密度影，CT值约64HU，边界欠清楚，肾周见大量低密度影，CT值约16HU，肾周筋膜增厚。左肾未见异常。增强扫描示右肾中极截断，肾上极与下极明显强化，肾中极高密度病灶未见强化。延迟扫描可见对比剂外溢，肾盂突出于肾外、毛糙。片示胸、腰椎体及附件未见明确骨折征象

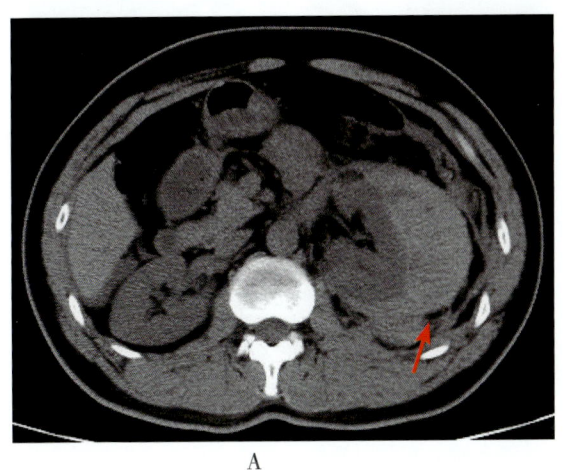
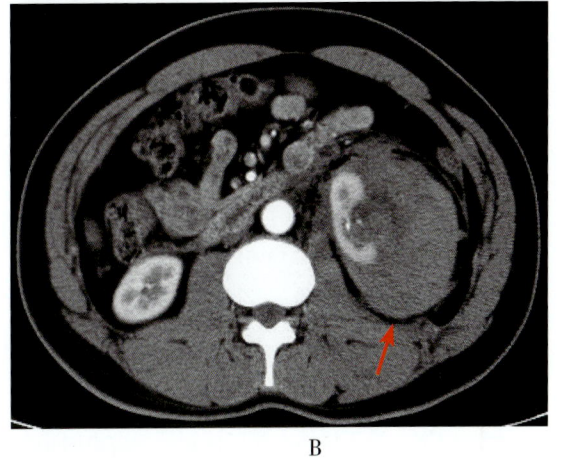

图3-85　左肾轮廓增大变形，肾周血肿密度不均，增强扫描未见强化，肾包膜不完整，可见裂口

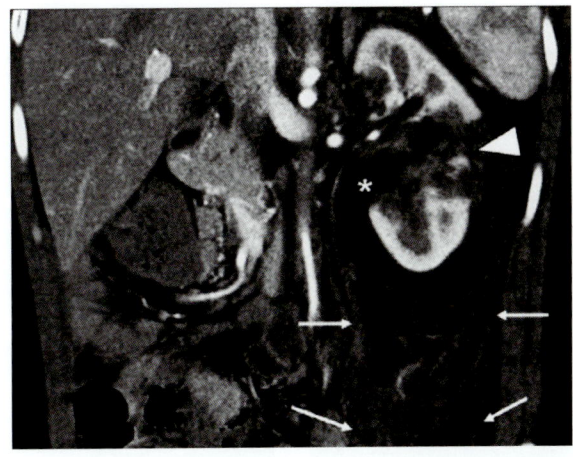

图3-86　左肾Ⅳ裂伤，肾多发性破裂贯穿肾皮质、肾髓质和集合系统，伴腹膜后巨大血肿及血尿

（摘自MOHAMAD AL-ALI B, THIMARY F, PUMMER K. Grade Ⅳ renal trauma in a 17-year-old patient［J］. Cent European J Urol, 2013, 66（2）: 233-235.）

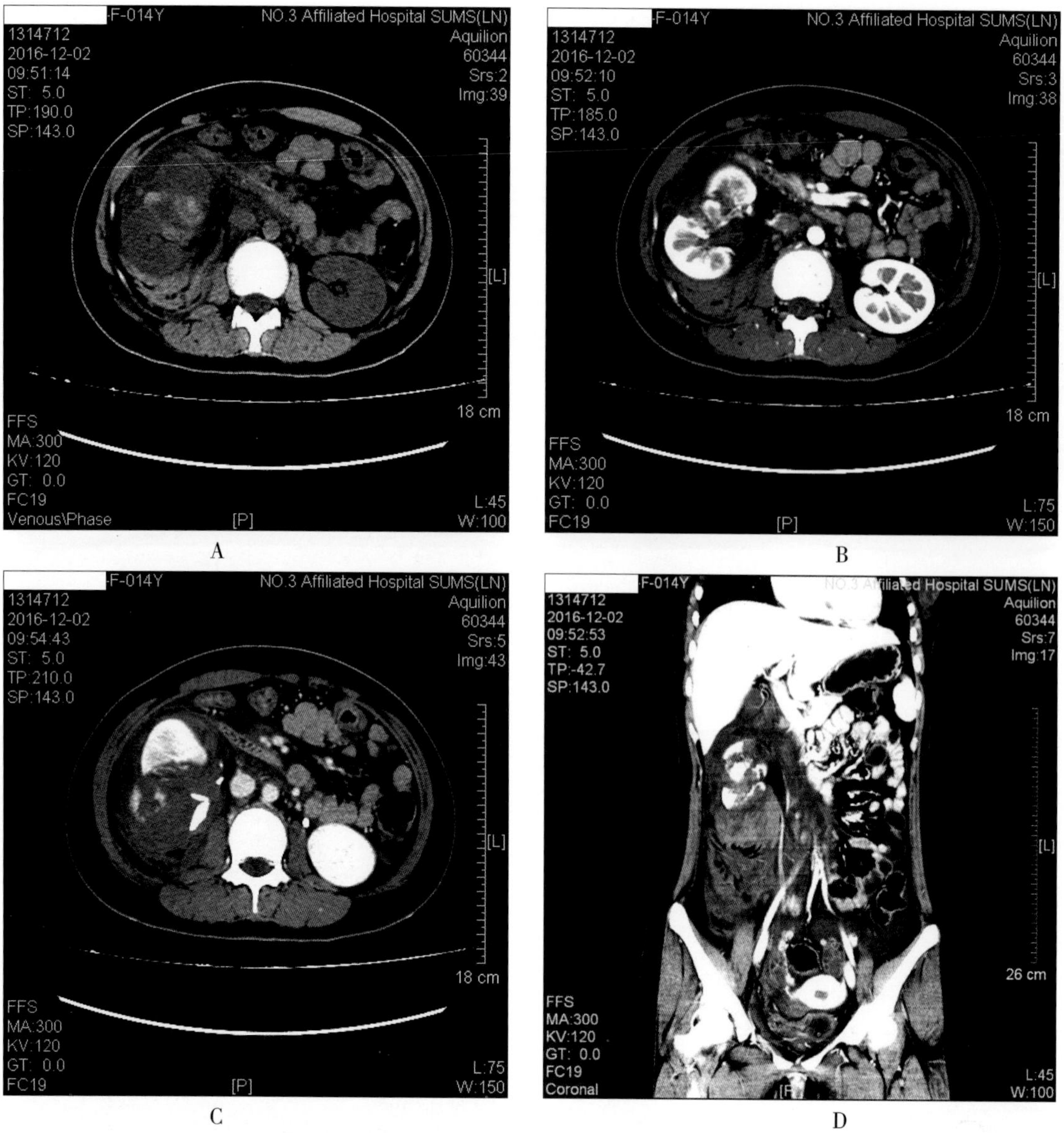

图3-87 女，14岁，滚下楼梯右腰部撞到硬物数小时由外院急诊转入院。右肾Ⅳ裂伤，右肾中下份多发性破裂贯穿肾皮质、肾髓质和集合系统，平扫肾周见大片包裹性稍高密度影，增强扫描未见明显强化；相邻腹膜、肾周筋膜增厚，肾周及肝包膜下可见大量渗出积液影

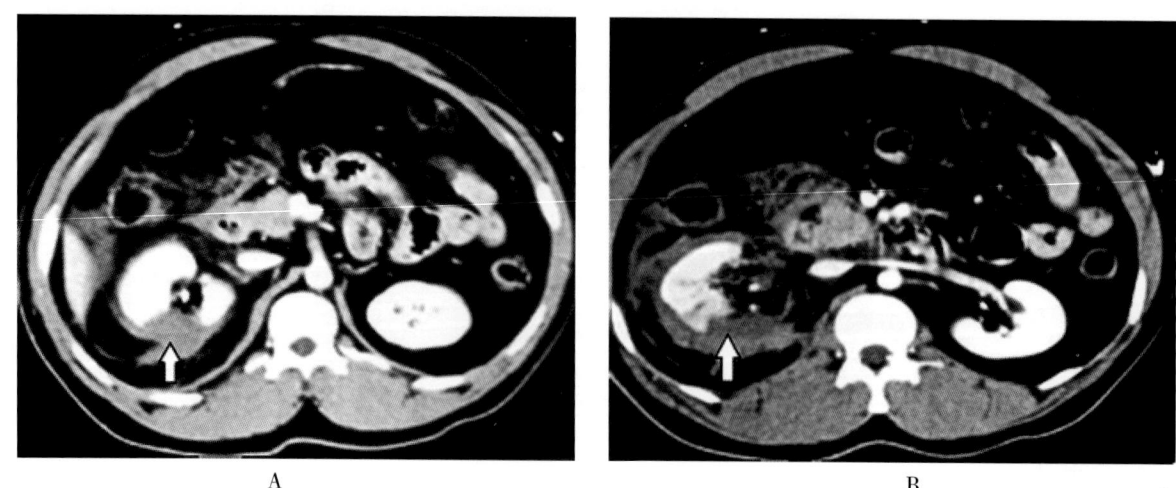

图3-88 男，32岁，肾裂伤：完全性右肾裂伤，从皮质贯穿髓质但未破入集合系统，包膜下巨大血肿
（摘自DAYAL M, GAMANAGATTI S, KUMAR A. Imaging in renal trauma [J]. World J Radiol, 2013, 5（8）: 275-284.）

三、肾蒂损伤

（一）临床特点

肾蒂损伤（rupture of renal pedicle）为肾动静脉或其分支部分和全部撕裂；也可能因为肾动脉突然被牵拉，致内膜断裂，形成血栓。损伤后患肾功能受损严重，早期出现休克，需抗休克的同时早期手术。

（二）影像学表现

1. X线表现

不合并肾实质损伤者，KUB对诊断意义不大。IVP可见肾功能受损严重，患肾不显影。肾动脉造影，可见受损血管节段对比剂外渗，可同期行血管栓塞。

2. B超表现

B超可见肾周及腹膜后无声区，并迅速增大。肾大小、形态正常，包膜完整，未见明显异常低强回声区，多普勒超声可见患肾血流减少。

3. CT表现

CT可见肾蒂损伤引起腹膜后血肿，多位于肾内侧与主动脉之间，肾门处裂伤，应高度怀疑肾蒂损伤。CTA重建可见肾血管损伤情况（图3-89）。

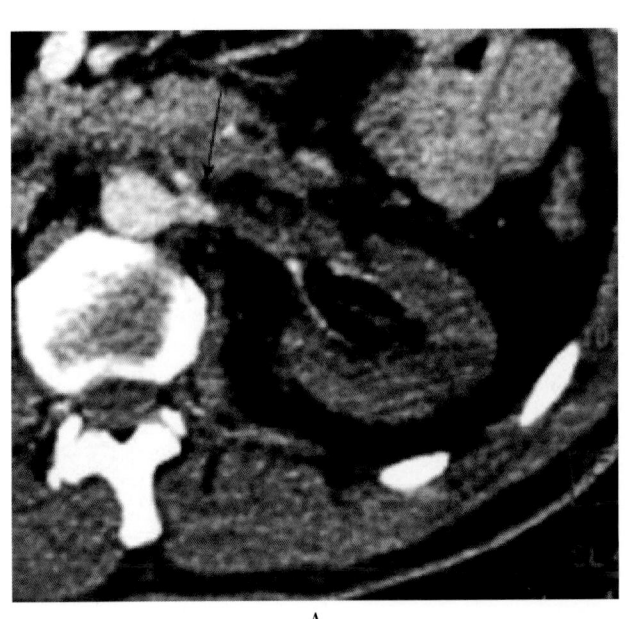 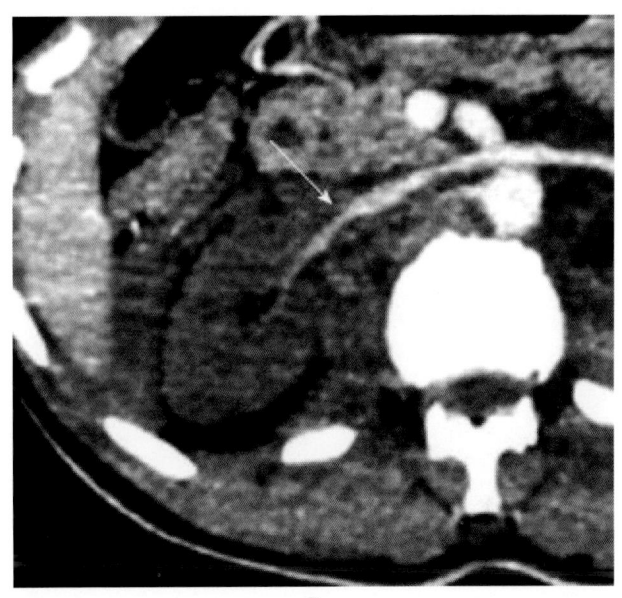

A　　　　　　　　　　　　　　　　　　　B

A. 为48岁男性，腹部钝性外伤，CT增强扫描示左肾不强化，提示左肾动脉主干近端动脉栓塞；B. 是另一位患者，CT增强提示血流从下腔静脉反流至右肾静脉，是肾动脉血流中断的表现

图3-89　肾蒂损伤

（摘自DAYAL M, GAMANAGATTI S, KUMAR A.Imaging in renal trauma[J].World J Radiol, 2013, 5（8）: 275-284.）

4. MRI表现

肾蒂损伤伤情严重，急需处理，MRI检查不予以推荐。

第六节　肾　结　石

（一）临床特点

泌尿系结石是泌尿外科最常见病之一。根据结石晶体成分可分为含钙结石、非含钙结石。前者包括草酸钙结石、磷酸钙/碳酸磷灰石、碳酸钙结石，后者包括胱氨酸结石、黄嘌呤结石、尿酸盐结石、磷酸镁铵结石、纤维素结石等。依据病因可分为代谢性结石、感染性结石、药物性结石、特发性结石等。

肾结石为上尿路结石的重要组成部分，结石可位于肾集合管、肾盏、肾盂等，并可充满整个肾脏的集合系统形成鹿角形结石。肾结石的主要症状是不同程度的腰痛和与疼痛相关的血尿，大多数患者没有症状，只有血尿，可表现为肉眼血尿或镜下血尿。当肾结石从肾脏掉落到输尿管造成输尿管梗阻引发急性肾绞痛时，疼痛剧烈，如刀绞样，难以忍受，常伴恶心、呕吐（肾脏内压力升高导致的胃肠道反应）。若合并尿路感染或结石本身为感染性结石，可有畏寒、发热等现象。影像学检查对于结石的诊断至关重要。

肾结石的治疗方案与结石大小、位置、成分、是否合并梗阻等有关。直径≤8mm的光滑结石可保守排石治疗；直径≤20mm的肾结石患者一般推荐采用体外冲击波碎石；直径≥20mm的肾结石或鹿角形结石患者，往往推荐经皮肾镜碎石取石术或联合应用体外冲击波碎石，部分患者也可选择输尿管软镜碎石等。当结石为感染性结石时，常需积极处理感染；结石为尿酸盐结石时推荐同时服用溶石药物。

（二）影像学表现

1. X线表现

KUB可以发现90%左右X线阳性结石，能够大致地确定结石的位置、形态、大小和数量，并且初步地提示结石的化学性质。因此，可以作为结石检查的常规方法。在尿路平片上，不同成分的结石显影程度依次为：草酸钙、磷酸钙和磷酸镁铵、胱氨酸、含尿酸盐结石。单纯性尿酸结石和黄嘌呤结石能够透过X线（X线阴性），胱氨酸结石的密度低，后者在尿路平片上的显影比较淡。

IVP可了解尿路的解剖，确定结石在尿路的位置，发现尿路平片上不能显示的X线阴性结石，鉴别平片上可疑的钙化灶。此外，还可以了解分侧肾脏的功能，确定肾积水程度。在一侧肾脏功能严重受损或者使用普通剂量对比剂而肾脏不显影的情况下，采用加大对比剂剂量（双剂量或大剂量）或者延迟拍片的方法往往可以达到肾脏显影的目的。肾绞痛发作时，由于急性尿路梗阻往往会导致尿路不显影或显影不良，因此对结石的诊断会带来困难（图3-90至图3-99）。

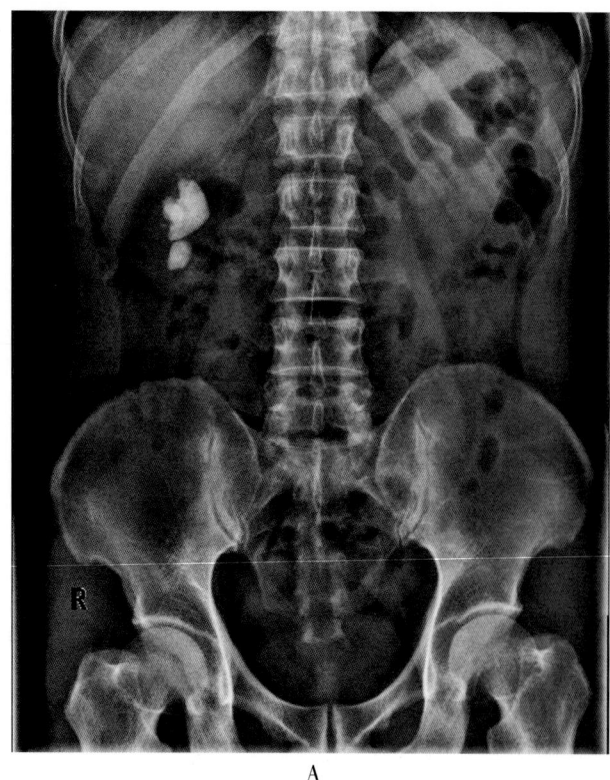 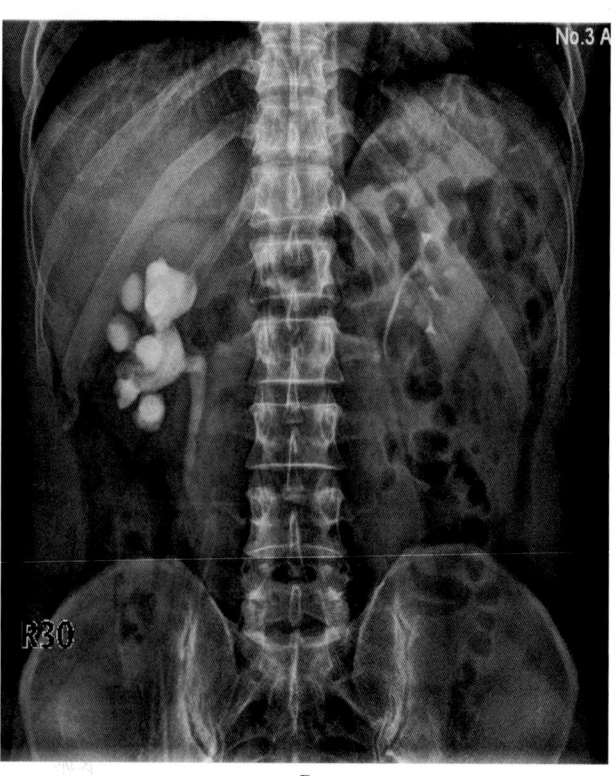

A　　　　　　　　　　　　　　　　　　B

图3-90　右侧肾盂结石并下盏结石，IVP示右侧各肾盏中度积液

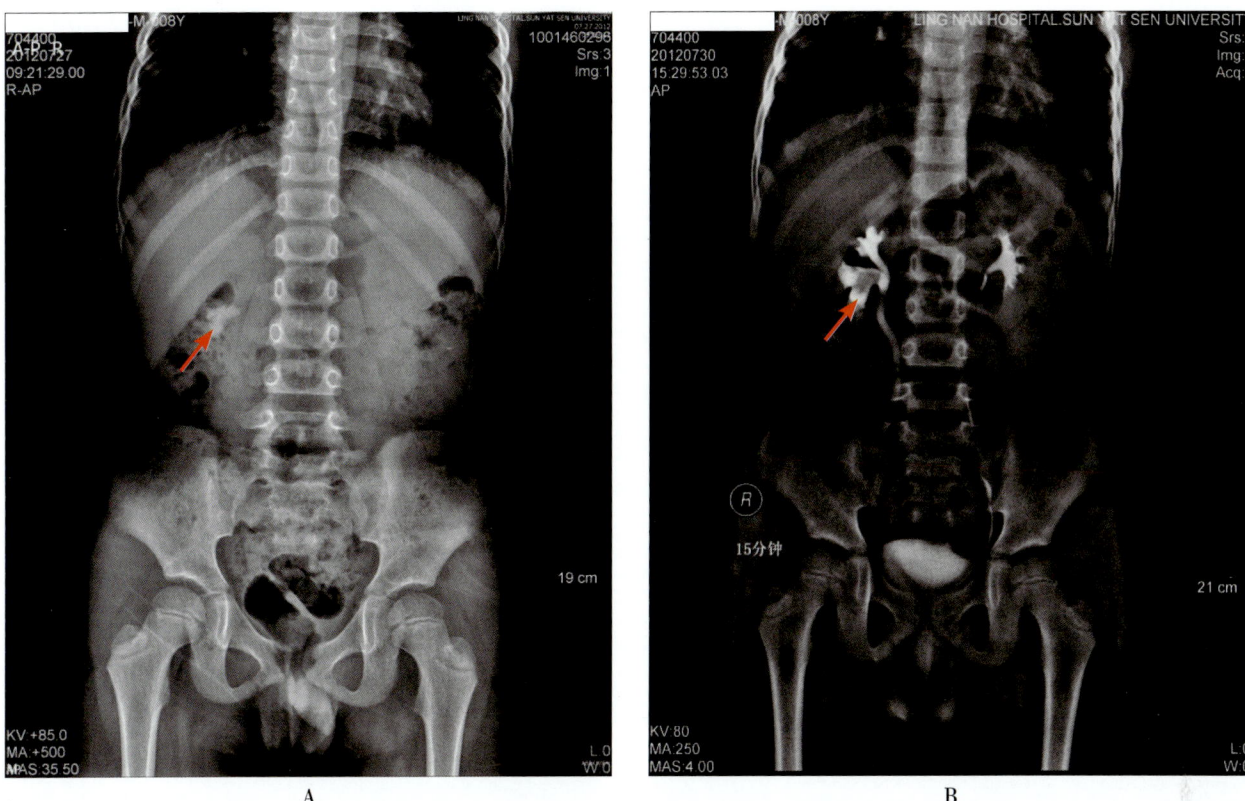

图3-91 男,8岁,长期食用奶粉。右肾下盏及肾盂结石,IVP相应位置可见充盈缺损

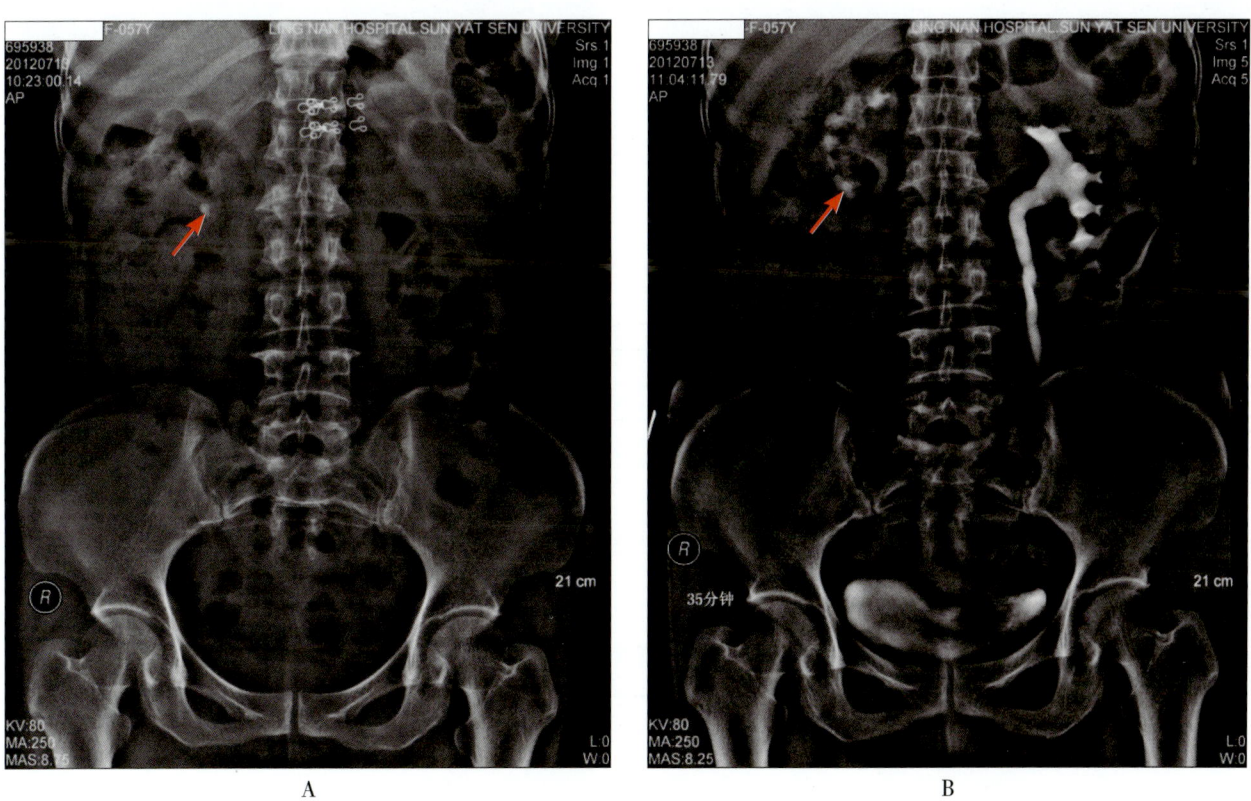

图3-92 女,57岁,既往右肾体外冲击波碎石病史,右肾下盏结石,右肾萎缩

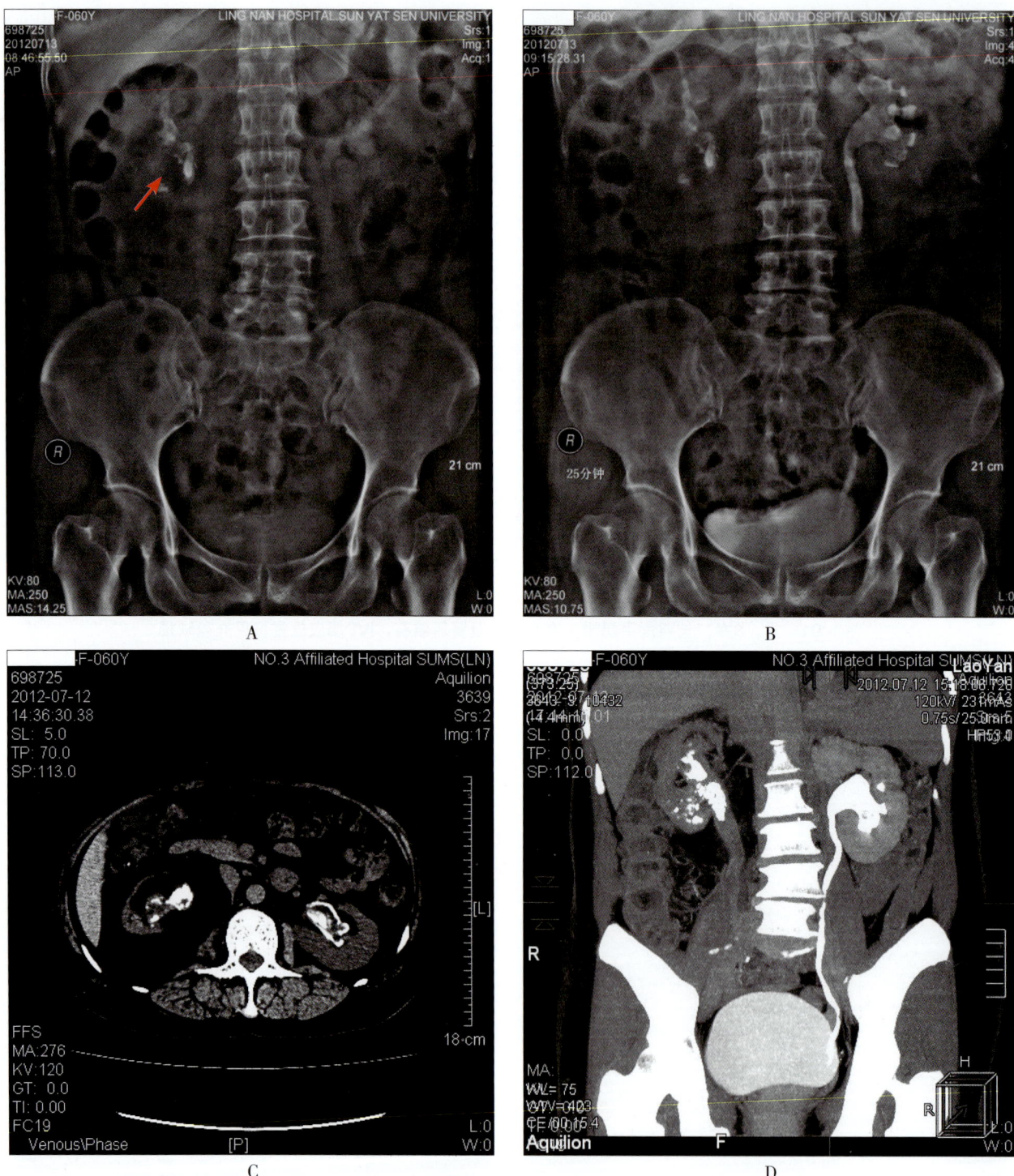

图3-93 女，60岁，糖尿病病史。左肾区KUB未见明显高密度影，IVP可见肾盂及输尿管上段充盈缺损，CT平扫示肾盂内高密度影。右肾区KUB可见云雾状高密度影，IVP未见显影，提示右肾无功能，CT平扫示肾盂内散在高密度影，考虑双肾结石。分侧行经皮肾镜术，术中发现CT平扫的高密度影为真菌球及脓苔样物

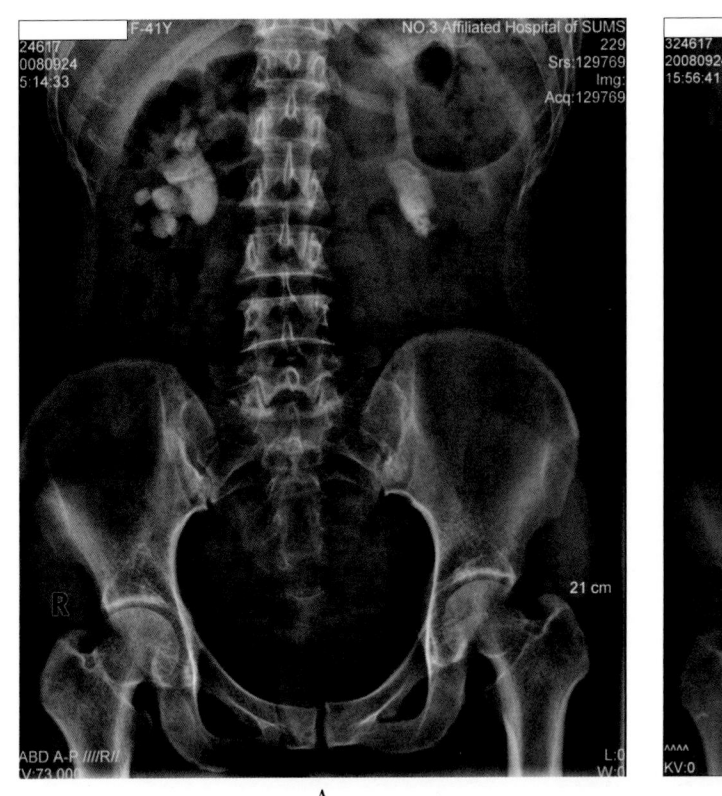
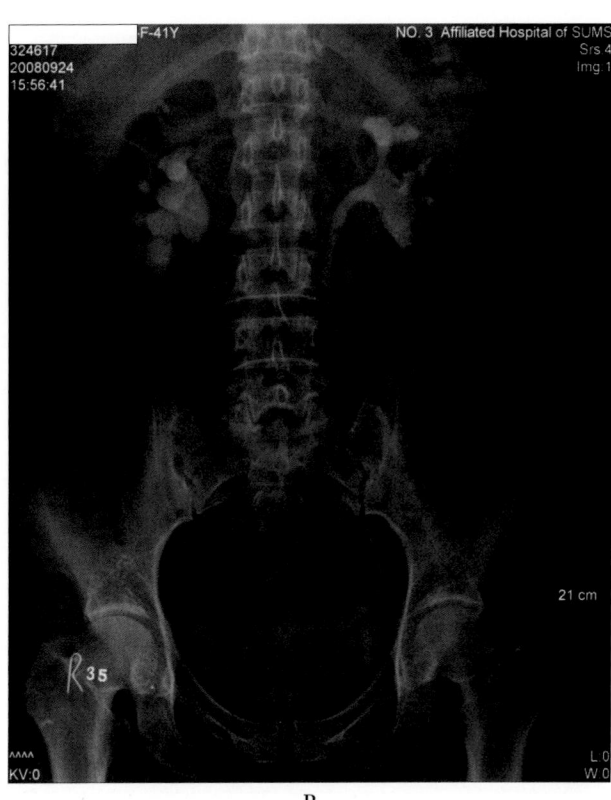

图3-94　女，41岁，右肾铸型结石，左肾多发性结石

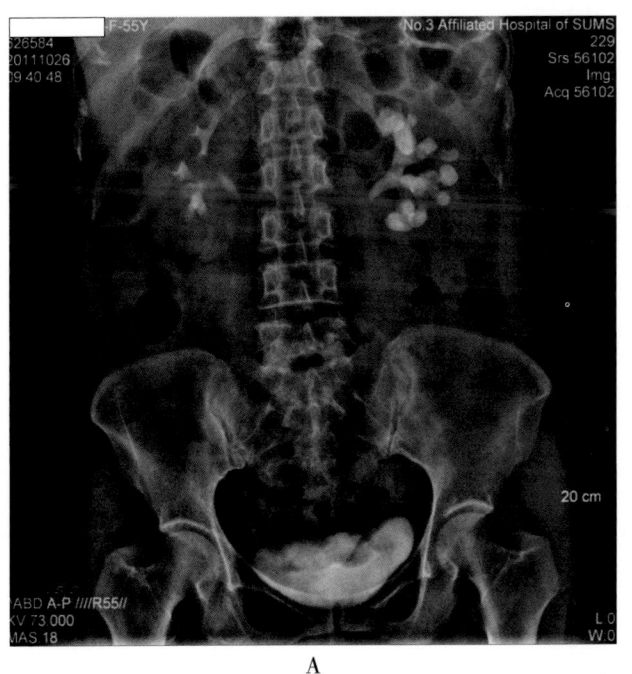
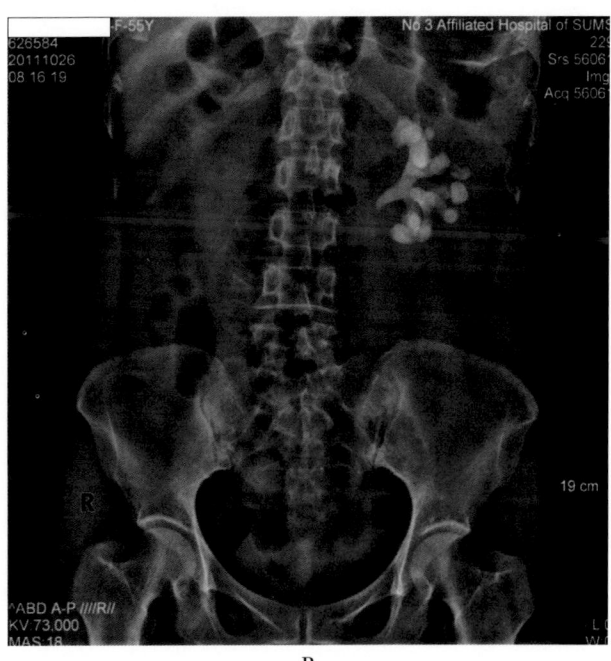

图3-95　女，55岁，左肾铸型结石，呈分枝状

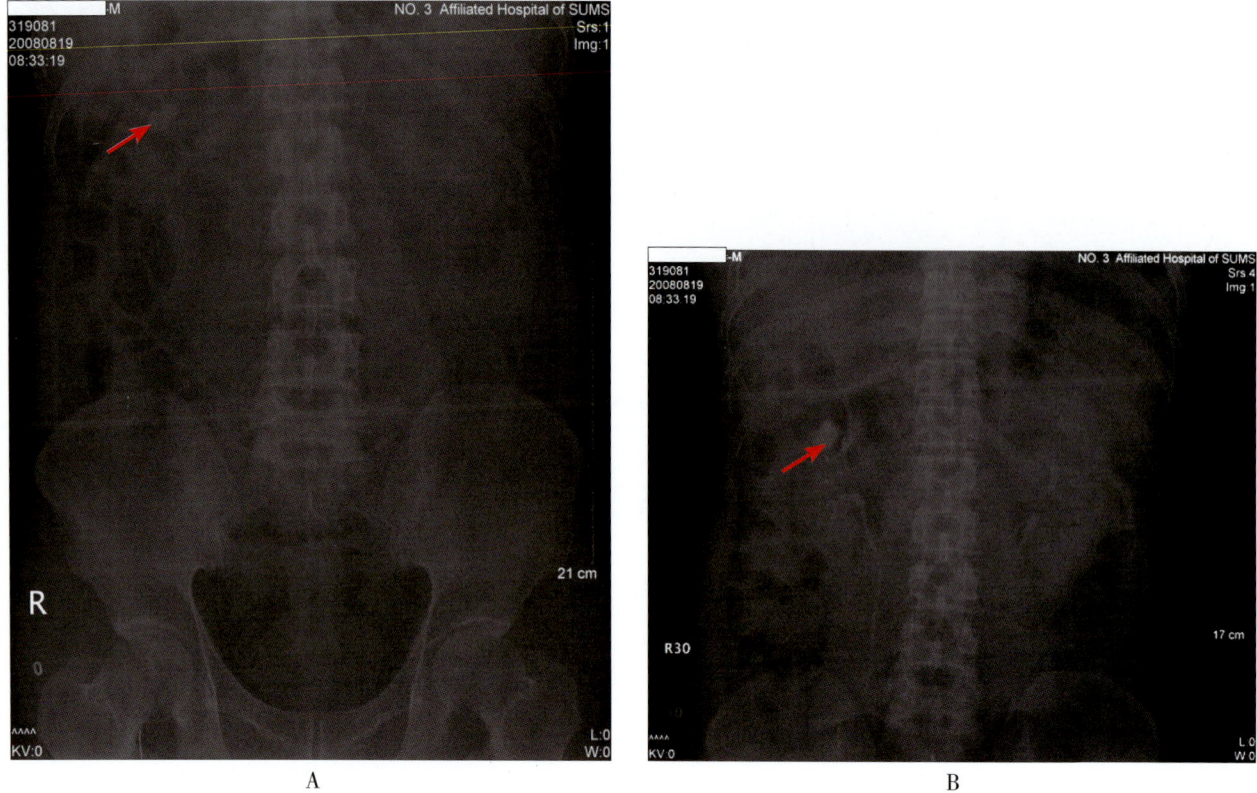

图3-96　右肾区高密度影，IVP提示右肾上盏憩室内结石

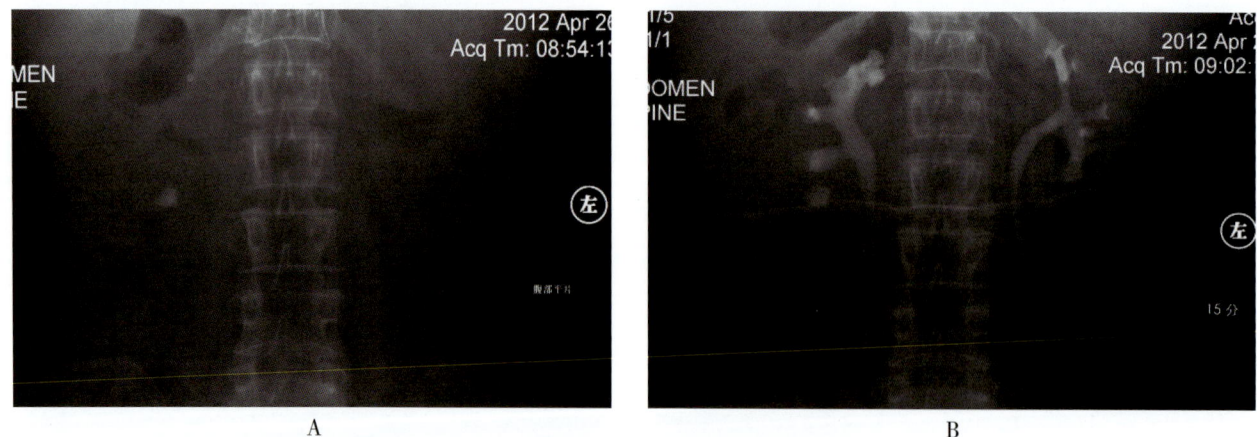

图3-97　右侧肾下盏憩室并憩室内结石，可见肾盏憩室与肾下盏的中间管道

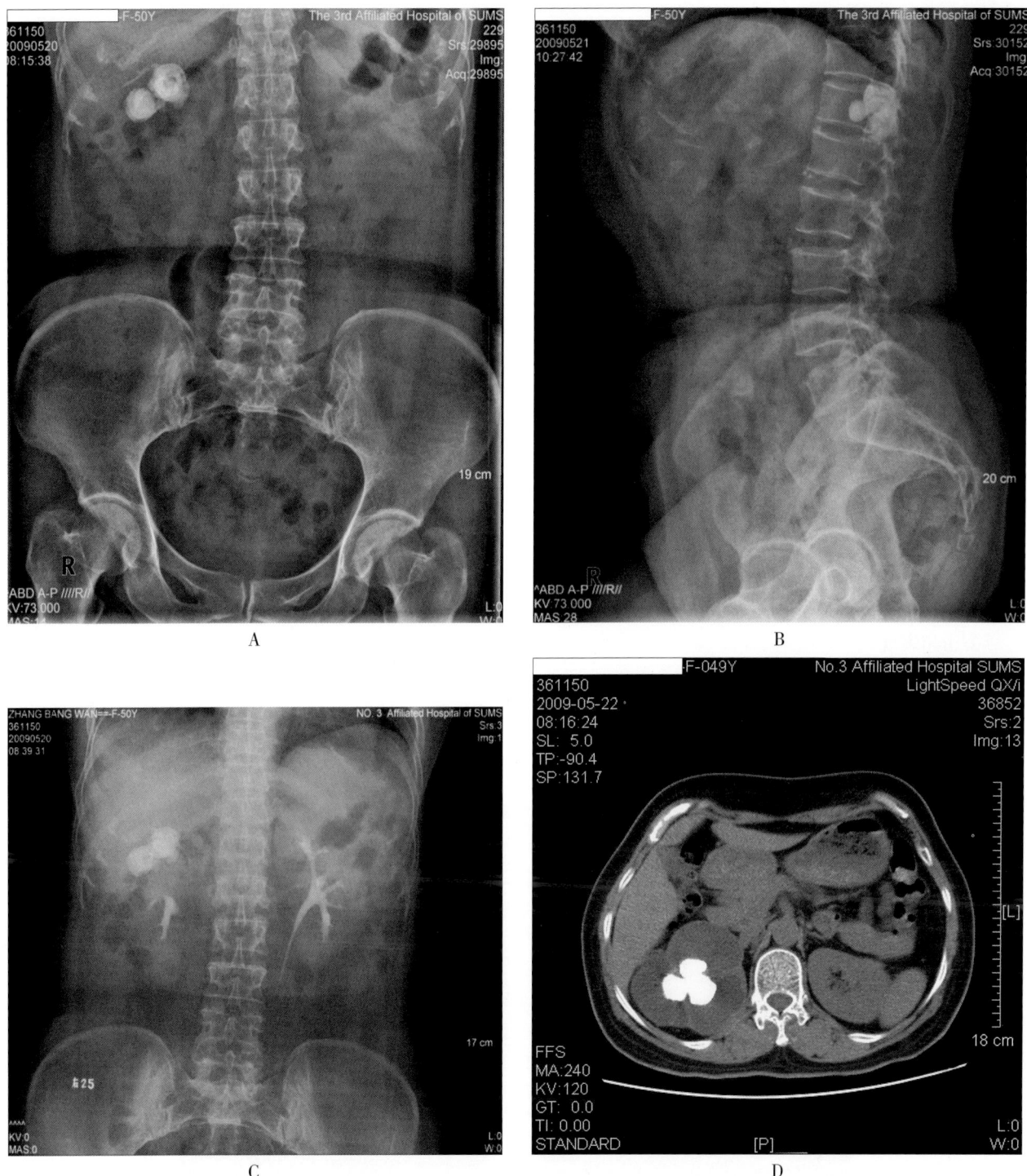

图3-98 女，49岁。A. KUB右肾区高密度影；B. 侧位片示高密度影与脊柱重叠，这是肾结石的表现，胆囊结石一般位于脊柱的前方；C. IVP显示结石所在的上盏显影不良，需要注意肾盏憩室合并结石的可能；D. 肾脏CT平扫明确为肾上盏结石并积液

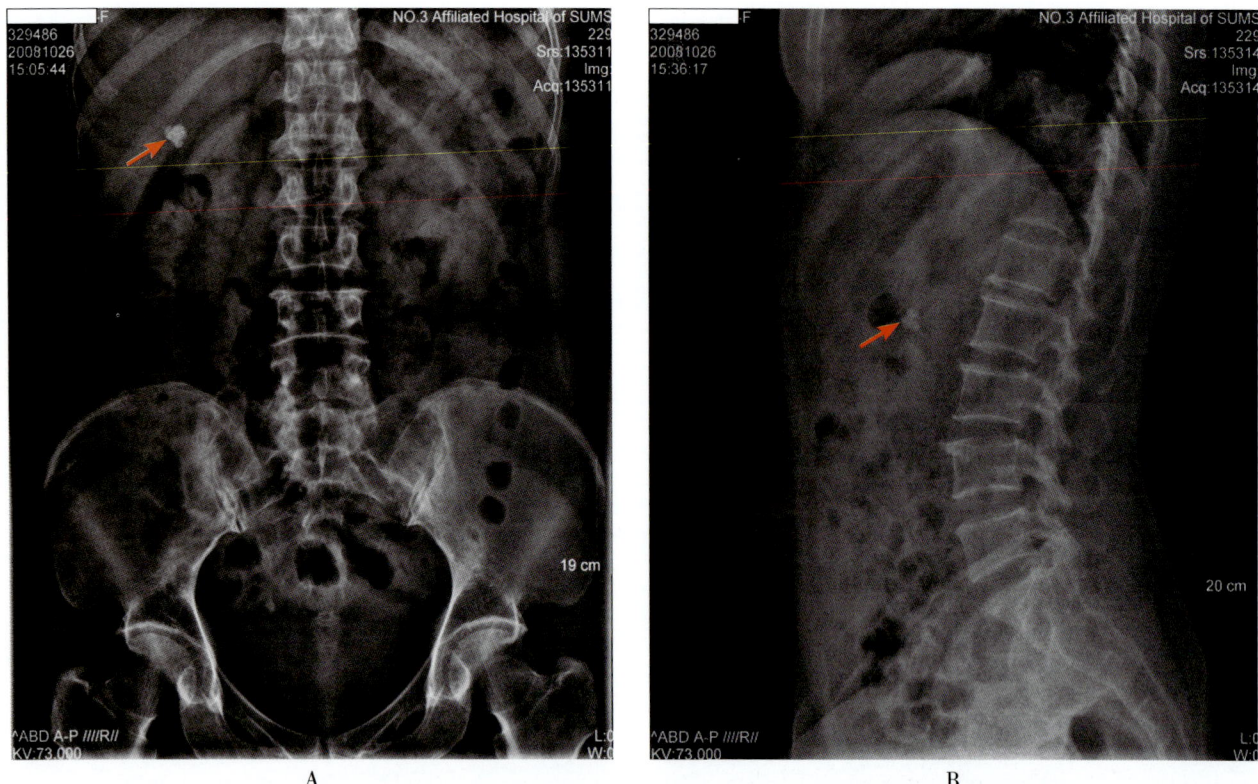

图3-99 女，胆囊结石，KUB右肾区高密度影，侧位片示高密度影位于脊柱的前方

2. B超表现

B超下结石往往呈强回声，后方伴声影，可见肾盂、肾盏的积水扩张，可发现2mm以上X线阳性及阴性结石。此外，超声波检查还可以了解结石以上尿路的扩张程度，间接了解肾实质和集合系统的情况（图3-100）。

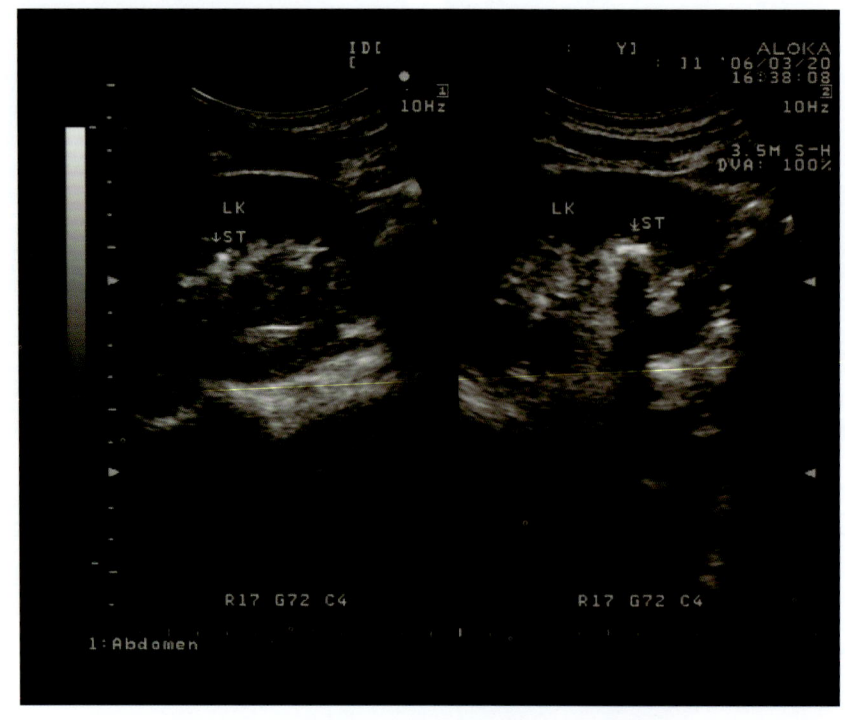

图3-100 左肾结石，超声下呈强回声，后方伴声影

3. CT表现

CT扫描已作为肾结石术前的常规检查项目，不受结石成分、肾功能和呼吸运动的影响，能使术者了解结石形态、数目、位置和肾脏积水情况，CT平扫肾结石呈高密度，与骨密度相当，可见肾盂、肾盏积水扩张，CT增强以及CTU可提示肾脏功能情况，肾重度积水可见肾实质变薄萎缩，肾盂、肾盏扩张，CTU不见肾盏、肾盂显影等，尤其有利于经皮肾镜碎石手术术前了解患肾情况。CTA肾动脉的重建能指导手术入路等情况（图3-101）。

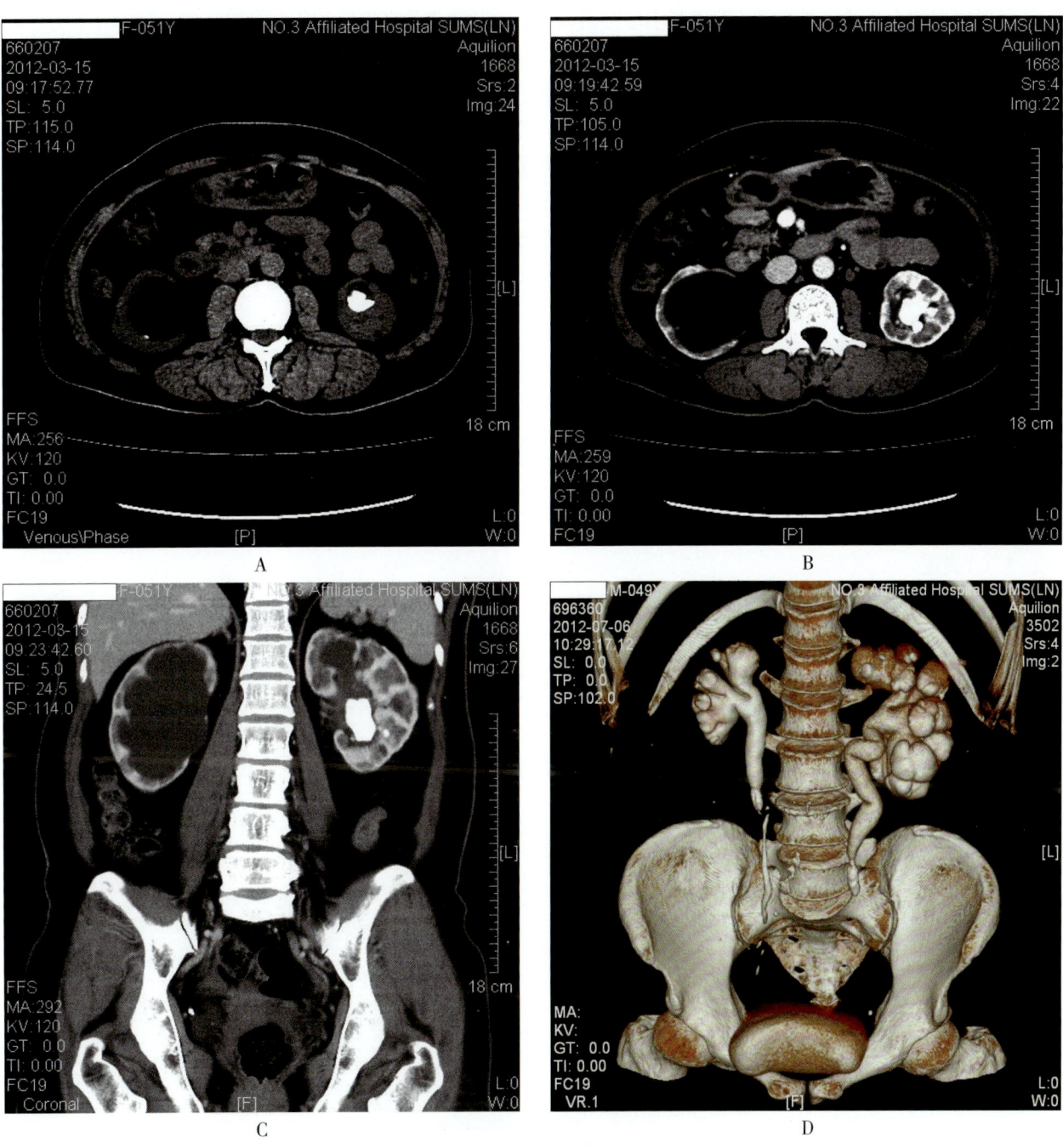

图3-101　左肾结石并肾积水，右侧输尿管结石并重度积水。图D. 是不同患者的CT三维成像

4. MRI表现

因MRI难于显示结石，泌尿系结石一般不采用MRI检查。对于不适合CT、X线检查，而又需要了解结石引起的泌尿系梗阻情况时，如妊娠期患者，也可采用MRI。

第七节　肾良性肿瘤性疾病

一、肾素瘤

（一）临床特点

肾素瘤亦称为肾球旁细胞瘤，源于肾小球旁器入球小动脉演化的平滑肌细胞，是以合成、分泌肾素为主要特征的肿瘤。肾素瘤多位于肾皮质，边界清楚，周围有纤维包膜，切面浅黄色至灰白色，可有局灶出血。光镜下肿瘤细胞聚集成团或小梁状、乳头状排列，细胞呈圆形或多角形，大小不等，胞质轻度嗜酸性，细胞核位于中央，核仁不明显。可见细胞核异型，但没有分裂像。肿瘤间质特点是血管丰富，可见较多的薄壁血管及局灶分布的厚壁血管。本病多发生于青年，虽然文献报告可发生于6～69岁，但发病高峰在20～30岁。女性多见，男女比例为1.0∶1.9，临床表现包括高血压、高肾素血症、高醛固酮血症、低血钾等，需要与原发性醛固酮增多症、肾动脉狭窄等相鉴别。本病手术切除是首选治疗方法。由于肾素瘤为良性，保留肾单位手术是合理的治疗方式。肾部分切除、肿瘤剜除术均可取得良好效果，文献报道施行保留肾单位手术的病例术后未发现肿瘤复发或转移。

（二）影像学表现

1. X线表现

KUB及IVP对本病诊断意义不大。

2. B超表现

B超检查肿瘤可表现为低回声，也可表现为中强回声。由于肿瘤体积往往较小，单纯依靠B超检查容易漏诊，往往需要进一步CT检查。

3. CT表现

肿瘤位于肾皮质区，多表现为单发类圆形肿物，多在3cm以下，多为实性，CT平扫呈均匀等密度或稍低密度。少数呈囊实性，病理上为实性病变发生囊性坏死所致。可合并出血，此时肿瘤内可见高密度出血灶。肿瘤与正常肾脏分界不清，如果肿瘤较小且不向肾外突出则CT平扫容易漏诊，因此对于疑诊病例应及时行增强扫描。CT增强肿瘤在动脉早期无明显强化，延迟期可有轻至中度强化，延迟期肿瘤CT值高于动脉早期，因此延迟期肿瘤显示较清楚。肾素瘤的CT特征，有学者认为是渐进式的动脉期增强，其原因可能与肾素引起的肾内小血管收缩有关，这一结论仍有待大样本的研究证实（图3-102）。

（三）影像学鉴别诊断

（1）肾细胞癌：肿瘤占位均位于肾皮质区常见，肾细胞癌动脉期增强明显，并且动脉期后强化减弱较快，表现为快进快出的特点。

（2）肾错构瘤：肾错构瘤无临床上的"三高一低"特点，且错构瘤在B超表现为高回声，在CT表现为负值的低密度，这两个表现可资鉴别。

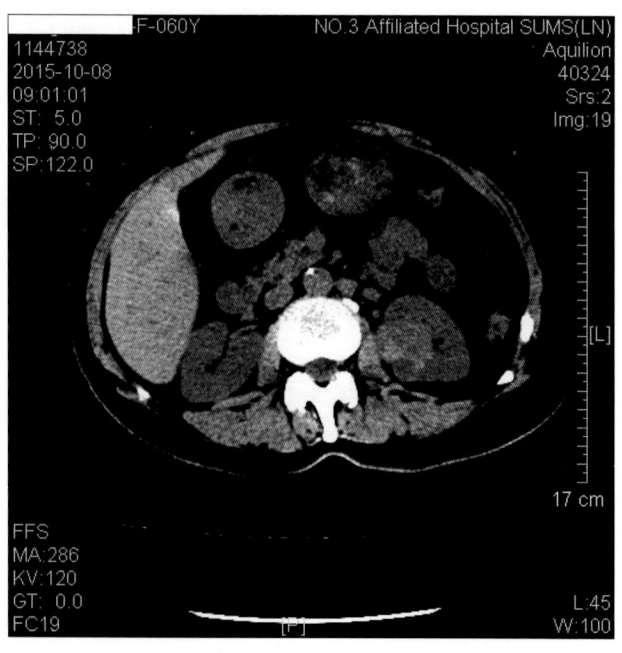

图3-102　左肾上极可见一类椭圆形肿块，大小约60mm×40mm，病灶密度不均匀，其内多发小片状低或稍低密度区

二、后肾腺瘤

（一）临床特点

后肾腺瘤是一种罕见的肾皮质小管良性肿瘤，目前报道均为单侧单发，性别发病仍存争议，多数人认为以女性发病较多见。临床上最常见症状为肾区疼痛、血尿和可触及肿块，但多数患者症状和体征均不明显，10%～12%的患者伴有红细胞增多症。病理方面，大体可见瘤组织与周围正常组织分界不清，切面呈灰黄色、灰褐色，大部分呈实性，局部囊状，可有钙化或瘢痕形成。镜下见瘤细胞往往为非常小而强嗜碱性的上皮细胞，排列成腺管或腺泡或者乳头状结构。肿瘤间质细胞不多见。本病为良性肿瘤，往往因血尿或者偶然体检发现肾占位而行手术切除，腹腔镜下肾部分切除为常见术式。

（二）影像学表现

1. X线表现

KUB及IVP，逆行尿路造影的X线检查，对诊断帮助不大，偶可见瘤体钙化形成的高密度影，需与肾结石相鉴别。

2. B超表现

B超示肿瘤为圆形或椭圆形，边界清楚，常呈高回声表现，内部回声不均匀，多普勒彩超提示瘤体为乏血管占位。

3. CT表现

CT表现为边界清，密度均匀。直径一般不超过3cm。平扫时肿瘤密度高于周围肾组织密度，增强后肿瘤密度增强，但仍明显低于周围肾组织密度等。

4. MRI表现

MRI无助于该病的定性诊断。占位位于肾的任何位置，可呈等T1、等T2信号，也可呈长T1、略长T2信号。

（三）影像学鉴别诊断

（1）肾细胞癌：肾细胞癌B超为低回声，CT平扫表现为低密度影，增强动脉期增强明显且强化大于周围肾组织，强化减弱较快，表现为快进快出的特点。

（2）肾错构瘤：肾错构瘤B超表现为高回声，在CT表现为负值的低密度增强不明显，富含血管的错构瘤多普勒彩超可资鉴别。

三、肾错构瘤

（一）临床特点

肾错构瘤是较常见的肾脏良性肿瘤，又称为肾血管平滑肌脂肪瘤，多见于女性，40岁左右发病常见。病理方面，典型的肾错构瘤由异常血管、脂肪组织以及平滑肌三种基本成分组成。在某些不典型的肾错构瘤中，脂肪成分相对缺乏，且可见多倍体核型及有丝分裂现象，很容易被误诊为肾癌。有些肾错构瘤临床上可能出现肿瘤侵及肾静脉、腔静脉和局部淋巴结等情况，腔静脉出现瘤栓者亦不罕见。临床上，随着体检的普及，较大的肾错构瘤已不常见。瘤体较小的错构瘤往往无明显临床症状，瘤体增大时，可压迫周围的十二指肠等消化道引发腹胀等消化道症状，瘤体巨大可有破裂出血的风险，出血后可有休克、腹痛等表现。

国外报道20%的错构瘤合并多发性硬化，据此有人根据肾错构瘤是否合并多发性硬化分为两类。合并多发性硬化的患者发病年龄早，无明显临床症状，多为双侧，肿瘤较小，多发；而不合并多发性硬化的患者发病年龄晚，多有临床症状，多为单侧，瘤体往往较大，可单发或多发。

现一致认为，对于<4cm的肾错构瘤往往无需治疗，>4cm的肿瘤或瘤体破裂出血时应予以手术切除或动脉栓塞。

（二）影像学表现

1. X线表现

KUB+IVP对较小肾错构瘤的诊断价值不大。较大错构瘤KUB可见肾区有透明区。当肿瘤压迫肾盂、肾盏、输尿管等，可表现为肾积水。血管造影可见肾错构瘤血管呈囊状动脉瘤样扩张、葡萄状，不同于肾细胞癌表现为血管丰富，分布紊乱，扭结，有血管池，动静脉瘘，肾静脉及下腔静脉显影早；肾错构瘤造影早期肾实质可见透明区。

2. B超表现

B超表现为肾脏内可见强回声占位，多普勒超声可见瘤体血供丰富（图3-103）。

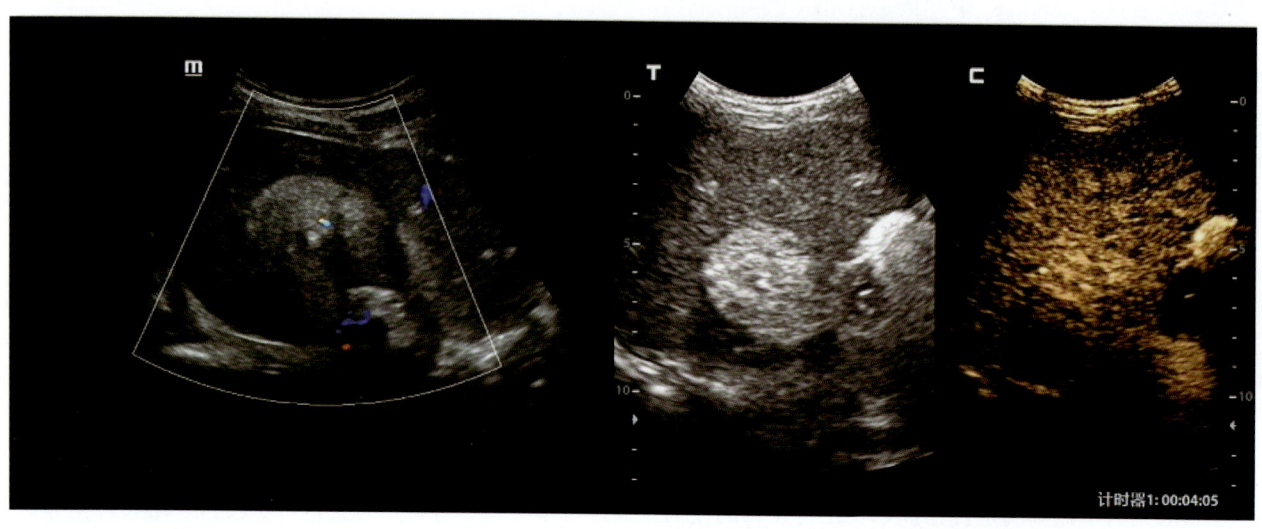

图3-103　右侧肾中部错构瘤B超及超声造影，横径48mm。右肾中部见一个类圆形高回声团向肾外突出，大小约为43mm×35mm，边界清楚，内部回声尚均匀。CDFI：高回声团内部见星点状血流信号。超声造影检查：对比剂SonoVue 1.5mL，经外周静脉注入。右肾中部高回声团，动脉期呈均匀高增强，静脉期呈等增强，于延迟期肾内未见明显异常消退区

3. CT表现

CT表现为平扫发现肾内极低密度占位，CT值常为负值，增强后可见强化。对于乏血管的肾错构瘤，强化水平可能较低，而对于缺乏脂肪组织的肾错构瘤与肾癌鉴别较难，此时应用血管造影可资鉴别（图3-104至图3-106）。

4. MRI表现

MRI表现为肾内占位，边缘清楚，内部信号依据成分不同而有差异，常混杂不均；血管成分呈流空的迂曲的管状低信号，脂肪组织在T1加权像上为高信号，在T2加权像上为中等信号，内部可有低信号，平滑肌在T1、T2加权像上均为中等回声，Gd-DTPA强化后可为中等强化。脂肪信号与血管信号并存为本病的诊断要点。

（三）影像学鉴别诊断

（1）肾癌：尤其是脂肪组织较少的肾错构瘤与肾癌鉴别诊断往往较难，血管造影与MRI可资鉴别。

（2）肾脂肪瘤：错构瘤以脂肪为主需与肾脂肪瘤鉴别，脂肪瘤MRI表现无血管的流空信号。

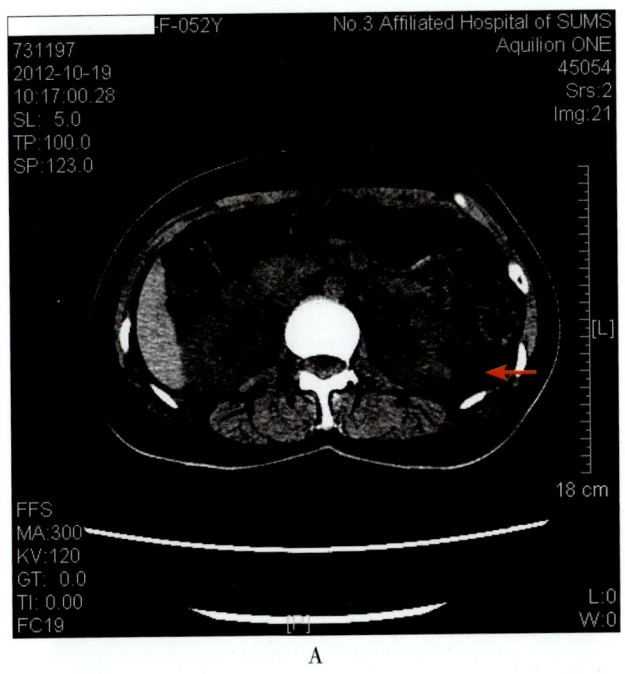
A

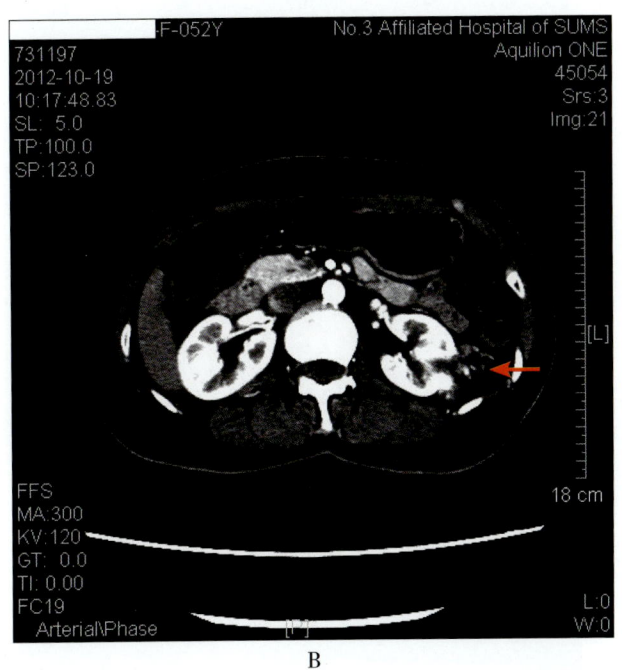
B

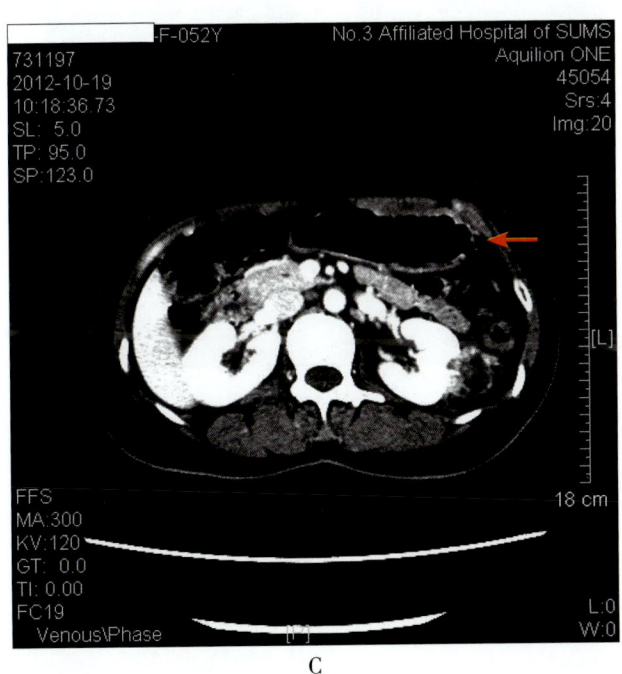
C

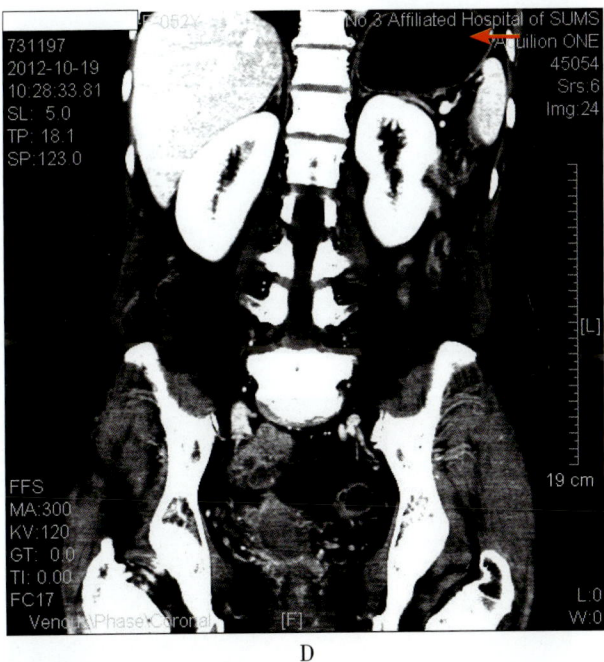
D

图3-104　左侧肾错构瘤CT表现。左肾体积尚可，左肾中部可见一不规则形异常密度影突向肾包膜外生长，密度不均，平扫其内见脂肪密度影，CT值约-63HU，增强扫描可见明显不均匀强化，病灶边界清楚

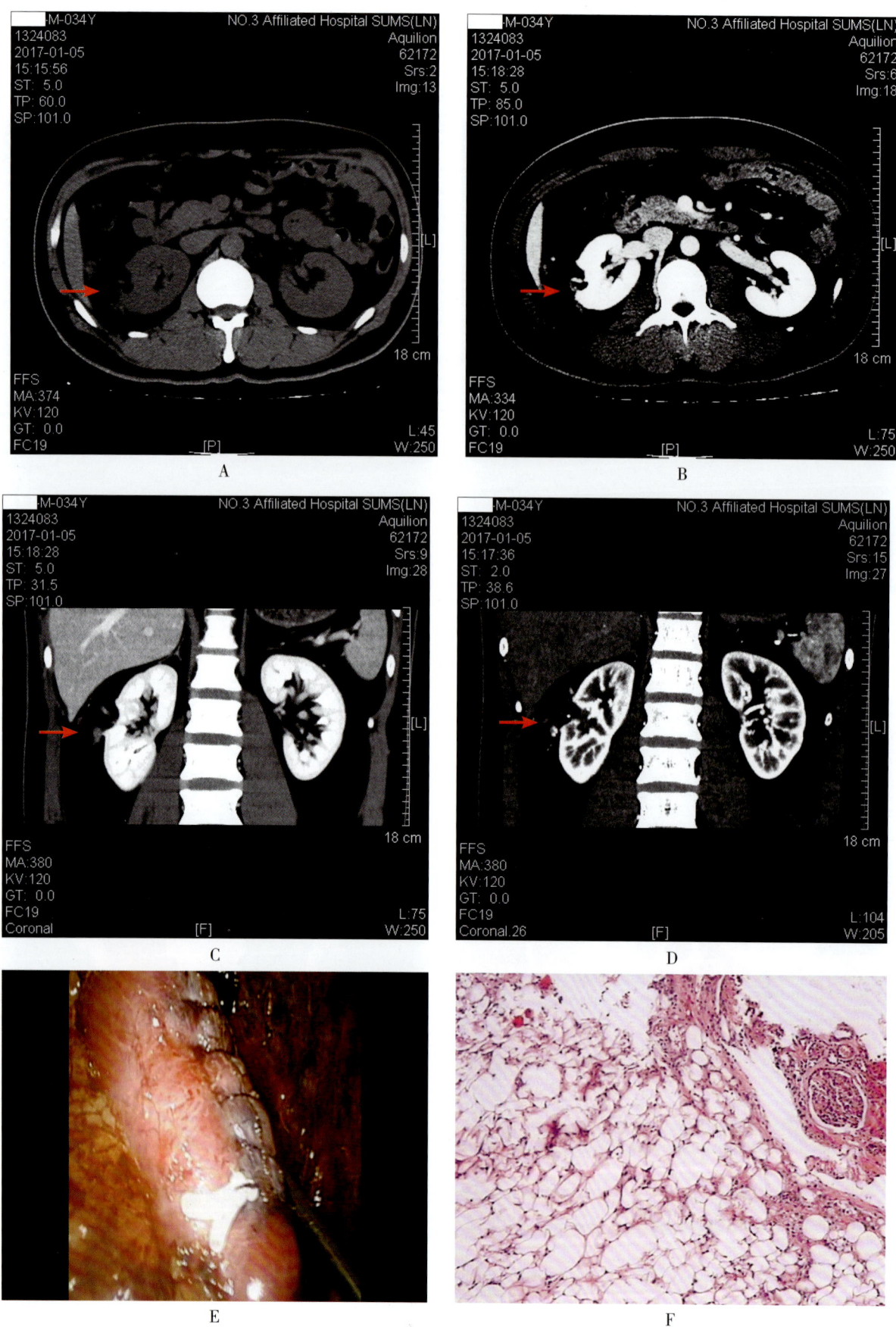

图3-105 男，34岁，右侧肾错构瘤。CT平扫右肾可见一不规则肿块，大小约67mm×35mm，突向肾外生长，其内密度不均，可见大量脂肪密度影，增强扫描不均匀结节状强化。行腹腔镜下肾部分切除术，术后病理检查提示血管平滑肌脂肪瘤

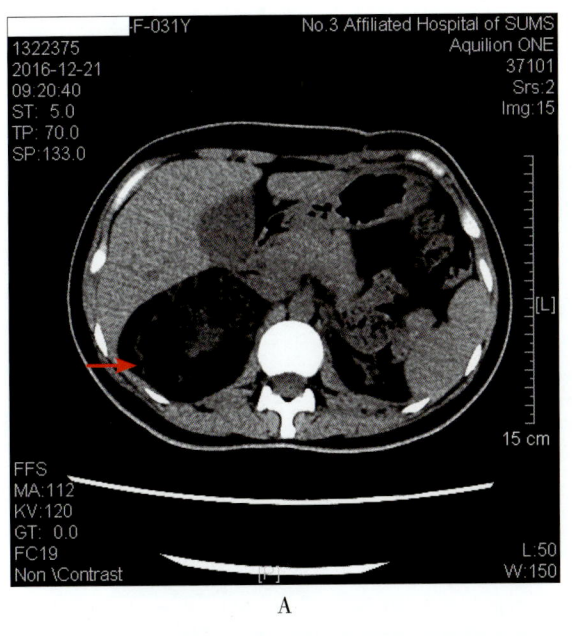

A

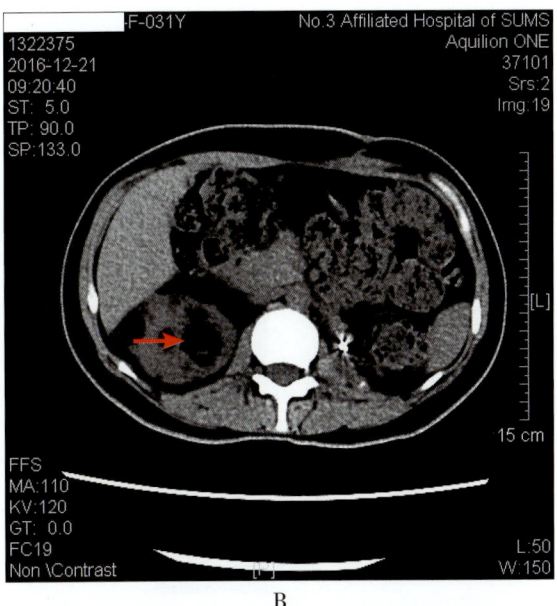

B

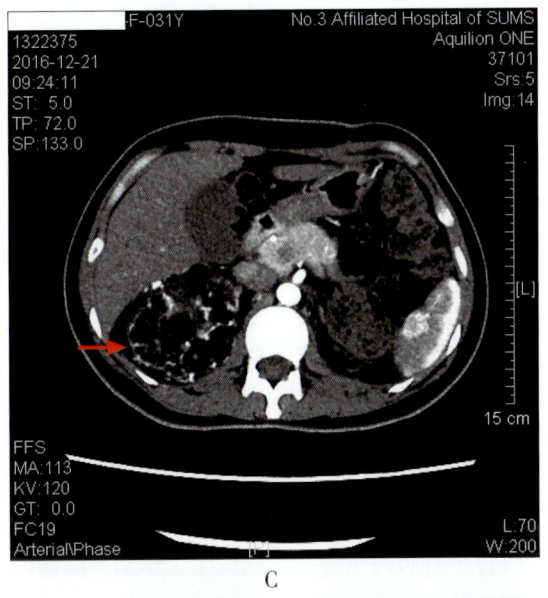

C

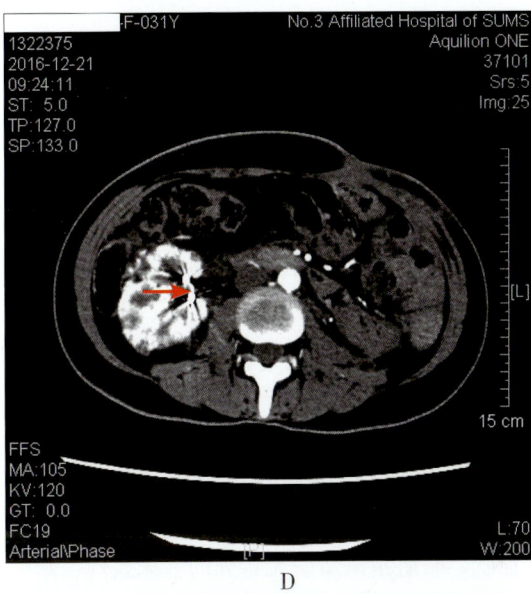

D

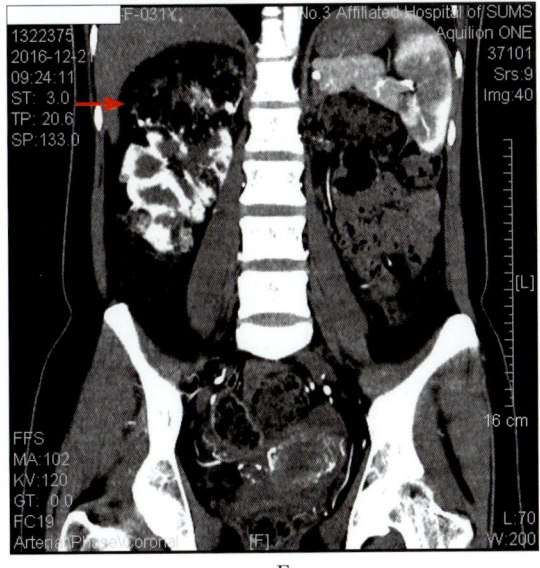

E

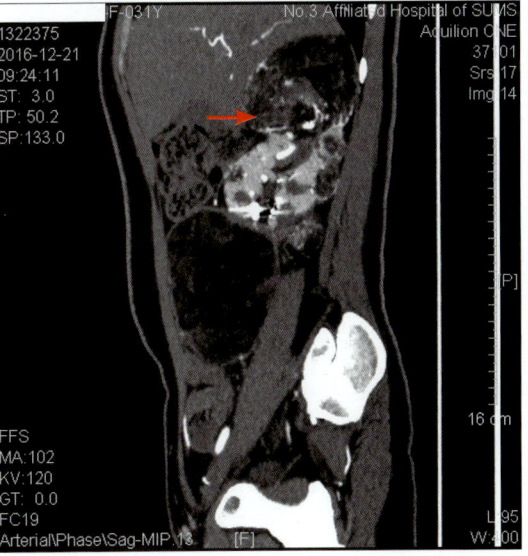

F

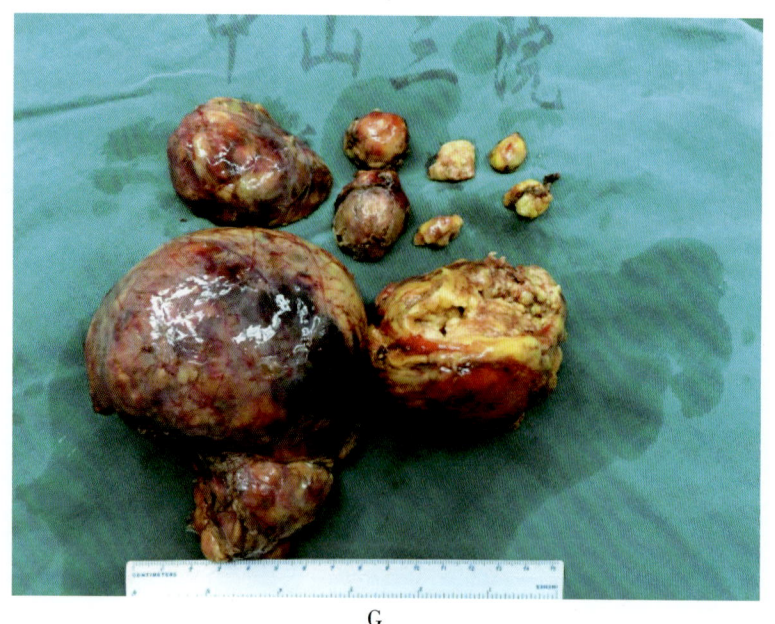

G

图3-106 女，31岁，孤立肾巨大复杂性错构瘤。患者1年前体检发现双肾巨大错构瘤，半年前左肾意外破裂出血，行双侧肾动脉栓塞仍不能止血，遂切除左肾。CT平扫提示多发性大小不一的不规则肿块，最大约90mm×80mm×85mm，其内密度不均，可见大量脂肪密度影，增强扫描不均匀结节状强化。手术予开放性肾部分切除，术中未阻断肾蒂。图G. 手术切除的标本，术后病理提示血管平滑肌脂肪瘤

四、平滑肌瘤

（一）临床特点

肾脏平滑肌瘤为临床较少见的良性肿瘤，源于肾包膜、肾盂、肾皮质，甚至肾静脉等含有平滑肌的部位。国外报道女性多见。病理方面，肾脏平滑肌瘤大体可以表现不一，可为囊性、囊实性甚至实性瘤体，镜下可见，肾平滑肌瘤由纺锤状瘤细胞组成，分裂像少见，无异型性。分裂像增多及异型性明显往往提示为平滑肌肉瘤。临床表现无明显特异性。常见发生于肾皮质肿瘤，肿瘤一般较小，多＜2cm，单发多见，无明显临床症状；发生于肾盂及包膜等部位较少见，体积大，单发，可引起腰痛、腹部包块、消化道压迫、血尿、泌尿系梗阻等临床症状。肾脏平滑肌瘤无特异的临床表现，影像诊断与肾平滑肌肉瘤等恶性疾病无法鉴别，确诊困难，因此手术是治疗和诊断的唯一方法，对于体积较小、界限清楚的肿瘤应尽量行保留肾脏手术。如肿瘤体积大，或不能排除恶性可能者，应行根治性肾切除。

（二）影像学表现

1. X线表现

KUB对诊断价值不大，偶可见肾影增大，对于发生于肾盂、肾门附近或压迫肾盂输尿管等集尿系统的肿瘤IVP可显示充盈缺损、肾积水扩张等变化。

2. B超表现

B超表现为肾脏内可见中等回声占位，当肿瘤为囊性结构可见液性暗区。

3. CT表现

CT诊断价值相对较大，多表现为软组织密度实性肿瘤，有中度强化，偶可见囊性或囊实性肿瘤。病变位于肾包膜、肾包膜下或肾盂，与周围组织界限清楚，一般无肾外浸润或转移表现。CT增强可见轻度强化（图3-107）。

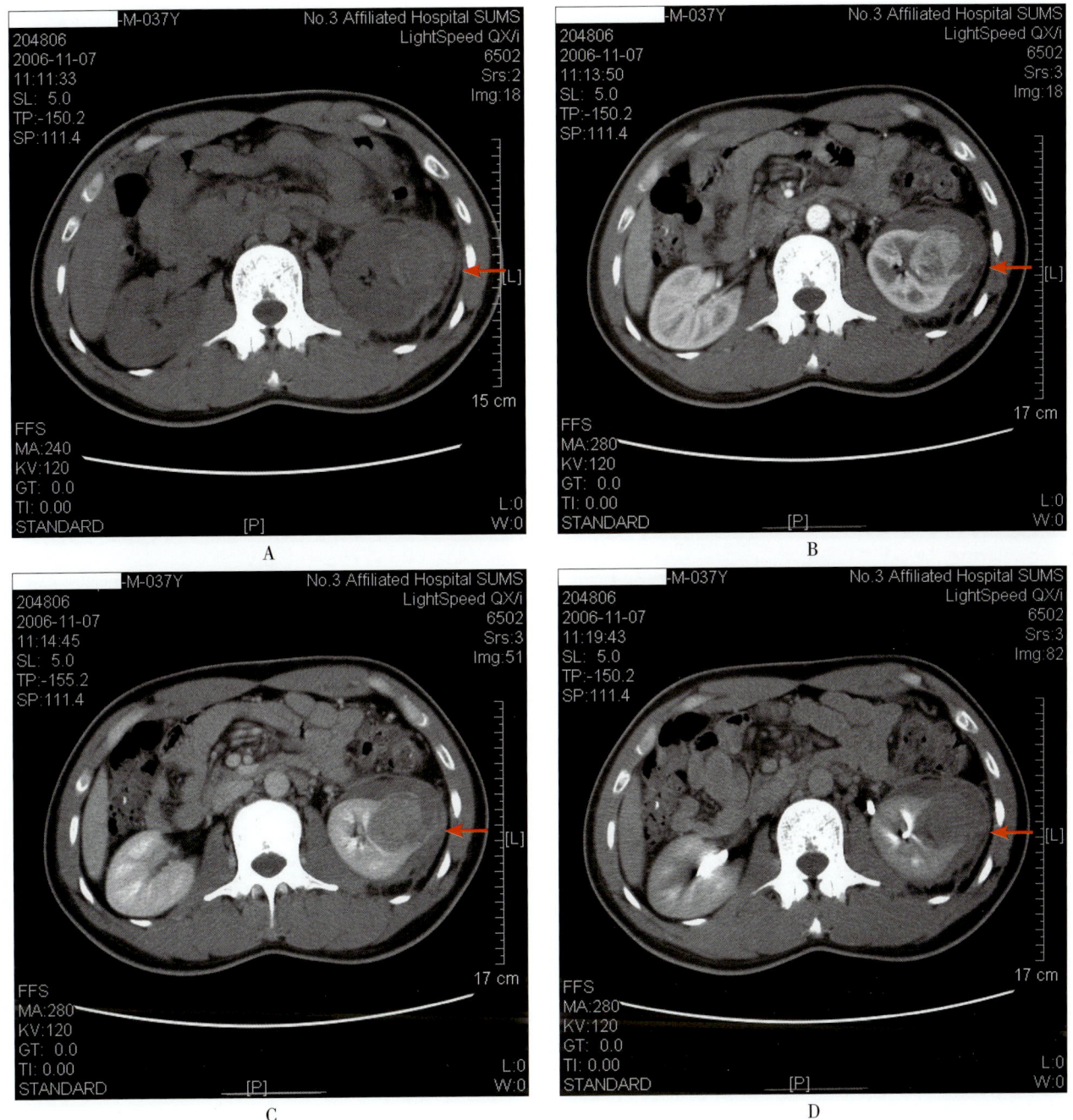

图3-107 左侧肾平滑肌瘤CT表现，左肾下部见一大小约为34.3mm×39.6mm类圆形肿块影，平扫呈不均匀稍高密度，动脉期明显不均匀强化，强化最高点CT值约为131.0HU，与邻近肾皮质强化相仿，排泄期强化退出，其CT值约为71.4HU；左侧肾周脂肪间隙密度增高，见混杂密度影，内片状稍高密度影与左肾肿块内高密度影相连，平扫CT值约为70HU，肾周筋膜增厚。左肾动脉及肾静脉未见明显侵犯

4. MRI表现

MRI中T1WI和T2WI均呈低信号，与肌肉信号相似，Gd-DTPA增强扫描皮髓期均呈不均匀中度强化，排泄期均呈持续性较均匀中度强化（图3-108）。

（三）影像学鉴别诊断

（1）肾癌：当瘤体为囊实性，与肾癌鉴别困难，依靠术后病理鉴别。

（2）肾错构瘤：错构瘤以平滑肌为主时较难鉴别，术后病理及免疫组化为唯一鉴别方法。

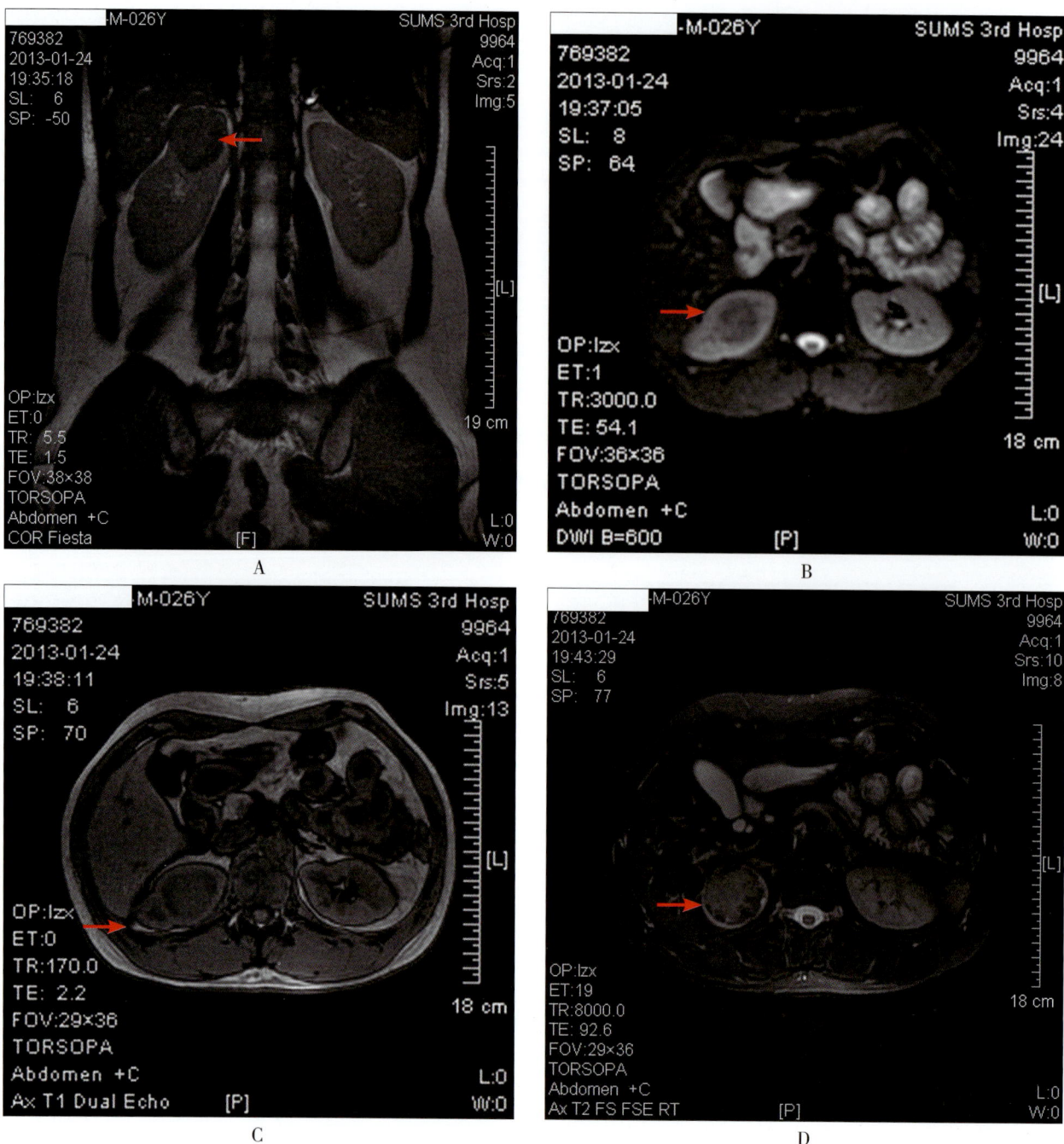

图3-108 右侧肾平滑肌瘤MRI表现，MRI中T1WI和T2WI均呈低信号，Gd-DTPA增强扫描皮髓期均呈中度强化

五、肾血管瘤

（一）临床特点

肾血管瘤为先天性良性肿瘤，多从血管淋巴管内皮细胞产生，单侧单发多见大部分肾血管瘤<1cm，但也有少部分可达10cm，常为海绵状和毛细血管型，90%的肾血管瘤体发生在黏膜下层，但肾脏其他部位也可发生。肾血管瘤患者血尿常见，可为镜下血尿、肉眼血尿，甚至可因血尿影响血流动力学稳定诱发失血性休克，常伴随腰痛等，对于血尿严重以及瘤体较大难以明确诊断者应考虑手术治疗。

（二）影像学表现

1. X线表现

KUB对诊断价值不大，选择性肾动脉造影对诊断意义较大。

2. B超表现

B超对于1cm以上的团块状血管瘤敏感性较高，能充分了解血流分布及流速等情况，可见肾血管瘤呈强回声光团，内质均匀，边界清晰，无包膜，无透声，但对于较小的肾血管瘤，B超可能无明显阳性发现。

3. CT表现

CT作为诊断血管瘤较好的辅助检查，在诊断肾血管瘤上有帮助。平扫双肾实质密度未见异常，或可为低密度区域，偶可见增强后肾脏血管瘤强化，强化时间较久，表现为"快进慢出"，但CT表现多无明显特异性，无法确诊。

4. MRI表现

MRI诊断肾血管瘤其敏感性及特异性均较CT提高。对于多见的肾海绵状血管瘤，MRI上表现为T1WI等和低信号、T2WI高信号，较大的肿瘤血管可在T1WI和T2WI上呈流空信号。

（三）影像学鉴别诊断

（1）肾错构瘤：瘤体内含有丰富血管的肾错构瘤，影像诊断往往较难鉴别，有时依靠术后病理鉴别。

（2）肾血管肉瘤：血管肉瘤较少见，MRI多呈混杂信号，边界不清，信号不均匀。肉瘤早期转移多见。

六、肾纤维瘤

（一）临床特点

肾纤维瘤可发生于肾脏的任何部位，如肾实质、肾盂、肾包膜以及肾周组织等。病理方面，大体观似子宫肌瘤，肿块有完整包膜，质硬，分界清楚，切面呈灰白色。肿瘤细胞形态多变，由梭形细胞及大量纵横交错的纤维结缔组织组成，伴有致密的纤维基质分隔，未见病理性核分裂像。瘤体较小，无临床症状，如肿瘤为肾髓质纤维瘤可较早引起血尿，临床发现多为较大的肿瘤，可致周围器官的压迫症状，以及影响集尿系统造成肾积水等。治疗方面，术前往往无法通过影像学检查确诊，需手术切除患肾，可依据具体情况行肾部分切除术或根治性切除术。

（二）影像学表现

1. X线表现

KUB对诊断价值不大，偶可见肾影增大，当压迫肾盂、输尿管时IVP可见肾积水情况。

2. B超表现

B超对于较大的纤维瘤表现为高回声占位，内部回声不均匀，可见低回声反射。瘤体钙化时可见强回声伴声影。

3. CT表现

CT平扫呈高密度，瘤体边界清晰，密度均匀，瘤体巨大但瘤体内不见明显坏死囊变。病灶内可伴有钙化，呈斑点状或斑块状增强扫描渐进性强化，动脉质期轻度强化，延迟期强化明显。

4. MRI表现

MRI表现为肿瘤轮廓光滑，T1WI和T2WI为明显低信号，此种特征性表现与瘤体内含有较多的胶原成分及细胞数较少有关。

（三）影像学鉴别诊断

肾细胞癌：肾癌CT平扫常呈等密度或低密度，增强扫描皮质期强化十分明显，实质期肿瘤强化程度开始下降，坏死囊变明显，常呈蜂窝状或环状强化。MRI检查肾细胞癌T2WI呈高信号，且信号多不均匀。

第八节　肾恶性肿瘤性疾病

一、肾细胞癌

（一）临床特点

肾癌（renal cell carcinoma，RCC）是起源于肾脏泌尿小管上皮系统的恶性肿瘤，占肾脏恶性肿瘤的80%～90%。绝大多数肾癌发生于一侧肾脏，以单发多见，肿瘤多位于肾脏的上下两极，常有假包膜。病理学分型包括肾透明细胞癌、乳头状肾癌、嫌色细胞癌以及未分类的肾癌。肾透明细胞癌起源于肾近曲小管上皮，是RCC最常见亚型，常规切片大部分肿瘤细胞胞浆透明，肿瘤内血管丰富，常同时含有实性和囊性结构，分化好的肿瘤多见钙化。该肿瘤多为富血供肿瘤，生长较迅速，易出现出血、坏死、囊变，其病理大体标本可见肿瘤切面呈灰红色、灰黄色，具有多彩性，在富含类脂的区域是黄色，出血坏死区域是红色。乳头状肾癌恶性程度比肾透明细胞癌低，起源于肾近曲小管或远曲小管。镜下癌细胞排列在纤维血管轴心，构成的乳头结构上可见明显纤维假包膜。嫌色细胞癌恶性程度较前两种亚型低，起源于集合管细胞。病理大体标本可见肿瘤切面灰白质地较均匀，镜下瘤细胞多排列成巢索状，肿瘤内结构多较均匀，不易发生出血、坏死及囊变，但钙化率较前二者高。

肾癌的临床表现为血尿、腰痛、腹部肿块，即经典的肾癌三联征。随着常规体检的开展，经典的肾癌三联征表现在临床上已不多见。同时有10%～40%的患者会出现高血压、贫血、体重减轻、恶病质、红细胞增多症、发热、肝功能异常、高钙血症等副瘤综合征。肾癌的分期现推荐采用2009年AJCC的TNM分期代替以往使用的Robson分期。

治疗方面，对于局限性肾癌推荐采用肾癌根治性切除术或早期采用肾部分切除术；局部进展期除手术根治外尚需术后辅助化疗；对于晚期转移性肾癌，手术无法根治，需要化疗及放疗等综合治疗。

（二）影像学表现

1. X线表现

KUB对诊断肾癌意义不大。偶可见肾影增大变性，肿瘤内有时可见钙化。对压迫集合系统的肾癌IVP可显示相应的肾盂、肾盏变形。

2. B超表现

B超可显示1cm以上的肾癌，表现为低回声占位病变，当肾癌内有出血、坏死、囊性变时可显示回声不均匀。多普勒彩超可见肾癌血供较为丰富，了解肾静脉、下腔静脉内有无癌栓形成（图3-109）。

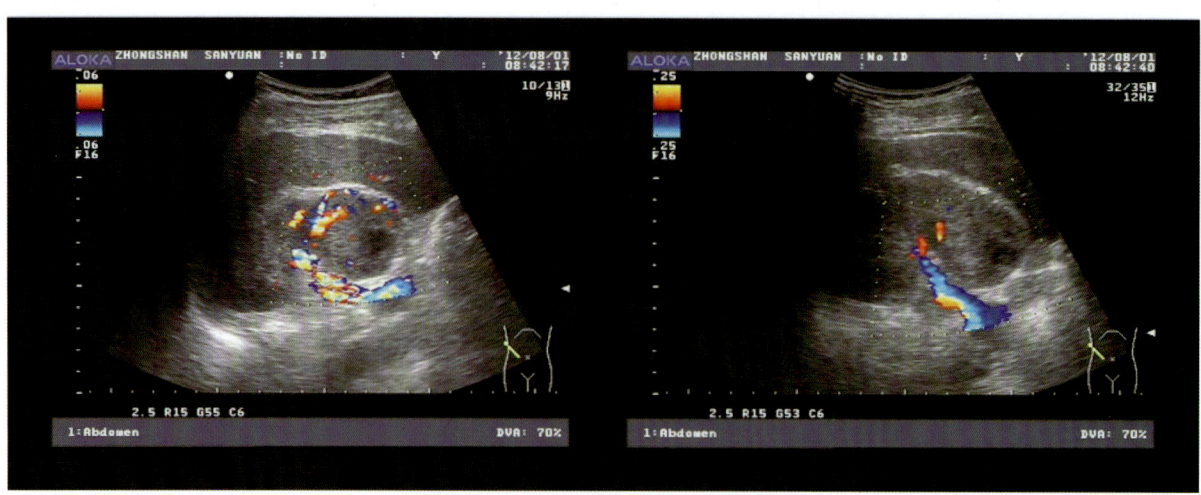

图3-109　右侧肾癌：右肾形态失常，右肾下极见一个类圆形低回声团，大小为44mm×40mm，边界清楚，内部回声不均匀，内可见不规则液性暗区。CDFI：低回声团内见较丰富血流信号，以动脉血流为主；RI：0.58。右肾静脉管腔内未见异常回声，血流通畅。右肾动脉血流通畅

3. CT表现

CT是临床上对肾癌诊断以及分期的重要检查手段。可发现肾内0.5cm以上的病变。据文献报道,CT对以下情况的诊断准确性如下:肾静脉受累91%,下腔静脉内癌栓97%,肾周围扩散78%,淋巴结转移87%,周围器官受累96%。

对于肾细胞癌的评价包括肾脏肿瘤评价、局部浸润、淋巴结转移、静脉瘤栓,以及邻近器官和远处转移的情况。

据文献报道,肾癌的局部CT与病理亚型密切相关,肾透明细胞癌CT增强扫描早期即肾皮髓质期显影明显强化,于肾实质期肿瘤强化明显消退呈典型一过性强化。因肾透明细胞癌内部出现囊性变、出血、坏死等继发性改变,故瘤体内部CT密度不均匀,可见钙化、出血灶等。乳头状肾癌CT增强扫描后呈不均匀或较均匀轻中度强化。嫌色细胞癌CT平扫多表现为边界清楚,密度均匀的类圆形肿块,增强扫描密度呈均一轻中度强化,一般没有肾周改变及静脉侵犯(图3-110,图3-111)。

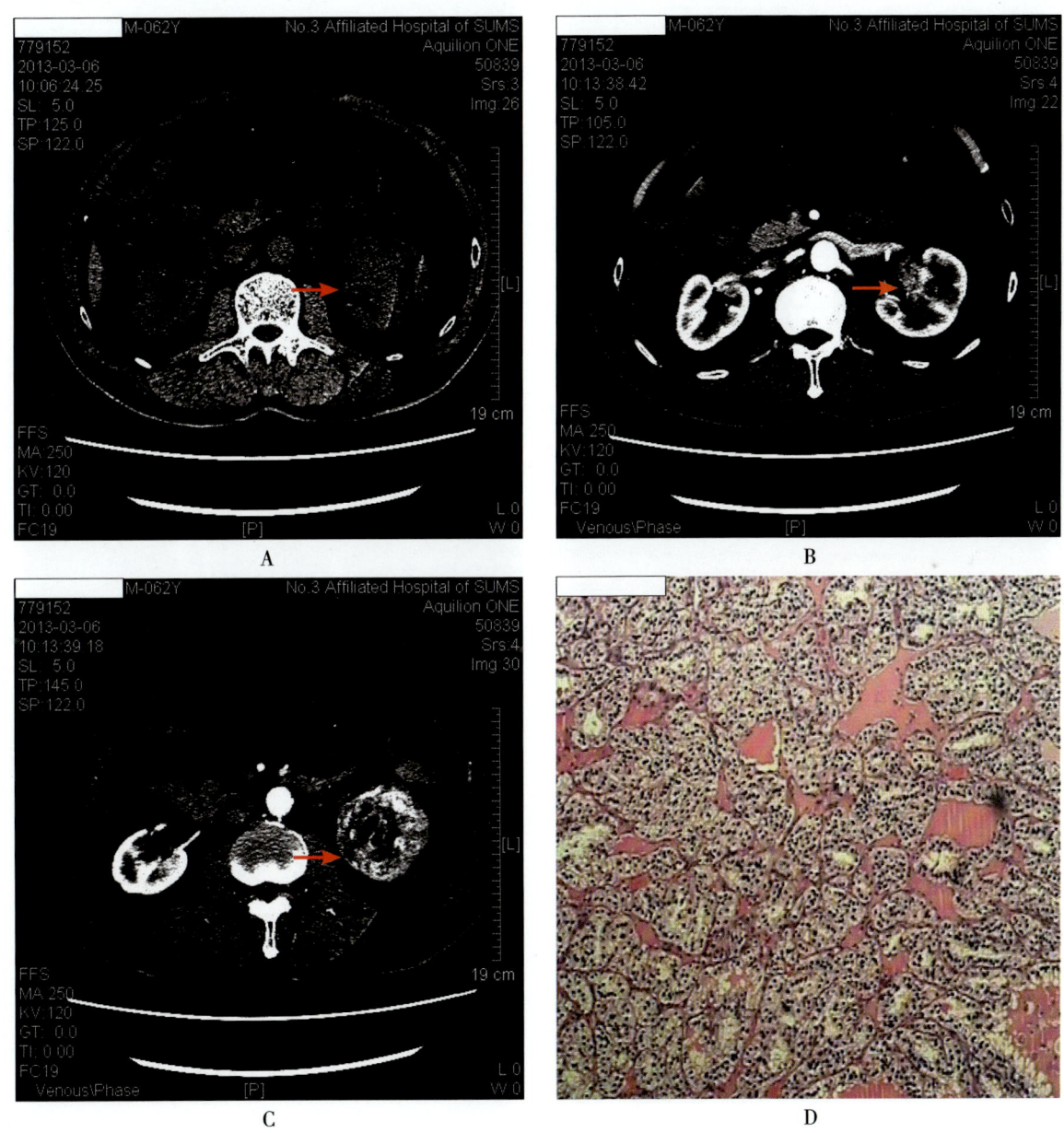

图3-110 左肾体积增大,左肾下部可见一肿块影,大小约71mm×65mm,密度不均匀,未见明确钙化影,肿块与左肾皮髓质分界不清,肾实质受压明显变薄,肿块累及左肾中下盏、肾盂及盂管交界处。增强扫描动脉期肿块不均匀明显强化,静脉期强化减退。左肾包膜略增厚。病理提示右侧肾透明细胞癌

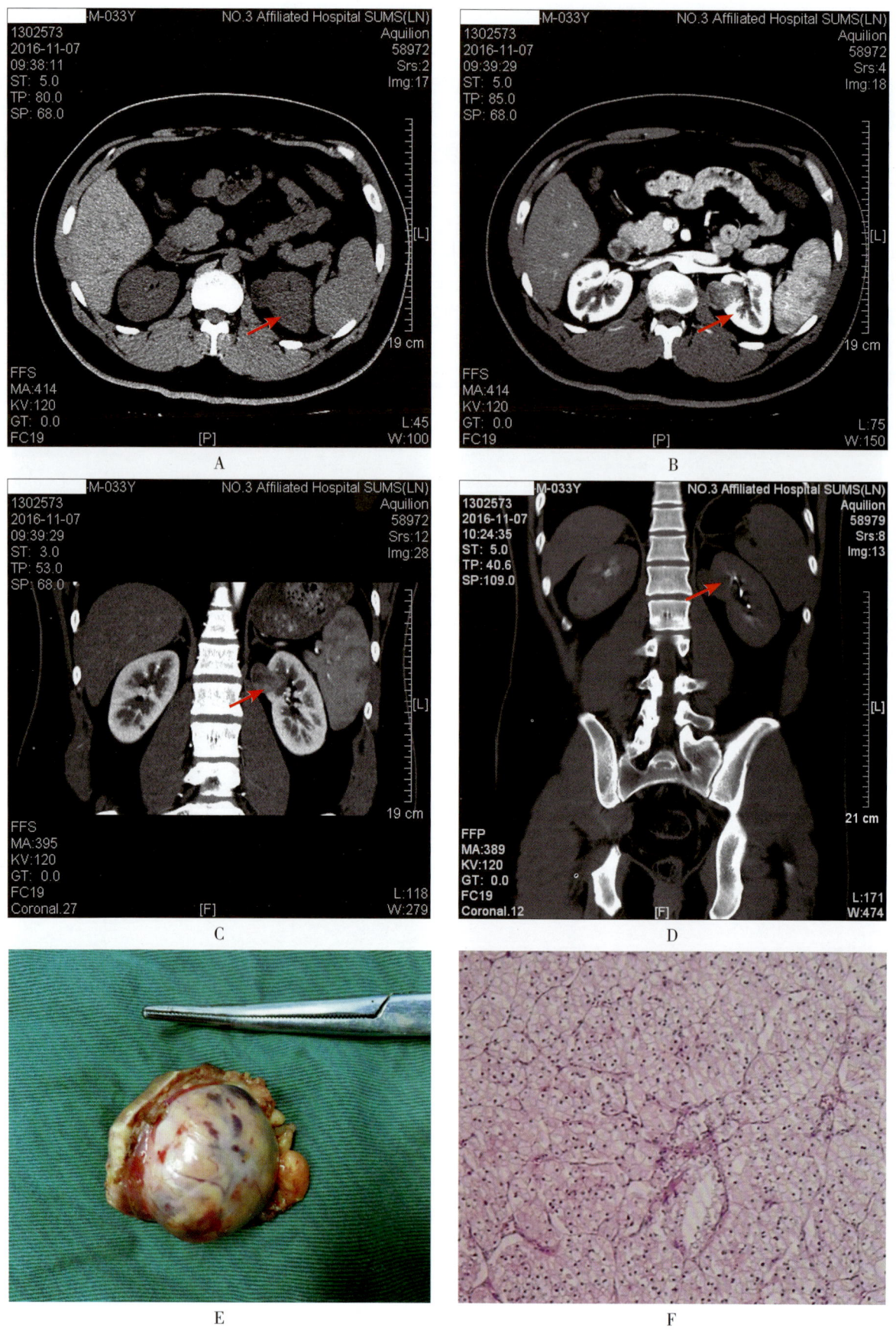

图3-111 男性，33岁，体检B超发现左肾占位性病变数天入院。CT平扫见左肾上部可见一楔形低密度影，边界不清，大小约34mm×30mm，平扫可见脂肪密度成分，突向肾外生长，增强扫描动脉期轻度强化，静脉期进一步强化。术前CT诊断考虑错构瘤，注意与肾透明细胞癌相鉴别。行腹腔镜下肾部分切除。图E为手术切除的标本。术后病理提示肾透明细胞癌

淋巴结转移方面，CT诊断为转移淋巴结的标准是淋巴结直径>1cm。重点关注的局部淋巴结包括肾门淋巴结、腹主动脉旁淋巴结，以及下腔静脉旁淋巴结等。但CT无法鉴别淋巴结为肿瘤转移或是反应性增生，需术后病理证实。

肾静脉或下腔静脉内存在癌栓时，CT平扫静脉内可见肿瘤密度相仿的占位性改变，当肾静脉以及下腔静脉增粗时尤其应注意有无肾静脉癌栓的存在。

4. MRI表现

肾细胞癌表现为肾实质内圆形或椭圆形肿物，可为分叶状，肿瘤组织信号较为均匀，T1WI为低信号，T2WI为高信号，部分病例可与此相反，肿瘤常压迫周围肾实质形成假包膜，在T2WI上常可清楚显示。当肿瘤压迫肾盏、肾盂、输尿管等结构时出现相应的肾积水等表现。通常当单个淋巴结直径>15mm，或多个淋巴结直径>10mm时可认为是淋巴结转移的标准；肾静脉以及下腔静脉内瘤栓形成后可见静脉腔内异常信号（图3-112）。

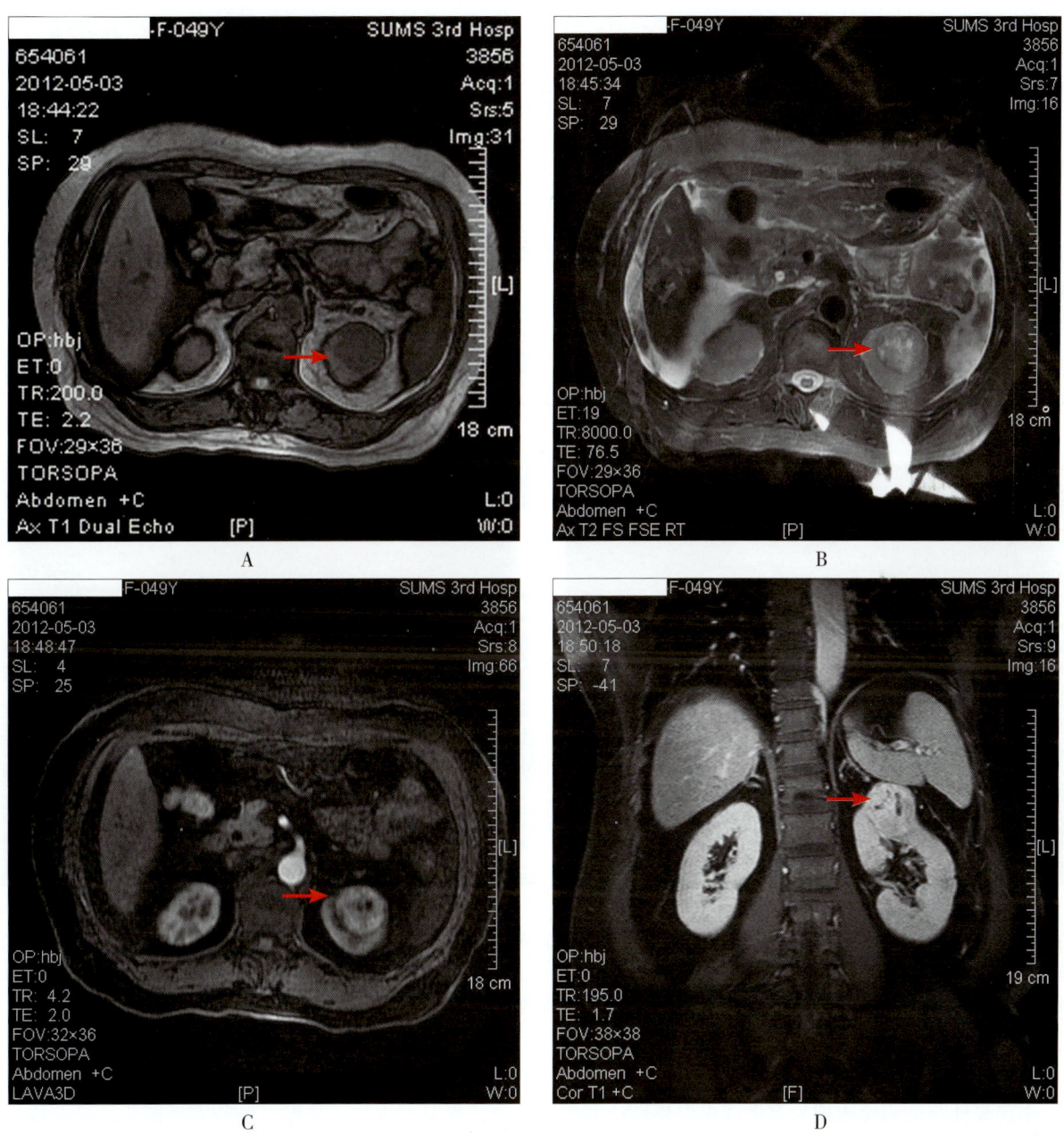

图3-112　左侧肾癌：左肾上极可见一类圆形肿块影，T1WI呈不均匀低信号，T2WI呈不均匀等、高信号，大小约39mm×41mm，边界清楚，增强扫描动脉期明显强化，静脉期持续性强化，延迟期强化程度减退，呈相对低信号，包膜延迟强化。余所见双肾实质未见明显异常，增强扫描未见异常强化。双侧肾门及肝门部可见多枚肿大的淋巴结影，最大范围为24mm×22mm，境界清楚，增强扫描轻度强化

(三)影像学鉴别诊断

(1)肾盂癌:肾盂癌位于肾盂内,但经肾盂的肾细胞癌需要与肾盂癌相鉴别。肾盂癌尿液中可见癌变的移行细胞,往往IVP或CTU能显示肾盂内的充盈缺损。

(2)肾上腺神经母细胞瘤:肾上极的肾癌压迫或侵犯肾上腺时需要与肾上腺神经母细胞瘤鉴别。从流行病学方面来讲,二者发病年龄不同,肾上腺神经母细胞瘤多见于儿童,肾癌多见于成人。CT重建的冠状面、矢状面,或者MRI可见肾上腺神经母细胞瘤源于肾上腺,巨大的肿瘤压迫肾上极,但极少浸润肾实质,肾癌则与之相反。

二、多房囊性肾细胞癌

(一)临床特点

多房囊性肾细胞癌是囊性肾癌中的一种类型,具有低分期、低分级和预后良好的特点。在多房囊性肾细胞癌中癌细胞数量很少,故诊断困难。该肿瘤预后较好,故应与实体性肾透明细胞癌相鉴别。多房囊性肾细胞癌边界清楚,囊腔大小不等,其内充以浆液性或血性液体,肿瘤有纤维性包膜与周围正常肾组织分隔。肿瘤直径25~130mm,多于20%的肿瘤间隔内有钙化,偶见骨化生。其临床表现与肾癌相似,治疗以手术切除为主。

(二)影像学表现

1. X线表现

KUB对诊断多房囊性肾细胞癌意义不大。偶可见肾影增大变性、囊壁钙化等改变。对压迫集合系统的肾癌IVP可显示相应的肾盂肾盏变性。

2. B超表现

B型超声表现为囊性或囊实性肿物,囊壁不光滑,低回声或中低回声,内部回声不均匀,有时可见分隔及囊壁上的结节,肿物为少血流性,彩色多普勒超声可见少量或无血流信号(图3-113)。

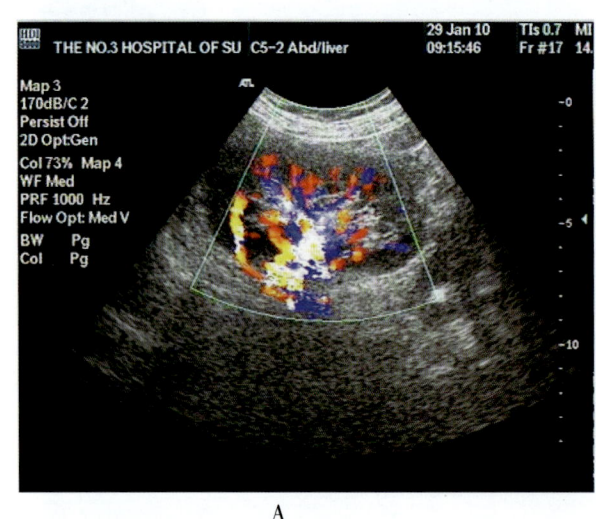
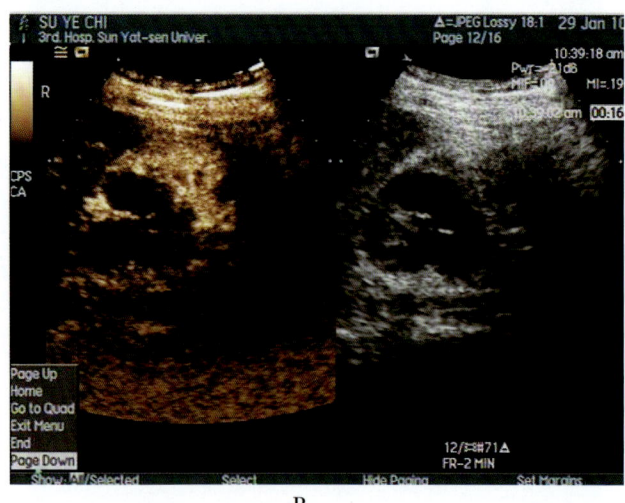

图3-113 囊性肾癌:右肾形态失常,右肾上极见一个异常回声团,大小为53mm×43mm,边界清晰,内部回声不均匀,呈半囊实性,囊壁厚薄不均,囊腔内可见较厚分隔及实性部分。CDFI:实性部分可见点条状血流信号,RI:0.72,液性暗区内未见明显血流信号;右肾动静脉血流通畅,管腔内未见异常回声团,血流充盈饱满

3. CT表现

多房囊性肾细胞癌表现为多发或单发囊性或囊实性肿物,囊壁不规则、较厚,肿物实性部分,囊壁或分隔存在,增强扫描后不均匀强化,囊壁上可有钙化。文献报道当影像学检查发现粗大钙化或新月形钙化时对诊断更有意义(图3-114)。

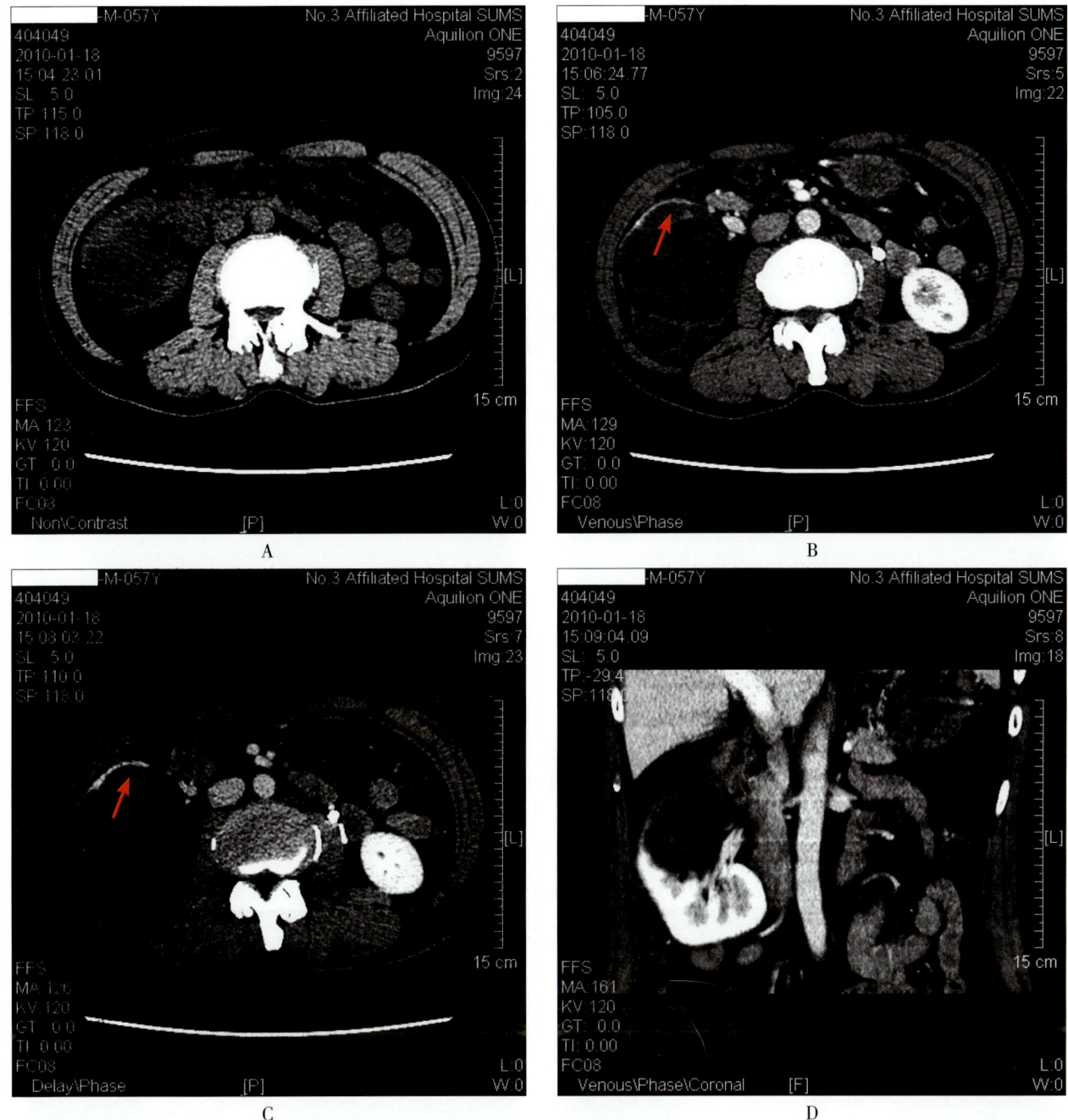

图3-114 囊性肾癌：右肾上极可见一大小为109mm×105mm囊性肿物，囊内充满水样密度影，病灶内可见纤维分隔影，增强扫描有强化，囊性部分强化

4. MRI表现

多房囊性肾细胞癌，T1WI为很低的均匀信号，在T2WI为高均匀信号，肿瘤肾癌类似表现具有以下特征：①肿瘤囊壁厚薄不均匀，厚度常大于5mm，也可有囊内乳头状结节，向囊内突出；②肿瘤囊间可见分隔；③肿瘤常向外生长。

（三）影像学鉴别诊断

（1）多发性肾囊肿：行磁共振检查。报道如果在T1WI像囊肿液呈高信号，不论囊壁是否增厚或囊内有无分隔，均考虑为良性囊肿。肾囊肿穿刺检查。若穿刺检查发现其中蛋白、乳酸脱氢酶及脂肪成分异常增高，提示恶性可能性大。

（2）多房性肾囊肿：多房性肾囊肿为新生儿常见的腹部肿块，伴随肾发育不良。T1WI多为高回声，囊内增生少见，囊壁厚薄均匀。

三、肾母细胞瘤

（一）临床特点

肾母细胞瘤（Wilms tumor，WT）居儿童恶性肿瘤第5位，儿童原发性腹腔恶性肿瘤第2位，占儿童肾肿瘤的95%。肾母细胞瘤90%发生于7岁以下儿童，15岁以上罕见。肾母细胞瘤起源于原始胚胎性肾组织，含有上皮细胞、原生细胞和基质细胞等成分。但每个肿瘤内不同组成成分的含量及分化程度均有很大不同。肾母细胞瘤在肾包膜内呈挤压性生长，与肾之间有纤维包膜分开。当肿瘤进一步生长引起对肾的浸润破坏，肾盂、肾盏变形、移位、破坏。当肿瘤巨大，肾绝大部分萎缩破坏。肿瘤易累及肾门血管，患侧肾脏在增强后肾功能明显降低甚至消失。

临床表现方面，腹部肿块是最常见的症状，约75%患者均以腹部肿块或腹胀就诊。由于肿块在较小的时候不影响患儿营养及健康状况，也无其他症状，肿块位于上腹季肋部一侧，表面平滑，中等硬度，无压痛，早期可稍具活动性，迅速增大后，少数病例可超越中线。小儿受巨大肿瘤压迫，可有气促、食欲不振、消瘦、烦躁不安现象。肾母细胞瘤压迫肾包膜可引起腹痛，压迫肾动脉可导致高血压，压迫肾盂可引发血尿等。

肾母细胞瘤治疗包括外科切除、术前术后辅助化疗，以及术后辅助放疗等综合治疗。由于外科技术的进步及肿瘤放化疗多学科系统规范治疗模式的引入进一步提高了疗效，使其总生存率从不到30%上升至90%。

（二）影像学表现

1. X线表现

KUB对诊断肾母细胞瘤意义不大。可见肾影增大变性。IVP患侧肾不显影或表现为肾内肿块，即患侧肾盂、肾盏被挤压、移位、拉长变形或破坏，部分患者肿瘤侵犯肾组织过多或侵及肾静脉而不显影。

2. B超表现

B超或彩色多普勒超声检查示肾脏低回声团块，回声不均，可见液性暗区，边界清楚或模糊（图3-115）。

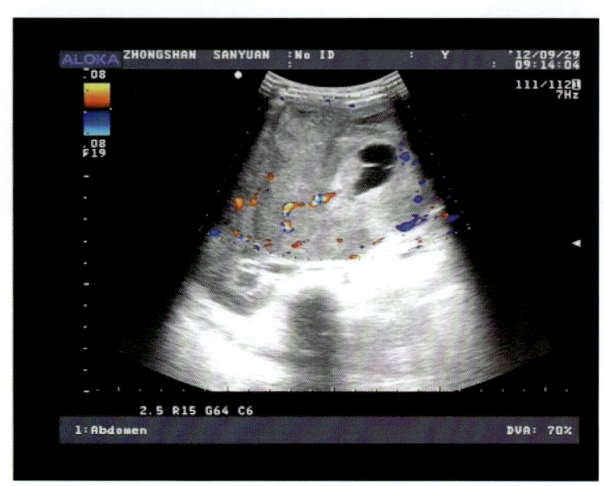 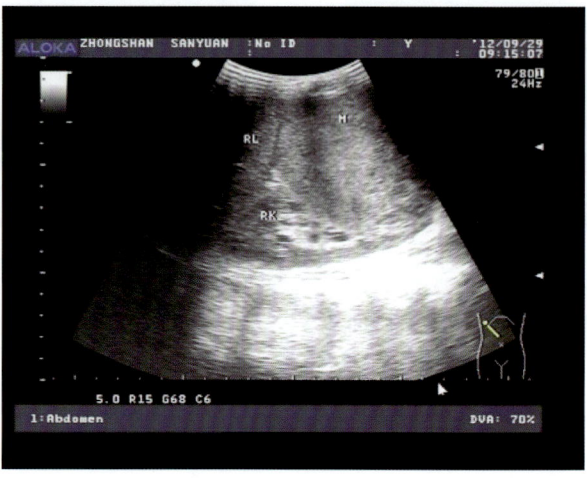

A B

图3-115　右中上腹肝肾之间内见一个类圆形低回声团。大小约124mm×76mm×115mm，边界尚清，内部回声不均匀，内可见不规则暗区及高回声区。肿块与右肾下极分界欠清

3. CT表现

CT平扫见起自肾脏内软组织密度肿块，片状低密度坏死区和出血，钙化较少。增强检查：肿瘤呈不均匀强化，低密度坏死区无强化。肿瘤突破肾包膜侵犯邻近组织使境界模糊不清，腹膜后脂肪间隙消失，肿瘤与肾

实质间可见到线状强化的假包膜影。肿瘤侵蚀、压迫肾脏，使残存肾实质呈"新月形"强化，为肾母细胞瘤的典型CT表现（图3-116）。

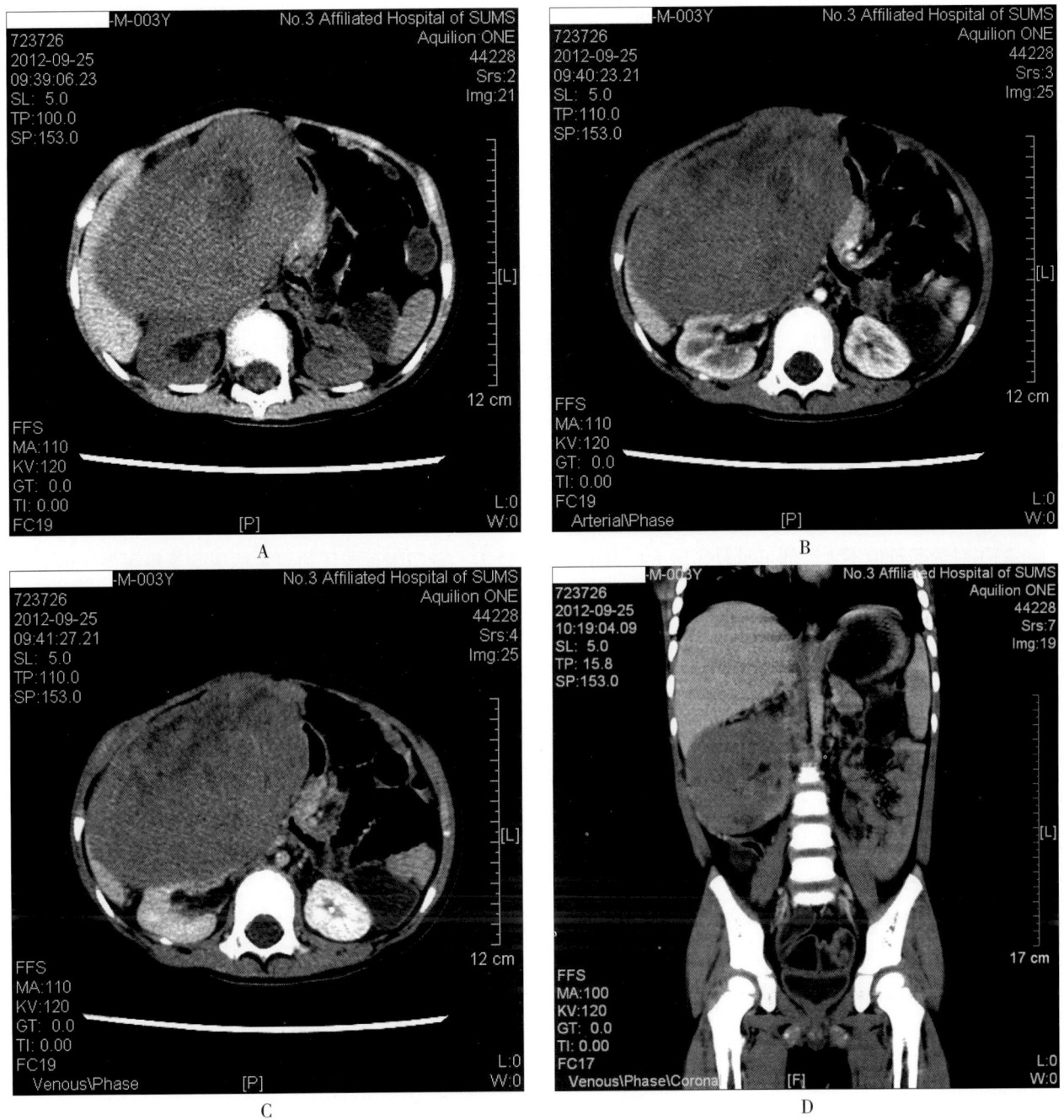

图3-116 右侧肾母细胞瘤：右肝肾间隙可见巨大软组织肿块影，平扫密度欠均匀，其内可见多发斑片状低密度影，增强扫描后病灶实性部分轻度强化，其内可见多发斑片状无强化坏死区；病灶向前与肝右叶分界清晰，向左压迫十二指肠及胰头，使其向左前移位，分界尚清；向后压迫下腔静脉，使其变扁，并向左移位

4. MRI表现

MRI表现为肾内较大肿块，边缘尚清楚，分叶状，T1WI为中等信号，T2WI为高信号，肿瘤包膜在T2加权像上显影，肿瘤内可见出血、坏死等继发病变。Gd-DTPA增强后可见肿瘤组织强化，强化小于周围正常肾组织。周围肾组织被肿瘤挤压形成环状为肾母细胞瘤较为特征性改变。

（三）影像学鉴别诊断

（1）巨大肾癌：多见于成人。儿童巨大肾癌不易与肾母细胞瘤鉴别。

（2）肾上腺神经母细胞瘤：肾上腺神经母细胞瘤多见于儿童，CT重建的冠状面、矢状面，或者MRI可见肾上腺神经母细胞瘤源于肾上腺，巨大的肿瘤压迫肾上极，但极少浸润肾实质，肾母细胞瘤可见周围肾实质挤压改变。

四、肾平滑肌肉瘤

（一）临床特点

平滑肌肉瘤是最常见的肾肉瘤组织学亚型，女性好发，男女比例为1:2。任何年龄均可发病，40~50岁发病最为多见，老年期发病率随着年龄的增加而增高。平滑肌肉瘤起源于肾包膜、肾盂平滑肌纤维、肾乳头括约肌环和肾血管平滑肌纤维等。病理方面，肾平滑肌肉瘤大体标本示肿瘤切面均呈灰白色，鱼肉状，质较软，其中肿瘤与周围组织界限清楚，肾包膜多完整，肿瘤进展可见包膜不完整与周围组织分界不清，瘤体内可继发囊性变、出血、坏死、钙化等。镜下见细胞均呈梭形，胞质嗜伊红，异型性明显，瘤细胞排列致密杂乱。临床表现包括腰腹部疼痛和镜下或肉眼血尿、腹部肿块、消瘦和食欲低下，偶可见肿瘤自发破裂。根治性肾切除术为其治疗首选。该病预后差，5年生存率低，即使手术切除，多于2年后复发或死亡。

（二）影像学表现

1. X线表现

KUB对诊断价值不大，偶可见肾影增大，对于发生在肾盂、肾门附近或压迫肾盂输尿管等集尿系统的肿瘤IVP可显示充盈缺损、肾积水扩张等变化。

2. B超表现

B超表现为肾脏内可见中等回声占位，当肿瘤为囊性结构可见液性暗区。

3. CT表现

CT表现为肿块大、密度混杂，并见大片坏死囊变；CT平扫呈低密度、等密度或高密度，增强呈持续强化；可见肾包膜受侵，静脉瘤栓，肾门、腹膜后淋巴结肿大及周围组织器官受侵。

4. MRI表现

MRI中T1WI和T2WI均呈低信号，与肌肉信号相似，Gd-DTPA增强扫描皮髓期均呈不均匀中度强化，排泄期均呈持续性较均匀中度强化。

（三）影像学鉴别诊断

（1）肾癌：肾癌B超为低回声。CT为极低密度，增强后强化多呈一过性强化。

（2）肾平滑肌瘤：为良性肿瘤，术前与肾平滑肌肉瘤甚难鉴别，需病理鉴别。

五、肾淋巴瘤

（一）临床特点

肾淋巴瘤为结外淋巴瘤的常见类型，多为非霍奇金淋巴瘤，霍奇金淋巴瘤报道罕见。其发病机制尚存争议，有学者认为是肾脏包膜下淋巴细胞癌变，亦有认为肾内淋巴样细胞为之前的炎症性过程，如肾盂肾炎等牵拉到达肾脏，经直接蔓延、血源播散或淋巴道转移而来，并散播生长。肾淋巴瘤多见于男性，最常见的肾原发性淋巴瘤为肾移植术后淋巴增生（post-transplantation lymphoproliferative disorder，PTLD）。病理方面，肾淋巴瘤可表现为单发鱼肉样肿物，或肾脏弥漫增大，而肾脏形态尚正常。镜下可见肾单位充满淋巴样增生结节，依据肿瘤细胞可分为CD20（+）B细胞、CD3（+）T细胞、CD56（+）NK细胞以及CD30（+）Reed-Sternberg细胞。肾淋巴瘤临床多无明显症状，以腰痛多见，肾内肿物型可压迫肾集合系统出现肾积水，肾周肿物型可压迫肾包膜或周围器官引起腰痛或消化道症状，弥漫增大型肾淋巴瘤可有肾功能损坏。肾原发淋巴瘤的诊断需排除肾外淋巴瘤以及淋巴细胞白血病。治疗以手术根治性肾切除，术后辅助化疗为主。此病预后较差，通常在诊断后1年内死亡。

（二）影像学表现

1. X线表现

KUB对诊断价值不大，偶可见肾影增大，对于单发结节压迫集合系统或肾脏弥漫型增大者，IVP可见肾积水或肾盏、肾盂不显影。

2. B超表现

B超下可为单发结节，呈低回声，边界清晰，形态规则，多普勒超声病灶内部均未探及血流信号。患侧肾脏无明显增大，形态规则，肾周未见异常回声。亦可为全肾弥漫型增大，肾脏回声较正常侧降低，肾内血供缺乏（图3-117）。

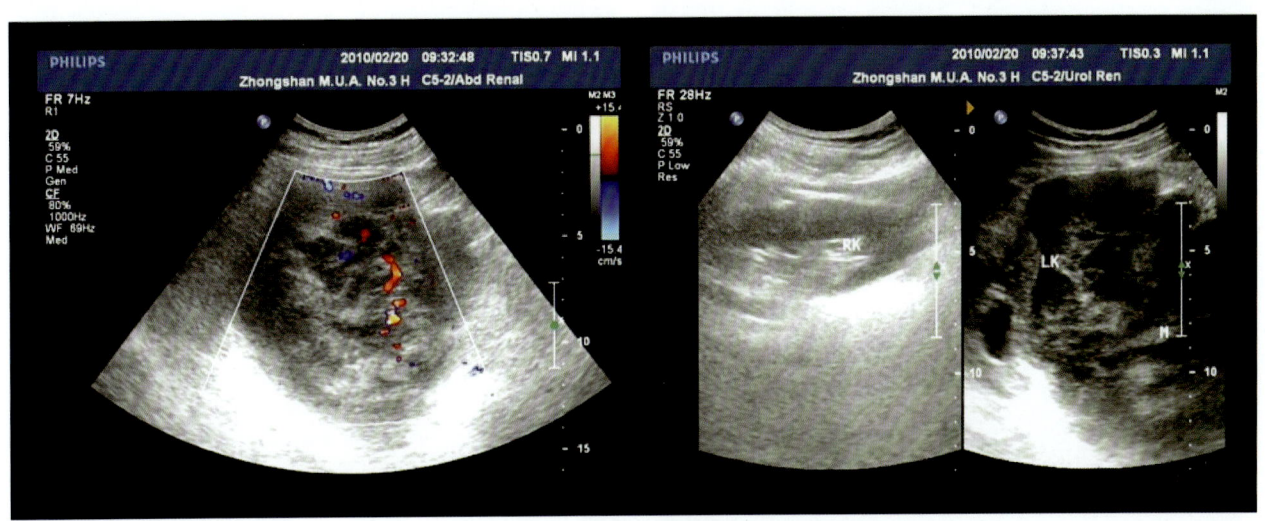

图3-117　左侧肾淋巴瘤：左肾形态失常，肾内见一个不规则形低回声光团，大小为115mm×102mm，边界不清，内部回声不均匀。CDFI：低回声光团周边血流。内部可见较丰富的血流信号，血流呈条状。V_{max}: 21.8cm/s, RI: 0.62

3. CT表现

肾淋巴瘤依据CT表现可分为肾内肿物型、肾弥漫增大型和肾周肿物型。对于肾内肿物型，CT平扫和增强扫描其表现均与肾脏肿块密度相仿。肾弥漫增大型平扫肾脏体积增大，密度无异常改变，肾脏正常轮廓尚存在。增强扫描，未受累及的肾皮质正常强化，肿瘤组织强化减弱，肾实质期强化较肾皮质期明显。肾周肿物型可见肾包膜下紧密包绕的等或稍高密度的新月形肿块影，肾受推压前移，肾脏形态、大小及强化密度正常，平扫肿瘤与正常肾组织相比呈等密度或稍高密度。增强扫描动脉期肿块轻度均匀性强化，较正常肾组织强化降低（图3-118，图3-119）。

4. MRI表现

常见双肾弥漫型增大，实质增厚，肾轮廓改变不大，肾脏信号亦无明显改变。多发结节，T1WI呈低或混杂信号强度，T2WI为等信号或混杂信号。单个肿块信号强度与淋巴结相似，T1WI为低信号，T2WI为中等信号。

（三）影像学鉴别诊断

（1）急性肾炎：双肾弥漫型增大患者，与肾炎肾脏增大相似，但病史有血尿、蛋白尿、高血压等，影像学无法提供鉴别诊断。

（2）肾癌：单个结节者，需与肾癌鉴别，肾癌B超为低回声。CT为极低密度，增强后强化多呈一过性强化。

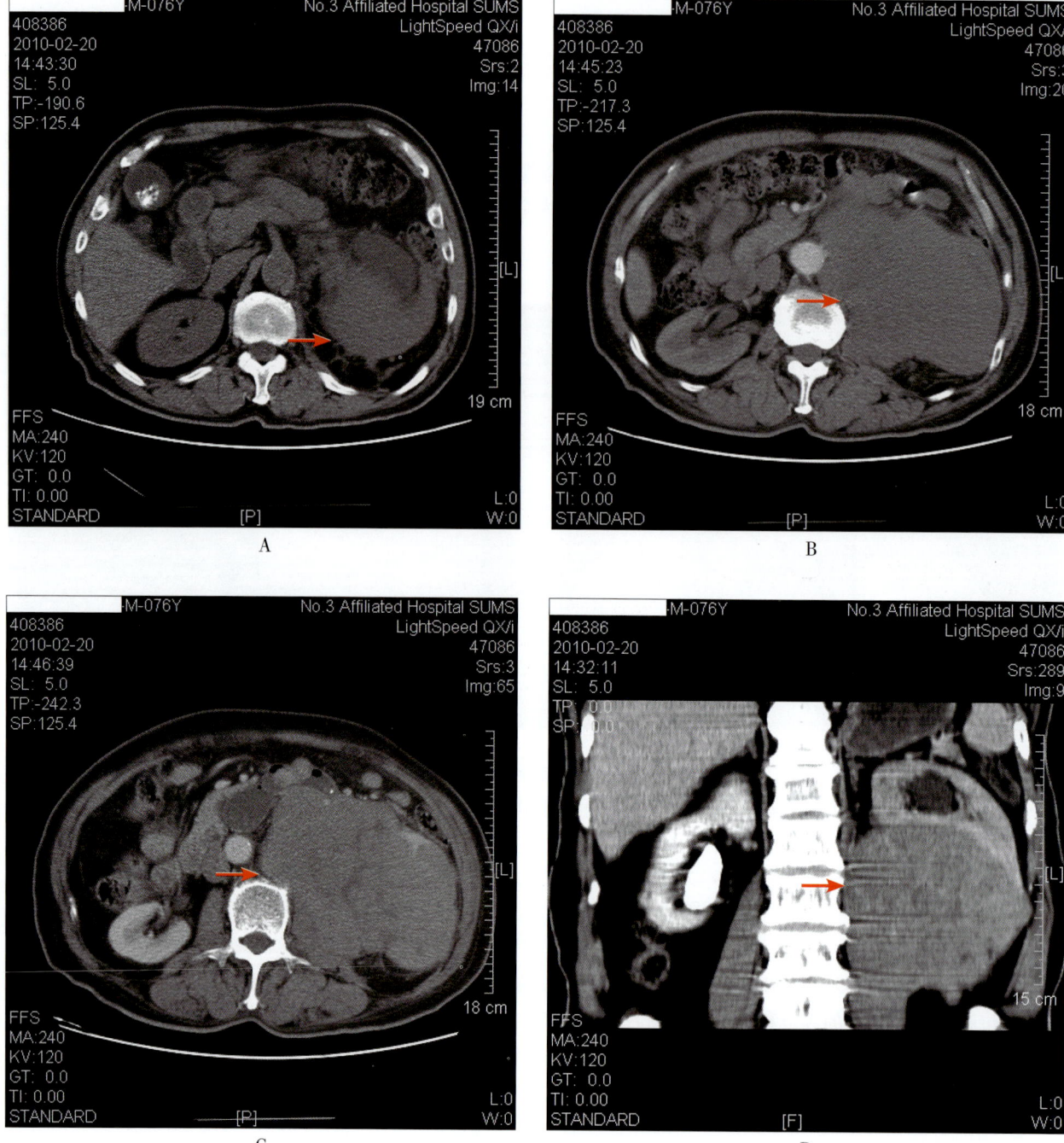

图3-118 左侧肾淋巴瘤：左肾下部可见一巨大软组织肿物影，呈分叶状，大小约152mm×145mm，病灶平扫密度不均匀，CT值约42HU，其内可见片状稍低密度区，增强扫描病灶肾皮质期强化不明显，肾实质期见中度不均匀强化，CT值约65HU，其内仍可见片状低强化区。病灶包绕左侧肾动静脉、左侧肾盂及左侧输尿管上段，左肾上盏可见中度积水扩张，肾后脂肪间隙模糊，病灶与左侧腰大肌分界不清。术后病理提示为淋巴瘤

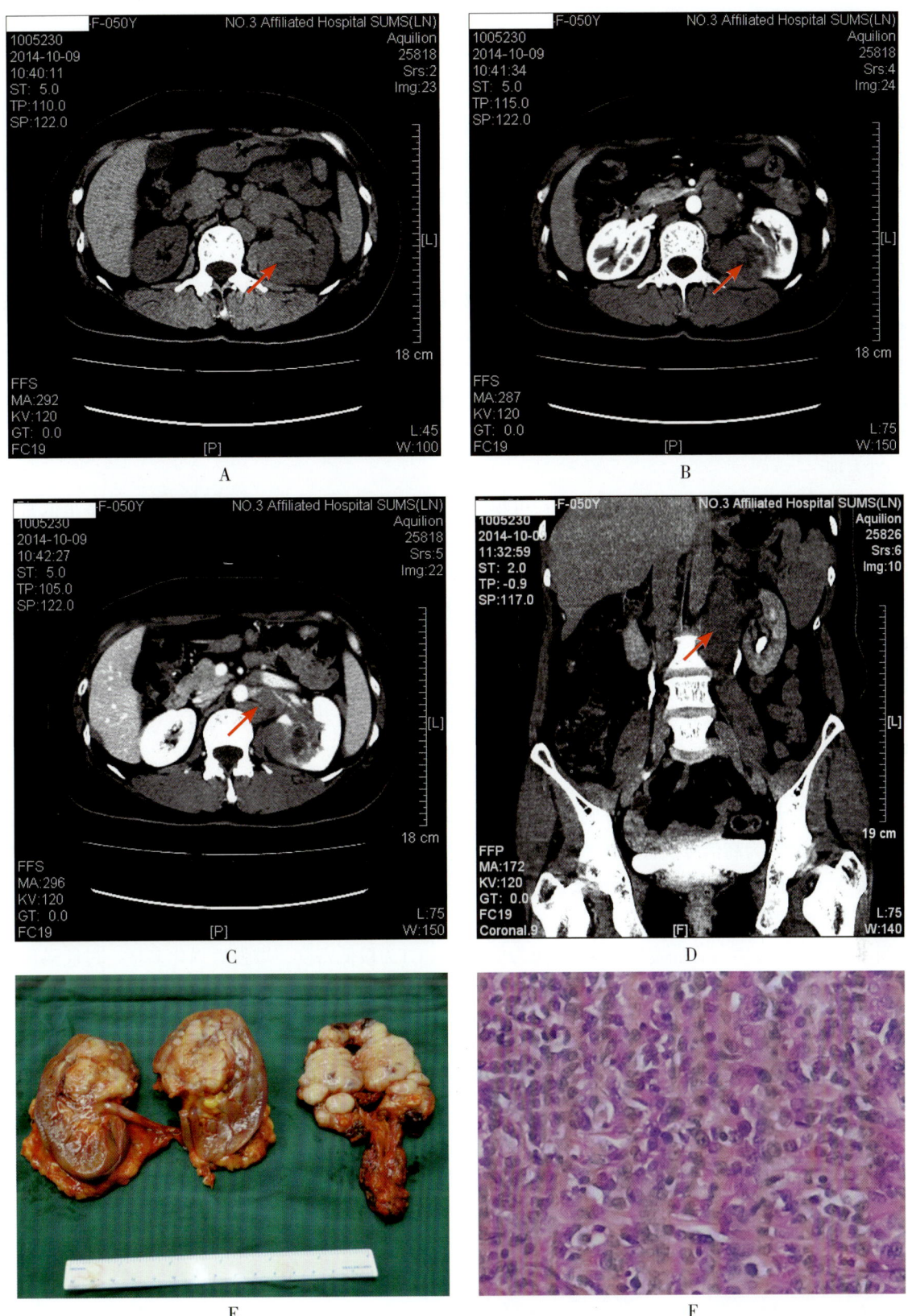

图3-119 女，50岁，左肾淋巴瘤。CT平扫示左肾中部可见一肿块影，大小约49mm×45mm，边界欠清，密度欠均匀，增强扫描呈不均匀明显强化，其内可见无强化坏死区，左肾门、腹膜后、肠系膜、椎前可见多发肿大淋巴结影，最大约39mm×35mm，边界欠清，密度和强化方式与前述病灶相仿，包绕左侧肾动脉。术中予左肾根治性切除，并清扫主动脉旁及椎前淋巴结。E. 手术切除的标本。术后病理报告提示左肾肿瘤由形态大小较一致的中等偏大的细胞构成，弥漫排列，核分裂易见，浸润周边的肾组织及肾周脂肪，结合免疫组化，符合非霍奇金淋巴瘤，考虑为弥漫大B细胞淋巴瘤（非生发中心型），主动脉旁淋巴结及肾蒂淋巴结查见肿瘤组织

六、肾转移瘤

（一）临床特点

肾脏是转移性肿瘤的好发部位，多来源于肺、结肠、黑色素瘤、乳腺、子宫、睾丸、胃和胰腺、食管等。肾转移瘤常为双侧多发多见，原发肿瘤的表现除外，多无血尿或氮质血症，偶可有腰痛。治疗以原发肿瘤的综合治疗为主，单个肾转移瘤而原发肿瘤有手术指证时可行根治性肾切除术。

（二）影像学表现

1. X线表现

KUB对诊断价值不大，偶可见肾影增大，对于单发结节压迫集合系统或肾脏弥漫型增大者，IVP可见肾积水或肾盏、肾盂不显影。

2. B超表现

B超下可为单发结节，呈低回声结节，边界不清，形态不一，双侧常见。患侧肾脏无明显增大，形态规则，肾周未见异常回声。可为全肾弥漫型增大。

3. CT表现

肾转移瘤CT表现多样，包括：①实变型：可单发或多发，少数呈双侧分布。平扫时病灶多呈低密度，形态多不规则，边界模糊不清，病变较大时可有肾脏变形，增强后扫描病灶有轻度均匀性强化。②囊性变型：单发多见，转移瘤因囊性变或坏死而呈液性，无明显强化，周边组织可有轻微强化。③弥漫浸润型：病变累及全肾，肾脏呈弥漫性增大，平扫呈等密度，增强后扫描肾密度不均，正常皮髓质结构消失。④出血型：病变原发于多血管性恶性肿瘤，如绒癌、黑色素瘤、平滑肌肉瘤等。可表现为肾实质内或肾包膜下出血性病变，根据出血是否新鲜、出血部位及实性结节的大小，这类病变的表现可有很大差异。⑤其他类型的病变：包括累及肾周和合并钙化的病变。前者有两种类型：一种表现为巨大肾脏病变侵入并使肾周间隙消失，另一种表现为肾脏肿物呈条索状渗入肾周间隙。后者则有明显钙化（图3-120）。

4. MRI表现

肾实质内多发大小不等的异常信号区，边缘不清，转移瘤信号依据原发肿瘤有所不同，一般为T1WI呈中或低信号强度，T2WI为高信号。肾脏可增大或正常，皮髓质差异可不明显。转移瘤形态如CT可分为实变、囊性变、浸润型、出血型，以及其他类型病变。

（三）影像学鉴别诊断

肾癌：单个转移瘤需与肾癌鉴别，肾癌B超为低回声。CT为极低密度，增强后强化多呈一过性强化，如有原发肿瘤病灶可资鉴别。

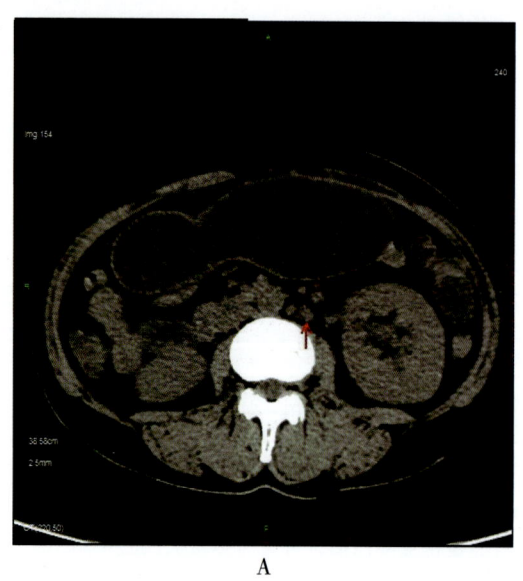

A

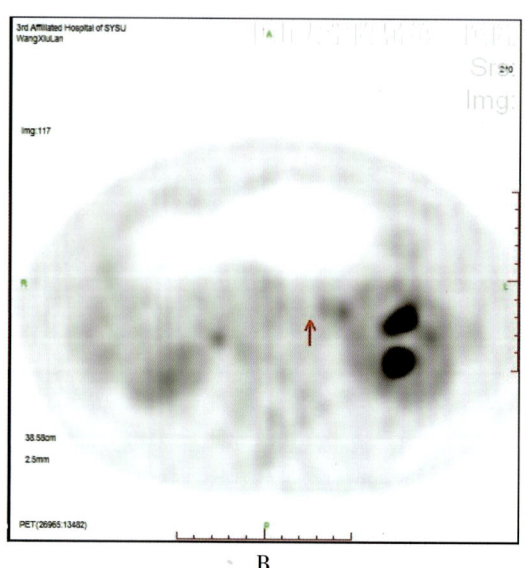

B

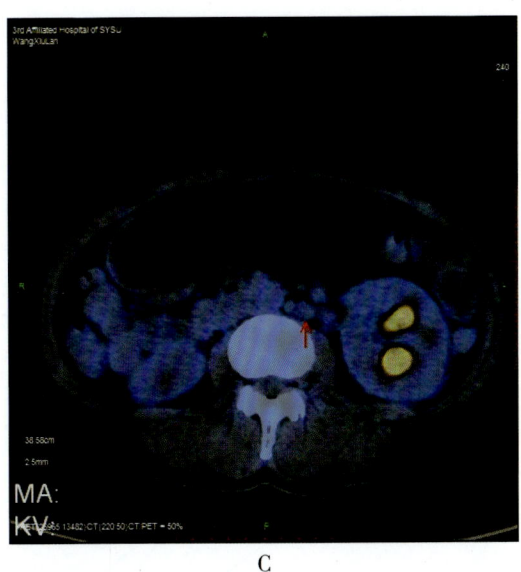
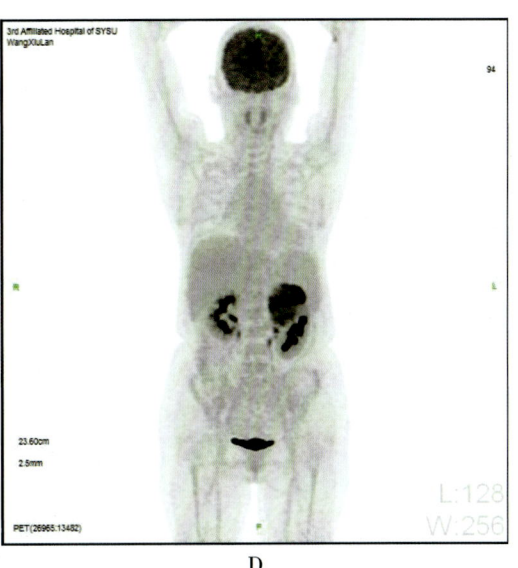

图3-120　肾脏PET-CT检查显示：左肾明显增大，左肾中上部见一不规则形肿块影，最大层面大小约101mm×95mm，突出于肾轮廓外，密度混杂，其内见片状低密度影、斑片状稍高密度影及斑点状高密度影，可见不均匀性放射性浓聚，SUV_{max}约12.8（延迟SUV_{max}约17.9）。腹膜后数个肿大淋巴结（图中箭头所指），代谢轻度活跃，肿瘤侵犯相邻左肾上腺、胰尾、脾脏

七、肾盂癌

（一）临床特点

肾盂癌起源于肾盂、肾盏黏膜上皮，约占所有肾肿瘤的10%。年龄多在40岁以上，男多于女，约3:1，左右肾发病无明显差异，两侧同时发生者，占2%~4%。病理方面，可分为移行细胞癌、鳞癌和腺癌，后两者占肾盂癌的15%左右，它们的恶性程度远较移行细胞癌为高，肿瘤细胞恶性程度分级与膀胱癌相似。移行细胞癌可在任何被覆有移行上皮的尿路部位先后或同时出现。临床表现包括早期即出现肉眼血尿，多为全程血尿，血尿形成血凝块梗阻输尿管时可引起肾绞痛，肾盂内占位可形成肾积水。肾盂癌的临床分期现多采用2009年WHO的上尿路移行上皮癌TNM分期，对于低级别早期的肾盂癌可保守治疗，包括肾部分切除术、单纯肿物切除术，对于复发或肿瘤进展期以及恶性度高的肾盂癌可行肾盂癌根治术，手术切除范围包括同侧肾、输尿管以及部分膀胱。晚期尚需化疗、放疗等综合治疗。

（二）影像学表现

1. X线表现

KUB对诊断价值不大，早期无特异改变，晚期肾积水加重或肿块向周围组织浸润，偶可见肾影增大，IVP以及逆行性尿路造影，对肾盂癌诊断意义重大，晚期可见肾盂内的充盈缺损，肾盂扩张积水、肾盂不显影等继发改变（图3-121）。

2. B超表现

B超对于早期肾盂癌诊断意义不大，晚期超声可见肾窦内实性回声团块，低回声者居多，中等回声及高回声者数量相似，边界可清或不清，血供大多数显示不丰富，可伴肾盂积水者（图3-122）。

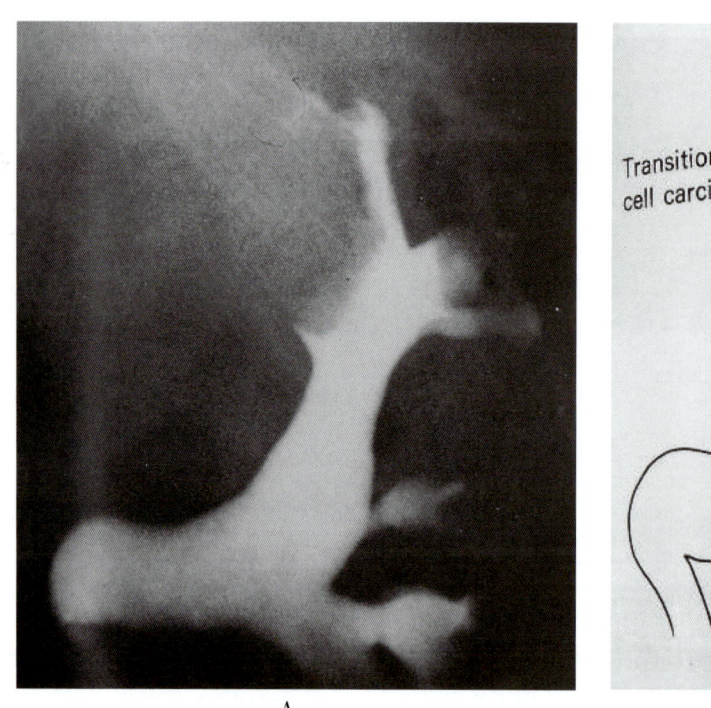
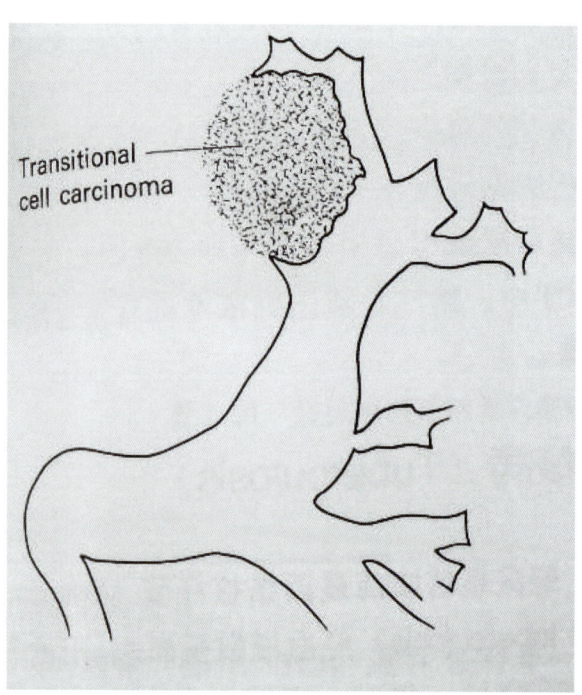

A. 左肾盂占位性病变，IVP可见左侧肾上盏充盈缺损，肾盂和肾盏边缘不规则；B. 示意图

图3-121 肾盂癌

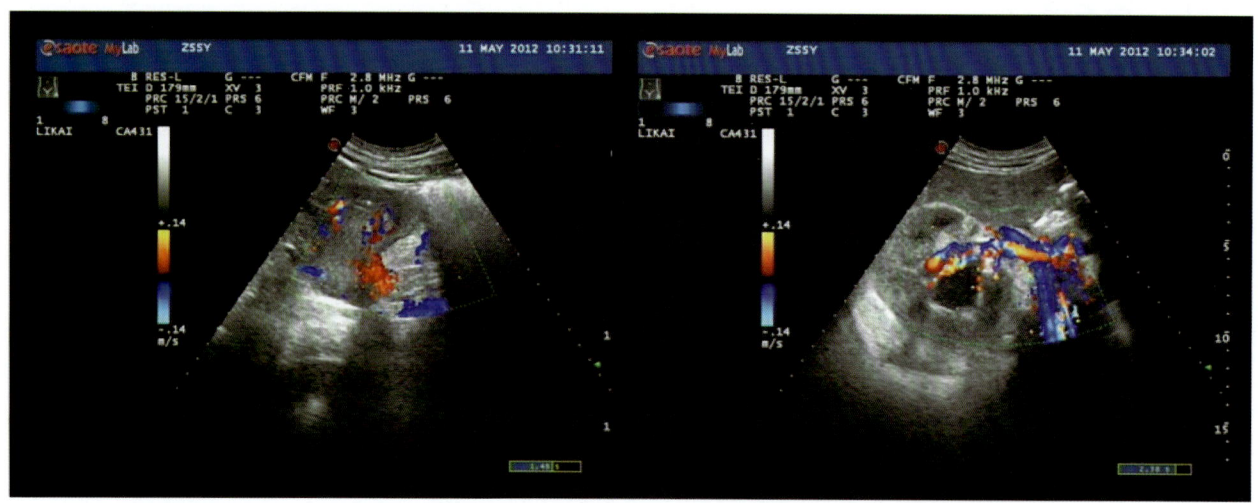

图3-122 右侧肾盂癌：右肾形态正常，肾窦回声局限性分离，最大前后径约28mm，肾盂见一不规则形低回声团，大小约55mm×47mm，主要位于中下盏，边界不清，内部回声不均匀。CDFI：低回声团内见较丰富血流信号

3. CT表现

CT平扫可见肾盂、肾盏内软组织肿块或可见肾盂壁增厚；当肿瘤侵犯肾实质时，显示肾盂及肾实质内软组织肿块，病灶密度不均匀，内有液化坏死。增强扫描病灶呈轻中度强化。Baron等将肾盂癌CT表现分型为3型。Ⅰ型：肾盂内肿块型，表现为肾盂内软组织肿块，可伴轻度肾积水，肾轮廓正常，肾窦脂肪清晰。Ⅱ型：肿块浸润型，此型肿块较大，为肾实质受侵，周围肾窦脂肪消失，肾外形尚保持或稍外隆。Ⅲ型：肾盂壁增厚型，此型表现为肾盂壁不规则增厚或扁平状肿块，肿瘤沿肾盂黏膜浸润蔓延至输尿管，可伴有明显肾积水。CTU能清晰显示肾盂内占位形态、肾盂增厚、肾盂扩张积水的情况（图3-123）。

4. MRI表现

肾盂癌早期仅表现为肾盂增厚，可无肿块，病变进展后，可发现肾盂内的实性肿块，边缘光滑或分叶状、

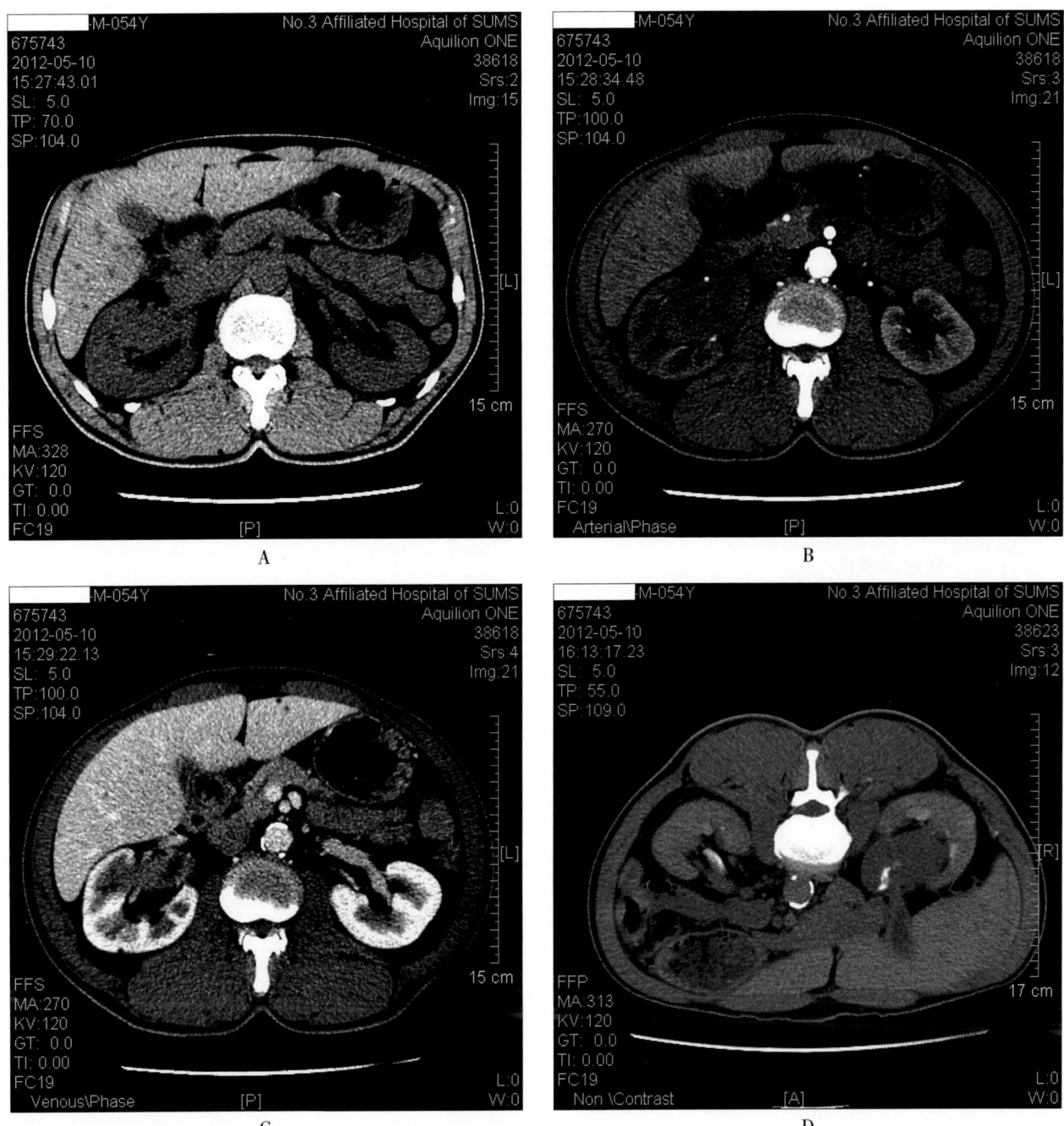

图3-123 右侧肾盂癌：结合CTU，双肾体积未见明显异常。右侧肾盂内见一不规则形肿块影，边界尚清，大小约47mm×50mm，病灶平扫CT值约36HU，增强扫描动脉期轻度不均匀强化，CT值41~51HU，静脉期进一步强化，CT值约65HU。右侧肾盏变形，右肾上盏扩张、积液

乳头状。肿瘤信号均匀，T1WI与肾皮质相似，在T2WI呈低信号或与肾皮质一致，周围被高信号的尿液包围，显示清楚。肾盂常扩大积水。Gd-DTPA增强后，肿瘤均匀强化。MRU可明确显示肾盂内占位的范围以及肿块形态、输尿管、膀胱的转移情况。

（三）影像学鉴别诊断

（1）肾盂旁肾癌：肿瘤位置近肾盂，临床表现与肾盂癌相似，但肾盂癌早期可出现尿肿瘤细胞，IVP、CTU、MRU可资鉴别。

（2）肾盂乳头状瘤：早期二者不易区别，临床表现均为全程血尿，乳头状瘤为良性肿瘤，不发生转移以及周围器官的浸润，肾盂癌随疾病进展向周围浸润。

第九节 肾血管性疾病

一、肾动脉狭窄

（一）临床特点

2008年美国心脏病协会把肾动脉的管腔60%以上狭窄定义为肾动脉狭窄（renal artery stenosis）。肾动脉狭窄为继发性高血压的常见病因，且肾动脉狭窄引起的继发性高血压多为顽固性高血压，可以引起心脏、视网膜等重要组织器官并发症。病理学方面，肾动脉狭窄可分为肾动脉先天性狭窄和后天肾动脉狭窄（包括肾动脉粥样硬化性狭窄、肾动脉肌纤维增生、肾动脉栓塞、肾动静脉瘘、大动脉炎性狭窄以及外压性肾动脉狭窄等）。肾动脉狭窄导致肾脏供血不足，造成肾实质萎缩，表面呈分叶状。临床表现常以高血压为首发症状，且高血压多为恶性高血压，舒张压增高显著，一般降压药效果欠佳，转化酶抑制剂往往有特效为其特点；其他表现包括腰痛、血尿、蛋白尿、继发性醛固酮增多症、肾功能减退、视力减退等。治疗包括多种重建肾脏血运术式、经皮肾动脉腔内导管扩张术以及患侧无功能肾切除术等。

（二）影像学表现

1. X线表现

KUB对肾动脉狭窄诊断意义不大，晚期可见肾影缩小。IVP可提示肾功能损伤情况，采用快速注射造影法，即对比剂为20s，注射后30s摄片，以后每一分钟摄片一次至第5min，第10、15、30min各摄片一次。肾动脉狭窄患者往往可有以下表现：双侧肾影差异，患侧肾不显影，或显像期延迟，偶可见肾盏肾盂紧缩变小，呈"蜘蛛状"形态。

肾动脉造影对于肾动脉狭窄的诊断至关重要，往往被认为是肾动脉狭窄的"金标准"。不同的病理改变在肾动脉造影中各有其特征如：①动脉硬化斑块：往往狭窄位于肾动脉在主动脉的开口处，狭窄后有扩张；②肾动脉壁肌层纤维增生：狭窄为多发性，形成串珠状，病变广泛；③肾栓塞：肾动脉显影突然中断等（图3-124，图3-125）。

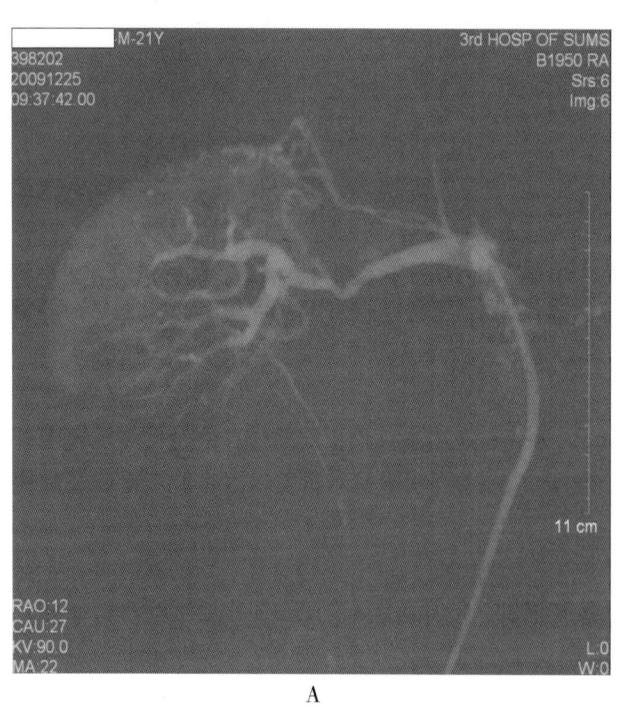 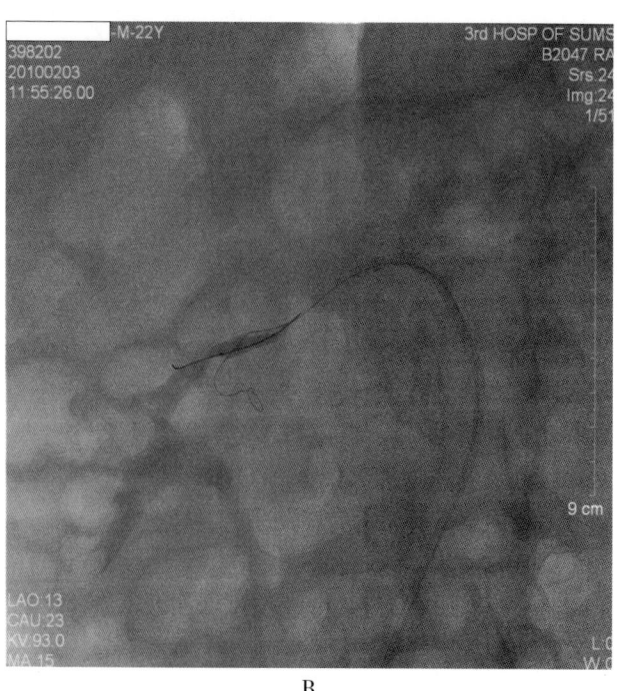

A. 右侧肾动脉狭窄DSA造影；B. 右侧肾动脉狭窄PTCA术后

图3-124　肾动脉造影一

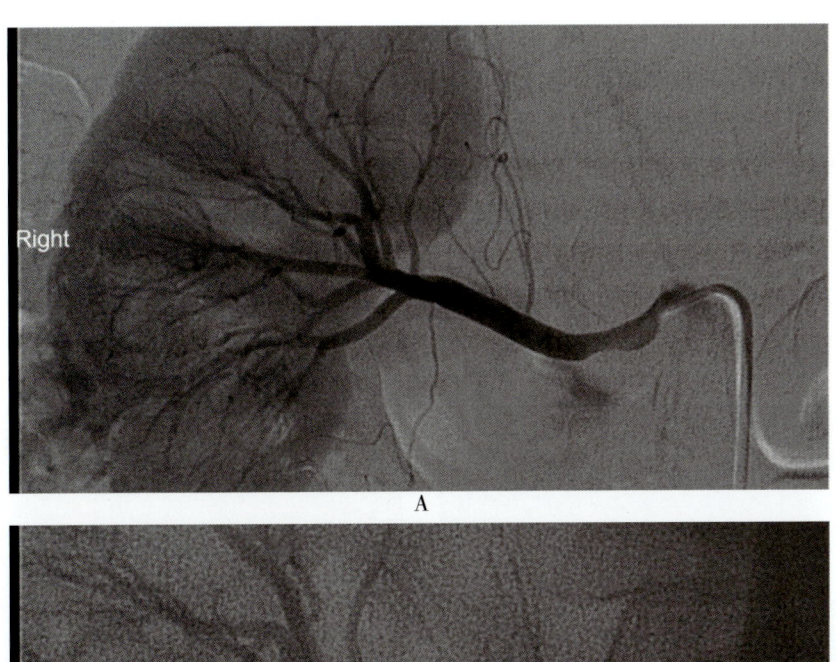
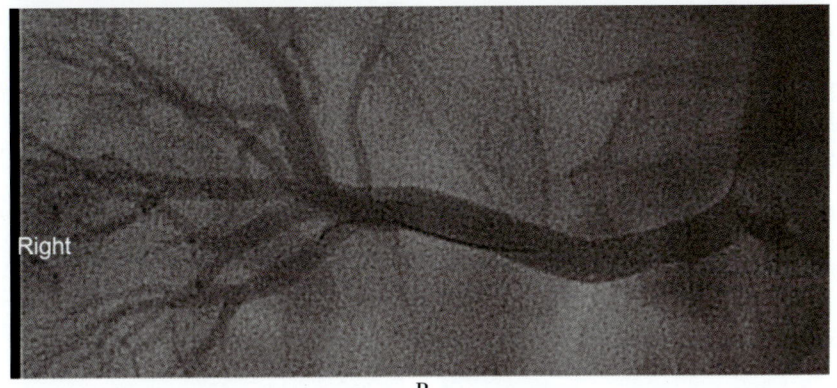

A. 右侧肾动脉狭窄DSA造影；B. 右侧肾动脉狭窄扩张成形术后

图3-125　肾动脉造影二

（摘自WEBER B R, DIETER R S. Renal artery stenosis: epidemiology and treatment [J]. Int J Nephrol Renovasc Dis, 2014, 13（7）: 169-181.）

2. B超表现

B超可见患侧肾萎缩或呈现分叶状；B超对肾动脉狭窄诊断意义不大，有学者报道采用多普勒超声下流速指标对肾动脉狭窄做出诊断，目前尚无统一标准（图3-126）。

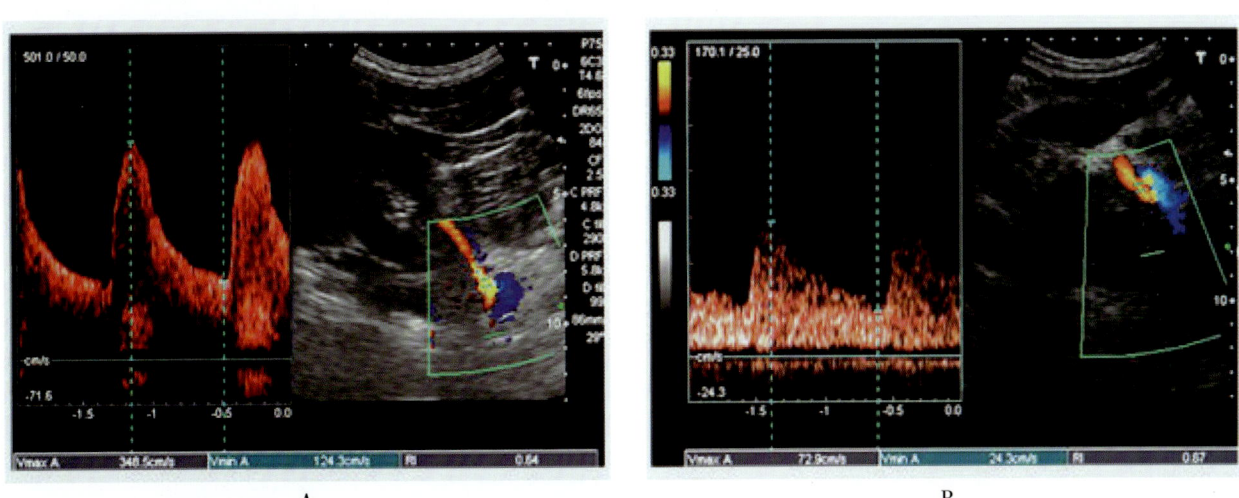

A. 右肾动脉近端的肾动脉峰值流速（renal peak systolic velocity）为348 cm/s；B. 远端的肾动脉峰值流速为72.9 cm/s。两者比值为348/72.9=4.76（肾动脉狭窄时＞2.7）

图3-126　肾动脉B超表现

（摘自CHAIN S, LUEIARDI H, FELDMAN G, et al. Diagnostic role of new doppler index in assessment of renal artery stenosis [J]. Cardiovasc Ultrasound, 2006, 4: 4.）

3. CT表现

CT可见患侧肾脏萎缩（早期萎缩可不明显），表面可呈分叶状，平扫未见异常密度影，增强扫描右肾强化较左肾减弱，肾内无异常强化灶。CT血管重建可见患侧肾动脉狭窄改变，依据病理类型不同，CT表现有所区别：先天性肾动脉狭窄往往肾动脉整体较细，走行正常，伴随肾脏发育不良，肾盏数目可减少；后天肾动脉狭窄，常见肾动脉局限性狭窄，多伴狭窄后扩张，肾动脉瘤可见病变节段瘤样扩张，大动脉炎多伴随腹主动脉的分段狭窄，肾动脉血栓形成，增强时肾动脉不显影，肾脏萎缩明显，不强化。多层螺旋CT能展示肾动脉狭窄情况，仿真内镜更能清晰显示肾动脉血管内斑块、血栓等情况，在某些方面已可替代肾动脉造影（图3-127）。

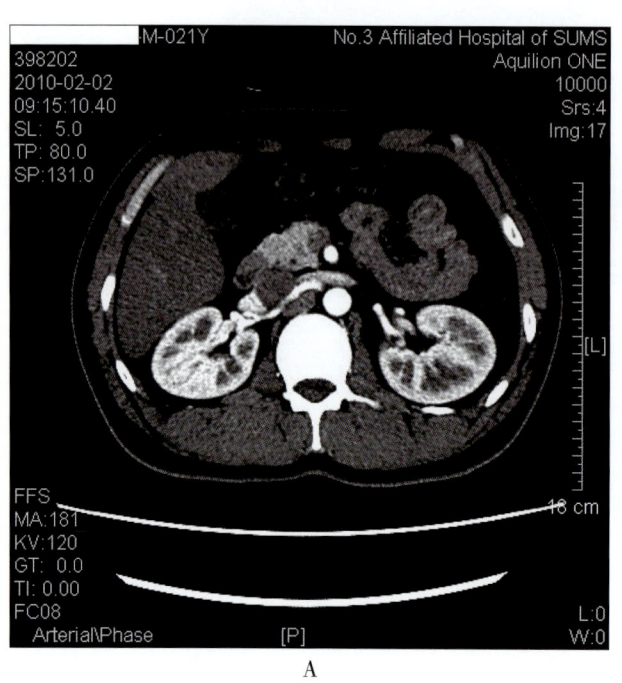
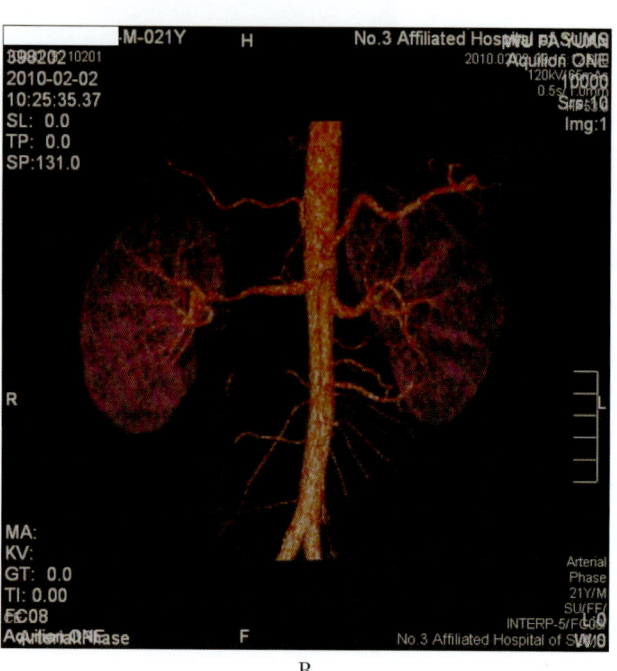

图3-127　右侧肾动脉狭窄：双侧肾动脉由腹主动脉发出，右肾动脉走行于下腔静脉后方，见局限性狭窄；左肾动脉走行自然，管壁光滑，管腔未见增宽或狭窄

4. MRI表现

先天性肾动脉狭窄往往伴随肾发育不良的表现。后天肾动脉狭窄，肾脏发育良好，肾实质萎缩变薄，体积减小，表面为分叶状。磁共振血管成像（MRA），可显示肾动脉狭窄的具体情况。先天性肾动脉狭窄，可见肾动脉较对侧变细，动脉走行及形态无明显异常，后天肾动脉狭窄为全身病变的一部分，肾动脉粗细不均，伴多处狭窄，走行不自然，主动脉及其他大血管可有类似改变（图3-128）。

（三）影像学鉴别诊断

肾动脉狭窄为形态学诊断，影像资料显示肾动脉狭窄即可确诊，而病因诊断意义更为重大。

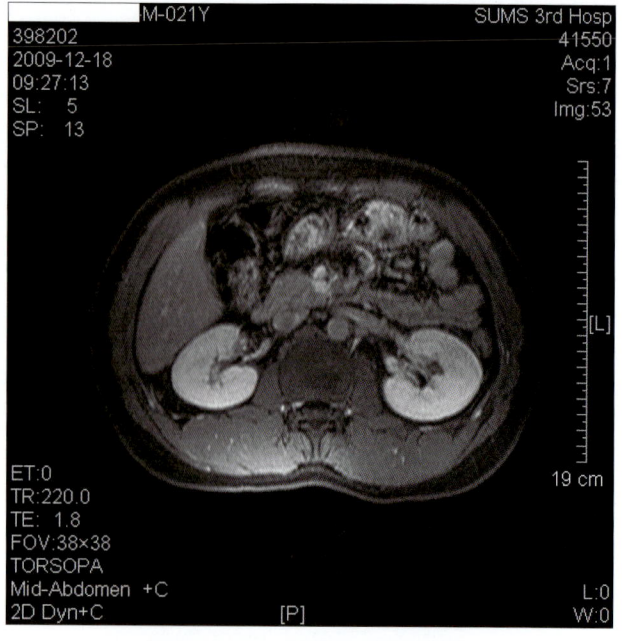

图3-128　右侧肾动脉狭窄MRI

二、肾静脉血栓

（一）临床特点

肾静脉血栓（renal venous thrombosis）是指肾静脉及其分支内血栓形成，导致肾静脉部分或全部梗阻。肾静脉血栓的常见原因包括：①血液高凝状态，常见引起血液高凝状态的疾病有肾病综合征、婴幼儿严重脱水、口服避孕药、先天性血栓症、先天性蛋白C缺乏症等；②肾静脉壁受损，常见引起静脉壁受损的疾病有肾细胞癌侵犯肾静脉、肾脏外伤等。依据肾静脉血栓病史可分为急性肾静脉血栓、慢性肾静脉血栓。前者临床表现为发热、白细胞增高、高血压、肾区剧痛以及一过性血尿；后者因侧支循环的建立，往往无明显症状。肾静脉血栓治疗以抗凝或溶栓，尽快促使静脉回流恢复为主。

（二）影像学表现

1. X线表现

KUB对肾静脉血栓诊断意义不大，急性肾静脉血栓形成可见肾影增大，慢性肾静脉血栓形成可见肾影缩小。IVP可提示肾功能损伤情况，可见患肾排泄延迟或患肾肾盂不显影。

DSA为诊断肾静脉的金标准，可见肾静脉扩张，肾静脉回流阻断。

2. B超表现

B超对肾静脉血栓诊断价值不大，偶可见肾脏形态增大或缩小、患侧肾脏回声较对侧降低等表现。多普勒超声能显示肾静脉主干内血流回流障碍。

3. CT表现

CT血管重建对于诊断肾静脉血栓敏感性较高。CT平扫血栓为均匀稍高密度影，增强扫描示肾静脉主干及分支内见充盈缺损影，可见血栓延伸至下腔静脉继发其属支静脉内血栓。

4. MRI表现

急性肾静脉血栓形成，肾脏水肿，MRI表现为肾脏增大，实质T1WI信号降低，T2WI信号升高，皮髓质差异消失。可见肾包膜下边缘锐利的新月形长T1、T2水样影。当属支静脉血栓形成时，该阶段的肾实质出现上述改变。慢性静脉血栓形成，因侧支循环的建立，肾脏增大不常见，但由于长期静脉瘀血，可见肾萎缩，肾皮质变薄。

三、左肾静脉压迫综合征（胡桃夹现象）

（一）临床特点

左肾静脉压迫综合征又称为胡桃夹现象，是由于左肾静脉受腹主动脉和肠系膜上动脉的压迫（有时也可以因为其他的原因引起）所出现的一系列综合征，从矢状面看，腹主动脉和肠系膜上动脉看起来很像敲核桃（左肾静脉）的胡桃夹子。左肾静脉压迫综合征临床表现包括血尿、左腰部疼痛、左侧睾丸疼痛、精索静脉曲张或下肢静脉曲张等。对于轻度无症状血尿的左肾静脉压迫综合征患者，建议予以观察，症状严重者需手术治疗，介入效果有待进一步确认。

（二）影像学表现

1. X线表现

KUB及IVP对其诊断意义不大。

左肾静脉造影并测量其与下腔静脉的压力差为诊断的金标准，为有创性检查，常在手术前或选择内置支架治疗时用。

2. B超表现

B超示左肾静脉近肾门处内径增宽，夹角处左肾静脉内径明显狭窄，其比值超过3倍，CDFI示夹角处左肾静脉内血流紊乱，流速增快。左侧肾脏可无明显异常回声（图3-129）。

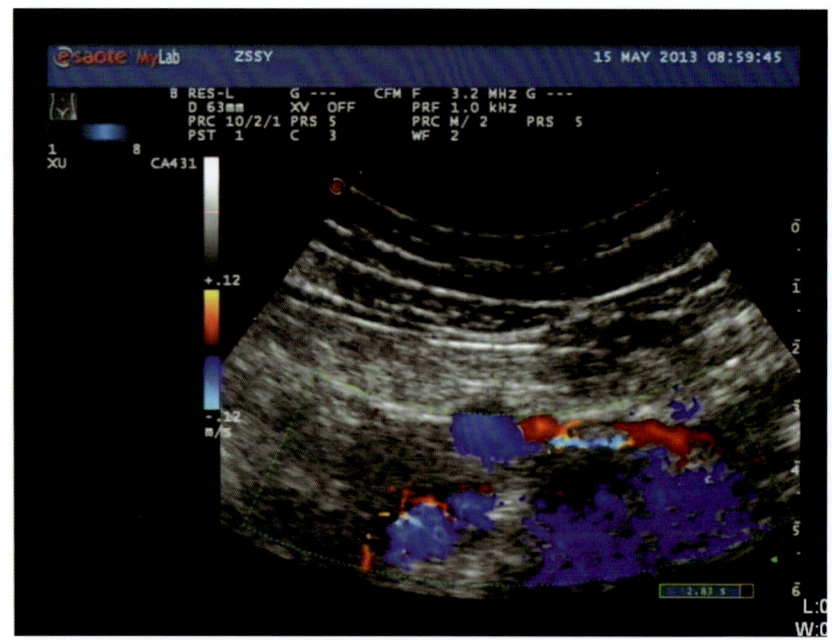

图3-129 胡桃夹综合征：左肾静脉近端（腹主动脉与肠系膜上动脉之间）变窄，管径为1.1mm，呈现五彩血流；远端管径为3.2mm，肾静脉远端血流频谱平坦

3. CT表现

CT血管重建可见肠系膜上动脉与腹主动脉夹角变小，正常为45°~60°（图3-130）。

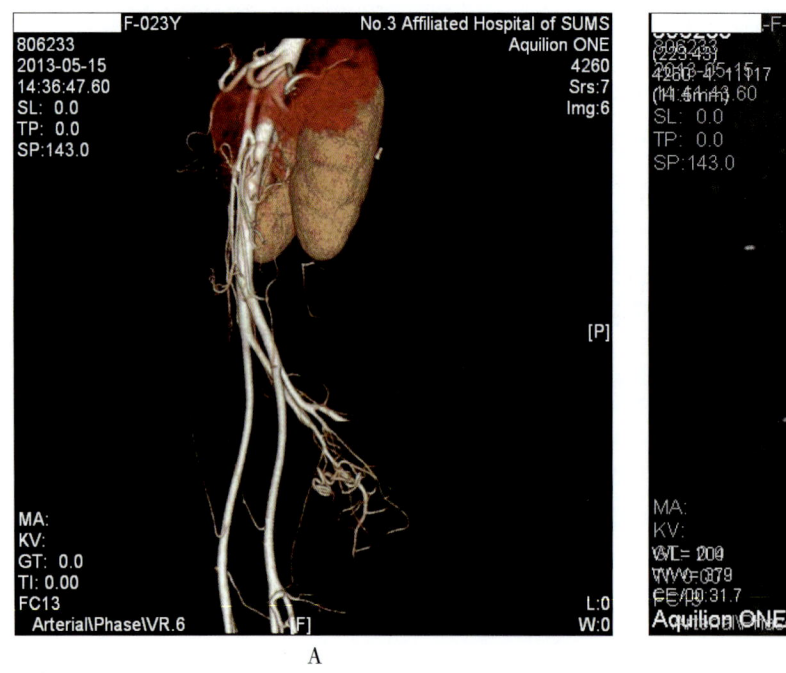
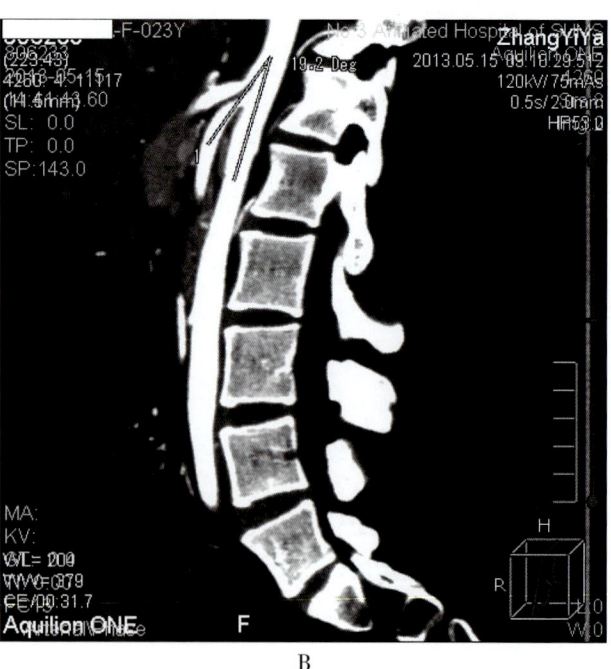

A B

图3-130 胡桃夹综合征，双肾CTA成像：肠系膜上动脉与腹主动脉之间夹角变小，约27°，左肾静脉受压，可见一侧支与腰静脉相连。双侧肾动脉自腹主动脉分出，走行自然，管腔未见明确狭窄，腔内未见明确充盈缺损影。肠系膜上动脉与腹主动脉之间夹角变小，左肾静脉受压，符合胡桃夹综合征表现

4. MRI表现

MRA示腹主动脉和肠系膜上动脉间夹角均<45°，左肾静脉受压。

四、肾动脉瘤

(一) 临床特点

肾动脉瘤为肾动脉狭窄的特殊类型,分为如下几类:囊袋状融合型、分裂型、动静脉瘘型等。其中囊袋状动脉瘤是最常见的类型,占93%。获得性动脉瘤可发生于任何位置,主要是由于炎症、损伤等因素所致。

(二) 影像学表现

1. X线表现

KUB见约1/4的肾动脉瘤可发生钙化,钙化呈蛋壳样花环状,多为边缘性钙化,位于肾门附近。静脉肾盂造影大多无异常。

肾动脉造影为最可靠的检查方法,可直接显示动脉壁的囊状膨出或梭形扩张,单发或多发,可大可小,部分有动静脉瘘时,可见肾静脉早显,供血动脉有代偿性增粗并扭曲(图3-131)。

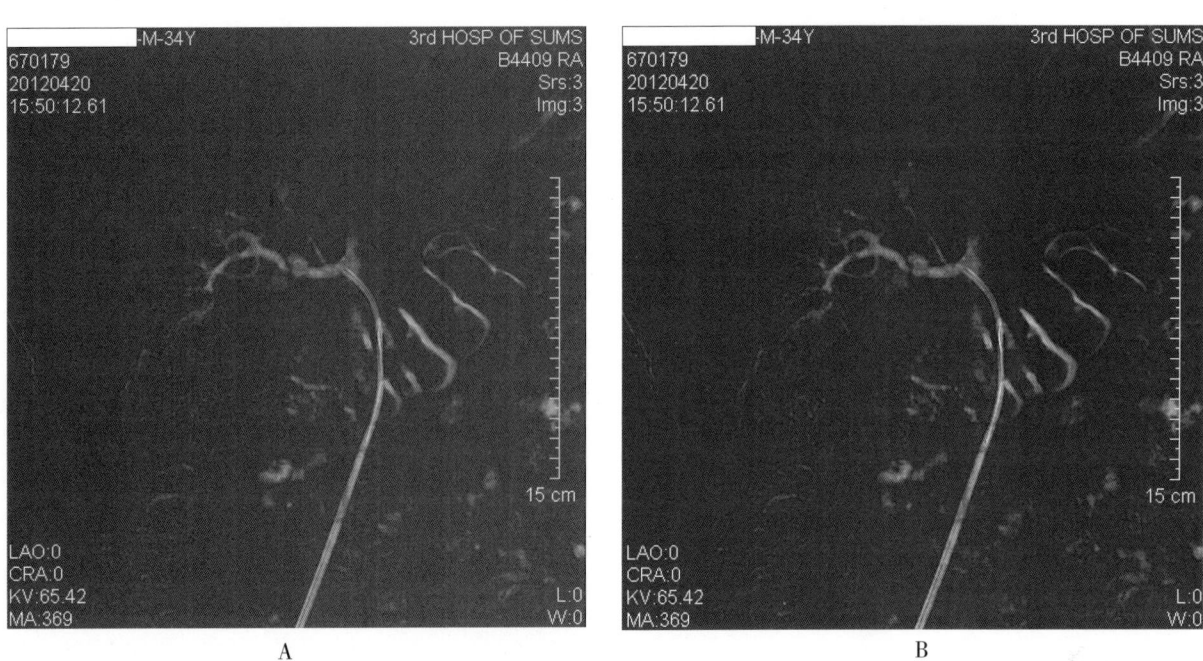

图3-131 左侧肾动脉瘤DSA下可见左侧肾动脉主干有一瘤状突起

2. B超表现

B超偶可见近肾门处液性暗区,彩色多普勒血流超声显像可显示肾动脉瘤形态及瘤体内部血液(图3-132)。

3. CT表现

CT平扫患侧肾形态、位置可无异常或患侧肾脏萎缩呈分叶状。肾内或肾旁稍高密度肿块,边界清楚、光滑,边缘可见弧形钙化。增强扫描患侧肾强化程度可减弱。瘤体强化程度明显增高,但强化时间较短,表现为"快进快出"。肾上腺形态可正常或并发增生性结节。CTA患侧肾动脉可见局限性囊袋样突起,边界清楚,瘤颈开口小,病灶处肾动脉管腔狭窄(图3-133)。

4. MRI表现

MRA示肾动脉囊状突起,形态与CT表现相似,血管腔可见狭窄。

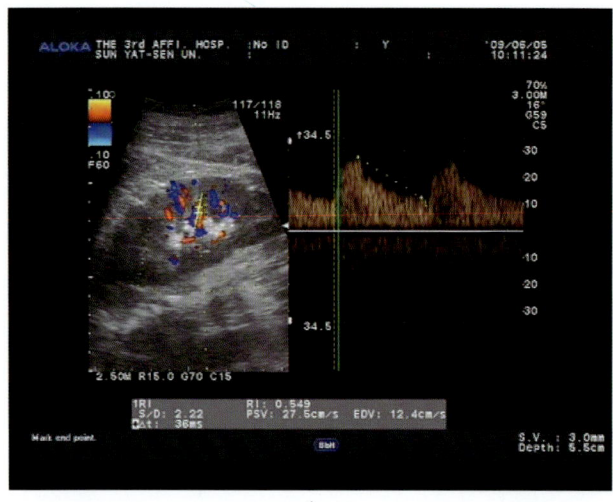 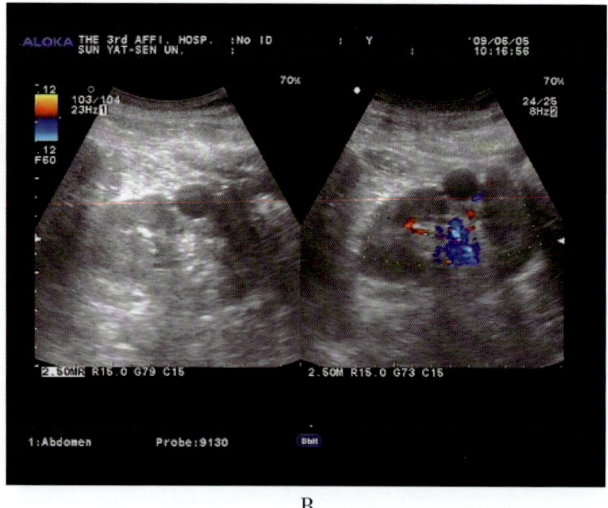

图3-132 右侧肾动脉瘤多普勒超声所见为右肾动脉V_{max}：74.0cm/s，右肾动脉RI：0.57，右肾动脉SAT为0.054s，右肾叶间动脉RI为0.55，右肾叶间动脉SAT为0.036s，左肾动脉V_{max}：52.6cm/s，左肾动脉RI：0.60，左肾动脉SAT：0.042s，左肾叶间动脉RI为0.52，左肾叶间动脉SAT为0.036s。CDFI：双侧肾动脉血流可显示，右侧血流走行迂曲不规则，粗细不均。PW：双侧肾动脉血流频谱波形正常，未见明显局部湍流

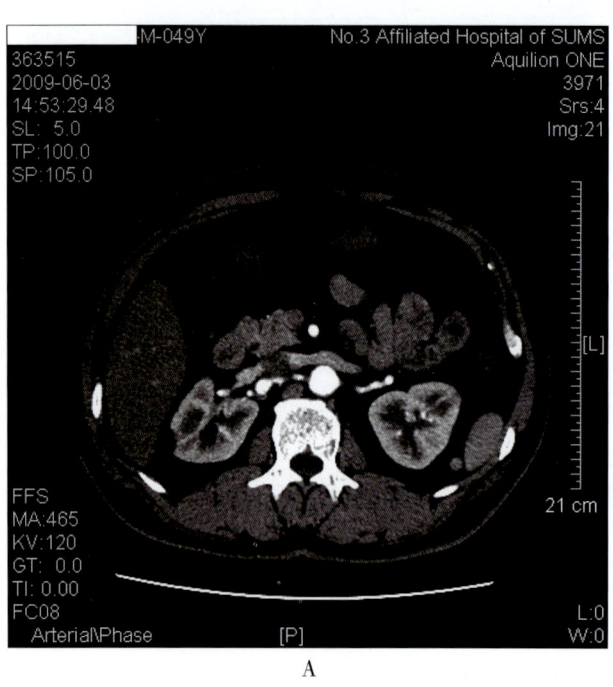 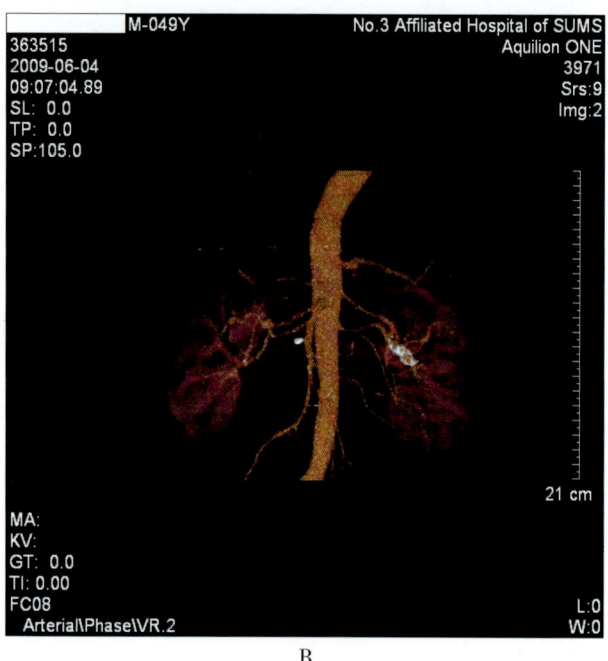

图3-133 左侧肾动脉瘤：双肾表面凹凸不平。右肾动脉局部呈浆果样扩张，管壁可见小点状高密度影。左肾动脉局部亦呈瘤样扩张，管壁可见多处不规则形高密度影

五、肾梗死

（一）临床特点

急性肾梗死在临床上不常见，为肾动脉或其分支栓塞引起供血区域的干性坏死。肾梗死（renal infarction）少发生于健康患者。常见疾病为心律失常、感染性细菌性心内膜炎、人工瓣膜、风湿性心脏病、心房或心室血栓脱落、动脉粥样硬化、结节性多动脉炎、系统性红斑狼疮、肾动脉发育不良、先天性感染性血管炎和创伤等。急性肾梗死临床表现无特异性，多表现为持续患侧腰痛、腹痛，可伴随恶心、呕吐、有或无血尿，故临床诊断困难。DSA以及增强CT为诊断的金标准。急性肾梗死的治疗尚存争议，早期应行溶栓抗凝等对症支持治

疗，肾脏受累广泛时往往推荐手术治疗。

（二）影像学表现

1. X线表现

KUB一般无明显异常，梗死灶较大时肾功能受损严重，IVP可不显影（图3-134）。

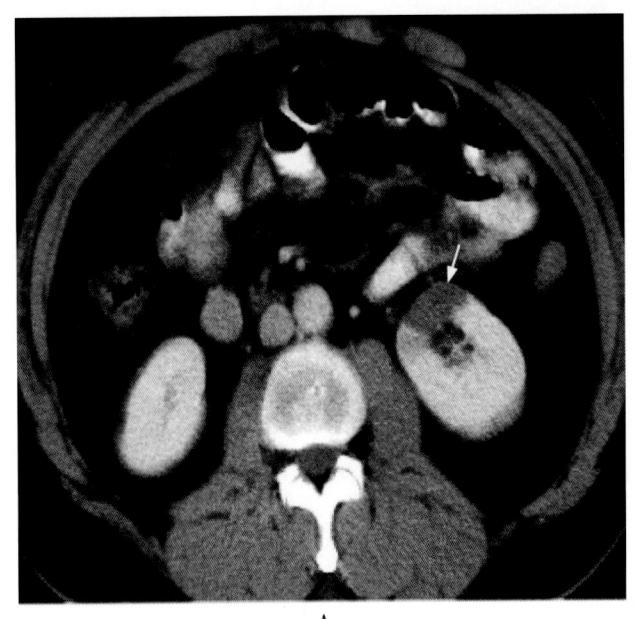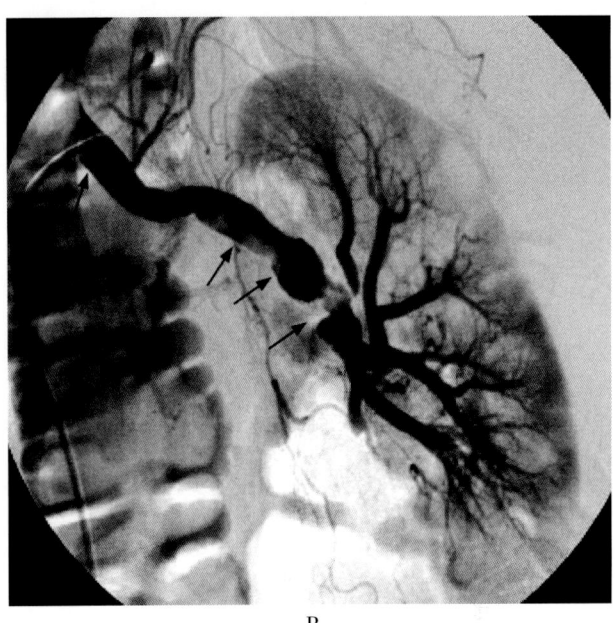

A. 肾CT增强扫描提示左肾急性梗死；B. 行肾动脉造影（DSA）证实左肾动脉多发性严重狭窄

图3-134 肾梗死

（摘自TSAI S H, CHU S J, CHEN S J. Persistent flank pain without active urinary sediments [J]. Emerg Med J, 2007, 24（6）：448.）

肾动脉造影为最可靠的检查方法，可显示阻塞的肾血管节段。

2. B超表现

B超可见肾脏梗死灶为尖端指向肾盏底部位于肾包膜的楔形低回声区，发病晚期可呈强回声。梗死灶彩色多普勒显示无血流信号，无动脉频谱。近肾门处液性暗区，彩色多普勒血流超声显像可显示肾动脉瘤形态及瘤体内部血液。

3. CT表现

CT可见患侧肾形态正常或欠规则，局部肾实质可凹陷，患侧肾包膜下可见楔形低密度影，增强扫描未见强化，周围可见强化减弱的水肿带。CTA偶可见梗阻的肾血管节段（图3-135，图3-136）。

4. MRI表现

MRI扫描可见肾梗死灶表现为T1WI呈低信号，T2WI呈楔形高信号区域，增强后呈相对低灌注区。

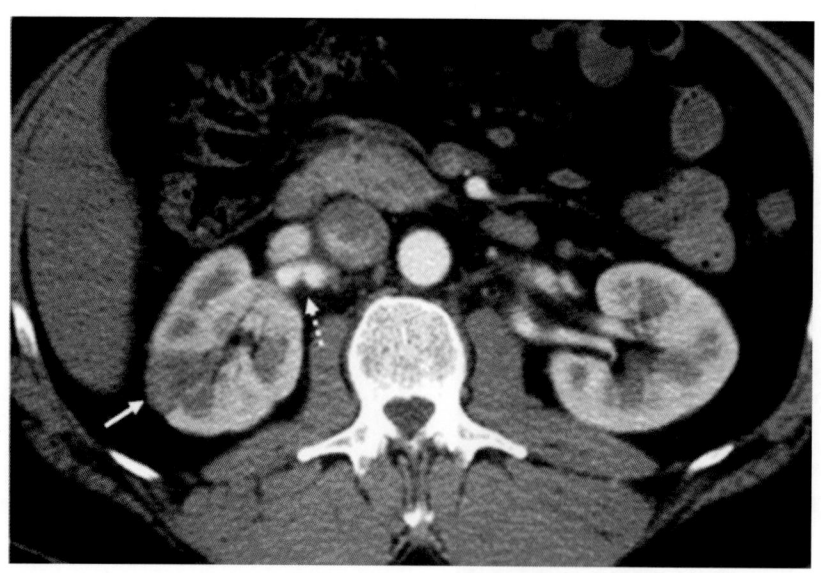

图3-135　右肾梗死灶，肾包膜下见楔形低密度影，增强扫描未见强化（白色实线箭头所示）；右肾动脉为结节状狭窄（白色虚线箭头所示）

（摘自VAN DEN DRIESSCHE A, VAN HUL E, ICHICHE M, et al. Fibromuscular dysplasia presenting as a renal infarction: a case report [J]. J Med Case Rep, 2010, 4: 199.）

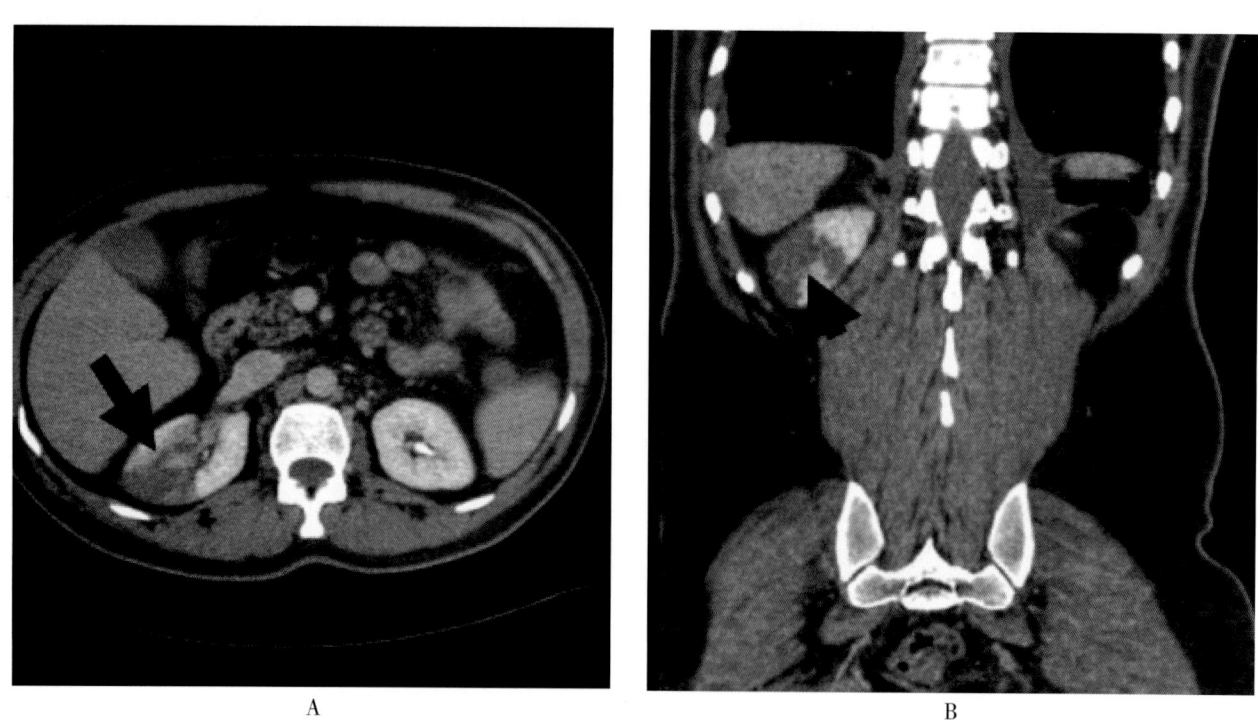

图3-136　右肾外周楔形低密度影，增强扫描未见强化，箭头所指为梗死灶

（摘自MAHAMID M, FRANCIC A, ABID A, et al. Embolic renal infarction mimicking renal colic [J]. Int J Nephrol Renovasc Dis, 2014, 7: 157-159.）

参考文献

[1] WEIN A J, KAVOUSSI L R, NOVICK A C, 等. 坎贝尔-沃尔什泌尿外科学［M］. 郭应禄，周利群，译. 9版. 北京：北京大学医学出版社，2009：1-143，1649-1781.

[2] 李松年. 中华影像医学泌尿生殖系统卷［M］. 北京：人民卫生出版社，2003：19-138.

[3] DUNNICK N R. 泌尿系统影像学［M］. 王霄英，译. 北京：人民卫生出版社，2011：113-258.

[4] 邹艳，康庄，唐文杰. 肾脏结核的CT影像特点［J］.中华腔镜泌尿外科杂志，2008, 2（4）:315-318.

[5] YOO J M, KOH J S, HAN C H, et al. Diagnosing Acute Pyelonephritis with CT, Tc-DMSA SPECT, and Doppler Ultrasound: a comparative study［J］. Korean J Urol, 2010, 51（4）: 260-265.

[6] GOYAL S, GUPTA M, GOYAL R. Xanthogranulomatous pyelonephritis: a rare entity［J］. N Am J Med Sci, 2011, 3（5）: 249-250.

[7] SHINDE S, KANDPAL D K, CHOWDHARY S K. Focal xanthogranulomatous pyelonephritis presenting as renal tumor［J］. Indian J Nephrol, 2013, 23（1）: 76-77.

[8] LIU P Y, CHEN W M, SHI Z Y. Renal abscess with initial image presentation of renal cyst characteristics［J］. Hippokratia, 2013, 17（3）: 284.

[9] TANWAR R, SINGH S K, PAWAR D S. Pyelo-hepatic abscess caused by renal calculi: a rare complication［J］. Indian J Urol, 2013, 29（3）: 249-250.

[10] SULEMAN M, ALPA B, NEESHA M. Tuberculosis of the genitourinary system-Urinary tract tuberculosis: renal tuberculosis-part Ⅰ［J］. Indian J Radiol Imaging, 2013, 23（1）: 46-63.

[11] MERCHANT S, BHARATI A, MERCHANT N. Tuberculosis of the genitourinary system-urinary tract tuberculosis: renal tuberculosis-part Ⅱ［J］. Indian J Radiol Imaging, 2013, 23（1）: 64-77.

[12] MOKHTAR A A, SAYYAH A A, AL-HINDI H, et al. Isolated renal hydatid disease in a non-endemic country: a single centre experience［J］. Can Urol Assoc J, 2012, 6（6）: 224-229.

[13] MOHAMAD AL-ALI B, THIMARY F, PUMMER K. Grade Ⅳ renal trauma in a 17-year-old patient［J］. Cent European J Urol, 2013, 66（2）: 233-235.

[14] DAYAL M, GAMANAGATTI S, KUMAR A. Imaging in renal trauma［J］. World J Radiol, 2013, 5（8）: 275-284.

[15] WEBER B R, DIETER R S. Renal artery stenosis: epidemiology and treatment［J］. Int J Nephrol Renovasc Dis, 2014, 13（7）: 169-181.

[16] CHAIN S, LUCIARDI H, FELDMAN G, et al. Diagnostic role of new doppler index in assessment of renal artery stenosis［J］. Cardiovasc Ultrasound, 2006, 4: 4.

[17] TSAI S H, CHU S J, CHEN S J. Persistent flank pain without active urinary sediments［J］. Emerg Med J, 2007, 24（6）: 448.

[18] VAN DEN DRIESSCHE A, VAN HUL E, ICHICHE M, et al. Fibromuscular dysplasia presenting as a renal infarction: a case report［J］. J Med Case Rep, 2010, 4: 199.

[19] MAHAMID M, FRANCIS A, ABID A, et al. Embolic renal infarction mimicking renal colic［J］. Int J Nephrol Renovasc Dis, 2014, 7: 157-159.

第四章　输尿管疾病的诊断

第一节　输尿管正常解剖与毗邻图像

输尿管左右各一条，是一对细长的管道，呈扁圆柱状，管径平均为0.5~0.7cm，全长25~30cm，其功能是输送尿液。输尿管上端起于肾盂，在腰大肌表面下降，跨越髂总动脉（或髂外动脉）和静脉，进入盆腔，沿盆腔壁下降，跨越骶髂关节前上方，在坐骨棘转折向内，斜行穿膀胱壁，开口于膀胱。输尿管、膀胱连接处有一种特殊结构，即Waldeyer氏鞘，它能有效地防止膀胱内尿液反流到输尿管。

输尿管按其走行位置，可分为三部：输尿管腹部、输尿管盆部和输尿管壁内部。

输尿管有三个狭窄：第一狭窄在肾盂与输尿管移行处（输尿管起始处）；第二狭窄在跨越髂动脉入小骨盆处；第三狭窄在穿入膀胱壁处。当肾结石随尿液下行时，容易嵌顿在输尿管的狭窄处，并产生输尿管绞痛和排尿障碍（图4-1）。

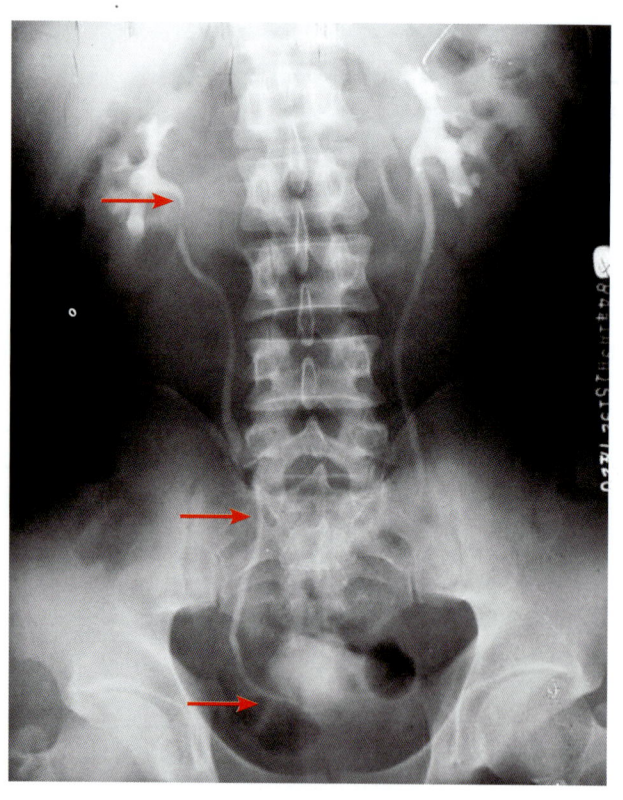

图4-1　输尿管的三个生理狭窄

左侧输尿管前面为左结肠动脉、左精索内动脉和乙状结肠系膜所穿过，肠系膜下动脉则在其内侧与之平行降入盆腔。女性输尿管的路径和男性相同，不过其毗邻组织有所不同。女性输尿管在跨过髂动脉后，从盆腔边缘沿着卵巢动脉内侧进入盆腔，在盆腔内再由髂内动脉前面、卵巢动脉下面、闭孔动脉、膀胱动脉内侧走向中线，再沿着阔韧带基底部、子宫动脉内侧及下面进入膀胱。在实行盆腔手术或做子宫切除、结扎卵巢动脉或子宫动脉时，最容易误伤该段输尿管。输尿管管壁为三层组织所构成。最外是筋膜组织，包围着整个肾盂和输尿管，其中有丰富的血管和神经纤维；中间为三层肌肉，其内外层为纵行肌，中层为环形肌；最里为黏膜层，与肾盂及膀胱黏膜是连贯的。黏膜下层有丰富的网状淋巴管，是肾脏向下、膀胱向上感染的途径之一。

输尿管血液供应：上1/3输尿管由肾动脉分支供应，中1/3由腹主动脉、髂总动脉、精索内动脉或子宫动脉供应，下1/3由膀胱下动脉供应。这些分支到达输尿管后，分布在筋膜层并上下沟通，形成动脉网，然后再散布到其他各层。因此做输尿管移植时，切断下1/3血流，对移植部分血液供应，影响并不甚大。输尿管静脉是随着动脉回流的。静脉通过黏膜下层回到筋膜层后由肾、髂、精索、子宫、膀胱静脉等回流。

输尿管神经为自主神经，来自肾及腹下神经丛，网状分布于输尿管结缔组织中，然后再进入肌肉层。神经节细胞大多数在输尿管下端见到，少数在上端，中段则极少。由于输尿管的蠕动，可由类似交感神经、副交感神经的药物来改变，这些神经即使受伤，输尿管的蠕动也不受影响。

第二节　输尿管畸形

一、输尿管数目异常

（一）临床特点

重复肾盂、输尿管是较常见的上尿路畸形，指一个肾有两个肾盂和两条输尿管，是由于胚胎早期中肾管下端发出两个输尿管芽进入一个后肾胚基所造成的。大都发生于一侧，但也有两侧的。

重复肾盂、输尿管畸形可分为完全性和不完全性两种，前者是指重复之输尿管分别开口于膀胱或其他部位，后者是指重复之输尿管汇合后共同开口于膀胱（图4-2）。

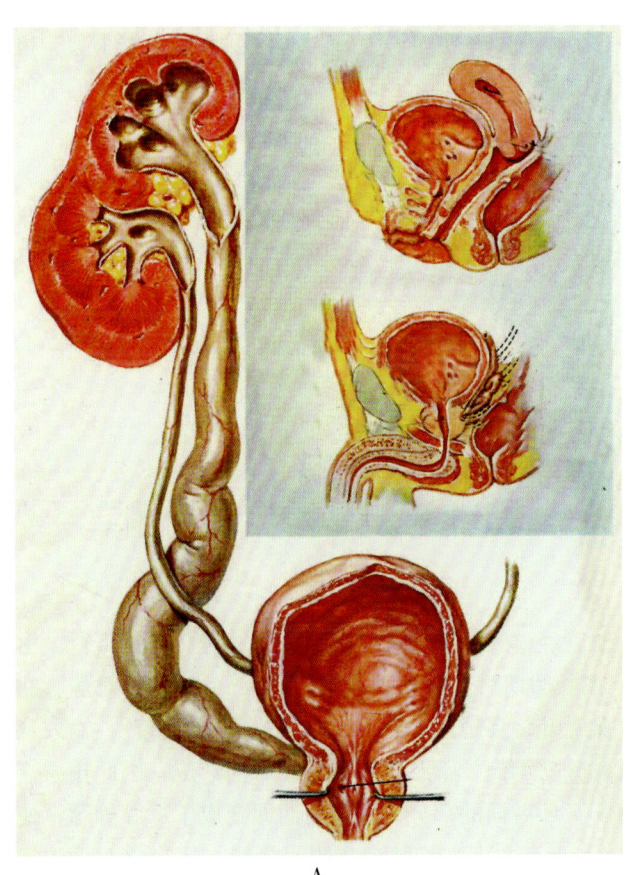
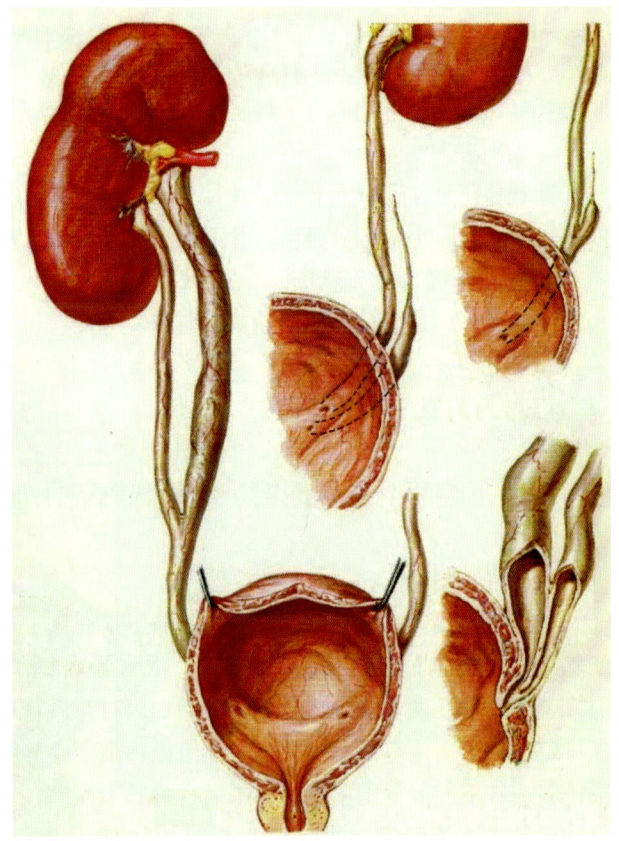

A. 完全性重复肾盂、输尿管畸形；B. 不完全性重复肾盂、输尿管畸形的模式图

图4-2　输尿管异常

（摘自张岐山，郭应禄. 泌尿系超声诊断治疗学［M］. 北京：科学技术文献出版社，2001：63-179.）

重复肾盂、输尿管畸形在外表是一个完整的肾，有共同包膜，表面有一浅沟将肾分成上下两部分，每一部分有它本身的肾盂、输尿管和血管。上半肾较小而下半肾较大，两条输尿管分别引流上、下半肾，多数融合一起后，以一个输尿管口通入膀胱。若两条输尿管分别开口于膀胱，则上面输尿管口来自下肾盂，而下面管口来自上肾盂。有时上肾盂延伸的输尿管可向膀胱外器官内开口，称为异位输尿管开口。在女性可开口于尿道、阴道、外阴前庭等处，这些患者表现为既有正常排尿，又有持续漏尿的尿失禁症状。

无症状的重复肾在检查时偶尔发现者，不需治疗。若上半肾感染、肾盂积水、结石形成以及输尿管异位开口引起尿失禁者，可做上半病肾及输尿管切除术。若重复肾功能尚好，且无严重肾盂、输尿管积水和（或）感染、结石等合并症，可采用异位开口的重复输尿管膀胱再植术。

（二）影像学表现

具体可参见本书第三章第二节肾脏畸形的重复肾，双肾双输尿管畸形这一部分。

1. X线表现

IVP显影的下肾盂类似正常肾盂，但肾盏数目减少，位置偏低。上肾盂多呈萎缩变小或如囊状。此外，亦可显示有肾盂积水。

这一畸形的X线表现有各种不同类型：①重复肾盂但仅有单一输尿管。②肾盂和部分输尿管重复。③肾盂和输尿管全部重复，可并有输尿管开口异位，或一端为盲袋。④单一肾盂但有重复输尿管，重复输尿管一端可为盲袋。

2. B超表现

B超一般只能显示重复肾，除肾长径增长外，可见强回声的收集系统光点群明显分成两组。但重复输尿管除非合并积水扩张，超声显示不清楚。

3. CT表现

CT显示一侧肾有两套肾盂、输尿管系统，上肾盂往往发育不良并偏内。下肾盂发育正常具有大小盏，位置偏低偏外。重复肾合并上肾盂、输尿管扩张积水常见于输尿管异位开口，追踪扫描至盆部可见上肾盂的引流输尿管全长扩张，下端不进入膀胱，但CT不能明确指明开口位置。

4. MRI表现

冠状位可更清楚显示肾盂、输尿管重复畸形。除重复肾较正常长外，上肾段因积水呈囊状扩张时，其扩张的引流输尿管段也可部分显示，并可见下肾段受积水肾盂压迫向外移位。

（三）影像学鉴别诊断

重复肾、输尿管畸形需要明确重复肾、输尿管位置及输尿管开口位置等。

（四）检查手段的选择

可选择KUB+IVP及CTU检查。

二、下腔静脉后输尿管、髂静脉后输尿管

（一）临床特点

下腔静脉后输尿管（retrocaval ureter）指右侧上端输尿管经过腔静脉之后，再绕过下腔静脉前方下行，由于输尿管受压迫而引起上尿路梗阻，严重的需手术治疗。在胚胎期后主静脉、下主静脉及上主静脉3对静脉的分支互相吻合在两侧形成静脉环。胚胎12周时，后肾从骨盆上升，穿越此环到腰部，故此环又称肾环，输尿管从中经过；当后主静脉萎缩时，其血液循环由下主静脉及其分支承担，下腔静脉由肾环后面形成，因此输尿管的位置应在下腔静脉的前方。如果后主静脉不萎缩，代替了肾环后面的部分，肾环前面即变成了下腔静脉，使输尿管位置为下腔静脉的后方；如静脉环的腹侧不消失，因为有右下主静脉在背侧及腹侧，故形成双下腔静脉，导致右输尿管位于双下腔静脉间（图4-3）。

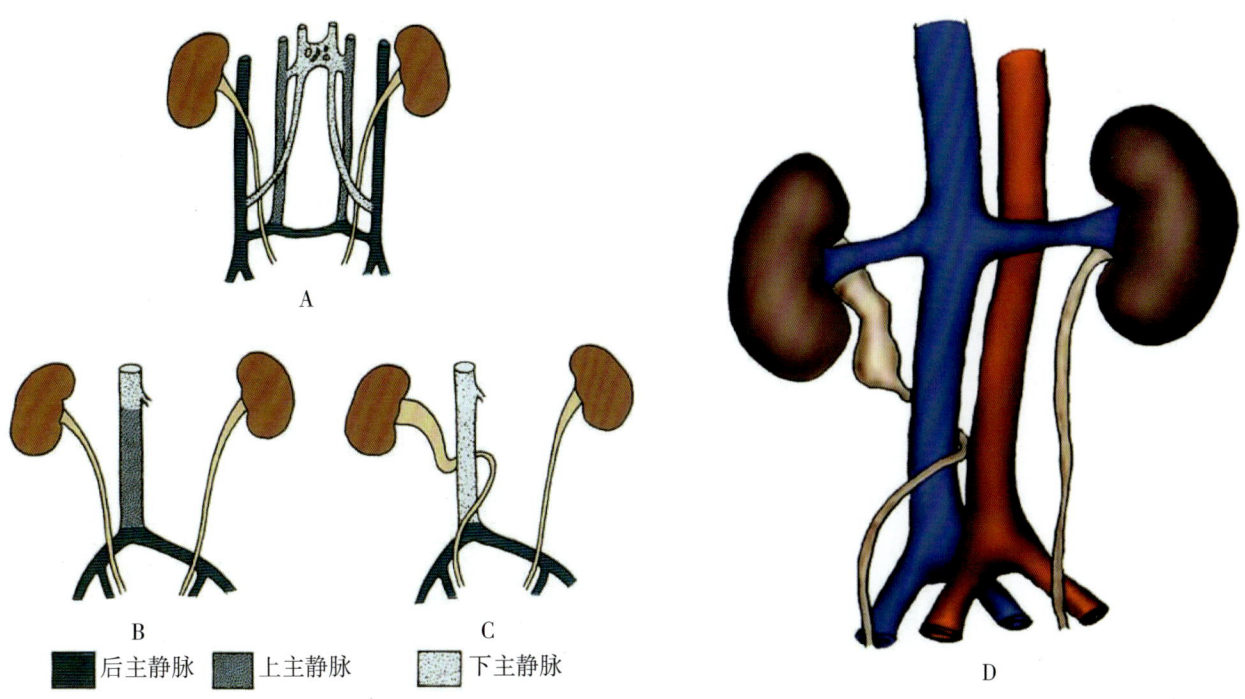

A. 胎儿静脉环；B. 正常腔静脉；C. 下腔静脉后输尿管

图4-3 腔静脉后输尿管的胚胎学

（摘自WEIN A J, KAVOUSSI L R, NOVICK A C, 等. 坎贝尔-沃尔什泌尿外科学［M］. 郭应禄，周利群，译. 9版. 北京：北京大学医学出版社，2009：3596-3610.）

该病临床表现多不典型，约25%的病例无显著症状或仅有轻度和可忍受的腰痛。

由于输尿管受压梗阻造成尿液引流不畅，导致患者腰部或腹部钝痛，甚至绞痛；血尿是常见症状之一，一部分患者伴有泌尿系结石。虽然下腔静脉后输尿管是先天性畸形，但大多数患者都在成年后才出现症状（图4-4）。

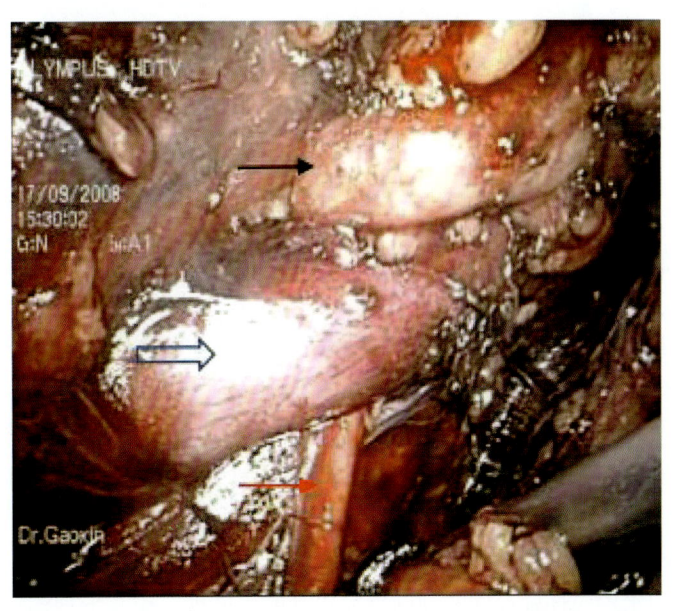

图4-4 腹腔镜下腔静脉输尿管成形术的术中情况，黑色小箭头为上段扩张的输尿管，红色小箭头为下方正常的输尿管，白色粗箭头为下腔静脉

髂静脉后输尿管极为罕见,1960年由Corbus报告第一例,是由髂静脉后输尿管引起的输尿管积水,输尿管位于髂血管后方,由背外侧向前内侧走形,输尿管弯曲下降,阻塞部分相当于髂静脉水平,常伴有其他先天性畸形,如肛门闭锁等。

(二)影像学表现

1. X线表现

IVP可能因长期梗阻导致肾功能不良而显影不佳,此时可逆行输尿管插管造影,可显示输尿管全程及肾盂积水情况。多见于右侧输尿管,输尿管于第3、4腰椎水平呈一锐角转向中线,形成镰刀状、鱼钩形或S形畸形。髂静脉后输尿管则显示阻塞部分相当于髂静脉水平。受压的近侧段输尿管扩张和肾盂积水。在X线斜位摄片上,正常输尿管与腰椎之间有一定的距离,但下腔静脉后输尿管则紧贴腰椎(图4-5)。

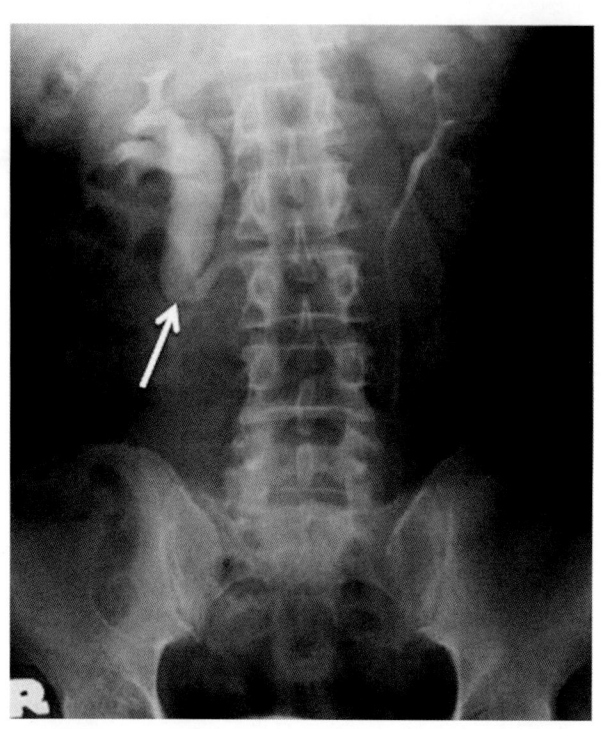

图4-5 腔静脉后输尿管,输尿管上1/3段扩张,于第3、4腰椎水平呈一锐角转向中线,形成典型的鱼钩形状

(摘自HASSAN R,AZIZ A A,MOHAMED S K. Retrocaval Ureter: the importance of intravenous urography [J]. Malaysian J Med Sci, 2011, 18(4): 84-87.)

2. B超

较少采用,可显示右侧不同程度的肾积水,有时可追踪至输尿管梗阻的部位。

3. CT表现

CT可显示位于下腔静脉后方的输尿管及其与下腔静脉的关系,增强扫描更有利于二者的显示。由于CTU检查非侵入性,常可替代逆行输尿管插管造影(图4-6)。

4. MRI表现

水成像可显示扩张的肾盂和近段输尿管,显示下腔静脉、髂血管需行对比增强血管造影,可达到CTU的检查效果。

(三)影像学鉴别诊断

右侧输尿管上段扩张积水均应怀疑存在腔静脉后输尿管的可能性,应与下列疾病鉴别。

(1)肾脏肿瘤:大的右侧肾脏肿瘤将输尿管推向中线移位时,应与下腔静脉后输尿管相鉴别。肾脏肿瘤多有肉眼血尿病史,当肿瘤体积大到足以将输尿管向内侧推移时,应能在腹部触及肿块;B超及CT检查能明确肿块与肾脏的关系和大小,尿路造影可显示肾盂、肾盏受压变形或完全消失。

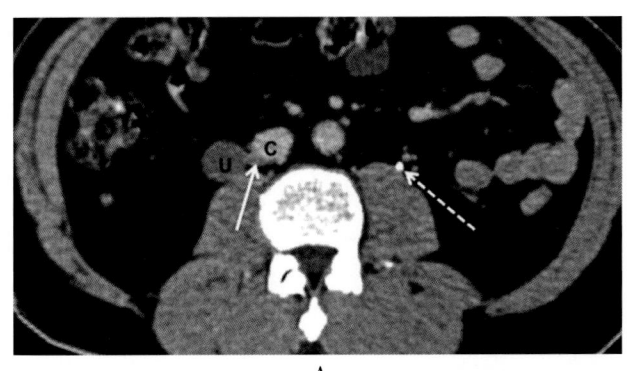 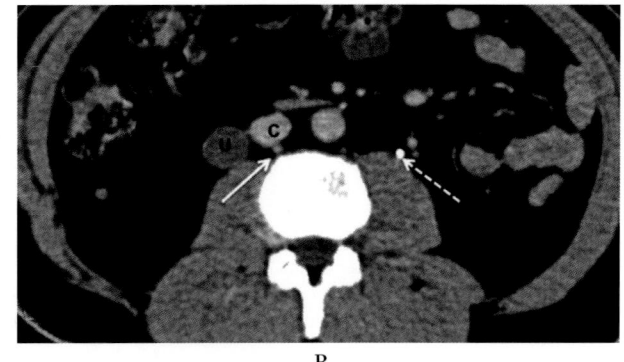

A B

A. U表示右侧梗阻近端扩张的输尿管，在此层面输尿管在下腔静脉（C）的后方转向中线；B. 实心箭头所指为输尿管，与虚线箭头所指的左侧输尿管相比，位置更靠近脊柱中线

图4-6　输尿管病例示意图

（摘自HASSAN R，AZIZ A A，MOHAMED S K. Retrocaval ureter：the importance of intravenous urography［J］. Malays J Med Sci，2011，18（4）：84-87.）

（2）右输尿管结石：右侧输尿管结石可引起右肾积水，但多有阵发性右肾绞痛伴血尿，尿路造影可发现输尿管内结石影，并且结石以上输尿管和肾盂扩张积水。

（3）右输尿管狭窄：可引起肾积水。病史中可询及引起输尿管狭窄的原因，尿路造影可发现输尿管狭窄及以上输尿管扩张和肾积水。

（4）原发性巨输尿管：可有肾、输尿管积水。尿路造影示输尿管迂曲扩张，但不向中线移位，无S形改变。输尿管近膀胱开口处狭窄，末端呈纺锤状。

（四）检查手段的选择

（1）诊断主要依靠IVP与逆行输尿管插管造影，IVP可能因长期梗阻导致肾功能不良而显影不佳，此时需逆行输尿管插管造影，但属侵入性检查。

（2）CT及MRI可显示下腔静脉与输尿管的关系，属非侵入性检查，有替代逆行输尿管插管造影的趋势。

三、输尿管异位开口

（一）临床特点

输尿管异位（ectopic ureteral orifice）开口是指输尿管开口于正常位置以外的部位。男性多开口于后尿道、射精管、精囊等处，女性则可开口于前尿道、阴道、前庭及宫颈等处，约80%输尿管口异位见于双输尿管中的上输尿管。双肾双输尿管并输尿管口异位80%以上见于女性，单一输尿管口异位则较多见于男性。约10%输尿管口异位是双侧性（图4-7）。

在胚胎第4周，中肾管下端突出的输尿管芽迅速生长形成输尿管，其远端发育成肾盂、肾盏和集合管；异常时，中肾管还发出副输尿管芽，与正常输尿管芽并列上升，不仅形成双输尿管畸形，而且因为中肾管下部形成膀胱的一部分及衍变为男性的尿道、精囊、射精管和女性的部分尿道、前庭、阴道、子宫等处，所以重复输尿管就可开口于上述器官。男性的前尿道是由泌尿生殖窦发育成的，故男性输尿管异位不会开口于尿道外括约肌远侧，因此无滴尿；而女性的尿道主要由泄殖腔腹部下端形成，因此女性输尿管异位可开口于尿道括约肌的远侧引起滴尿。

一般没有明显的临床症状。以尿路感染为主，也可产生不同程度的腰骶部疼痛和反复发作的附睾炎；女性则主要表现为有正常排尿的同时有持续性尿失禁和尿路感染，并导致外阴部皮肤湿疹、糜烂。仔细检查可在女性的前庭、阴道和尿道等处找到针尖样细小的开口，尿液呈水珠样持续滴出。

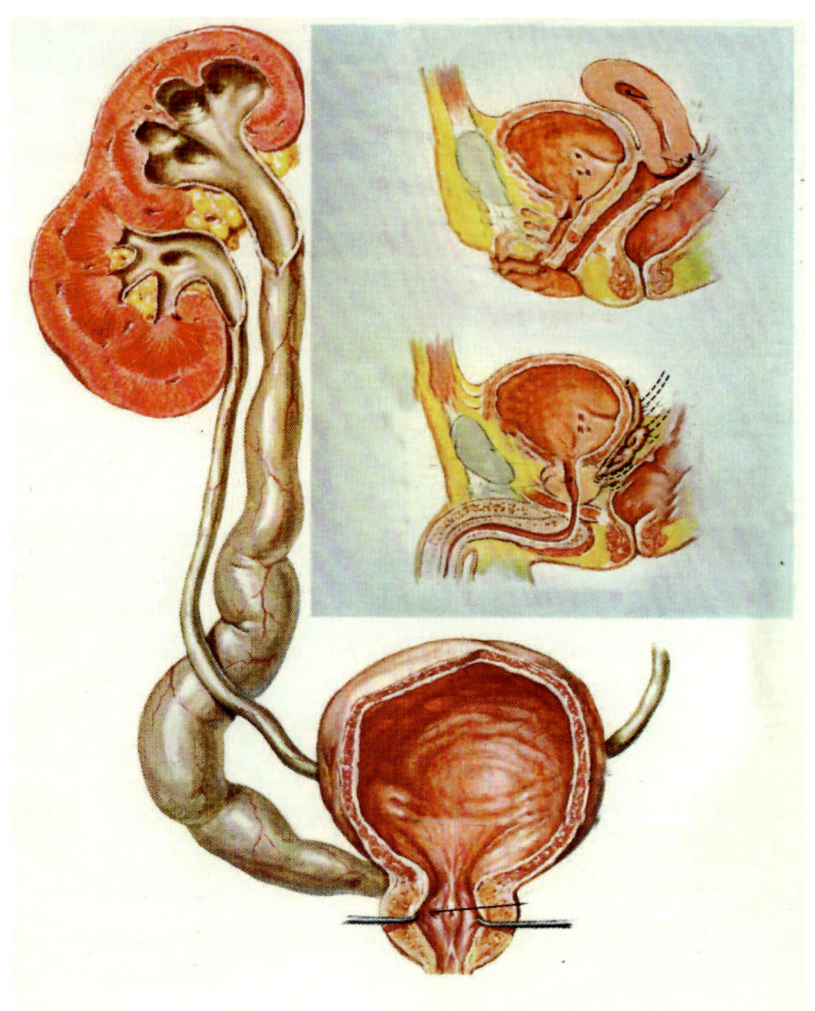

图4-7　输尿管异位开口的模式图

（摘自张岐山，郭应禄.泌尿系超声诊断治疗学［M］.北京：科学技术文献出版社，2001：63.）

（二）影像学表现

1. X线表现

静脉尿路造影可了解输尿管异位开口的类型及开口的位置、输尿管异位开口的相应的重复肾上肾部的发育及积水情况，还可了解并发双肾双输尿管情况。膀胱尿道镜检及逆行肾盂造影了解是否有开口于膀胱内的异位开口。

2. B超表现

B超有时可见在输尿管口喷尿情况。

3. CT表现

CT可了解患肾的大小、形态、肾皮质厚度，特别是IVP未显影的病例。

4. MRI表现

MRI可了解患肾的大小、形态、肾皮质厚度，可行MRU水成像显示肾脏、输尿管及输尿管开口情况。

（三）检查手段的选择

首选静脉泌尿系造影，可了解输尿管异位开口的类型及开口的位置、输尿管异位开口的相应的重复肾上肾部的发育及积水情况，还可了解并发双肾双输尿管情况，行CTU或MRU不但可了解输尿管情况，亦可了解肾脏及肾脏血管情况，所以此法越来越多被临床选择。

四、先天性巨输尿管

（一）临床特点

先天性巨输尿管（congenital megaloureter）是由于输尿管末端肌肉结构发育异常（环形肌增多、纵形肌缺乏），导致输尿管末端功能性梗阻、输尿管甚至肾盂严重扩张、积水。镜下见输尿管肌肉层相对缺乏，环形肌增生，有的可见肌间神经细胞数目减少。应与继发性梗阻性巨输尿管和反流性巨输尿管相鉴别。

该病的特点是：①输尿管末端功能性梗阻而无明显的机械性梗阻，也即并无管腔解剖性狭窄，但无蠕动功能，又称为先天性输尿管末端功能性梗阻；②梗阻段以上输尿管扩张并以盆腔段最明显；③无器质性输尿管病变，如膀胱输尿管连接部狭窄、输尿管异位开口等；④无下尿路梗阻性病变，如尿道瓣膜；⑤无膀胱输尿管反流；⑥无神经源性膀胱。

先天性巨输尿管症并无特异性的临床表现，大多以腰酸、胀痛为主诉就诊，偶有因腰部包块、血尿、顽固性尿路感染、肾功能不全就诊者。

（二）影像学表现

1. X线检查

（1）IVP显示输尿管下1/3段显著扩张，甚至输尿管下段呈球状或梭形扩张，有时输尿管全程扩张，但是从下向上逐渐扩张的过程（图4-8）。

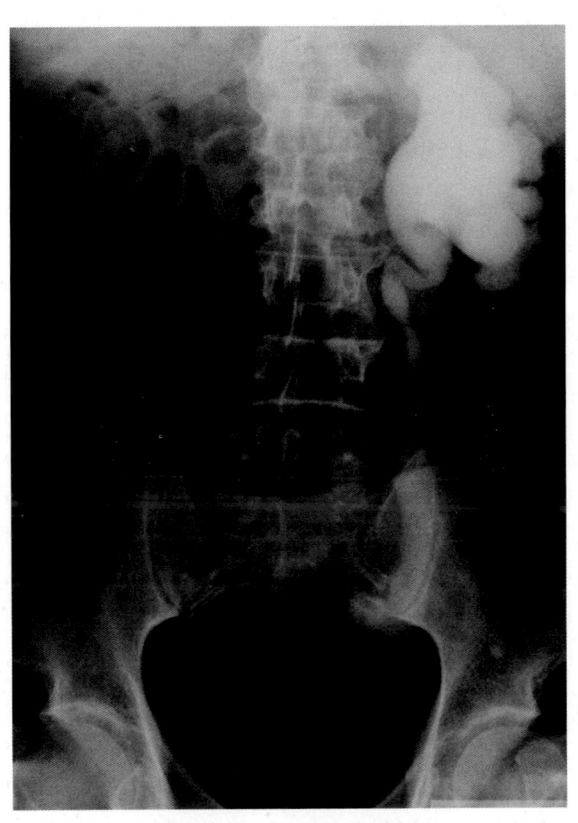

图4-8　左侧先天性巨输尿管

X线摄片中可见到输尿管内对比剂有逆蠕动反流到肾脏的现象，但不是膀胱输尿管反流。根据X线尿路造影，还可观察肾盏与肾实质的形态变化，从而可估计其受损程度。肾盏可从正常、肾盏杯口平坦、杯口不规则、隆起外凸，直到肾盏球形扩展等发生不同程度的变化。肾实质可从厚度正常（一般在2cm以上）、厚度为1~2cm，直到厚度变薄（儿童在1cm以下，婴幼儿在0.5cm以下）等出现不同程度的损害。

（2）透视下观察输尿管上段、中断蠕动增强，下段显示迟缓、排空延迟。

2. B超

可见患侧输尿管扩张，有肾积水或无明显肾积水。

3. CT及MRI

CT可见到全程输尿管扩张，可有不同程度的肾积水，输尿管膀胱交界处有时可见到狭窄。MRI可见到扩张输尿管全貌，下端狭窄，可伴有肾积水（图4-9至图4-11）。

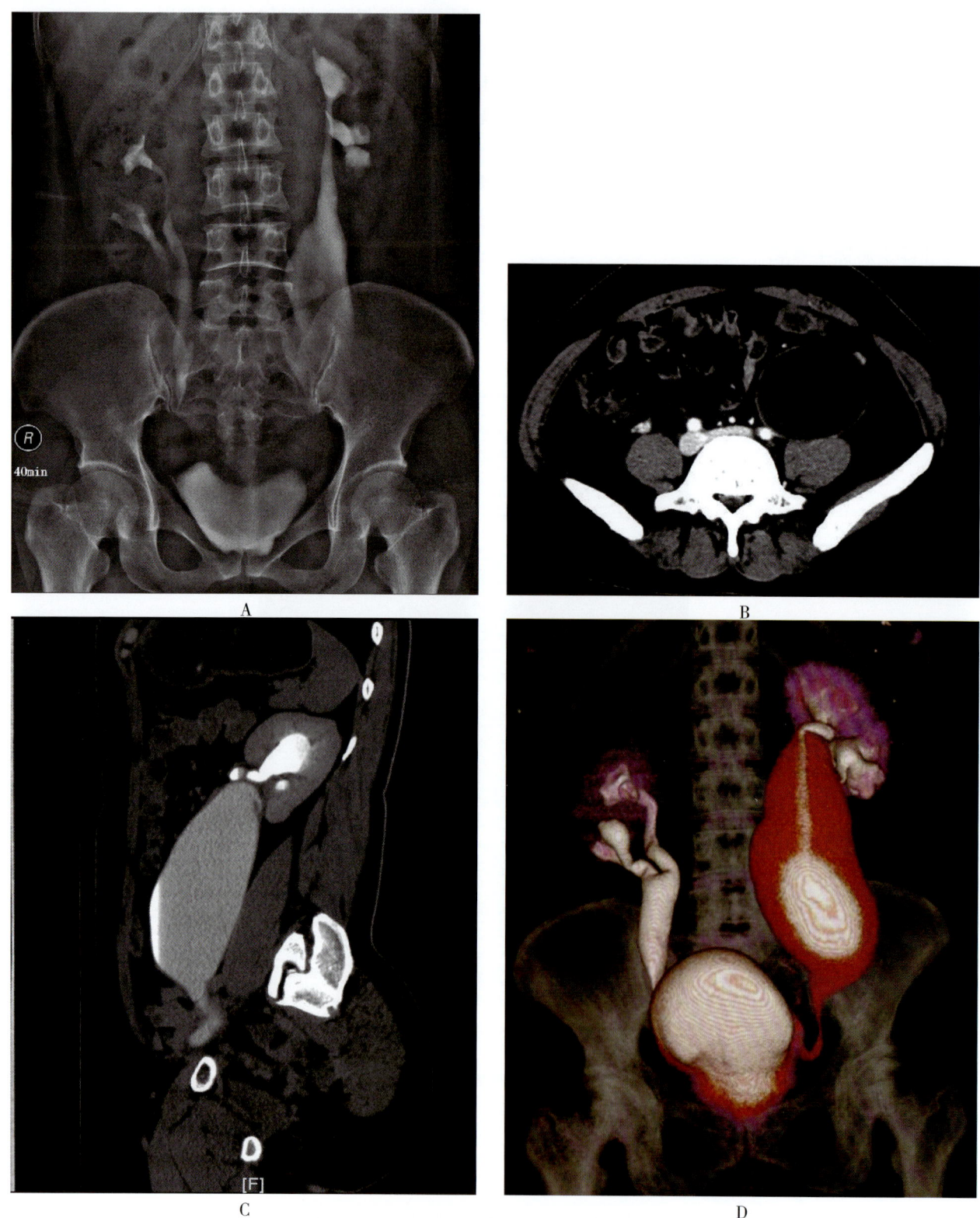

A. IVP提示左侧先天性巨输尿管，右侧双肾盂双输尿管畸形；B. CT扫描提示左侧输尿管扩张明显；C、D. CT三维重建提示左侧输尿管扩张明显，下段无明显狭窄

图4-9　女，36岁，反复左侧腰痛、发热20余年

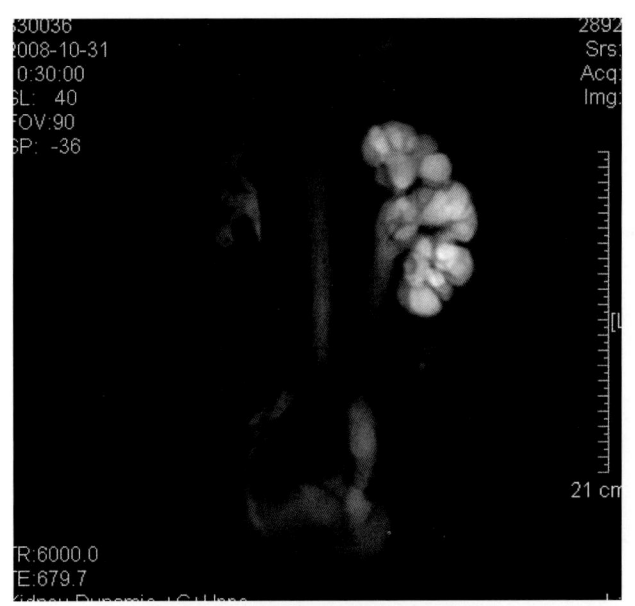
图4-10　左侧先天性巨输尿管

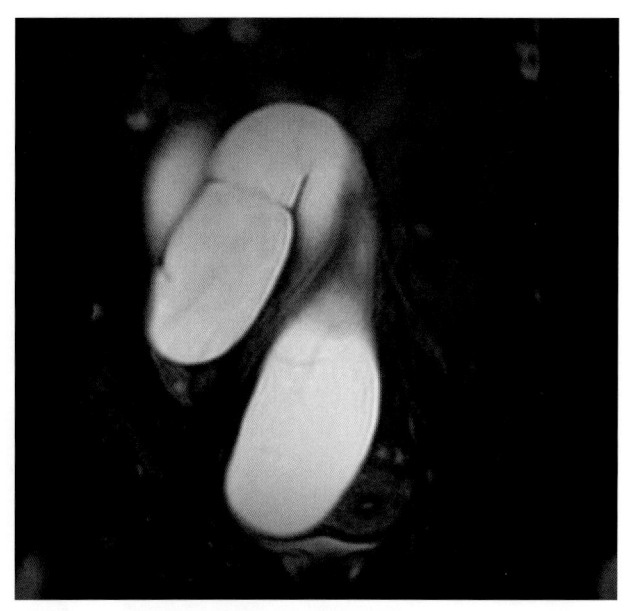
图4-11　右肾先天发育不良，右侧先天性巨输尿管

（三）影像学鉴别诊断

本病需要与输尿管下段狭窄、结石及肿瘤引起的梗阻性疾病相鉴别。前者可见明显狭窄段、结石或肿瘤引起梗阻，后者无明显狭窄段，切面常可见反流。

（四）检查手段的选择

可选择KUB+IVP检查，了解肾盏与肾实质的形态变化，CT可见到全程输尿管扩张，可有不同程度的肾积水，输尿管膀胱交界处可见到狭窄。MRI可见到扩张输尿管全貌，下端狭窄，可伴有肾积水。

五、肾盂输尿管连接处梗阻

（一）临床特点

肾盂输尿管连接处梗阻（ureteropelvic junction obstruction，UPJO）的基本病理主要是壁层肌肉内螺旋结构的改变，可能是先天性缺陷或由于外在因素如迷走血管、纤维束带对肾盂输尿管连接处的压迫造成梗阻，使肾盂蠕动波无法通过，逐渐引起肾盂积水。肾盂输尿管连接处梗阻是儿童腹部肿块或肾积水常见的病因，左侧多见。一般无症状，偶有腰部钝痛或轻微不适或输尿管区有疼痛或压痛，继发感染、结石或肿瘤时，可出现相应症状。在婴儿，腹部肿块可能是唯一的体征。B超可诊断肾积水，但需与肾囊肿鉴别。静脉尿路造影可显示梗阻部位、范围，也能了解肾积水程度，延迟拍片显示患侧肾盂排空延迟，伴肾盂、肾盏不同程度扩张，甚至不显影。放射性核素肾图了解肾脏的血运情况及其分泌、排泄功能。对进行性加重的肾积水，肾功能持续下降，特别合并感染、结石、肿瘤者应考虑手术治疗（图4-12）。

（二）影像学表现

1. X线表现

腹部平片检查可了解肾轮廓大小，对X线阳性结石可明确诊断。

IVP时若积水肾或梗阻近端尿路能显影，可对梗阻部位及肾功能做出评判，尤其是对分肾功能的判断更为重要。UPJO的IVP表现为肾盂显著扩张呈囊状，各个肾盏扩张积水，而输尿管上段不扩张（图4-13至图4-16）。

对IVP不显影，同时又无法进行逆行肾盂造影者，可行经皮肾穿刺造影检查（可以用磁共振尿路造影代替）。

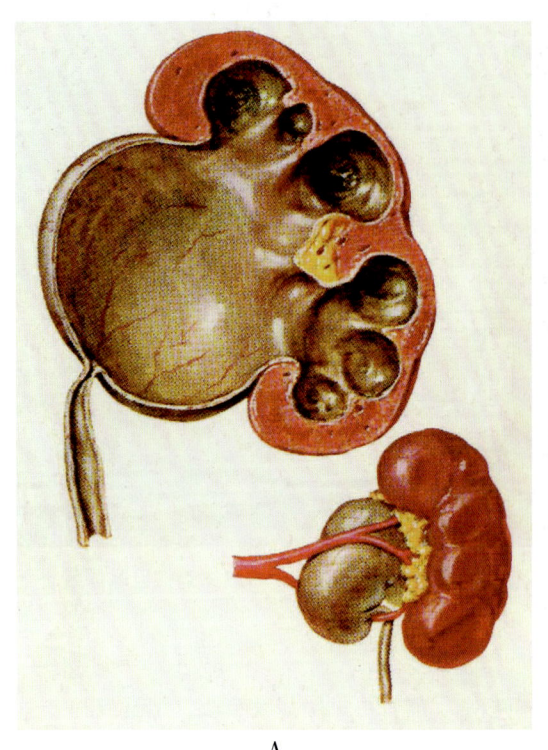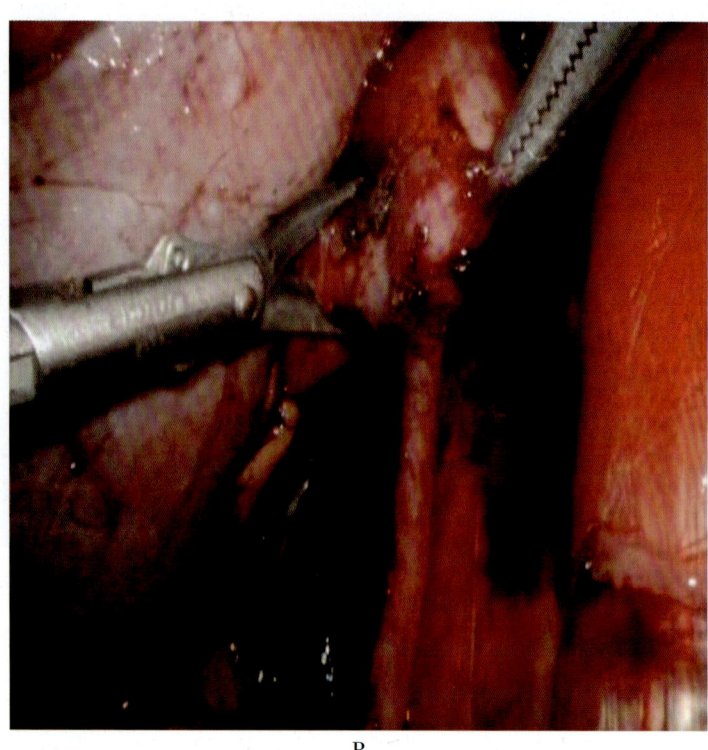

A. UPJO的示意图，其中下方为异位血管所致UPJO的示意图；B. 左侧UPJO行腹腔镜下UPJ成形的术中情况

图4-12　肾盂输尿管连接处梗阻

（摘自张岐山，郭应禄.泌尿系超声诊断治疗学.北京［M］：科学技术文献出版社，2001：133.）

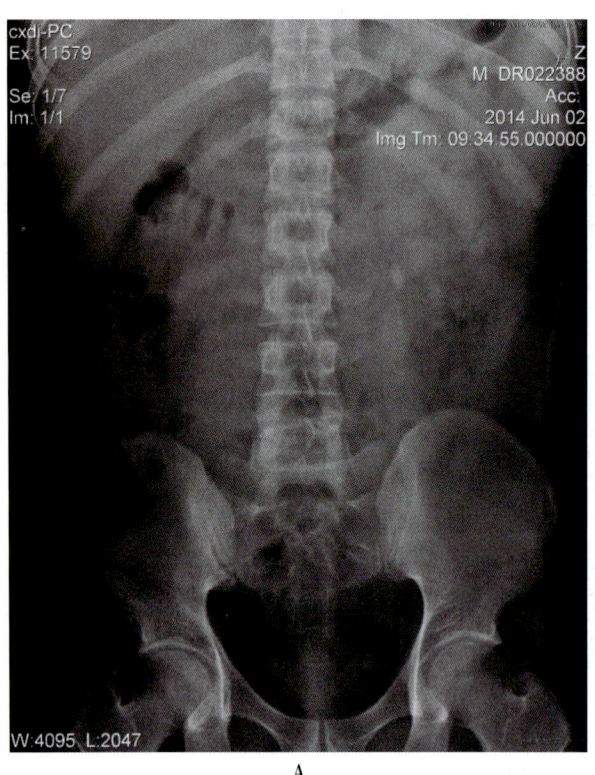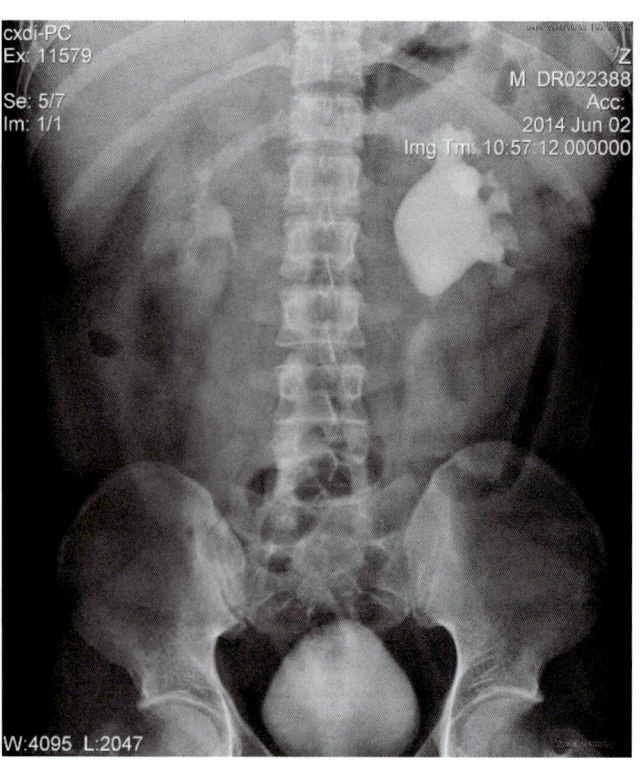

图4-13　KUB可见左肾大体轮廓及左肾结石，IVP可见左侧UPJO

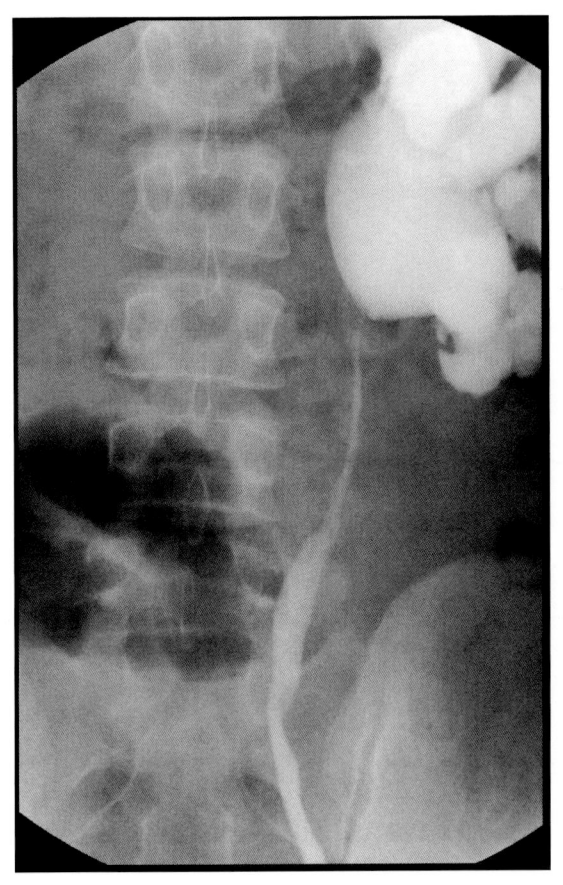
图4-14　逆行造影：提示左肾UPJO

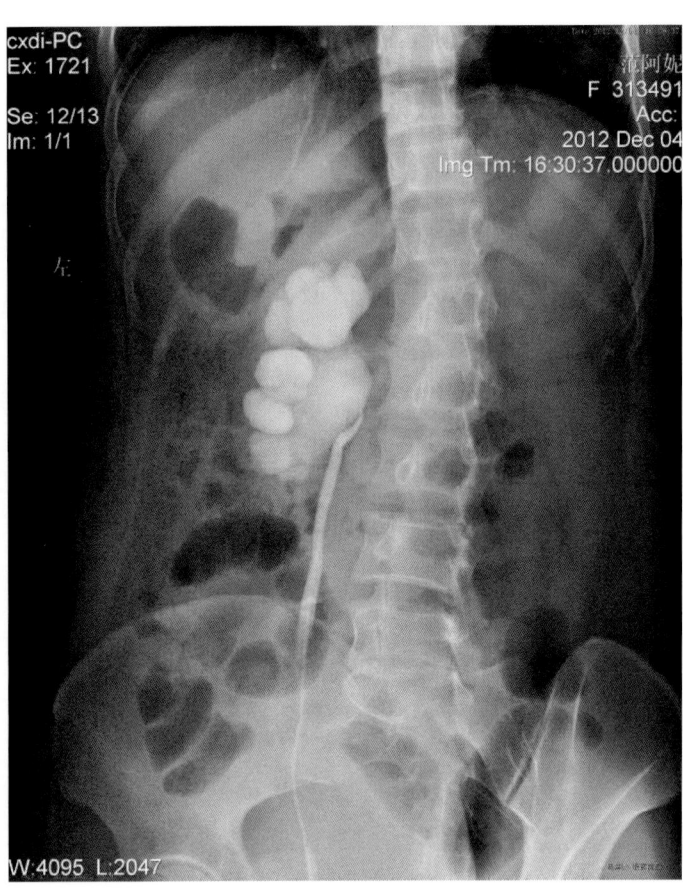
图4-15　逆行造影：提示右肾UPJO

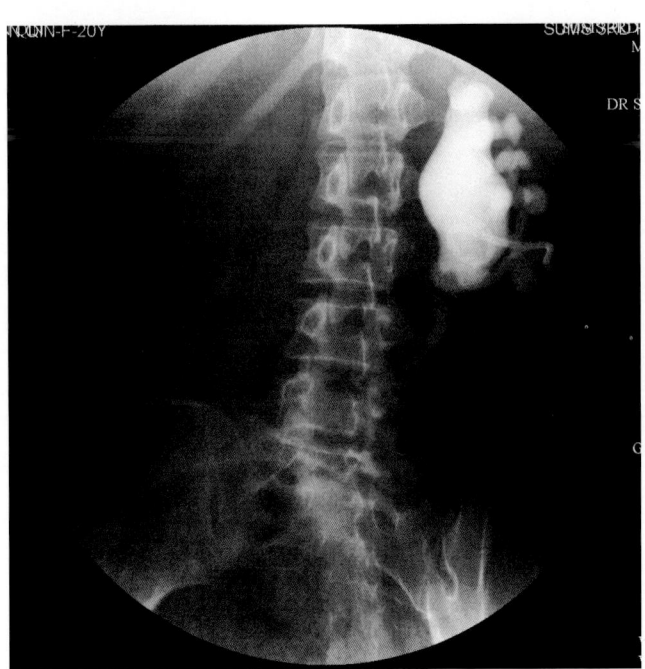
图4-16　顺行造影：提示左肾UPJO

2. B超表现

B超诊断UPJ狭窄的要点有2个：①明确的肾积水征象，且无肾盂梗阻的其他原因，但需与肾囊肿、多囊肾相鉴别；②输尿管无扩张。

3. CT表现

CT检查特别是CTU检查，可显示输尿管狭窄部位及肾积水情况，其影像与静脉泌尿造影相似，还可显示肾血管及周围迷走血管情况（图4-17）。

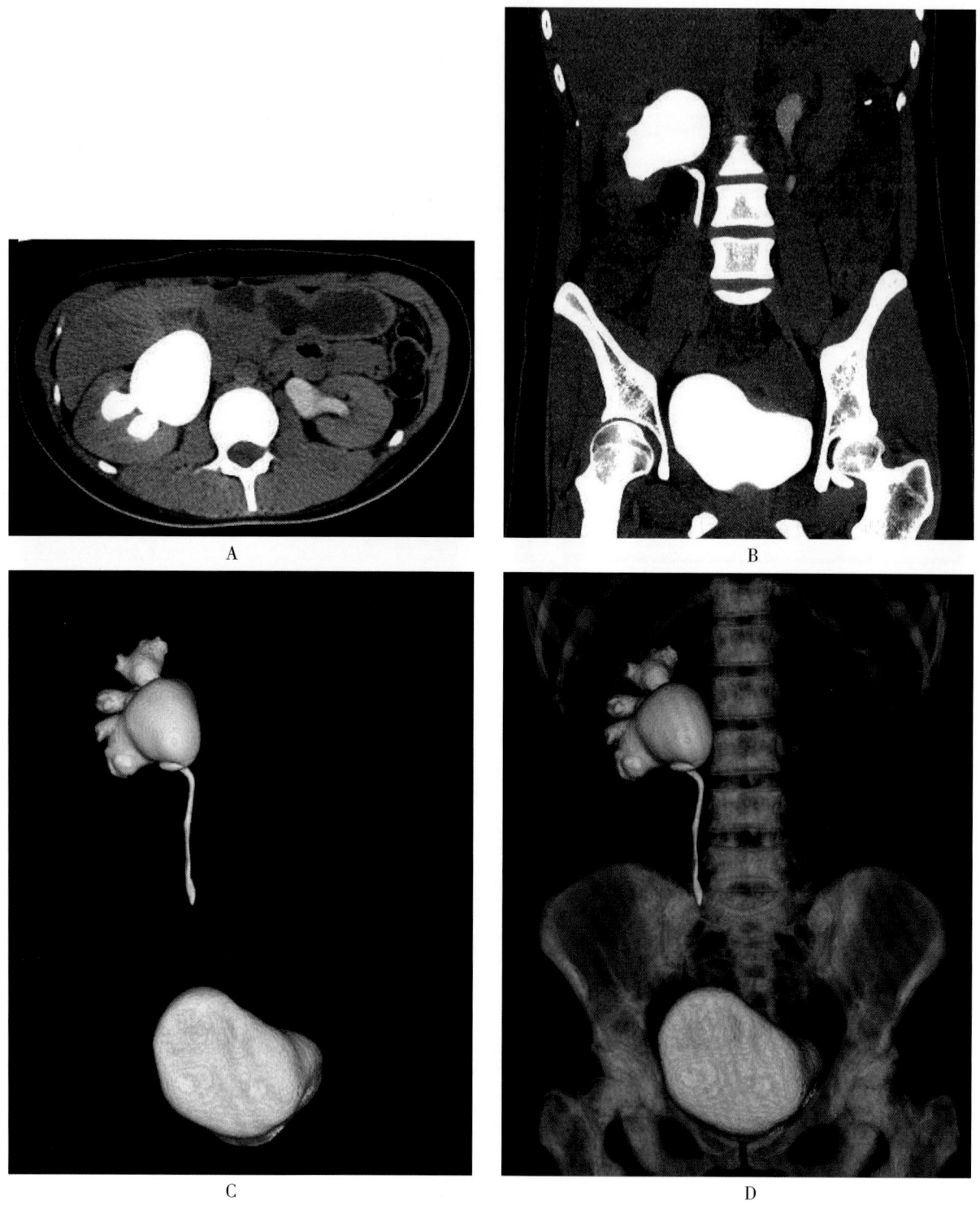

图4-17 右肾UPJO。CTU显示肾盂显著扩张呈囊状，各个肾盏扩张积水程度相似，而输尿管上段并不扩张

4. MRI表现

常规MR扫描显示积水扩张的肾盂、肾盏呈短T1、长T2信号，即T1为低信号，T2为高信号。冠状位、矢状位比轴位更能显示UPJO。MRU能更加清楚显示肾盂输尿管全程，UPJ狭窄的形态及漏斗状改变的特征（图4-18）。

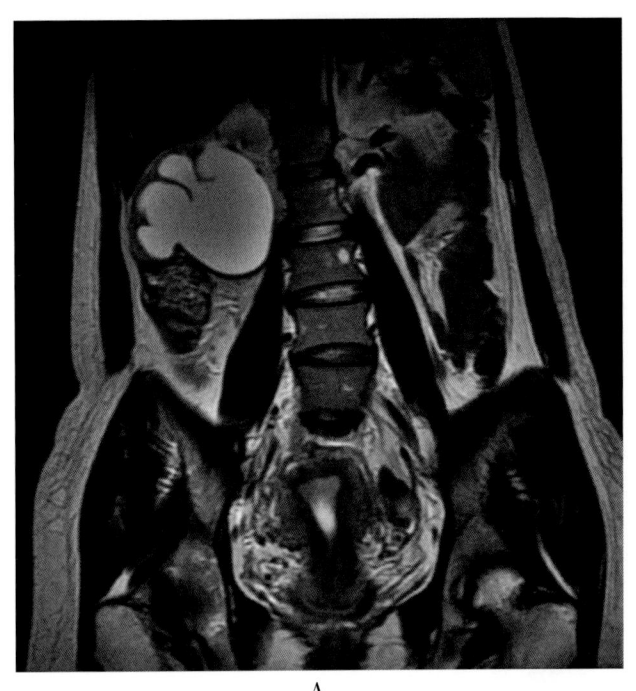
A

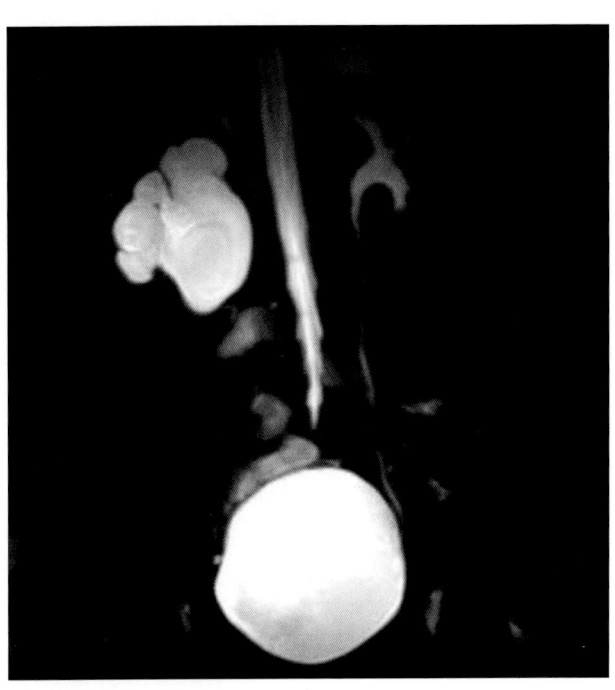
B

图4-18　右肾UPJO

（三）影像学鉴别诊断

本病主要与输尿管结石、输尿管结核、输尿管肿瘤性疾病及迷走血管等外压性狭窄相鉴别，应用CT或MR血管重建可了解肾周围血管情况。

（四）检查手段的选择

首选静脉泌尿系造影，行CT或MR泌尿系重建亦可达到目的，同时可了解肾脏及周围血管情况。

B超检查方法简单无损伤，诊断明确，是首选的筛查方法。B超检查可对肾积水进行分度，对梗阻部位诊断及病变性质加以初步鉴别，对估计患肾功能的可复性具有很重要的意义。多普勒超声通过对肾内动静脉血流频谱来反映患肾血流变化。对阻力系数进行测定，可帮助鉴别梗阻性和非梗阻性肾积水。B超对胎儿尿路梗阻的检查更具优越性，产前B超检查可对先天性肾积水做出早期诊断。

MRI已被广泛应用于尿流梗阻性疾病的诊断。尤其是MR尿路成像（MRU）对梗阻的定位及定性诊断很有帮助，其影像与静脉泌尿造影相似。由于MRU不需使用含碘的对比剂和插管技术就可显示尿路情况，患者安全，无创伤，无并发症，尤其是在肾功能严重破坏并有尿路梗阻时更为适合。

六、输尿管囊肿

（一）临床特点

先天性输尿管囊肿（ureterocele）又称输尿管膨出（ureteral orifice bulging, prolapse of ureter），属先天性发育异常，是由于输尿管口先天性狭窄或功能性挛缩及输尿管壁发育不全，以致输尿管下端各层形成一膨出突入膀胱之内。故膨出的外层为膀胱黏膜，内层为输尿管黏膜，两者之间是薄的输尿管肌层。该症常因尿路梗阻并发泌尿系感染，膨出内可并发结石（图4-19）。

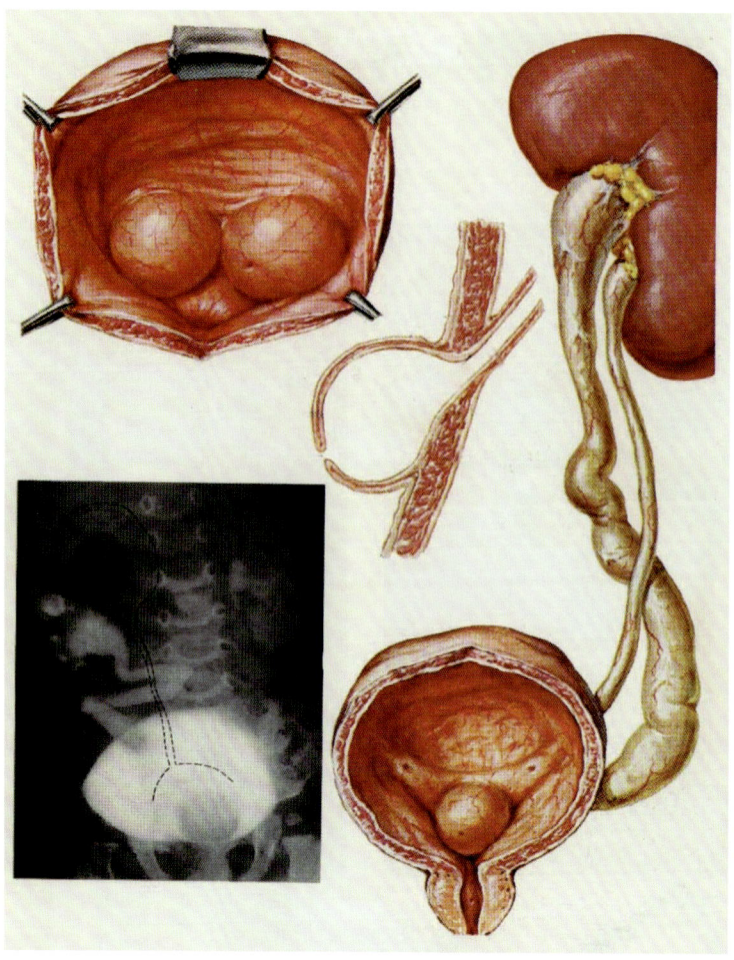

图4-19 输尿管囊肿模式图

（摘自张岐山，郭应禄. 泌尿系超声诊断治疗学［J］. 北京：科学技术文献出版社，2001：181.）

按输尿管口位置与囊肿的关系分为单纯型与异位型。单纯型，输尿管口较正常位置略有偏移，囊肿常较小，影响少，多见于成人，又称成人型。异位输尿管囊肿多较大且并发双肾双输尿管畸形，下肾部输尿管开口于膀胱三角区，而带有输尿管囊肿，引流上肾部的输尿管，则位于黏膜下层，开口于膀胱颈或后尿道。临床上亦见有介于二型之间者（图4-20）。

输尿管膨出多以尿路梗阻并发感染为主要症状，表现为反复发热、脓尿及不同程度的排尿困难、尿线中断、血尿，甚至结石，在婴儿可有生长发育迟滞或非特异性胃肠道症状，也可触及腹部包块。由于异位输尿管膨出位于膀胱颈或（和）后尿道，故在女孩排尿时，部分膨出可脱垂至尿道口外。如尿路梗阻严重，双侧肾受反流压力及感染影响，长期尿路感染及梗阻如不及时解除，将会导致肾功能丧失，可导致尿毒症。凡婴幼儿、尤以女性有反复泌尿系感染，排尿困难或尿道口有可复性小肿物脱出者，应考虑该症，并应进行静脉尿路造影检查。膀胱镜检查易于辨认圆

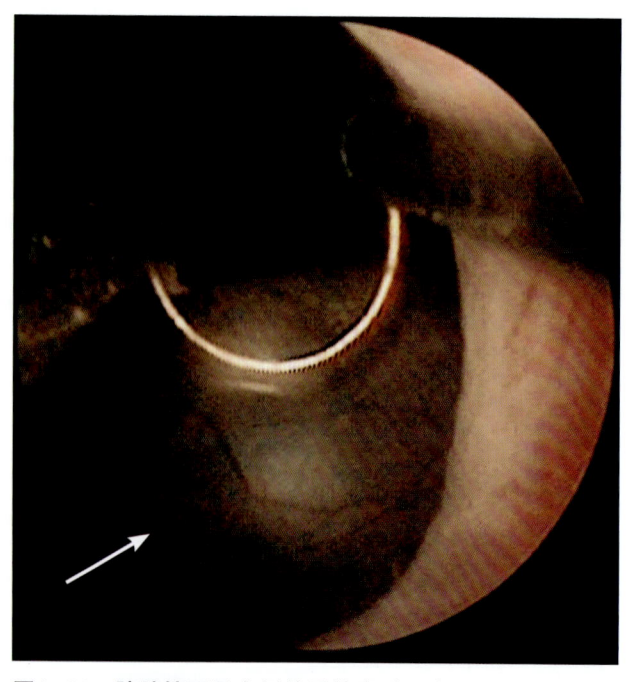

图4-20 膀胱镜下见左侧输尿管囊肿，半透明，表面被覆正常的膀胱黏膜

形光滑的输尿管膨出，半透明状，被覆正常的膀胱黏膜，但多因膨出过大，不能看到全貌。

（二）影像学表现

1. X线表现

尿路造影时，单一输尿管的膀胱内囊肿可见远端输尿管显影呈"蛇头样"，其周围一圈透光影是输尿管囊肿壁，伴或不伴肾输尿管扩张积水。重复输尿管合并异位输尿管囊肿所引起的上半肾因功能不良常不显影，显影的下半肾向外下移位，呈垂头百合花影，膀胱基底部可见光滑的充盈缺损（图4-21）。

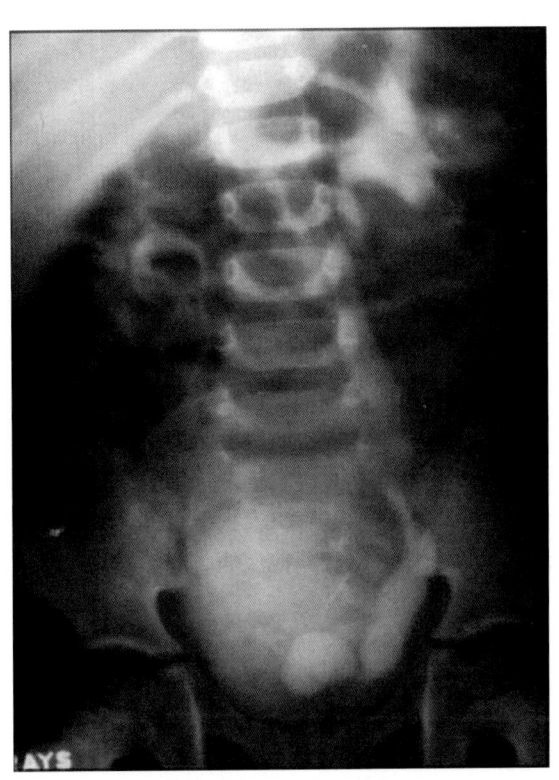

图4-21　左侧输尿管囊肿并左侧肾输尿管扩张积水

（摘自CHAWLA A，REDDY S，NATARAJAN K，et al. Posterior urethral valve associated with orthotopic ureterocele［J］. Indian J Urol，2008，24（4）：569-570.）

2. B超表现

B超检查可显示膀胱内有直径1cm以上的薄壁囊性肿块，同时可探及肾盂、输尿管积水。

3. CT表现

CT在平扫时可见充满液体的膀胱内有一圆形的软组织肿块，增强后可见囊肿在充盈对比剂的膀胱内成为阴性充盈缺损，可见充盈扩张的输尿管与囊肿相连。

4. MRI表现

MRU水成像，可清楚显示囊肿与扩张的输尿管相连，因在水成像时，由于重T2加权可使充满液体的囊肿显示清楚，亦可见积水的肾盂肾盏。

（三）影像学鉴别诊断

需要与膀胱内肿块相鉴别，静脉尿路造影显示膀胱内边缘光整的充盈缺损，又是与膀胱内良性肿瘤相似，但CT、MRU可以明确显示含有尿液的囊肿，而膀胱恶性肿瘤为不规则的充盈缺损，比较容易鉴别。

（四）检查手段的选择

本病例以静脉尿路造影为主要检查方法，可以显示囊肿及输尿管的全貌，但肾功能不好患者，CTU、MRU对确诊有很大价值。

第三节　输尿管肿瘤性疾病

一、输尿管癌

（一）临床特点

输尿管癌的病因尚未完全明了，但已知的可导致膀胱癌的相关因素也都与上尿路上皮癌相关，包括：①职业暴露，长期接触职业相关的致癌物，如苯、苯胺、2-奈胺、联苯胺等；②遗传因素；③生活方式，如吸烟；④饮食习惯，如喜欢吃烤肉或烟熏、腌制食物；⑤长期服用某些药物，如止痛片等；⑥长期慢性刺激（如尿石）等有关；⑦巴尔干肾病（间质性肾炎），与膀胱尿路上皮癌有所不同的是巴尔干肾病（间质性肾炎）患者易患上尿路上皮癌，巴尔干肾病虽然无家族遗传性，但却有家族性发病的特点，这类患者所患肾盂输尿管尿路上皮癌多为低级别、多发，双侧患病患者约有10%。

输尿管癌患者男性多于女性，男女患者比例为2∶1，高发年龄60~70岁。58%~98%的肾盂、输尿管癌患者以肉眼血尿为首发症状，肉眼血尿的特点是无痛性、间歇性、肉眼全程血尿，有些患者可由于短时间内出血量稍多，在输尿管内塑形成长条状血块，也有人称之为"蚯蚓状血块"从尿液中排出。少数患者因肿瘤阻塞肾盂输尿管交界处后可引起腰部不适、隐痛及胀痛，偶可因凝血块或肿瘤脱落物通过输尿管时引起肾绞痛。因肿瘤长大或梗阻引起肾盂、输尿管积水时患者表现为腰部钝痛，但出现腰部包块者少见。晚期患者出现贫血、肾功能不全，下肢水肿、体重下降、衰弱等恶病质表现。近年来由于大家注重健康查体，也有报告称有10%~15%的患者无临床症状，仅在健康查体或检查其他疾病时偶然发现。

（二）影像学表现

1. X线表现

静脉泌尿系造影是诊断输尿管癌的基本检查方法之一，输尿管内见充盈缺损是肾盂或输尿管癌比较典型的表现。但应注意与结石、血块相鉴别。由于肿瘤可引起肾盂或输尿管内梗阻，导致患侧肾脏无功能，可使患者肾脏及输尿管不能显影。排泄性尿路造影检查显影不良时应配合逆行性上尿路造影或其他检查。

逆行性上尿路造影是通过膀胱镜将导管插入输尿管及肾盂，再注入对比剂使上尿路显影的检查方法。其优点在于：①该项检查不受患者肾功能好坏以及是否对含碘对比剂过敏的影响，肾盂及输尿管内显影更清晰，尤其是排泄性造影显影不良时；②该项检查需在膀胱镜检查时进行，可以同时检查膀胱内有无肿瘤，还可以观察患侧输尿管口有无喷血，如果输尿管肿瘤向下从输尿管口突入膀胱也可被发现；③可以收集患侧肾盂或输尿管中的尿液做尿脱落细胞学检查。

2. B超表现

B超是最常用的检查方法，可发现肾盂或输尿管内肿瘤以及肾盂、输尿管积水，鉴别结石与软组织病变。由于输尿管管腔细小，经腹超声检查对发现输尿管内占位性病变有时较困难，特别是下段输尿管内病变，如果经直肠或阴道做超声检查就比较容易显示下段输尿管内病变。

3. CT表现

CT扫描具有高分辨力，在平扫及增强扫描后，能清楚地显示病变部位、大小、密度浸润范围及周围器官的关系，对肾盂肿瘤的诊断正确率可达90%以上。肾盂癌和输尿管癌典型CT表现为：①肾盂或输尿管内发现软组织肿瘤，可伴有肾盂或输尿管积水，还能发现肾或输尿管周围浸润和区域淋巴结转移；②增强后肿瘤强化不明显（图4-22，图4-23）。

4. MRI表现

与CT扫描相比MRI具有优良的软组织对比度以及多轴位的扫描方式的优势，尤其是MRU水成像检查更有利于诊断肾盂癌和输尿管癌。在T1WI上，肿瘤的信号强度与正常肾实质相似，T2WI上呈略高信号，与肾脏其他肿瘤信号相似，无特异性，肿瘤合并尿路梗阻积水，MRU水成像有助于确定梗阻部位（图4-24）。

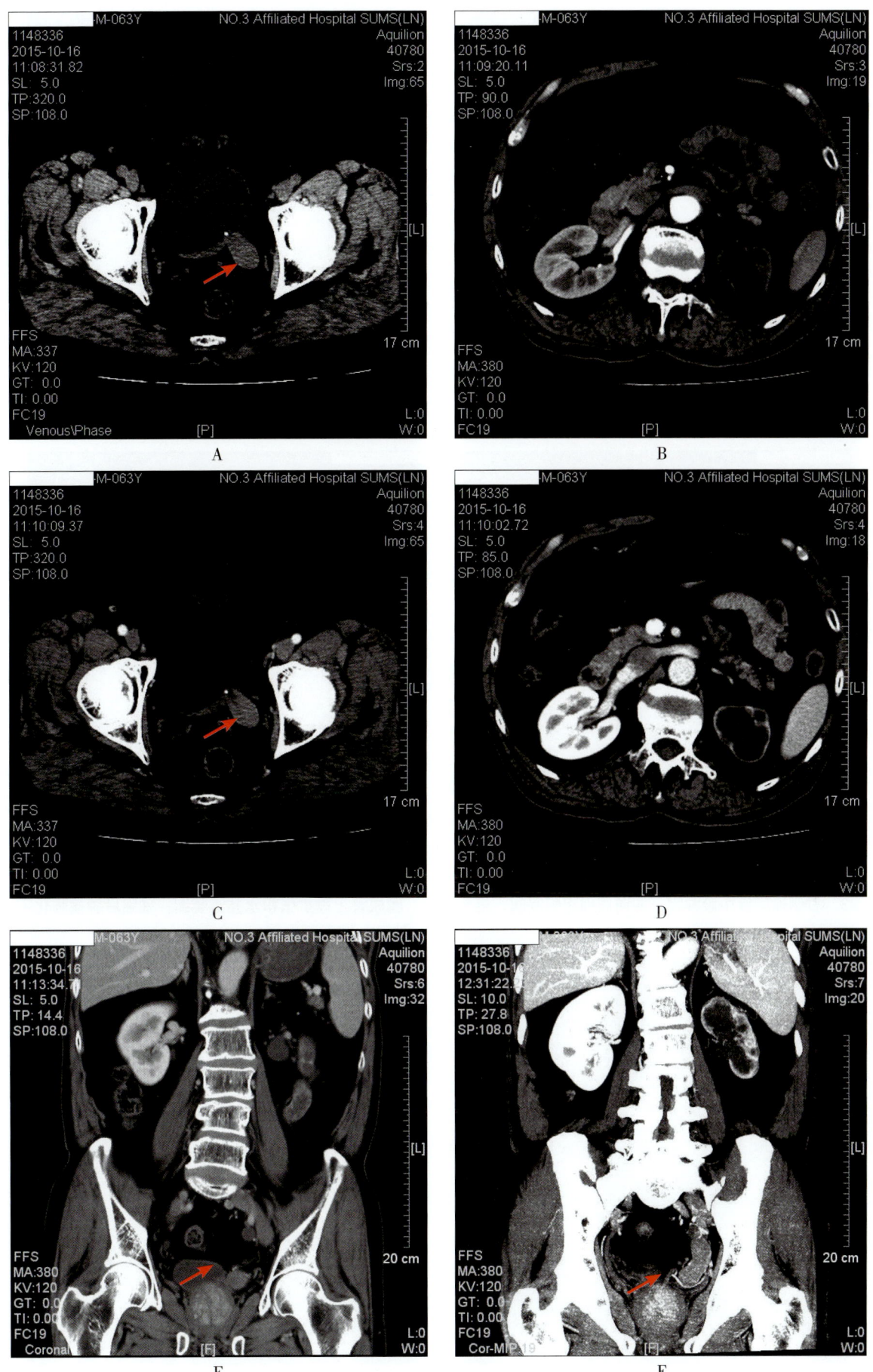

图4-22　左输尿管下段肿物，输尿管上段扩张积水并肾萎缩，增强后肿瘤强化不明显

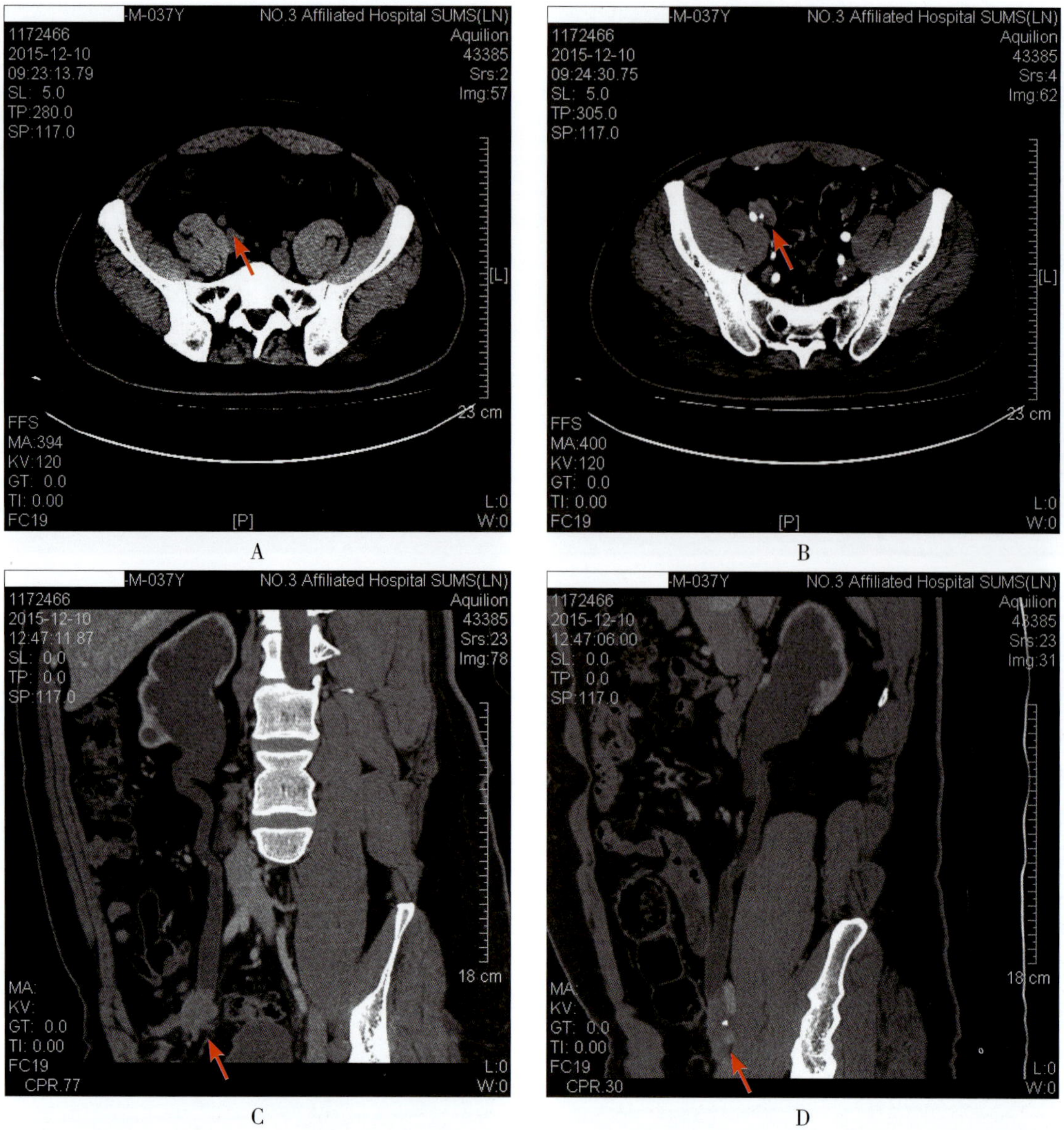

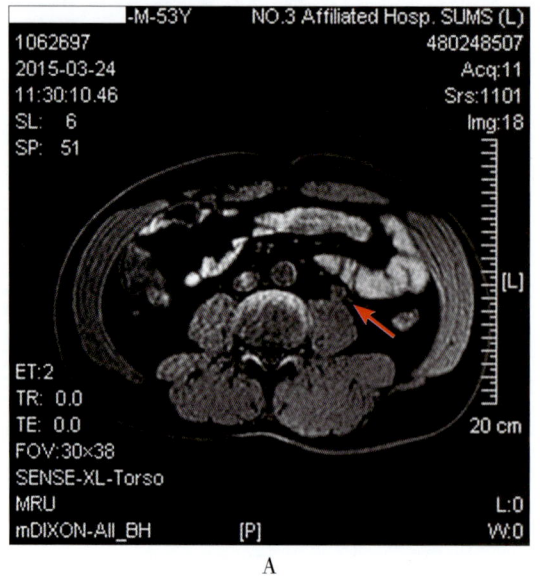
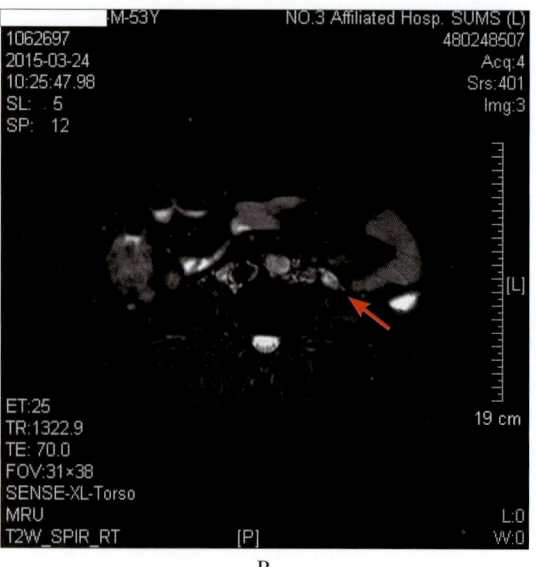

图4-23 右侧输尿管中段肿物,并向周围组织浸润,呈毛刺状。输尿管上段扩张积水并肾萎缩,增强后肿瘤强化不明显

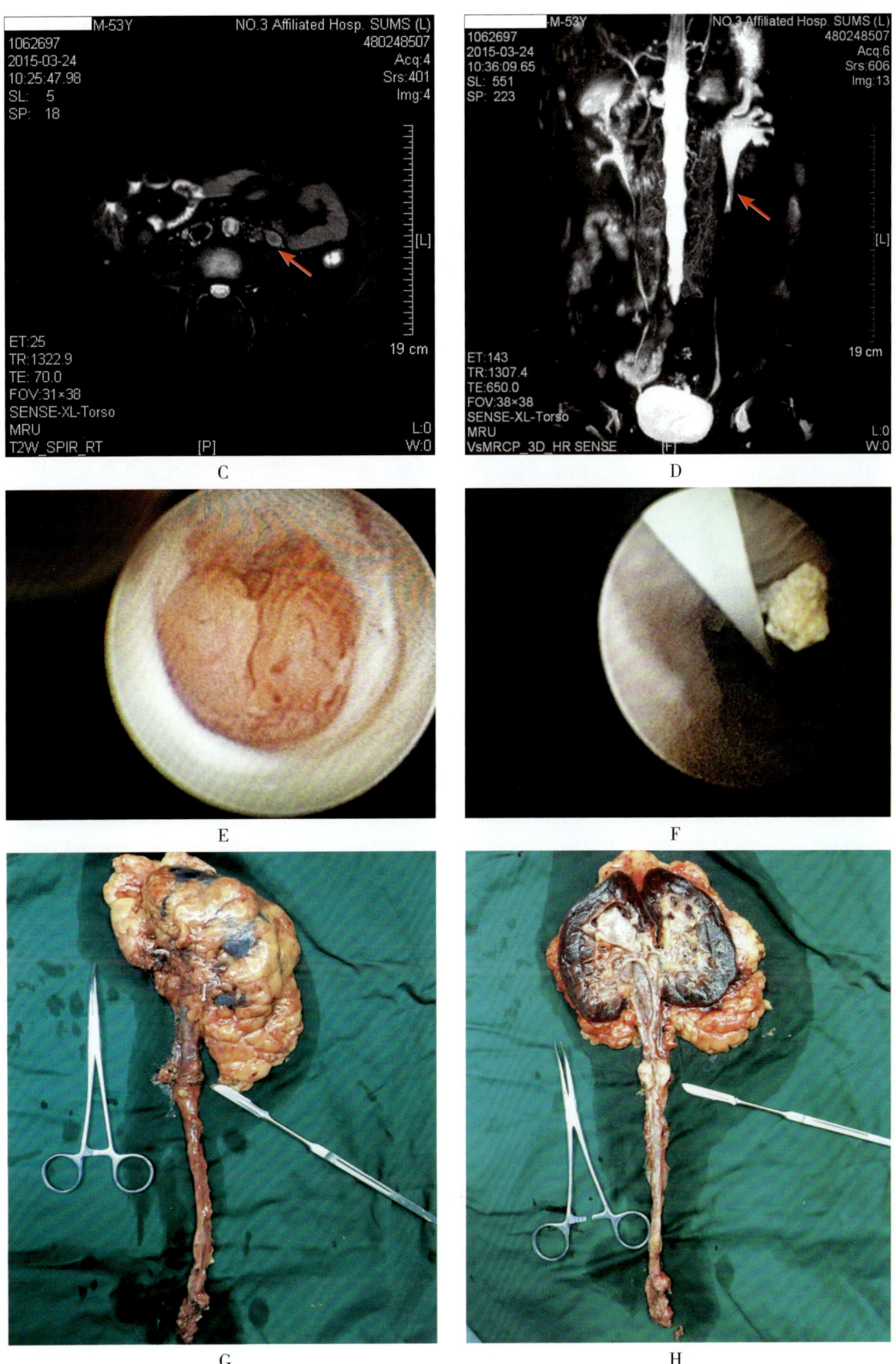

A~D. 左输尿管上段梗阻，可见长度约2.5cm范围的局限性管壁增厚，管腔狭窄，腔内信号混杂，可见点状低信号影及等信号影。左输尿管上段、左肾盂肾盏轻度扩张，肾小盏杯口变钝。左肾实质未见异常信号影。E. 输尿管镜的镜下表现，行活检病理检查，提示输尿管癌。F. 显示在输尿管肿物梗阻的上方发现小结石。G、H. 腹腔镜肾盂输尿管全切术后的标本，刀尖指向为输尿管肿瘤位置

图4-24 输尿管肿瘤

（三）影像学鉴别诊断

本病需要与输尿管结核、输尿管结石及输尿管良性息肉相鉴别，典型的输尿管癌表现为中央型软组织密度肿块，静脉注射对比剂后肿块有增强，静脉泌尿系造影，CTU及MRU可见充盈缺损，输尿管结石表现为高密度影，可伴有输尿管及肾积水。

（四）检查手段的选择

首选CT或MR检查，不但可了解肿瘤的大小、位置，还可以了解肿瘤的侵犯范围和是否发生其他脏器转移、淋巴结转移及有否多发肿瘤等，CTU及MRU可行泌尿系重建，显示肾盂及输尿管膀胱，了解肿物位置及肿瘤局部侵犯情况。

二、输尿管乳头状瘤

（一）临床特点

内翻性乳头状瘤临床上少见，其临床特点有：①少见，约占尿路移行上皮肿瘤的2%。肿瘤大多数位于膀胱三角区、膀胱颈口和前列腺尿道，偶见于输尿管或肾盂。发生于上尿路的内翻性乳头状瘤者中，男性占90%，男女发生率之比为（5~7）：1，发生于输尿管者约2倍于肾盂。②病因仍不很清楚，凡能致癌的因素均可诱发本病。③临床表现为无痛性肉眼血尿或伴腰部酸胀等尿路梗阻症状，与其他泌尿系上皮肿瘤无明显区别。少数患者可无任何症状，仅在体检时被发现。

（二）影像学表现

1. X线表现

静脉泌尿系造影一般表现为患侧输尿管管腔内充盈缺损，边缘光滑，病变以上段输尿管及肾盂可扩张积水，如肾功能损害严重可不显影。

2. B超表现

B超是尿路肿瘤的重要筛选手段。对于膀胱肿瘤，B超可发现直径>1 cm的膀胱肿瘤，了解肿瘤大小、部位、有蒂与否及侵犯深度，与邻近器官关系及周围淋巴结的情况。但超声对输尿管肿瘤来说，可发现肾盂或输尿管内肿瘤以及肿瘤梗阻上方的输尿管扩张和肾盂积水，鉴别结石与软组织病变，但B超对输尿管内小的肿瘤有时难以发现。

3. CT表现

CT表现为扩张的输尿管腔内等密度结节，边缘光滑，有时还可发现输尿管壁增厚，与输尿管壁的慢性炎性增生有关。增强扫描病变可轻度强化，于延迟扫描期即输尿管内充盈对比剂时病变显示最清晰，在高密度对比剂的衬托下呈低密度的结节。

4. MRI表现

MRI平扫T1WI为等信号结节，T2WI输尿管内液体呈高信号，而息肉呈低信号，较T1WI容易发现病变。增强扫描可轻度强化。MRU对输尿管息肉诊断可直观显示输尿管息肉的部位及形态，还可显示患侧肾脏及病变段以上输尿管有无扩张积水。MRU不需要对比剂且对肾功能受损的患者可达到很好的成像。

（三）影像学鉴别诊断

输尿管乳头状瘤需与输尿管阴性结石、输尿管癌鉴别。可参见输尿管息肉章节的鉴别诊断。

（四）检查手段的选择

B超经济实用，可用于筛查输尿管乳头状瘤；静脉泌尿系造影、CT及MR可发现充盈缺损及肿物大小及周围组织情况，可作为进一步检查方法。

三、输尿管息肉

（一）临床特点

输尿管息肉（ureteral polyp）亦称输尿管纤维上皮性息肉，是输尿管内良性肿瘤。其临床特点主要有：

①少见，多发生在20~40岁青壮年男性，多位于输尿管上1/3段，左侧多见；②可能与梗阻、创伤、慢性炎症、激素紊乱和发育不良等有关；③主要症状为腰痛、无痛性间歇性全程肉眼血尿，偶有肉样组织自尿道外口脱出者。下图为输尿管镜下输尿管息肉的表现（图4-25）。

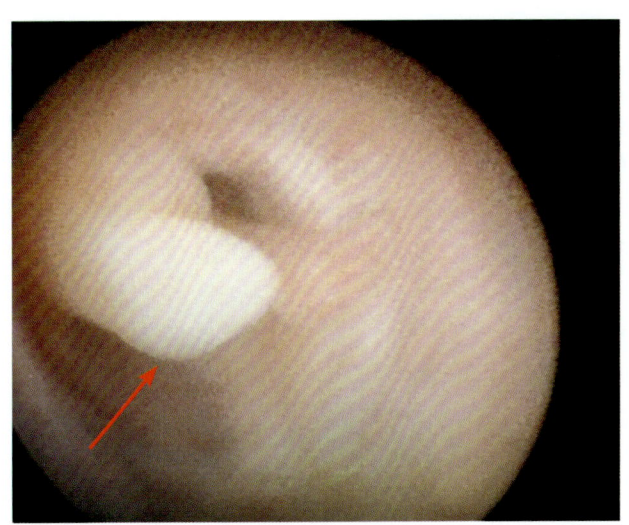

图4-25　输尿管镜下息肉的表现

（二）影像学表现

1. X线表现

腹部平片可排除泌尿系阳性结石，静脉肾盂造影多可发现病变。一般表现为管腔内充盈缺损，呈长条状、蚯蚓状或不规则形，边缘光滑，病以上段输尿管及肾盂可扩张积水，病变段输尿管壁光整，蠕动正常。典型者在透视下可见管腔内蚯蚓状充盈缺损会随输尿管的蠕动而发生变化，称之为"蚯蚓蠕动症"。

逆行肾盂造影可进一步明确病变的部位、形态，可提高输尿管息肉的诊断率，尤其对肾脏、输尿管显影欠佳或不显影者意义更大。

2. B超表现

B超为常用检查方法，可发现肾盂或输尿管内肿物以及肾盂、输尿管积水，鉴别结石与软组织病变，但对鉴别息肉或肿瘤有较大困难。由于输尿管管腔细小，经腹超声检查对发现输尿管内占位性病变有时较困难，特别是下段输尿管内病变，而经直肠或经膀胱腔内超声有助于诊断。

3. CT表现

CT平扫较难发现病变，可表现为扩张的输尿管腔内等密度结节，边缘光滑，有时还可发现输尿管壁增厚，与输尿管壁的慢性炎性增生有关。增强扫描病变可轻度强化，于延迟扫描期即输尿管内充盈对比剂时病变显示最清晰，在高密度对比剂衬托下呈低密度的结节。

4. MRI表现

MRI平扫T1WI为等信号结节，T2WI输尿管内液体呈高信号，而息肉呈低信号，较T1WI容易发现病变。增强扫描可轻度强化。MRU对输尿管息肉诊断可直观显示输尿管息肉的部位及形态，还可显示患侧肾脏及病变段以上输尿管有无扩张积水。MRU不需要对比剂且对肾功能受损的患者可达到很好的成像。

（三）影像学鉴别诊断

输尿管息肉需与输尿管阴性结石、输尿管癌鉴别。阴性输尿管结石好发于输尿管的3个生理性狭窄处，虽然KUB下结石不显影，但超声和CT平扫可显示结石，结石上段输尿管及肾盂扩张积水。

输尿管癌好发于输尿管下1/3处，呈乳头状或菜花状生长，表现为局限性不规则的狭窄，输尿管轮廓在梗阻部位消失，可为卵圆形、杯形或虫蚀样充盈缺损。尿脱落细胞学检查有助于输尿管息肉和输尿管癌的鉴别。诊断困难时可经输尿管镜活检明确诊断。

（四）检查手段的选择

可选用IVP，必要时选择CT及MRI检查。

四、输尿管炎性假瘤

（一）临床特点

输尿管炎性假瘤，又称炎性肌纤维母细胞瘤、梭形细胞结节、假肉瘤样肌纤维瘤等，少见病，多数文献为个案报道，缺乏完整、系统的临床诊治原则。其临床特点主要有：①发生机制可能与基因突变有关，研究已检测到ALK基因突变率为72%，actin和desmin的表达率分别达到92%和79%。②术前难以从现病史、年龄、症状和体征、影像学检查等方面进行确诊。但反复泌尿系感染和其他部位的炎性假瘤是提示本病的重要线索。输尿管镜检查及病理活检是确诊的方法。③属于良性病变，治疗以局部治疗为主，如输尿管镜下激光切除、开放或腔镜下输尿管局部切除。但该病具有局部浸润特点，术后需要严密随访。

（二）影像学表现

1. X线表现

静脉泌尿系造影一般表现为患侧输尿管管腔内充盈缺损，呈长条状、蚯蚓状或不规则形，边缘光滑，病变以上段输尿管及肾盂可扩张积水，如肾功能损害严重可不显影。

2. B超表现

B超表现为同侧输尿管上段扩张并肾积水。

3. CT表现

CT可显示患侧病变以上段输尿管增粗和肾盂扩张，病变段输尿管狭窄，肿物突入输尿管管腔；下腹部腹膜后相当于腰或骶椎前方见纵向分布的不规则组织密度影，CT值：平扫50HU左右，增强后100 HU左右，病变包绕腹主动脉末端和双侧髂内动脉静脉横断面可见狭窄段输尿管腔呈三角状或针孔状周围被不规则组织包绕，与髂血管无明显分界。

4. MRI表现

MRI可显示患侧肾盂输尿管积水，同侧输尿管中段或下段被T1、T2杂乱信号的致密组织覆盖，显示不清。

（三）影像学鉴别诊断

输尿管炎性假瘤需与输尿管阴性结石、输尿管癌鉴别，可参见输尿管息肉章节的鉴别诊断。

（四）检查手段的选择

可选用IVP，必要时选择CT及MRI检查。

第四节　输尿管结石

（一）临床特点

（1）多见于20~40岁青壮年，男性多于女性。多为单个，左右侧发病大致相似，双侧输尿管结石占2%~6%，结石位于输尿管下段最多，占50%~60%。

（2）典型临床表现为一侧肾绞痛和镜下血尿，肾绞痛时可放射至同侧下腹部、阴囊或阴唇，同时肾区可有叩击痛。

（3）输尿管结石绝大多数来源于肾脏，有输尿管狭窄、憩室、异物等诱发因素时，尿液滞留和感染会促使发生输尿管结石。输尿管结石以上的输尿管扩张，伴不同程度的肾集合系统扩张积液。

（二）影像学表现

1. X线表现

90%以上的输尿管结石可在KUB上显影，称阳性结石，草酸钙结石显示最佳。但需与腹腔淋巴结钙化、盆腔静脉石、阑尾内粪石和骨岛相鉴别。输尿管结石的确认应与输尿管行径相符，但输尿管的解剖位置并非绝对固定，有一定的活动范围，内可与脊柱重叠，外可离开腰椎横突，在病理情况下活动范围更大，因此，判定KUB上显示的高密度影是否输尿管结石，应与IVP结合起来才能准确判断（图4-26，图4-27）。

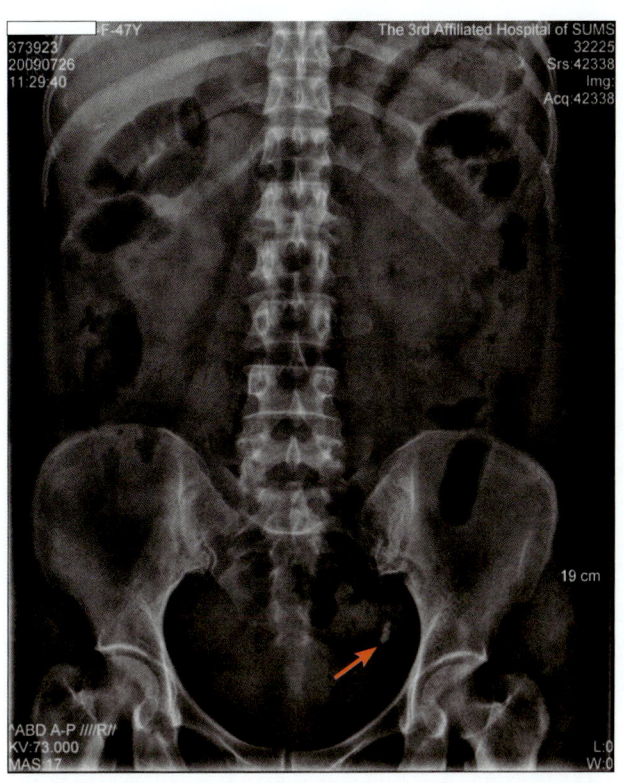

图4-26　输尿管下段结石，位于输尿管行径上，结石长轴与输尿管走行一致

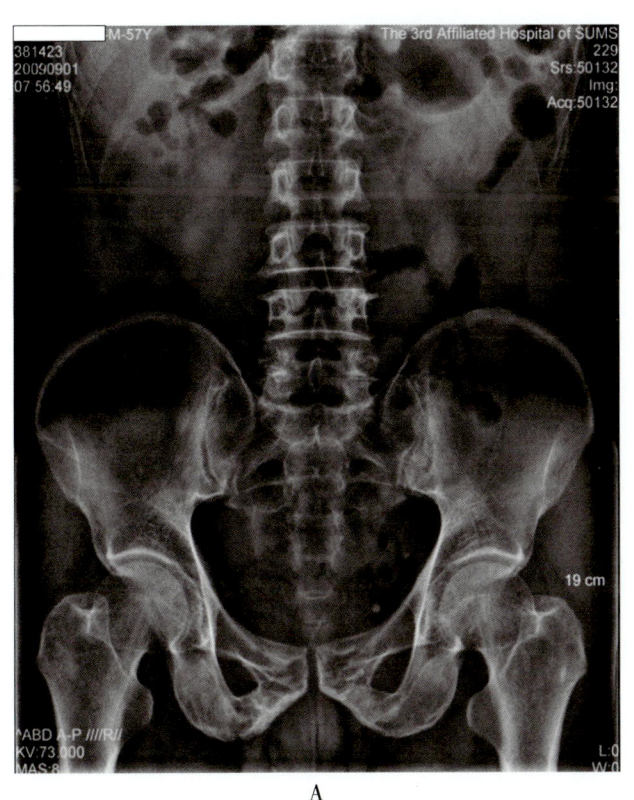 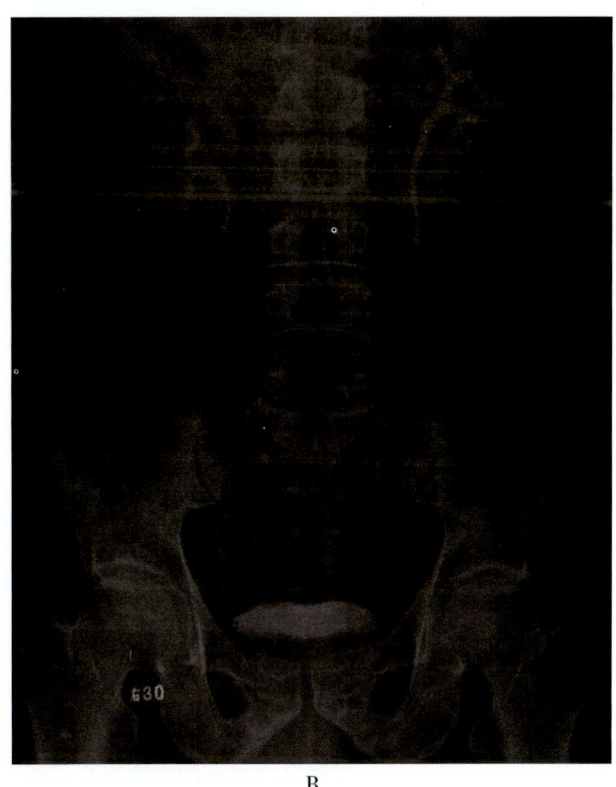

A　　　　　　　　　　　　　　　　　　　B

图4-27　盆腔静脉石和输尿管下段结石

临床症状典型，但KUB未能发现结石的原因：①阴性结石；②结石过小，密度低；③肠内气体、粪便影响观察；④结石与骨骼重叠；⑤受输尿管蠕动的影响；⑥照片质量不好（图4-28）。

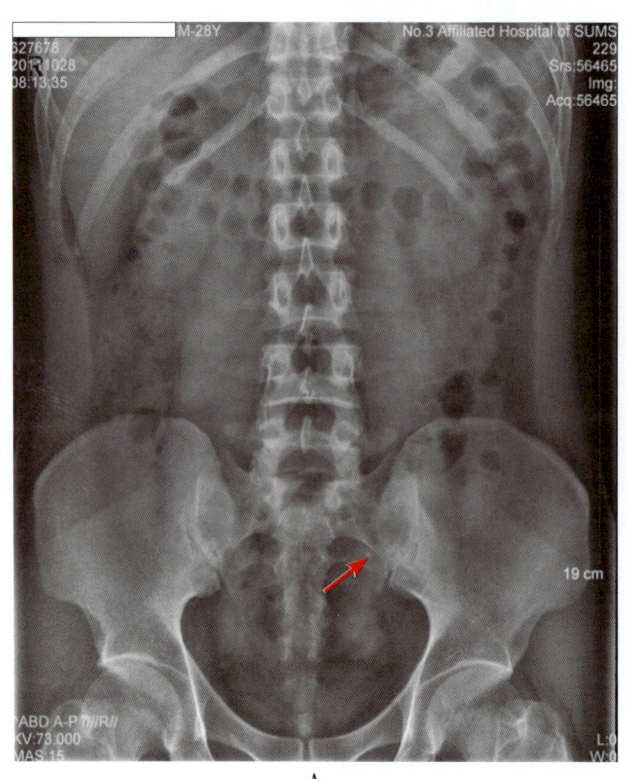 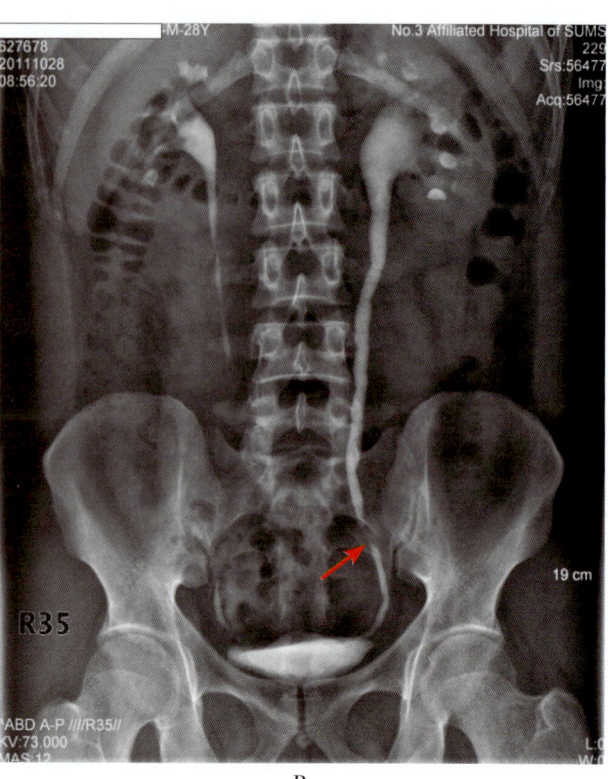

图4-28　左侧输尿管中段结石，IVP提示结石上方输尿管及肾盂、肾盏的扩张，结石下方输尿管一定范围内无对比剂充盈，可能为局部炎症、痉挛所致

IVP主要了解结石的部位和肾功能与有无积水情况等。①KUB显示的高密度影要与输尿管行径一致才能确定为输尿管结石，IVP有利于鉴别KUB上邻近的管外高密度影，如盆腔静脉石、胃肠道内药片影等；②可显示结石上方输尿管及肾盂、肾盏的扩张情况；③患侧肾显示梗阻性肾实质像，有时患侧尿路显影延迟，需要延时摄片才能显示；④患侧输尿管全程显影，常提示其末端结石；⑤结石嵌顿于输尿管膀胱壁内段，导致输尿管周围及膀胱黏膜水肿，造成膀胱腔局限性充盈不良，应注意勿误诊为膀胱肿瘤；⑥有时结石上、下方输尿管一定范围内无对比剂充盈，可能为局部炎症、痉挛所致；⑦阴性结石显示相应位置的充盈缺损（图4-29）。

KUB+IVP仍不能确诊结石时，可行逆行造影。

2. B超表现

B超为输尿管结石常用检查方法，表现为高回声，后方可伴有声影，可测量结石位置、大小及输尿管肾脏积水情况，但对于输尿管中下段结石，由于肠道干扰，结石有时难于发现（图4-30）。

3. CT表现

CT平扫有取代KUB+IVP用于输尿管结石诊断的趋势，但CT的辐射剂量高且费用高。

输尿管结石CT的直接征象：输尿管腔内显示结石，CT值为100HU左右，对输尿管结石的位置、形状、大小、数目及定位较其他方法更为准确。由于伴随输尿管行程有一极其相似的结构——性腺静脉，当性腺静脉出现钙化即静脉石时，很难与输尿管结石鉴别。在肾门水平，输尿管位于性腺静脉前内侧，当输尿管下降到骨盆，两者发生交叉，输尿管位于性腺静脉外侧（图4-31）。

输尿管结石CT的间接征象：①结石上方的输尿管扩张和肾盂、肾盏积水及梗阻性肾实质像。②急性梗阻时有时可见肾周积液、输尿管偶见周围条索或水肿。③软组织"边缘症"：指输尿管结石周围可见软组织薄边围绕，这一边缘代表结石周围水肿的输尿管壁，因此小的结石更容易出现，而大的结石的输尿管壁扩张程度

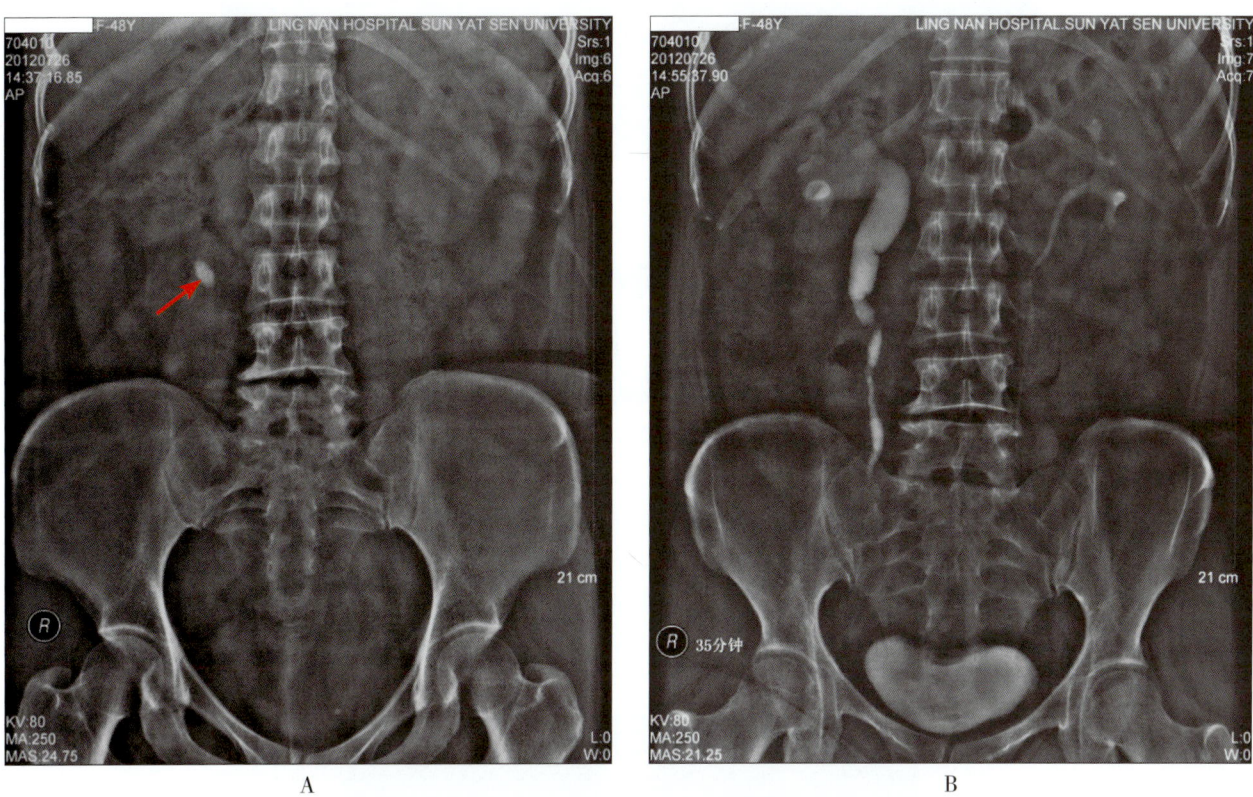

图4-29 右侧输尿管上段结石，IVP提示结石上方输尿管及肾盂、肾盏的扩张

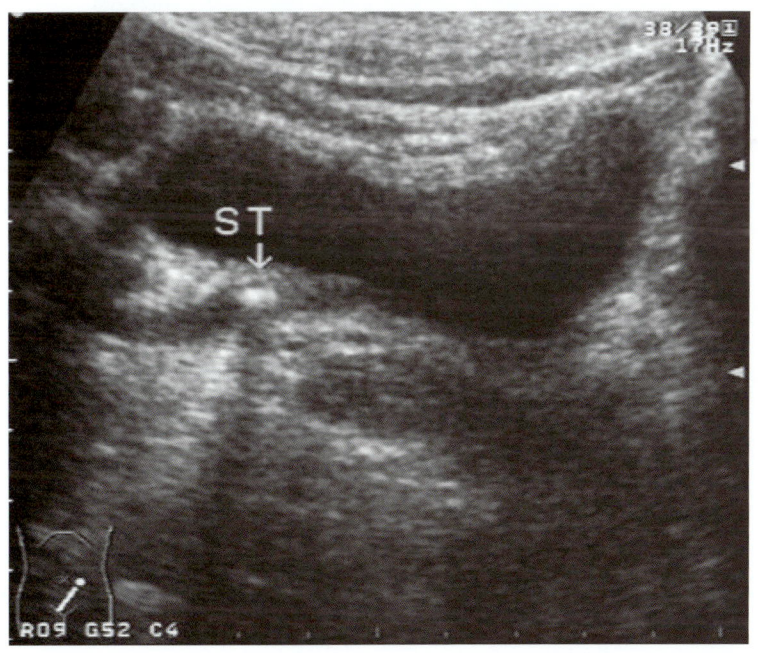

图4-30 输尿管下段结石，位于输尿管膀胱入口处，超声表现为高回声，后方可伴有声影

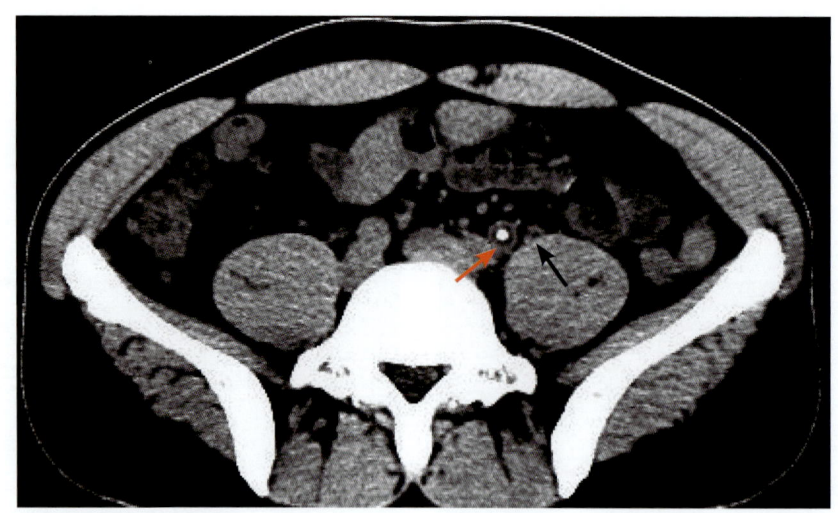

图4-31 红色箭头示左侧输尿管结石,黑色箭头为性腺静脉,可见输尿管位于性腺静脉前内侧

大,反而不明显。而静脉石由于周围有足够的脂肪组织环绕,可与周围的其他软组织分开,因而没有这一征象(图4-32)。④鼠尾征或彗星征:如何鉴别静脉钙化与输尿管结石?静脉石常常拖延出一条直线状或弧形软组织密度,如同鼠尾或彗星的长尾,而输尿管结石一般无此征象,但要注意区分输尿管弯曲处输尿管内结石出现的假鼠尾征(图4-33)。

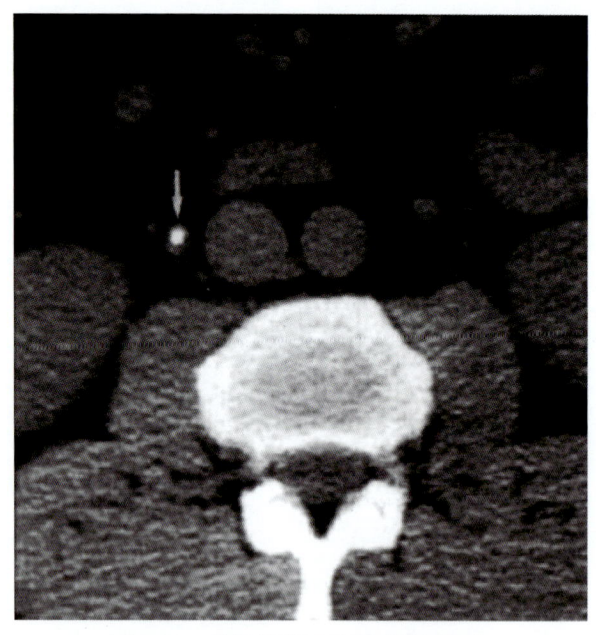

图4-32 输尿管结石的周围软组织症

4. MRI表现

MRI显示结石较CT差,一般不用于诊断结石,但MRU水成像可显示结石梗阻所致肾及输尿管积水,有一定意义。

(三)影像学鉴别诊断

输尿管肿瘤:输尿管结石在X线及CT下表现为高密度影,B超可见强回声及后方伴有声影,输尿管肿瘤在X线常难发现,IVP表现为充盈缺损,在CT下为较低密度影,增强扫描可强化。

(四)检查手段的选择

(1) X线腹部平片为最常用的方法,可确定结石大小及位置,常和泌尿系造影一起检查,确定肾输尿管

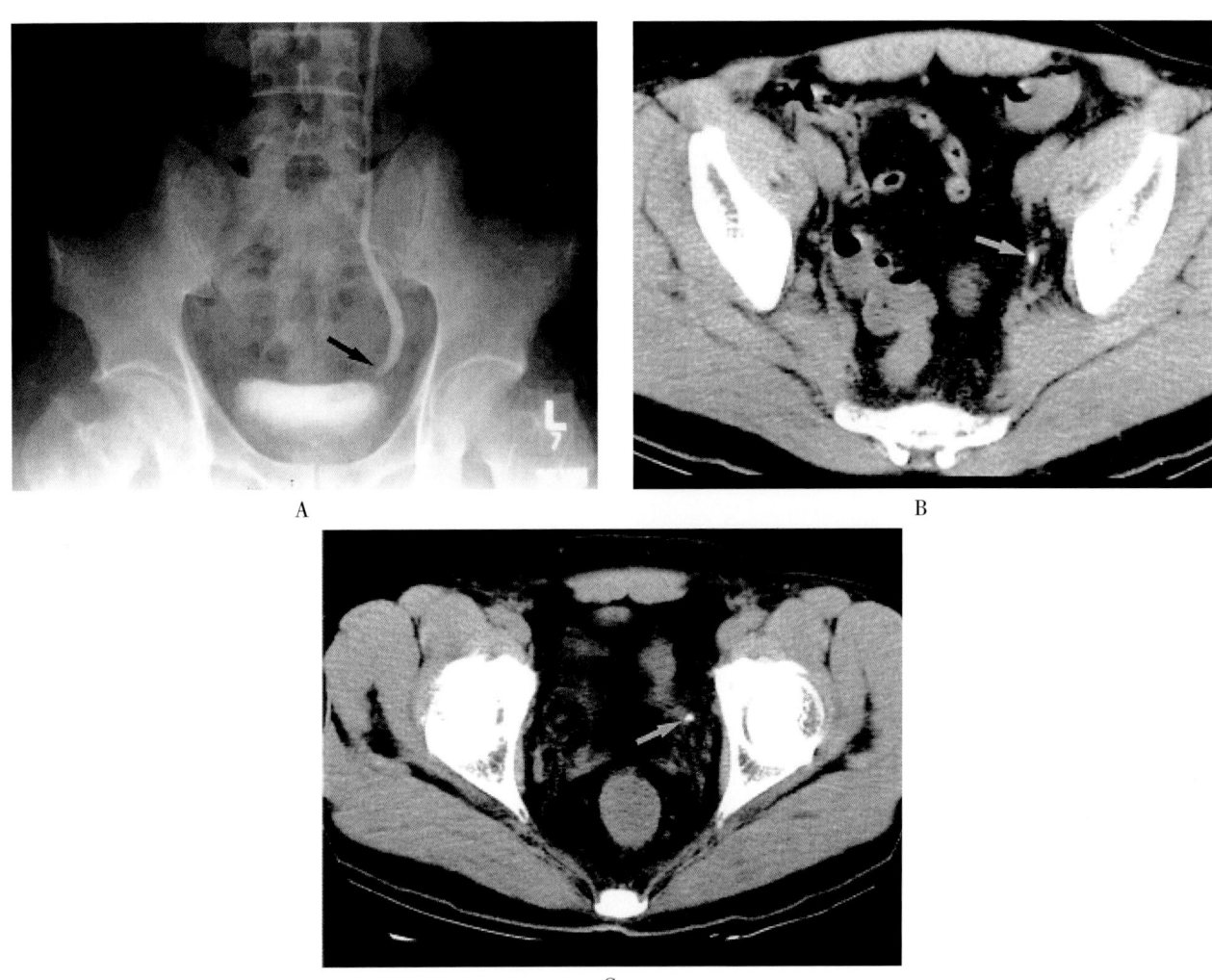

A. IVP可见左侧输尿管下段单发的小结石。B、C. 均为该患者的盆腔CT平扫，可看到2个不同位置的高密度影，结合IVP输尿管结石应位于输尿管远端。图C的高密度影才是输尿管结石，而图B为静脉石。图B的静脉石可见明显的鼠尾征，而图C无鼠尾征

图4-33　男，53岁，急性左侧肾绞痛患者

（摘自RYU J A, KIM B, JEON Y H, et al. Unenhanced spiral CT in acute ureteral colic: a replacement for excretory urography? [J]. Korean J Radiol, 2001, 2（1）: 14-20.）

积水情况及初步判断肾功能。

（2）B超为诊断输尿管结石最常用且经济的方法，可确定结石大小、位置及肾输尿管积水情况。

（3）CT对于X线阳性、阴性结石诊断好，可作为X线、B超诊断不明确时使用。输尿管结石CT图像易于显示输尿管扩张和肾盂、肾盏积水及梗阻性肾实质像，可直接显示结石周围炎症、水肿，更能客观评价肾功能情况，不易漏掉小结石。利用CT诊断输尿管结石还有一个重要优势在于，当没有发现输尿管结石时，CT可发现患者产生症状的其他原因。

（4）MRI一般不用于诊断输尿管结石。

参考文献

［1］ WEIN A J, KAVOUSSI L R, NOVICK A C, 等. 坎贝尔-沃尔什泌尿外科学 [M]. 郭应禄, 周利群, 译. 9版. 北京: 北京大学医学出版社, 2009: 1-143, 3536-3663.

［2］ 李松年. 中华影像医学泌尿生殖系统卷［M］. 北京：人民卫生出版社，2003：14-42.

［3］ DUNNICK N R. 泌尿系统影像学［M］. 王霄英，译. 北京：人民卫生出版社，2011：259-292.

［4］ HASSAN R, AZIZ A A, MOHAMED S K. Retrocaval ureter: the importance of intravenous urography［J］. Malaysian J Med Sci, 2011, 18（4）：84-87.

［5］ RYU J A, KIM B, JEON Y H, et al. Unenhanced spiral CT in acute ureteral colic: a replacement for excretory urography?［J］. Korean J Radiol, 2001, 2（1）：14-20.

第五章 膀胱疾病诊断

第一节 膀胱正常解剖与毗邻图像

一、膀胱的形态和分部

膀胱空虚时呈三棱锥体形，可分顶、底、体、颈4部分，各部间分界不明显。膀胱顶朝向耻骨联合，借脐尿管闭合后形成的纤维索（脐正中韧带）与脐相连；膀胱底朝后下，呈三角形。底的两个外角有输尿管穿入，下角接尿道。顶底之间为膀胱体。膀胱体与尿道相接处为膀胱颈，该处的管腔为尿道内口。

由于膀胱腔内黏膜丰富，空虚时形成许多黏膜皱襞，充盈后这些皱襞被展平，膀胱腔内显得很光滑。一般情况下膀胱仅存有少量尿液时为圆形，而充盈的膀胱可向前上方扩展，呈卵圆形。膀胱内有两个与输尿管相通的开口，称输尿管开口；两侧输尿管开口连线之间膀胱壁隆起，称输尿管嵴（图5-1，图5-2）。

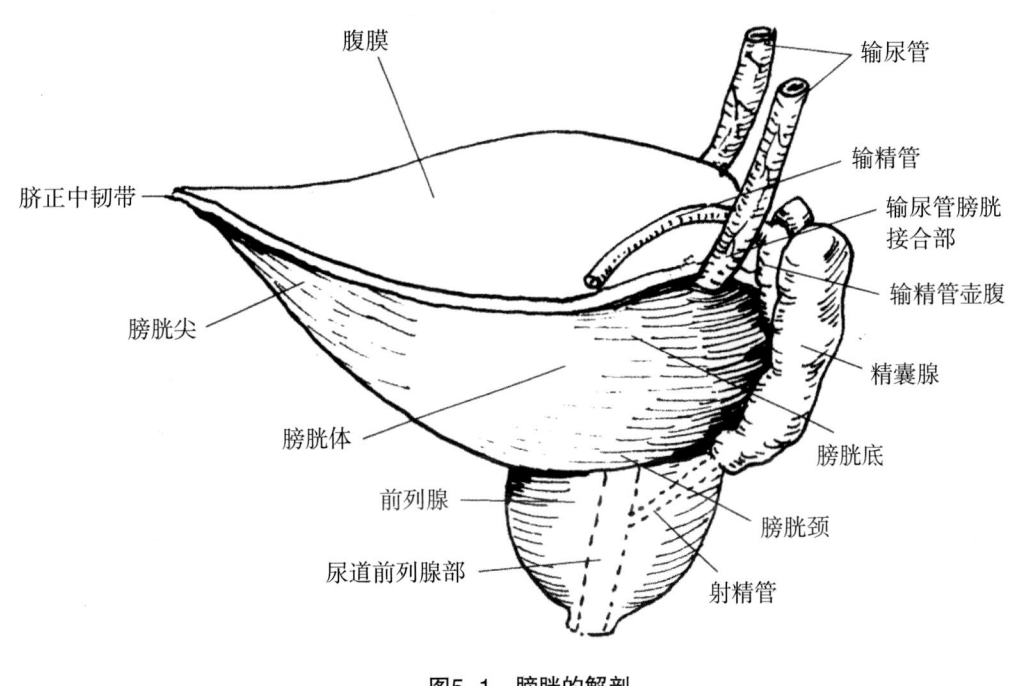

图5-1 膀胱的解剖

二、膀胱的毗邻

空虚时膀胱全部位于盆腔内，男性膀胱底的上部和顶部盖有腹膜，腹膜向后返折到直肠，在膀胱和直肠之间，有腹膜形成直肠膀胱返折以下，膀胱底的外下方与精囊和输精管相邻，两输精管壶腹之间的三角区称输精管壶腹三角。此三角与直肠壶腹间借增厚的结缔组织相接，该结缔组织称直肠膀胱筋膜。膀胱的上面完全盖以腹膜，并向后与直肠膀胱凹陷的腹膜相连，向两侧与膀胱旁窝的腹膜相连，向前移行于腹前壁脐正中襞。膀胱的上面隔腹膜与乙状结肠和回肠襻相毗邻。下外侧的前上部与耻骨联合和闭孔肌之间的间隙称膀胱前间隙，此间隙的两侧边缘男性为耻骨前列腺韧带。膀胱前间隙内填有丰富的脂肪和结缔组织，称耻骨后垫，内含丰富的静脉丛，为阴部静脉丛。膀胱外下侧的下部与肛提肌相毗邻。膀胱的外下侧与肛提肌、闭孔内肌及其筋膜间的

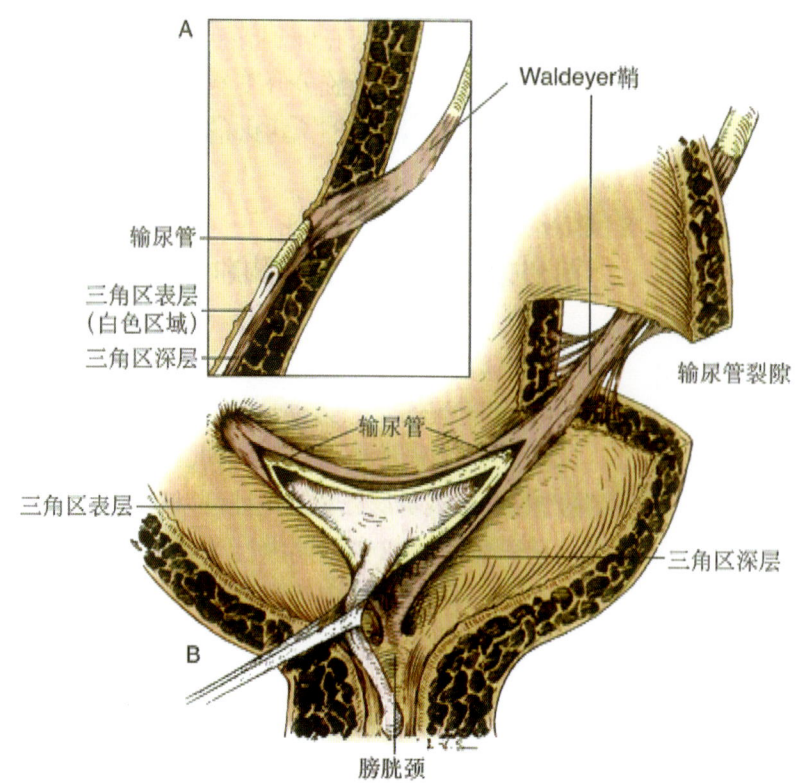

图5-2　正常的输尿管膀胱连接部和三角区

（摘自WEIN A J，KAVOUSSI L R，NOVICK A C，等.坎贝尔-沃尔什泌尿外科学［M］.郭应禄，周利群，译.9版.北京：北京大学医学出版社，2009：61.）

疏松结缔组织称膀胱旁组织。膀胱颈为膀胱的最下部，位于骨盆下口平面的稍上方，与前列腺的近端相接。膀胱颈通尿道的口称尿道内口。

女性膀胱除下述情况外其余与男性膀胱的解剖大致相同。女性膀胱底部无腹膜覆盖，而借丰富的静脉丛和结缔组织与子宫颈和阴道前壁相毗邻。膀胱的上面全部被覆有腹膜，并与子宫阔韧带的前叶相接。膀胱的后缘相当于子宫内口的平面，其表面覆盖有腹膜，并向后上方移行，位于其后上方的子宫体前面。在膀胱与子宫之间，由腹膜返折形成膀胱子宫凹陷。膀胱的下外侧面大部分无腹膜覆盖，其附近有子宫圆韧带经过。膀胱前隙两侧为耻骨膀胱韧带。膀胱颈直接与尿生殖膈相接，并向下与尿道相接。女性尿道内口较男性低，大约位于耻骨联合后面的中点以下或耻骨联合下缘水平，于左右肛提肌之间（盆膈裂孔）的前部，构成膀胱前间隙的底部。女性膀胱颈和尿道上部与耻骨及肛提肌之间也借致密结缔组织向膀胱的大小和形态随尿液的充盈不断发生变化，充盈至一定程度，膀胱与腹前壁间的腹膜返折线可上移至耻骨联合上水平，因此膀胱充分充盈后在耻骨联合上缘水平行膀胱穿刺不会穿入腹腔内。

新生儿的膀胱位置比成人高，尿道内口可达耻骨联合上缘水平，大部分位于腹腔内。即使处于排空状态膀胱顶部仍在耻骨联合上缘水平以上。随着年龄的增长，膀胱将逐渐降入骨盆内，青春期左右达成人的位置。

三、膀胱的韧带

膀胱周围有盆筋膜及其形成的韧带对其起支持作用，维持膀胱正常的位置水平。但男女的膀胱韧带有一定差异。

男性的膀胱韧带包括：①膀胱侧韧带。膀胱的两侧借致密的结缔组织（膀胱侧韧带或侧蒂）与盆内筋膜的腱弓相连。②耻骨前列腺韧带。该韧带虽然不能称为膀胱韧带，但其将前列腺连接于耻骨，对膀胱颈起着间接固定作用，使膀胱颈较为固定。可分为左右各一的耻骨前列腺侧韧带和耻骨前列腺中韧带：盆筋膜腱弓的前端向下内方，至前列腺并与前列腺包膜的上部相连，称耻骨前列腺侧韧带，该韧带其实为肛提肌前部的筋膜增厚而成。耻骨联合后面近中央处向下后方，有短、厚并坚韧的纤维束，称耻骨前列腺中韧带，该韧带位于左右肛肌之间（盆膈裂孔）的前部，构成膀胱前间隙的底部。

女性的膀胱韧带包括：①膀胱侧韧带。与男性相同。②耻骨膀胱韧带。女性膀胱颈和尿道上部与耻骨及肛提肌之间借致密结缔组织相连，称耻骨膀胱韧带。该韧带分为3条，居中者为耻骨膀胱中韧带，两侧则为耻骨膀胱侧韧带。耻骨膀胱韧带发育不良是造成女性压力性尿失禁的原因之一。③腹前壁腹膜皱襞形成的膀胱假韧带。膀胱上面的腹膜与周围结构间的腹膜皱襞称膀胱假韧带，共有3条韧带样结构，居中者为脐正中襞，两侧为脐外侧襞。前者内含脐中韧带（即脐尿管索），将膀胱顶部固定于脐部，后者内含脐外侧韧带（即脐动脉索）。膀胱与盆侧壁之间形成外侧假韧带，骶生殖襞构成后假韧带。

四、膀胱的动脉、静脉及淋巴回流

动脉：主要为膀胱上动脉和膀胱下动脉。①膀胱上动脉由脐动脉未闭合部分发出，即起自髂内动脉的脐动脉近侧部，向内下方走行，分布于膀胱上、中部，供给膀胱上外侧壁。②膀胱下动脉起自髂内动脉前干，沿盆侧壁行向内下，分布于膀胱下部和底部、精囊、前列腺及输尿管盆部等。③直肠下动脉的膀胱支分布于膀胱后面和精囊腺的一部分。④在女性，子宫动脉发出分支到膀胱底。⑤有时尚有膀胱中动脉，由髂内动脉或膀胱上动脉发出，分布到膀胱的后面。这些动脉在膀胱周围形成一网，其分支深及膀胱黏膜。

静脉：膀胱的静脉并不与其动脉伴行。①在膀胱壁上构成静脉网，主要位于膀胱底部，汇入膀胱下静脉，入髂内静脉。②在男性与前列腺和精囊腺的静脉相连，构成膀胱前列腺丛。此静脉网向后与直肠丛或子宫阴道丛吻合，并向前与膀胱前间隙内的阴部静脉丛吻合，因此在行膀胱切除时膀胱静脉丛结扎不牢可造成大出血。

淋巴回流：膀胱前壁的淋巴沿脐动脉到髂内淋巴结。膀胱后壁的淋巴流入髂外淋巴结，有的注入髂内淋巴结、髂总淋巴结和骶淋巴结。膀胱三角区的淋巴注入髂外淋巴结和髂内淋巴结。膀胱颈的淋巴有些直接注入主动脉旁淋巴结（腰淋巴结）、主动脉淋巴结或主动脉后淋巴结。

第二节 膀胱畸形

一、脐尿管畸形

（一）临床特点

脐尿管在胚胎期是一个连接胎儿膀胱与脐的管道，在胚胎进化过程中，脐尿管会自行闭锁，成为脐正中韧带，位于脐正中皱襞内。脐尿管异常为一种先天性畸形，临床上少见。当发生异常时，根据其闭合部位，可出现以下几种情况（图5-3）。

（1）脐尿管未闭（50%）：膀胱与脐部相通（图5-3A）；

（2）脐尿管窦道（15%）：与脐部相通，而与膀胱不通（图5-3C）；

（3）脐尿管囊肿（30%）：两端闭锁，中部扩张成囊肿（图5-3B）；

（4）脐尿管憩室（3%~5%）：与膀胱相通，而与脐部不通（图5-3D）。

脐尿管完全不闭合，在出生后的数日内即可出现症状，可见从脐中有尿液滴出，有时排出物可含尿或黏液、脓、血或纤维蛋白。脐尿管囊肿除非囊肿较大、有感染或有排出物，临床很少有症状。脐尿管窦道时可出现脐部少许分泌物。无症状时可观察，当出现感染或可疑恶性变时，应手术切除。

（二）影像学表现

1. X线表现

脐尿管病变的IVP表现因病变大小形状不同而有变化，病变小时IVP无异常，病变较大时可见膀胱充盈缺

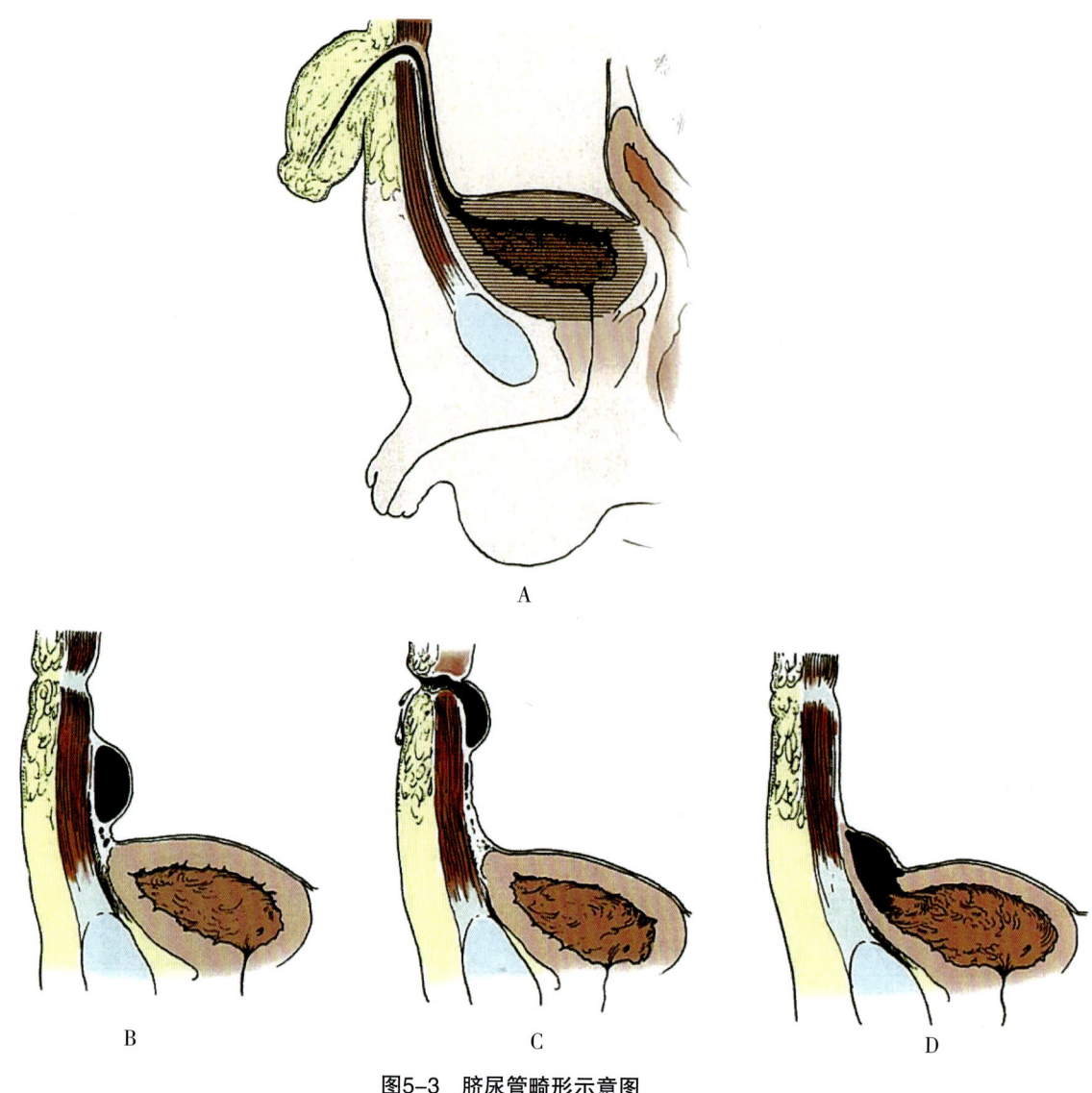

图5-3 脐尿管畸形示意图

（摘自WEIN A J, KAVOUSSI L R, NOVICK A C, 等. 坎贝尔-沃尔什泌尿外科学［M］. 郭应禄，周利群，译. 9版. 北京：北京大学医学出版社，2009：3764.）

损或受牵拉变形。

膀胱造影或从脐部开口处注入对比剂可明确部分患者的诊断。当病灶较大时，可见软组织肿物压迫膀胱顶部形成压迹；脐尿管未闭，可显示脐部瘘口与膀胱相通；脐尿管瘘，可显示瘘管的大小、长短；脐尿管憩室膀胱造影时可显示膀胱顶部的前方有一憩室与膀胱相通，底部较宽，与膀胱憩室不同的是后者常常位于膀胱三角区输尿管入口旁边。脐尿管囊肿通过膀胱造影及脐部开口造影一般不能明确诊断。

2. B超表现

B超检查提示脐尿管未闭，膀胱内非匀质实性肿块突向膀胱。

3. CT表现

该病有以下特征：①肿块位于膀胱顶部沿腹中线或略偏向一侧，紧贴于前腹壁后向脐部延伸。②肿块多为囊性或囊性，部分可有钙化或结石，囊壁可不规整或分叶，实性部分强化明显。③肿块可突入或压迫膀胱，或附近膀胱壁局限性增厚。笔者认为囊实性肿块且明显强化，边缘不规整，结节状突起，有附近膀胱壁浸润者提示为恶变（图5-4）。

4. MRI表现

脐尿管囊肿主要表现为脐尿管走行区囊性病灶，常呈椭圆形或长条状，腔内信号均匀，囊壁光整，无

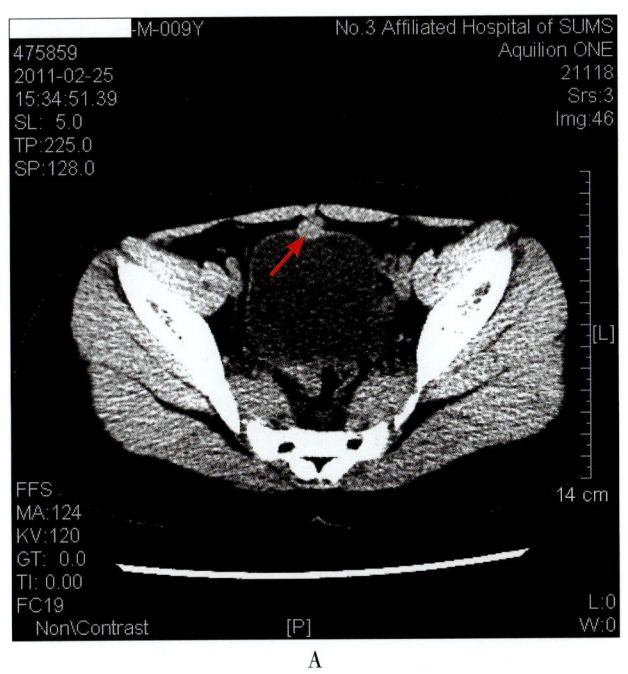 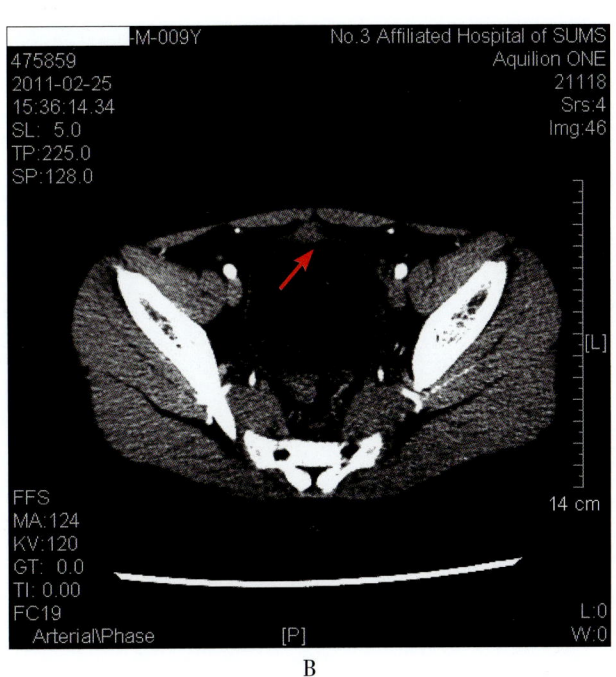

图5-4 男，9岁，因脐部胀痛不适伴偶有脐部分泌物就诊。CT平扫见膀胱顶部沿腹中线紧贴于前腹壁后的条状软组织影，增强无明显强化。术后病理为脐尿管囊肿

强化。合并感染时，囊壁增厚，增强后多强化明显，以内壁强化为著，且内壁光整，感染严重时可伴脓肿形成，甚至呈多房状包块；脐尿管瘘合并感染时，Retzius间隙增宽增厚，脂肪层模糊。MRI表现为T2WI呈高信号，T1WI呈等低信号，增强后呈强化明显的条索影，甚至出现类似肿瘤样软组织。脐尿管膀胱憩室则主要表现为膀胱前壁外囊腔影，囊内液体信号均匀，与膀胱内尿液信号一致，矢状面扫描可见囊腔与膀胱相通（图5-5）。

（三）影像学鉴别诊断

（1）膀胱憩室：脐尿管憩室时需要与膀胱憩室相鉴别，后者常位于膀胱三角区输尿管入口旁边，且通过窄颈与膀胱相连。

（2）卵巢恶性病变：CT表现为占据盆腔或下腹部的巨大多房囊性或囊实性肿块，与附件关系密切，需要结合临床病史、膀胱受累情况加以鉴别。

（3）肠系膜囊性淋巴管瘤：囊肿较大，壁菲薄，有分隔，钙化少见，增强扫描，分隔明显强化，贴膀胱者，膀胱无受压，而囊肿随膀胱充盈程度引起形态的改变。

（四）检查手段的选择

（1）KUB+IVP检查的意义不大。

（2）B超对膀胱憩室是常用、有效、价格低廉的手段，可作为诊断、复查的首选方法。

（3）CT是诊断膀胱憩室的最重要手段。

（4）MRI诊断价值高，但费用较高，较少用。

二、先天性膀胱憩室

（一）临床特点

膀胱憩室是指膀胱黏膜从缺损或薄弱的膀胱平滑肌纤维间向外疝出。可分为先天性和继发性。继发性膀胱憩室是指继发于膀胱下方梗阻或膀胱手术后的医源性影响，如尿道瓣膜病、神经源性膀胱、尿道狭窄、膀胱颈挛缩、前列腺增生等。先天性膀胱憩室多由于先天性膀胱壁缺失所致，并不合并膀胱以下梗阻，通过膀胱内输尿管与输尿管开口顶部之间的空隙局限性疝出，少见，多见合并全身结缔组织病的患儿，只发生于单侧，双侧

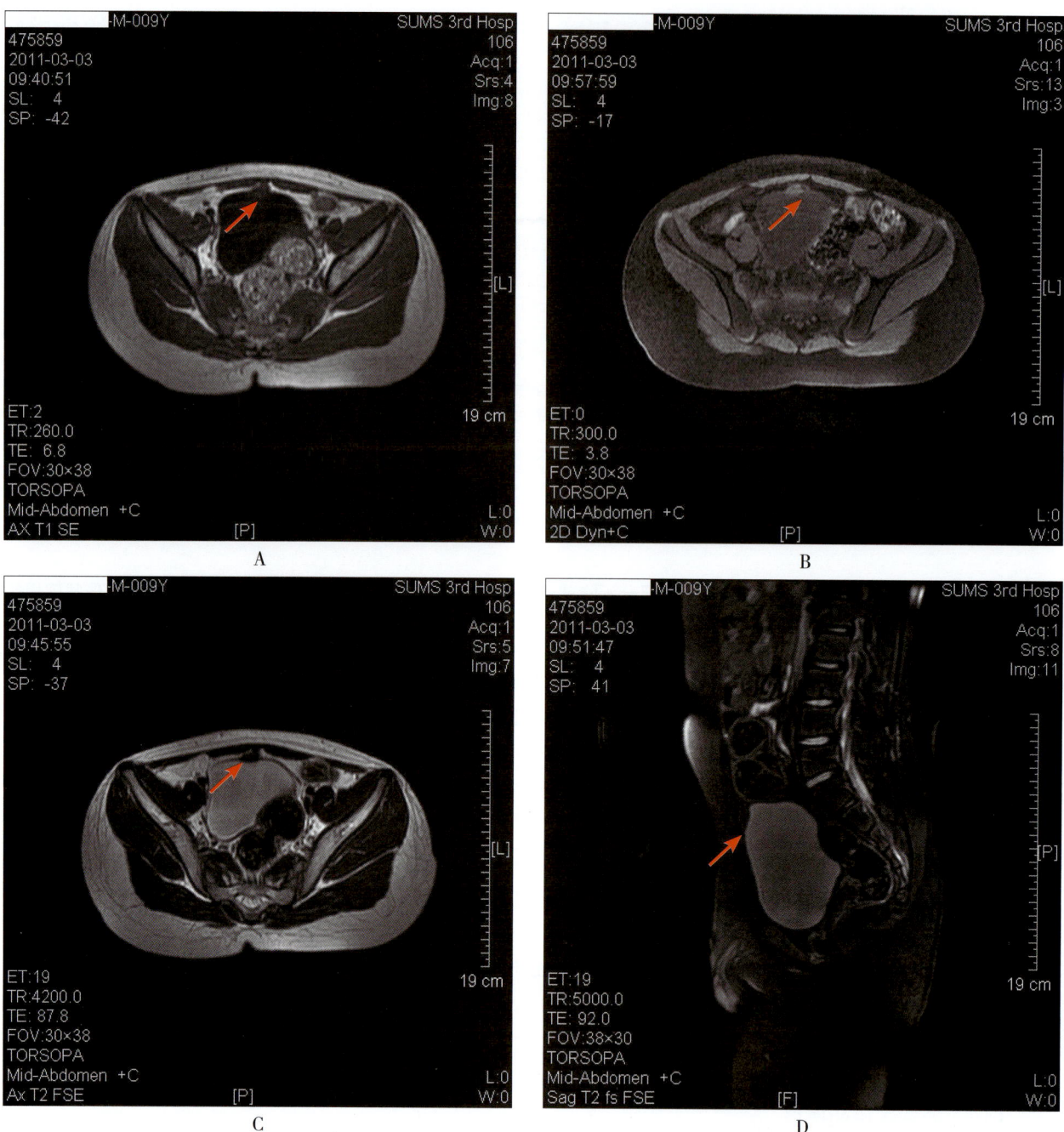

图 5-5 与图 5-4 为同一患者，MRI见膀胱前壁近中线处见一结节状软组织密度影，呈等T1短T2信号，大小约19mm×22mm，向腔外生长为主，边界尚清，其中A和B可见大小约2mm×2mm囊性改变。增强扫描呈延迟性轻度强化，病灶上方见一线条状软组织信号连于脐部

病变罕见。本节只讨论先天性膀胱憩室。

憩室逐渐增大，可压迫旁边的输尿管，导致输尿管扩张积水甚至肾衰竭；压迫膀胱颈和后尿道，引起膀胱出口梗阻。较小、无症状的先天性膀胱憩室往往在其他疾病的诊治过程中无意发现，可定期随访。若憩室导致梗阻、膀胱输尿管反流，则需手术治疗。

（二）影像学表现

1. X线表现

膀胱造影可示膀胱后重叠影像，斜位或侧位摄片可见膀胱后方憩室内有对比剂充盈，排尿后摄片可见憩室内残留对比剂（图5-6）。

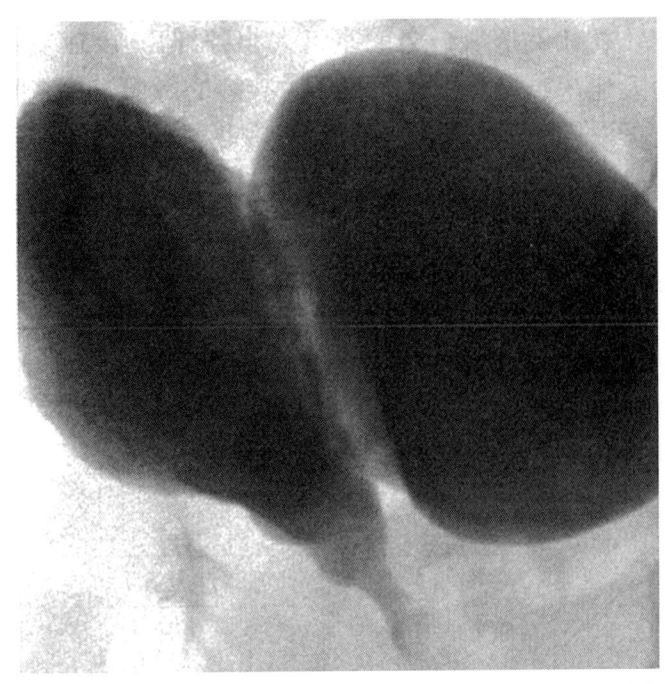

图5-6 排泄性膀胱尿道造影显示较大的原发性尿道旁膀胱憩室

（摘自WEIN A J, KAVOUSSI L R, NOVICK A C, 等.坎贝尔-沃尔什泌尿外科学［M］.郭应禄, 周利群, 译. 9版.北京：北京大学医学出版社, 2009：3766.）

2. B超表现

超声诊断可于膀胱后外方见到囊样液性区, 与膀胱紧邻, 两者仅隔一层带状回声。对隔层做顺序扫描, 回声中断处应为憩室口（图5-7）。

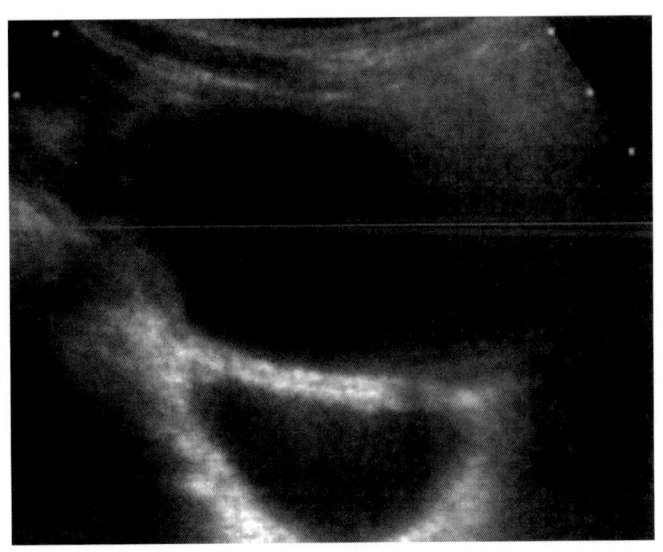

图5-7 为同一患者的B超图像

（摘自WEIN A J, KAVOUSSI L R, NOVICK A C, 等.坎贝尔-沃尔什泌尿外科学［M］.郭应禄, 周利群, 译. 9版.北京：北京大学医学出版社, 2009：3766.）

3. CT表现

CT膀胱后壁囊性突起, 平扫壁光滑, 呈水样密度, 增强扫描有对比剂进入憩室内。

4. MRI表现

MRI见下腹部及盆腔内长T1低信号、长T2高信号影, 周围可见低信号包膜, 内有不规则低信号分隔, 占位效应显著,邻近结构明显受压,但无侵犯。

(三)影像学鉴别诊断

(1)输尿管憩室:B超显示囊性包块在膀胱轮廓外。输尿管下端的憩室可借B超、CT、MRI结合排泄性或逆行尿路造影,显示憩室的部位,且憩室以上可见输尿管扩张。

(2)重复膀胱:B超及CT检查显示膀胱有完整的肌层和黏膜,经尿道造影检查膀胱内有分隔或者是两个完整的膀胱。

(四)检查手段的选择

(1)KUB+IVP检查的意义较大。
(2)B超对膀胱憩室是常用、有效、价格低廉的手段,可作为体检、诊断、复查的首选方法。
(3)CT是诊断膀胱憩室的重要手段。
(4)MRI很少用于评价膀胱憩室,且费用昂贵,但对于鉴别诊断膀胱周围软组织病变有一定价值。

第三节 膀胱肿瘤

一、膀胱良性肿瘤

膀胱良性肿瘤少见,大部分为间质来源,仅占膀胱肿瘤的1%,包括平滑肌瘤、神经纤维瘤、血管瘤和嗜铬细胞瘤。单纯影像学不能诊断,需要进行病理检查。

(一)平滑肌瘤

膀胱平滑肌瘤(bladder liomyoma)为最常见的膀胱良性肿瘤,多发生于中年女性,多见于膀胱三角区及顶部,60%以上的平滑肌瘤向膀胱内生长,30%向外生长,10%两种生长方式均含有。临床表现为血尿和尿频尿急等膀胱激惹症状。

影像学检查表现为向膀胱腔内突出的膀胱壁光滑肿物,膀胱外肿物可压迫膀胱或使其移位,有时很难判断其是否来源于膀胱壁(图5-8,图5-9)。

(二)嗜铬细胞瘤

嗜铬细胞瘤来源于肾上腺髓质及交感神经系统的嗜铬组织,如腹腔神经丛等。膀胱很少出现异位嗜铬细胞瘤,大部分位于膀胱三角区,女性多见,大部分患者出现高血压,典型症状为突发心悸、出汗、头痛、排尿时出现视物模糊,血清儿茶酚胺浓度测定可确诊。

位于肾上腺外的嗜铬细胞瘤称为副节瘤。膀胱副节瘤起源于膀胱壁内的副神经节组织,是嗜铬细胞瘤的一种类型,在膀胱肿瘤中所占比例不到0.05%,在嗜铬细胞瘤中不到1%,且仅13%~15%为恶性(图5-10)。

二、膀胱恶性肿瘤

(一)临床特点

膀胱癌是泌尿系统最常见的肿瘤,我国膀胱癌发病率在泌尿系统肿瘤占第一位。95%以上是尿路上皮性肿瘤,移行细胞癌占90%,腺癌和鳞癌占2%~3%,源于间叶组织的肿瘤如平滑肌肉瘤和横纹肌肉瘤等少见。膀胱癌具有如下特点:①血尿为首发症状,多表现为无痛性肉眼血尿,间歇发作,终末性血尿居多;②下尿路症状如尿频,尿急和尿痛等刺激症状,提示肿瘤可能位于膀胱三角区,广泛的原位癌,或浸润性癌肿伴有坏死;③肿瘤较大导致膀胱出口梗阻,或肿瘤位于膀胱颈口时,可出现排尿困难或尿潴留;④患者若有一侧或双侧的肾区酸痛,应注意有无肿瘤堵塞输尿管口,引起输尿管扩张和肾积水;⑤膀胱癌晚期症状有明显消瘦,贫血,恶病质,远处转移等表现。男性患者肿瘤侵犯直肠可出现直肠刺激征或低位肠梗阻的表现;女性患者肿瘤可侵犯子宫或附件;肿瘤有盆腔的广泛浸润时,可出现一侧或双侧下肢的水肿。

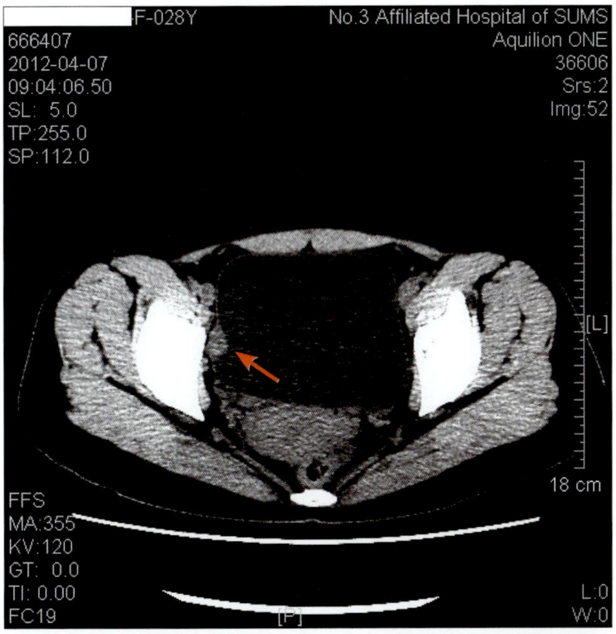

图5-8 女，28岁，膀胱平滑肌瘤

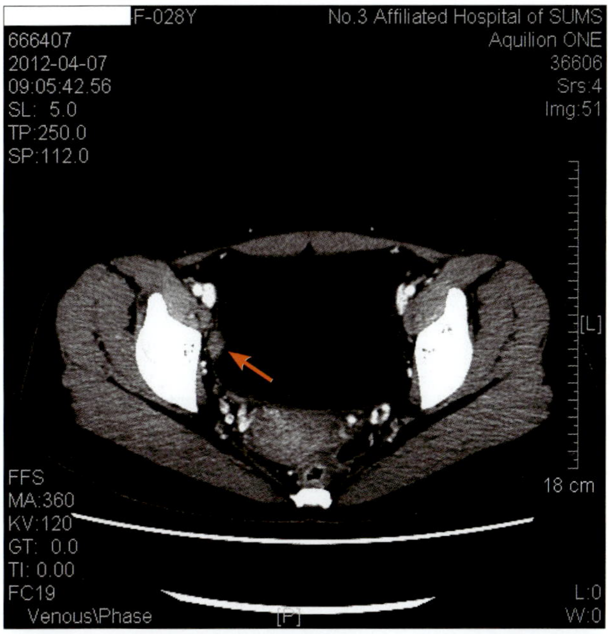

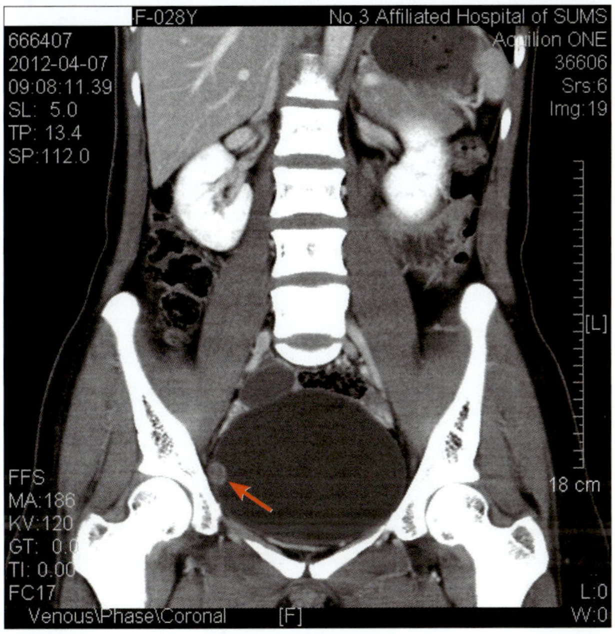

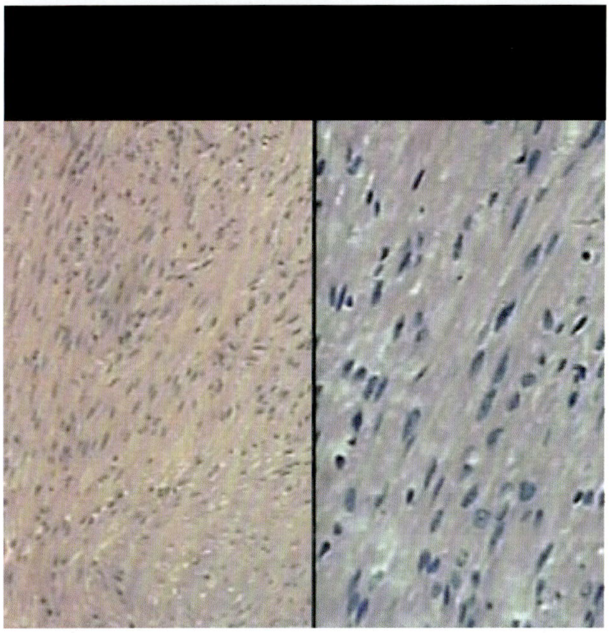

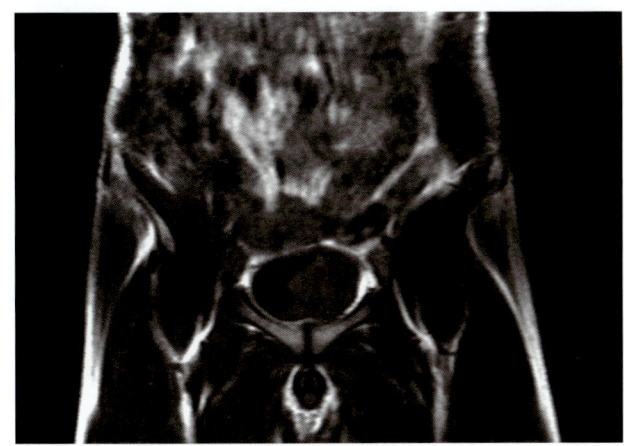

图5-9 膀胱平滑肌瘤的MRI

（摘自GOKTUG G H, OZTURK U, SENER NC, et al. Transurethral resection of a bladder leiomyoma: A case report [J]. Can Urol Assoc J, 2014, 8（1-2）: 111-113.）

196　泌尿外科图像解剖与诊断

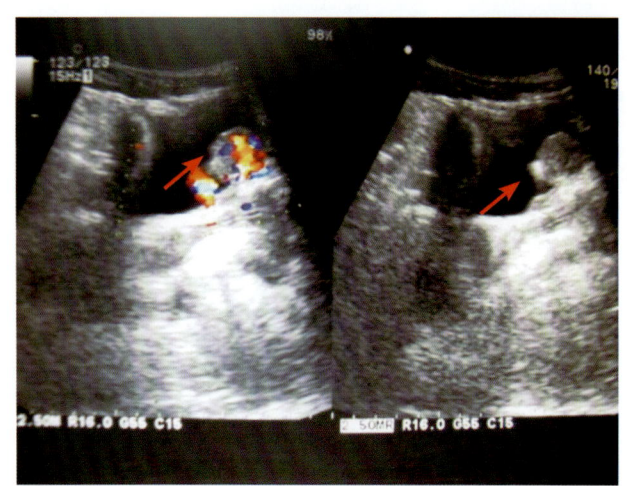

A

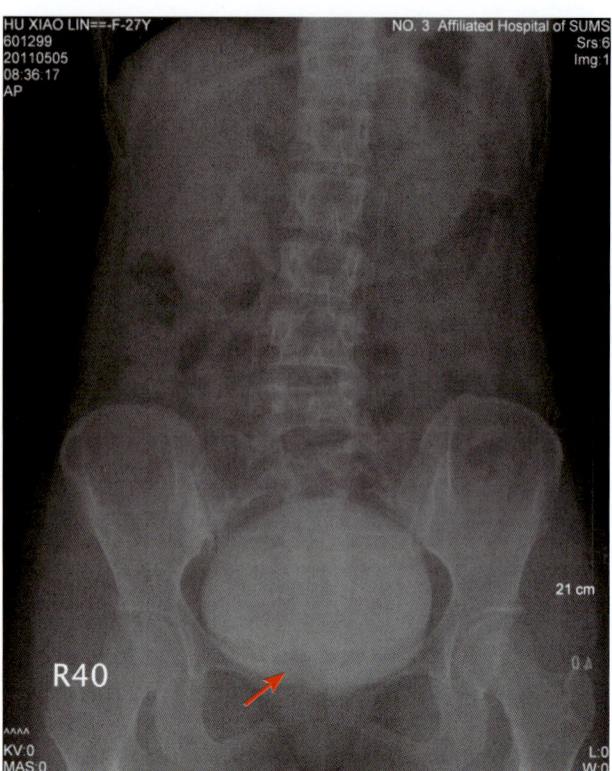

B

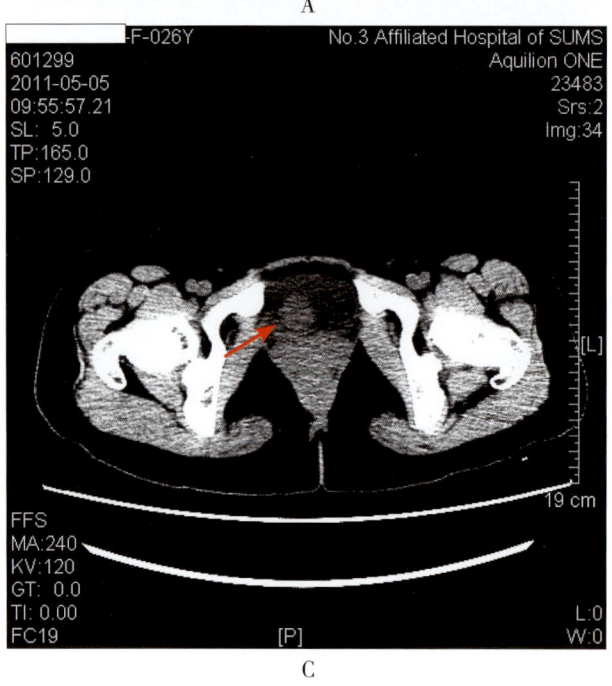

C

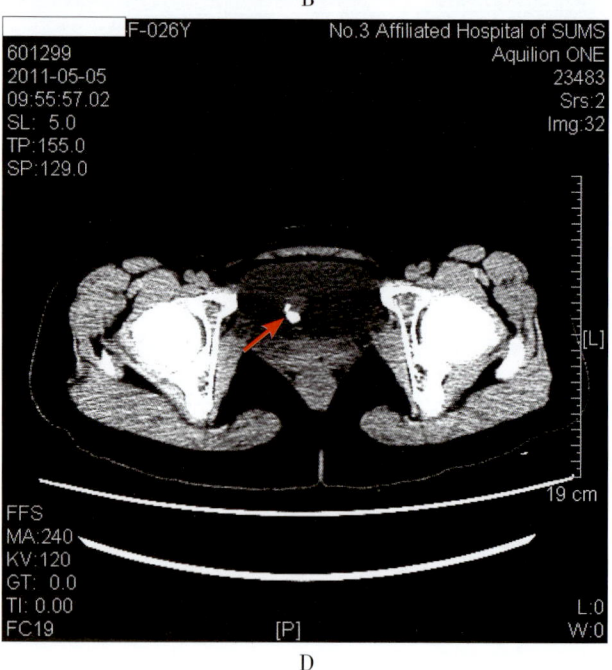

D

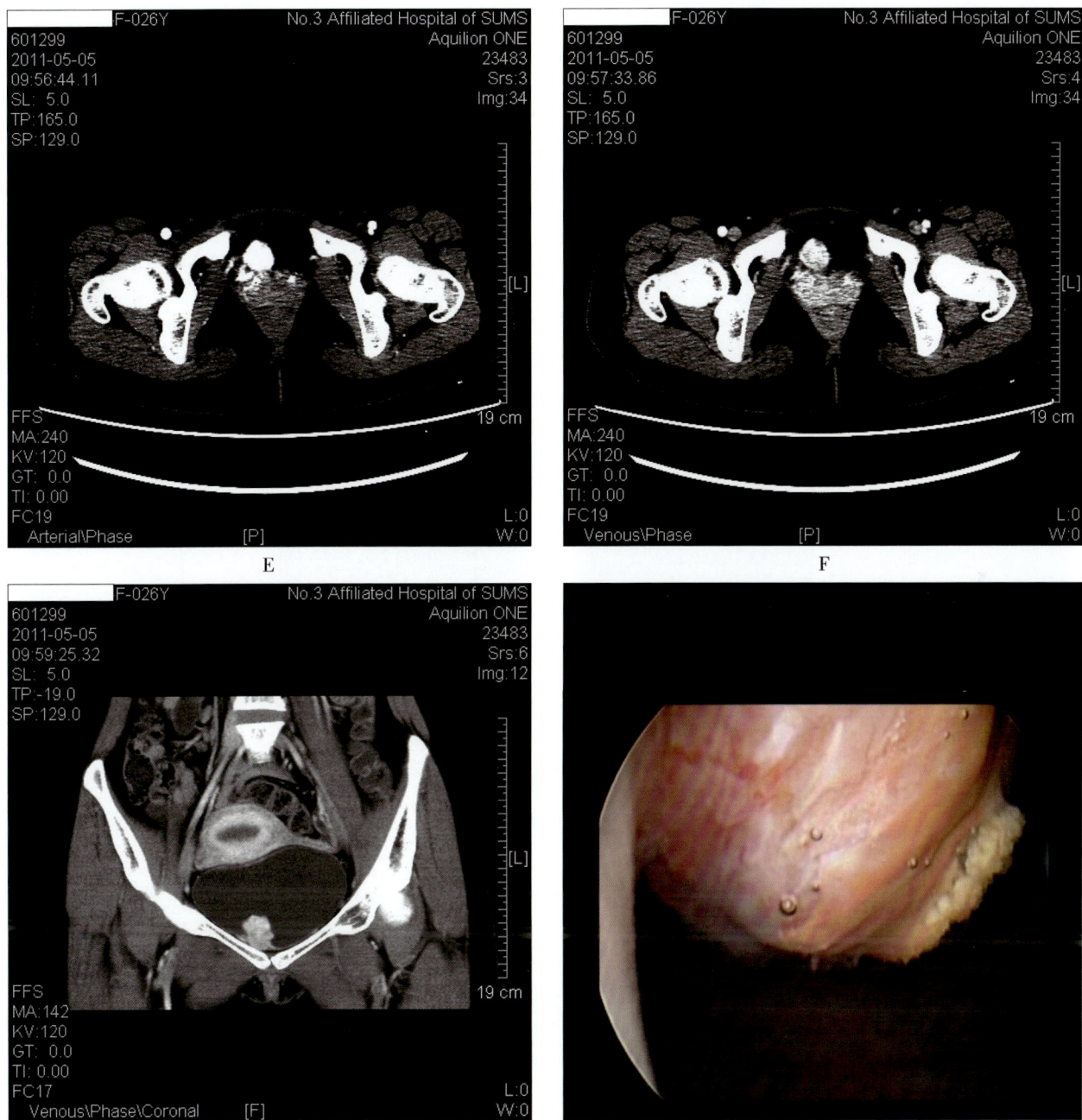

A. 膀胱彩超：膀胱局限性增厚，内壁可见一个不规则混合回声团，范围约26mm×17mm，位于三角区，基底宽广，与膀胱壁相连不移动，不伴声影，附着处膀胱壁连续性尚可。CDFI：混合回声团，基底部见一支动脉进入，血流呈条状；B. KUB+IVP：膀胱区多发高密度影并膀胱内充盈缺损，范围约38mm×20mm，考虑肿瘤钙化；C. 盆腔CT平扫：膀胱底壁右后方肿块影，边界欠清，大小约23mm×23mm×28mm；D~F. 盆腔CT增强：增强扫描明显强化，其内可见钙化影；G. 盆腔CT三维重建；H. 膀胱镜检：镜下见肿瘤位于膀胱右侧顶壁，大小约3cm×3cm，表面有明显钙化，无蒂，基底宽

图5-10　女，26岁，无明显症状，例行体检B超发现膀胱副节瘤

（二）影像学表现

1. X线表现

IVP：膀胱肿瘤患者必须做静脉尿路造影，一方面了解上尿路有无肿瘤，另一方面了解肾功能情况。有统计显示，非肌层浸润性浅膀胱肿瘤存在上尿路肿瘤者0.26%～5.9%。静脉尿路造影在膀胱充盈时有65%～80%较大的肿瘤可能出现充盈缺损，但绝大多数小肿瘤和原位癌造影时不能发现。膀胱造影一般不需要，除非怀疑有憩室或反流时（图5-11至图5-13）。

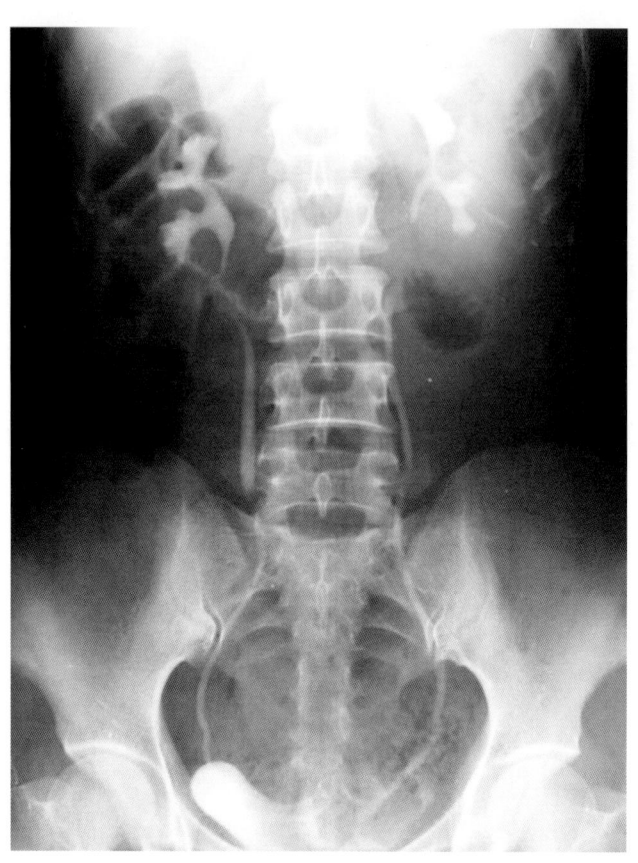

图5-11　IVP提示膀胱左侧壁不规则充盈缺损

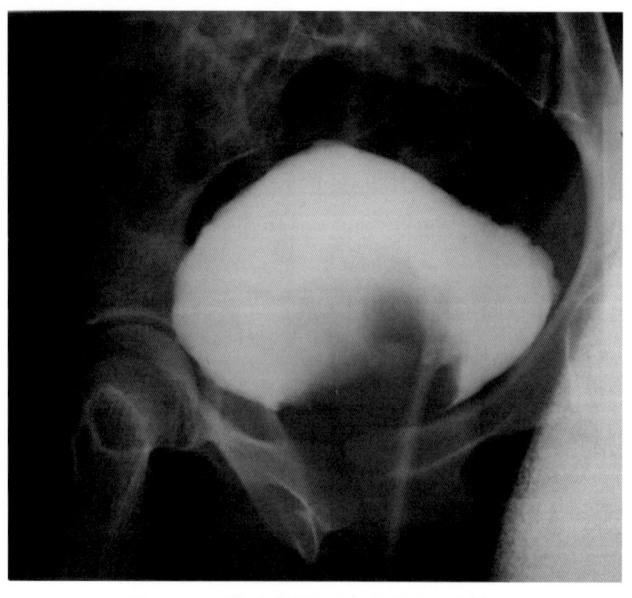

图5-12　膀胱造影：膀胱内充盈缺损

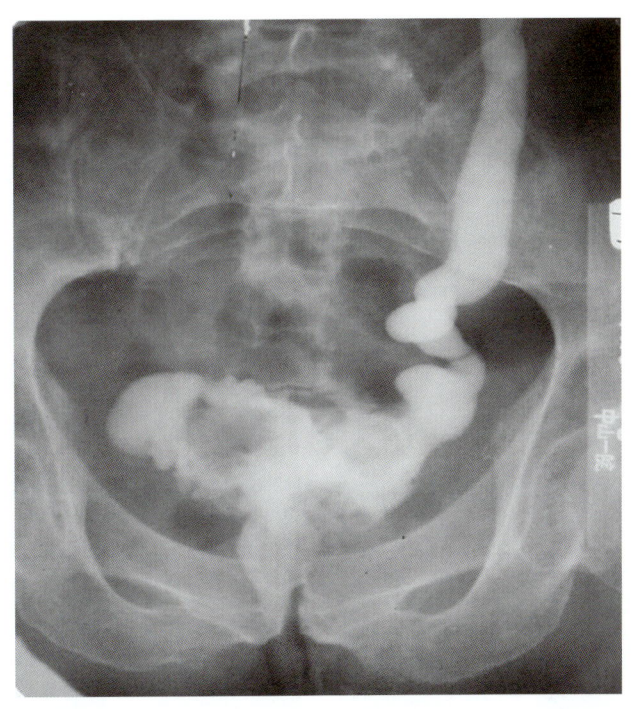

图5-13 膀胱内多发不规则充盈缺损,边缘分叶状,左侧输尿管明显扩张

2. B超表现

膀胱肿瘤声像图表现为膀胱壁出现肿块回声,呈高回声或中等回声,其大小、形态、个数和生长部位各异,根据观察膀胱壁回声的清晰程度、连续性可以进行超声分期。移行上皮乳头状癌常在肿瘤表面有毛刺样高回声,鳞状上皮癌和腺癌向膀胱腔突出不多,而侵犯膀胱肌层早而广泛。采用彩色血流图可找到肿瘤的滋养动脉(图5-14)。

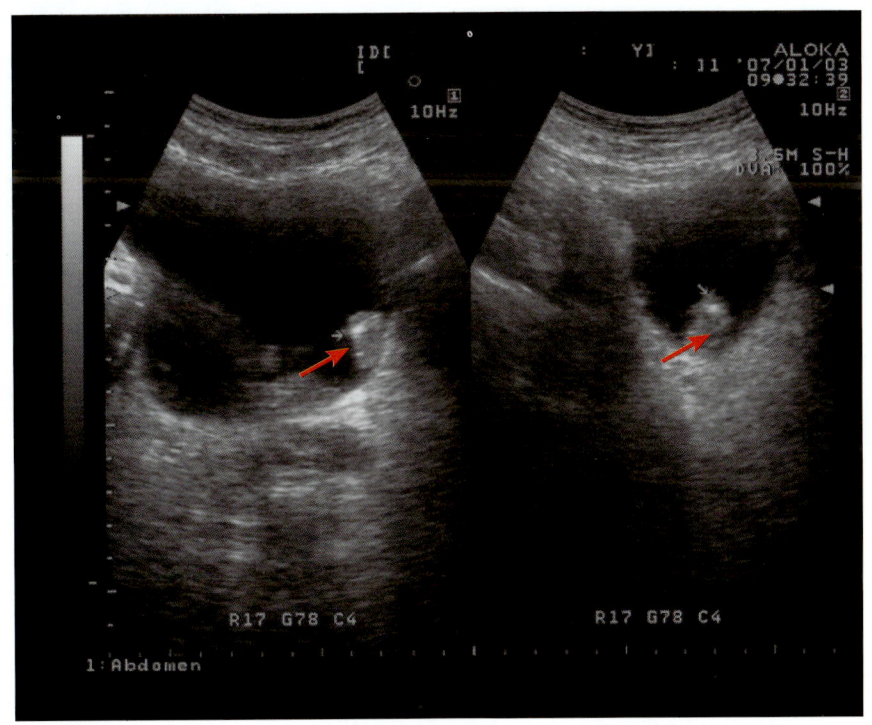

图5-14 膀胱左侧壁箭头所指为膀胱肿瘤,突出于膀胱腔内,瘤基底宽

3. CT表现

CT在诊断膀胱肿瘤中有重要价值。其作用主要表现为以下几方面：①对肿瘤进行诊断。CT表现为局部膀胱壁增厚或一乳头状突出膀胱腔，部分肿瘤存在钙化现象。肿瘤和膀胱肌层的密度可相似，界限不清楚，增强扫描有助于分辨。②对肿瘤进行分期。由于CT能很清楚显示膀胱周围脂肪以及其他盆腔内结构，例如可发现肿瘤膀胱外浸润范围，淋巴结有无转移，是否侵犯相邻器官如盆腔肌肉、血管等，根据这些CT征象可进行临床分期。虽然CT不能明确膀胱肿瘤侵犯的深度，但若膀胱癌邻近膀胱壁周围出现脂肪线提示癌灶已穿透膀胱壁。③指导淋巴结活检。CT对肿大的淋巴结不易区分是转移还是炎症，但如果其直径>1.5cm，往往是转移病灶，必要时可在CT引导下穿刺活检以分期。④术后CT随访有利于及时发现肿瘤是否复发，包括原发部位肿瘤复发和淋巴结复发（图5-15至5-18）。

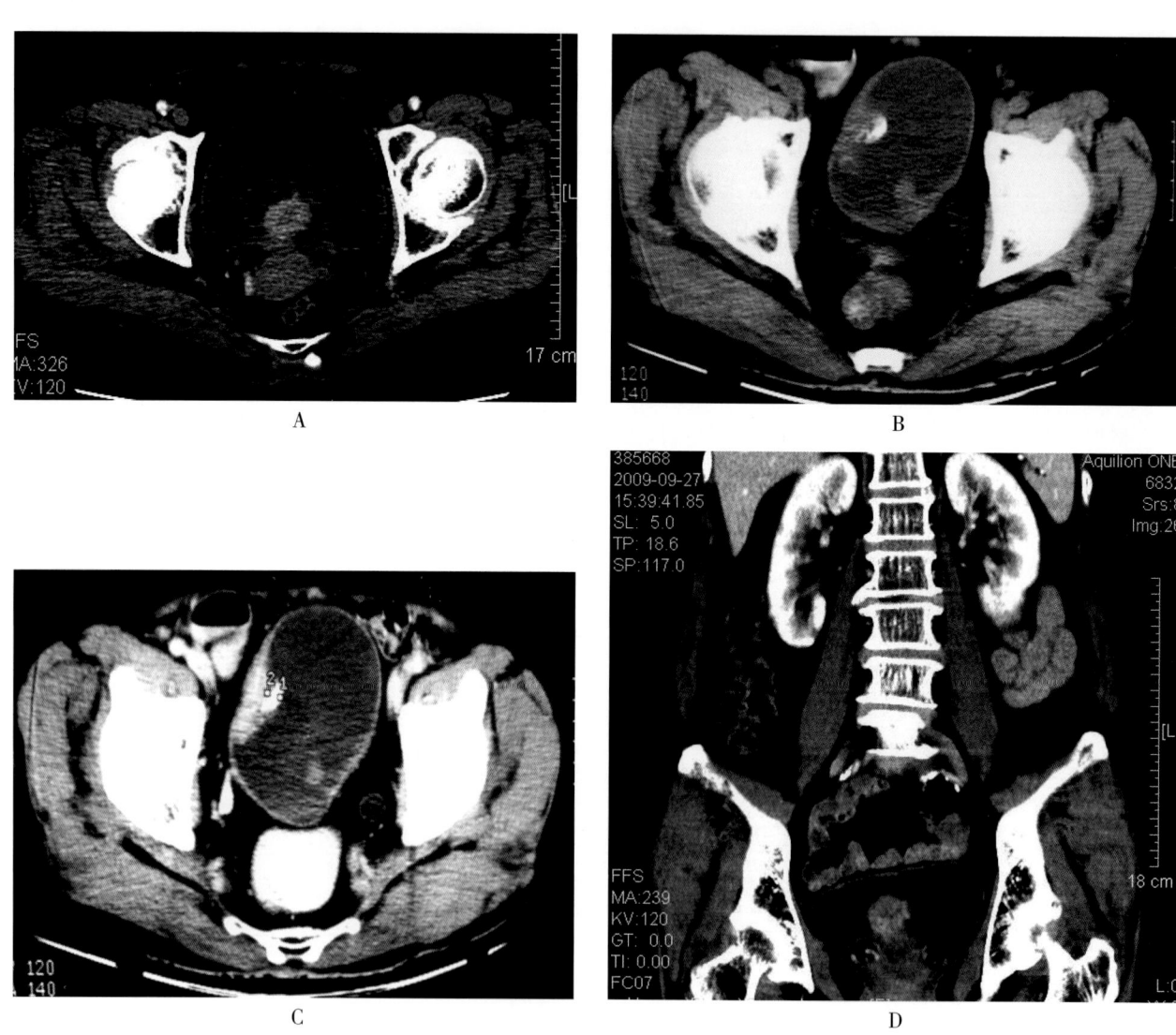

图5-15 膀胱壁不规则增厚，并形成肿块突入腔内，肿块内可见高密度钙化，增强扫描肿瘤明显强化

第五章 膀胱疾病诊断

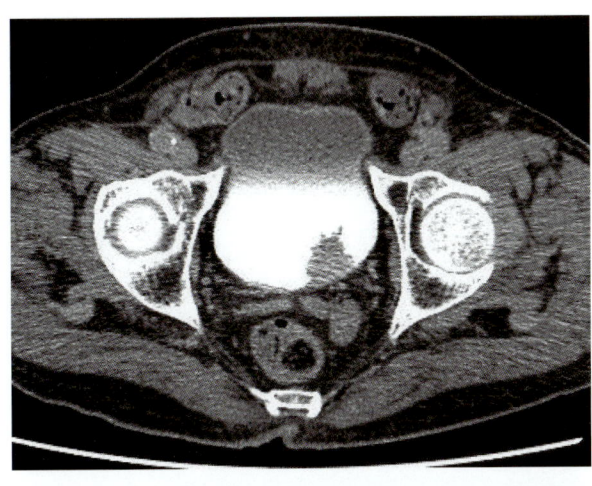

图5-16　CT延迟扫描，膀胱左后壁肿块形成充盈缺损

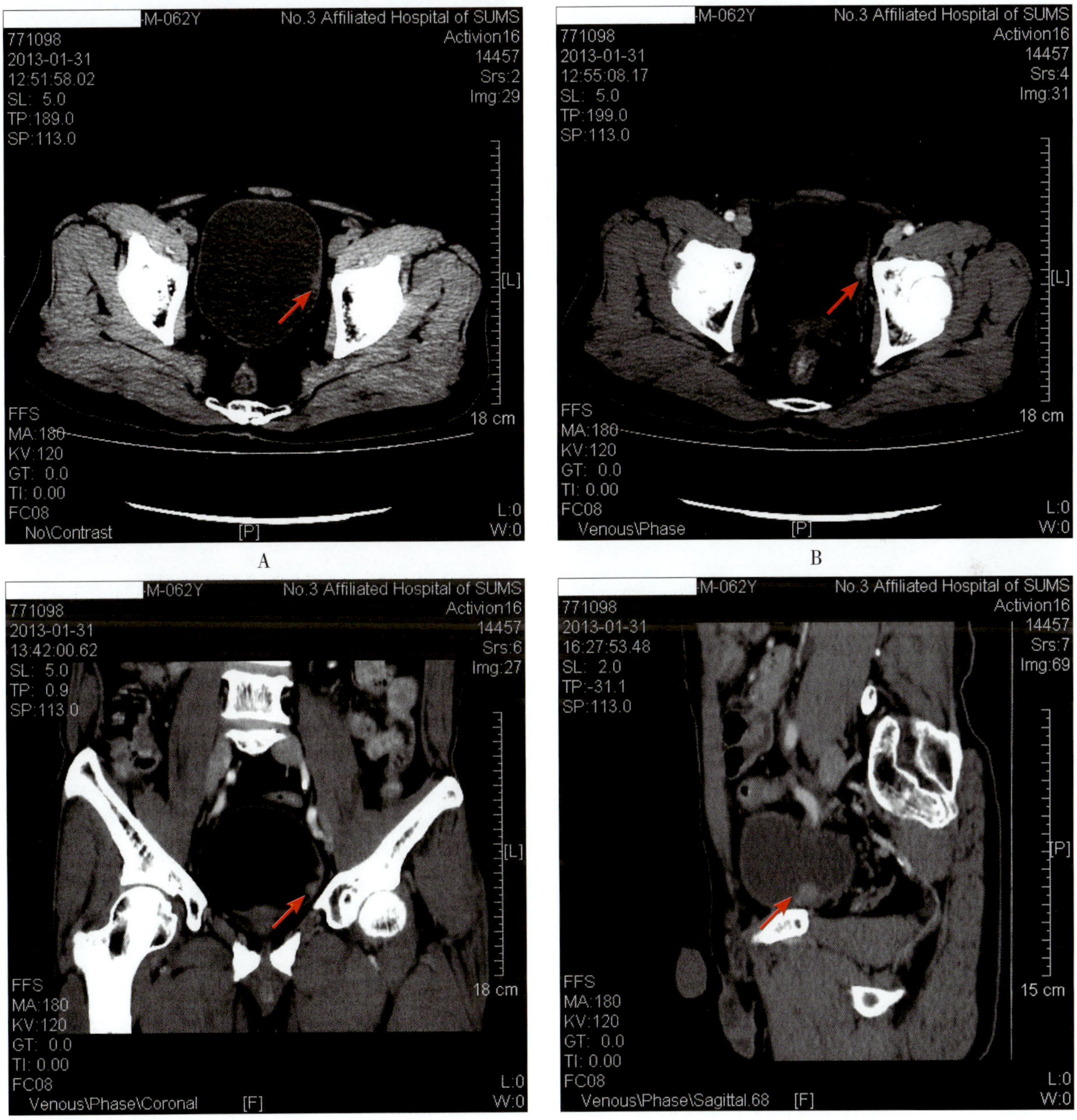

图5-17　膀胱充盈可，膀胱左侧壁局部增厚，且见多个结节状软组织密度影突入腔内，CT值约27HU，增强扫描病灶均匀强化，CT值约57HU，考虑膀胱癌

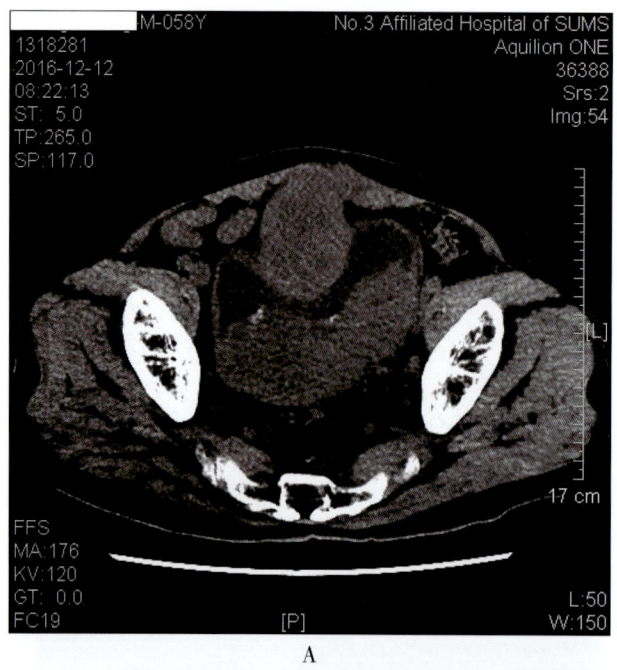
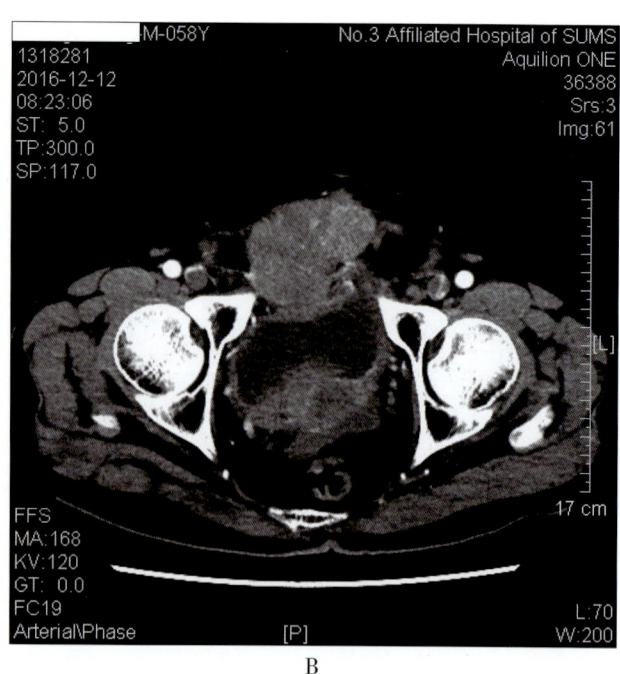
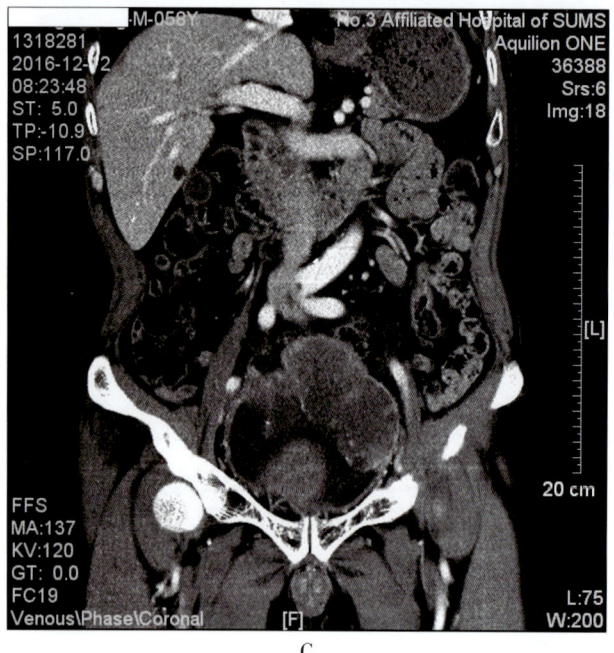
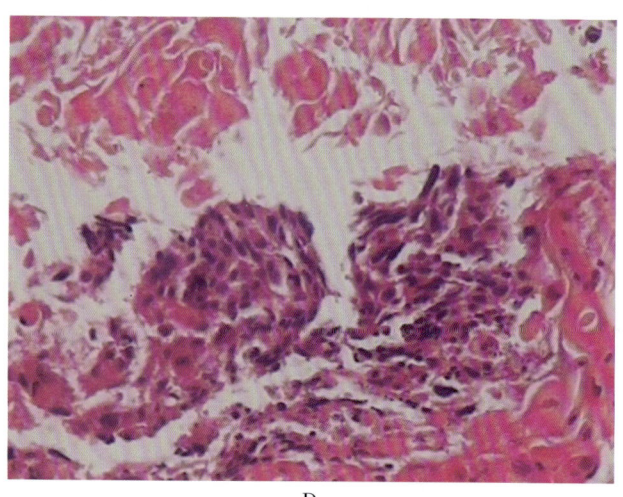

CT平扫示膀胱形态失常，腔内可见较大块状软组织密度影，范围约118mm×43mm×77mm，增强扫描明显不均匀强化；盆腔内膀胱前方可见多个大小不一肿块影，最大者约40mm×61mm，增强扫描可见不均匀强化，部分与邻近前腹壁、腹直肌分界不清，病灶与双侧输尿管膀胱入口处分界不清，并双侧输尿管、肾盂、肾盏中度扩张。双侧精囊腺与膀胱后壁分界欠清。盆腔内可见散在肿大淋巴结影。CT提示膀胱恶性肿瘤，并盆腔内、前下腹壁多发种植转移，累及腹直肌、双侧精囊腺、输尿管膀胱入口处，并双侧输尿管中度扩张、双肾中度积液。膀胱镜电切活检病理报告为高分化鳞状细胞癌

图5-18　男，58岁，排尿困难并发现膀胱结石10余年，半年前在当地行膀胱切开取石

4. MRI表现

MRI对肿瘤的软组织浸润容易发现，对膀胱肿瘤的分期优于CT和超声检查。MRI检查膀胱，T1加权像时，尿液呈极低信号，膀胱壁为低至中度信号，而膀胱外脂肪为高信号。T1加权像有助于检查扩散至邻近脂肪的肿瘤、淋巴结转移以及骨转移情况，甚至可评价除前列腺以外的邻近器官受侵犯情况。T2加权时，尿液呈高信号，正常逼尿肌呈低信号，而大多数膀胱癌为中等信号。低信号逼尿肌下方的肿瘤出现中断现象提示肌层浸润。所以膀胱黏膜和膀胱外脂肪在T1加权时清晰，而T2加权对于膀胱壁内病灶比较容易发现。应用对比剂行

MRI检查进行分期,有助于区分非肌层浸润性膀胱癌与肌层浸润性膀胱癌及其浸润深度,也可发现正常大小淋巴结有无转移征象。如膀胱壁穿破则常为T3b和T4期肿瘤。优于CT的另一方面是可以做各种切面,膀胱肿瘤最好有垂直的切面。

MRI优越的软组织对比,三维影像,易显示膀胱顶和底病变,复发肿瘤显示高信号而手术疤痕为低信号,有助于术后随访(图5-19,图5-20)。

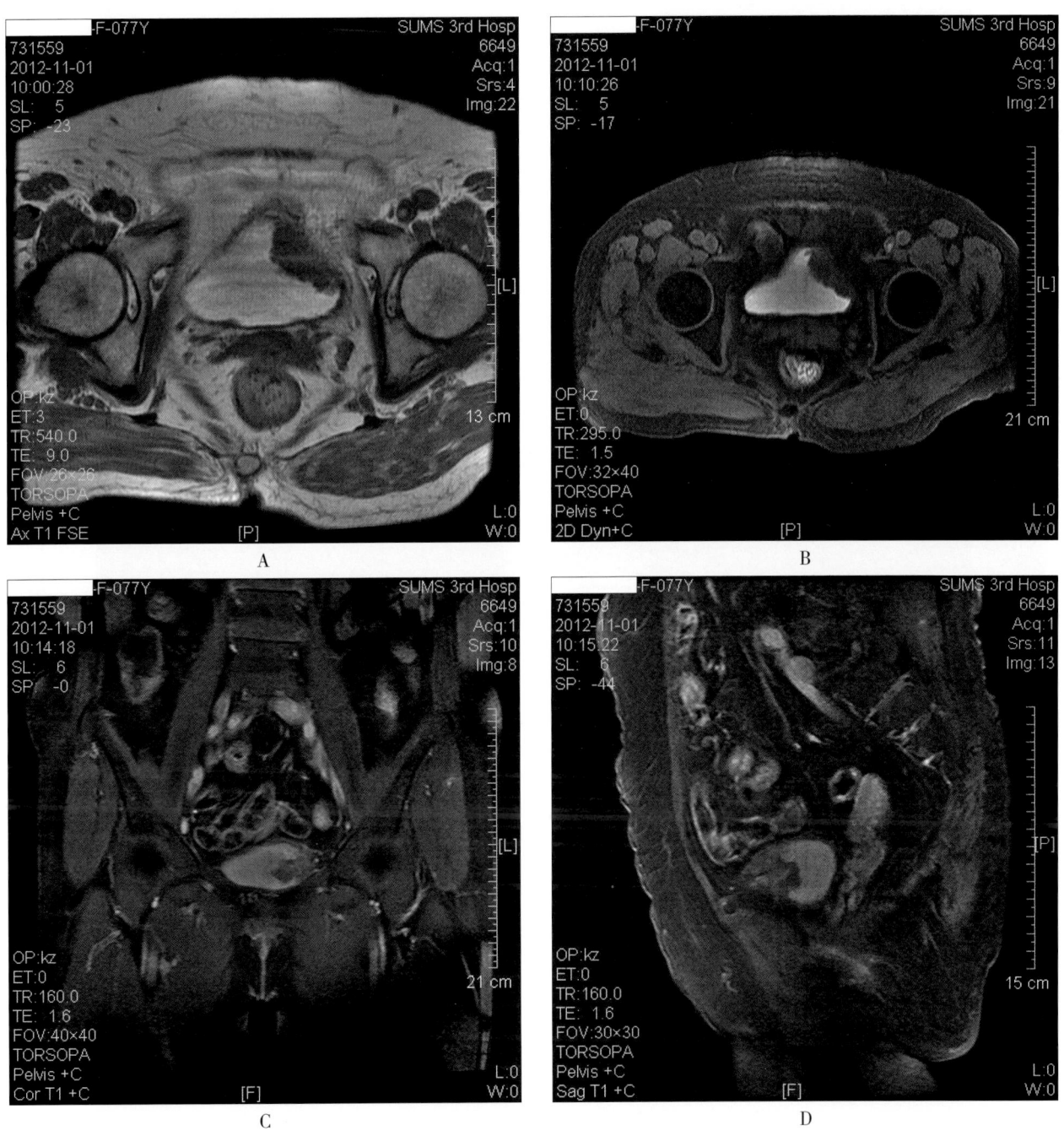

图5-19 MRI:T1加权膀胱壁和肿瘤为等信号,可见膀胱内充盈缺损。T2加权时肿瘤轻度强化

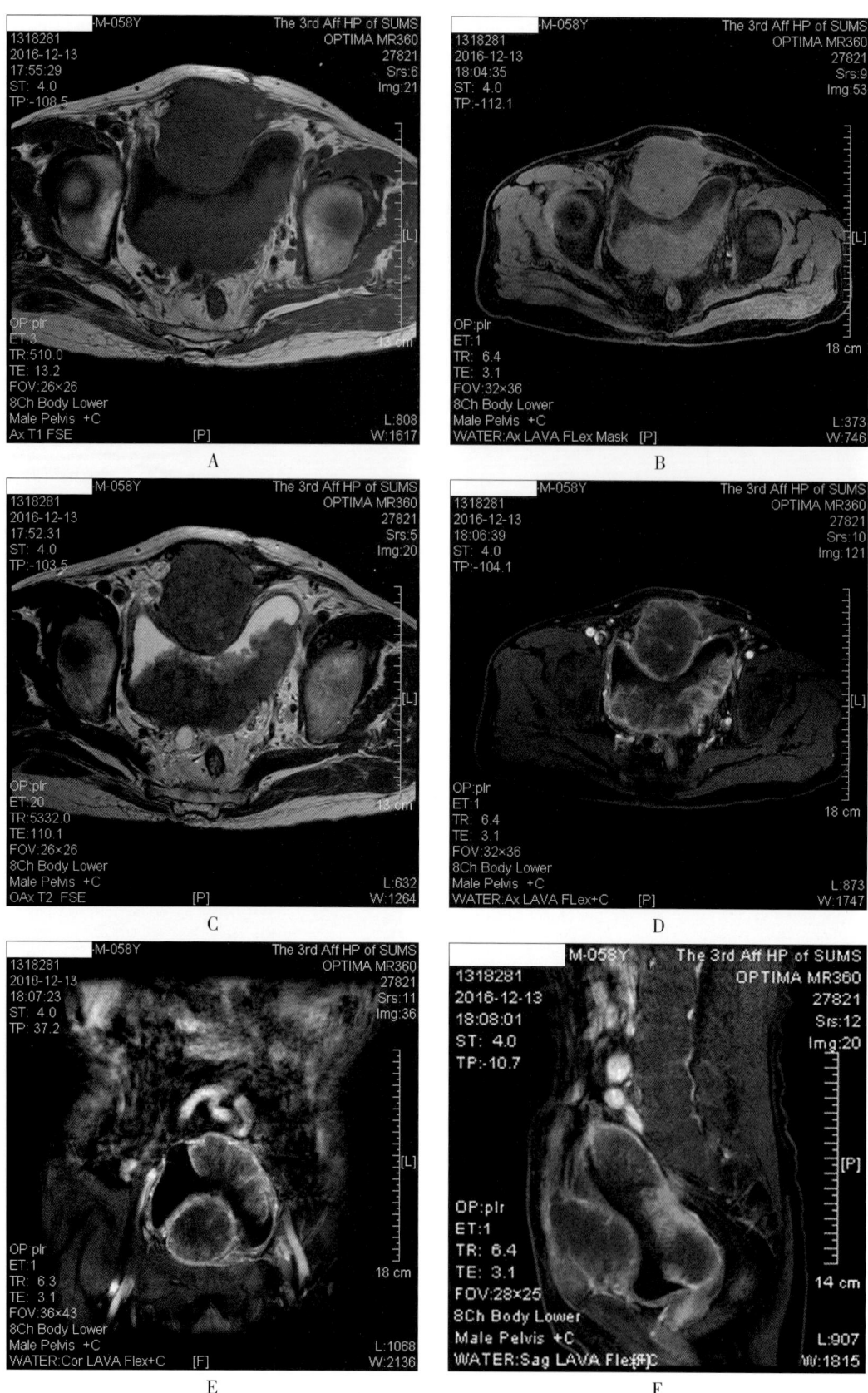

膀胱腔内可见团块状软组织信号影，范围约116mm×52mm×69mm，边缘模糊，呈菜花状，T1WI呈等信号，T2WI呈稍高信号，DWI呈明显高信号，增强扫描明显不均匀强化；累及膀胱壁全层。盆腔内膀胱前方可见多个大小不一的肿块影，最大者约66mm×67mm，信号及强化方式类似膀胱内病灶，部分与邻近前腹壁、腹直肌分界不清，双侧精囊腺与膀胱后壁分界欠清。病灶与双侧输尿管膀胱入口处分界不清，并双侧输尿管中度扩张

图5-20 与图5-17是同一个患者

(三)影像学鉴别诊断

(1) 膀胱内凝血块:CT平扫密度较膀胱癌高,CT值50~60HU,形状不规则。改变体位,可见病灶位置改变,同时在增强扫描时血块不会有增强表现。要注意的是膀胱癌合并凝血块,因此应多改变几次体位。可在临床行膀胱冲洗后,复查B超或CT,可见凝血块消失。

(2) 前列腺癌突入膀胱可见前列腺体积增大,密度不均匀,增强后呈结节状强化,多呈菜花状突入膀胱底部,双侧精囊角消失,可见精囊增大。另外,膀胱壁因长期慢性排尿困难,造成整个膀胱壁增厚,但无局部改变,此可与膀胱癌鉴别。前列腺癌血尿癌肿浸润膀胱时出现,经直肠指诊、B超、CT、活组织检查等明确诊断。

(四)检查手段的选择

(1) IVP检查的意义较大。

(2) B超对膀胱肿瘤是常用、有效、价格低廉的手段,可作为体检、诊断、复查的首选方法。超声检查可同时检查肾、膀胱,超声可以通过经腹、直肠、尿道三个路径,但对原位癌和<5mm的肿瘤发现较困难。经直肠超声对三角区、膀胱颈和前列腺看得更清楚。经尿道检查是有创的,需要麻醉,但影像最清楚,分期的准确性优于其他路径。超声检查如果配合尿细胞学检查,肿瘤>5mm,尿细胞学阳性,即可确诊,减少膀胱镜检查。超声检查可以帮助确定膀胱癌的分期,并了解局部淋巴结有无转移,是否侵犯相邻器官如前列腺、子宫、阴道和盆壁,必要时可在超声指引下穿刺活检。

(3) CT是诊断膀胱癌的重要手段,用于膀胱癌的诊断与分期,了解肿瘤浸润膀胱壁的深度,以及盆腔和腹膜后淋巴结、肝及肾上腺有无转移。术前必查项目。

(4) MRI显示肿瘤对膀胱壁浸润深度、盆腔脏器与肿瘤的关系、膀胱癌引起上尿路积水等方面有一定的优势。增强MRI检查还能确定肿瘤侵犯膀胱壁的深度,所有这些均有助于临床治疗方案的选择。

第四节 膀胱炎症

一、间质性膀胱炎

(一)临床特点

间质性膀胱炎是一种慢性的、严重的膀胱壁炎症,常发生于中年妇女,其特点主要是膀胱壁的纤维化,并伴有膀胱容量减少,以尿频、尿急、膀胱区胀痛为其主要症状。对中年妇女出现严重尿频、尿急及夜尿增多伴耻骨上方膀胱区胀痛而尿检查正常者应考虑间质性膀胱炎。该病具有如下特点:①患者常有长期进行性尿频、尿急和夜尿增多,膀胱充盈时耻骨上区疼痛明显,有时亦可出现尿道及会阴部疼痛,排尿后可缓解,血尿偶可出现,在膀胱过度充盈扩张时明显,有的患者在病史中可能有过敏性疾患。②临床检查一般正常,有的患者可出现耻骨上触痛,在女性患者阴道前壁触诊时可有膀胱区触痛感。③患者尿常规多数正常,可有血尿出现,肾功能检查除非在膀胱纤维化导致膀胱输尿管反流或梗阻时才有变化。④膀胱镜检查是诊断间质性膀胱炎的重要方法,由于膀胱容量缩小,患者甚为痛苦,膀胱水扩张后可见膀胱顶部小片状瘀斑、出血,有的可见到疤痕、裂隙或渗血(图5-21)。⑤治疗包括膀胱水扩张、全身药物治疗,手术治疗包括肠道膀胱扩大术、尿流改道术等。

(二)影像学表现

1. X线表现

排泄性尿路造影一般无异常,合并反流时在造影片上可见肾盂积水、膀胱容量减少表现。

2. B超表现

B超仅作为导致同样症状疾病的排除检查手段。

3. CT表现

CT表现为膀胱壁不规则增厚。病变轻者,膀胱壁不规则增厚仅累及膀胱两侧;病变重者,膀胱壁全部累

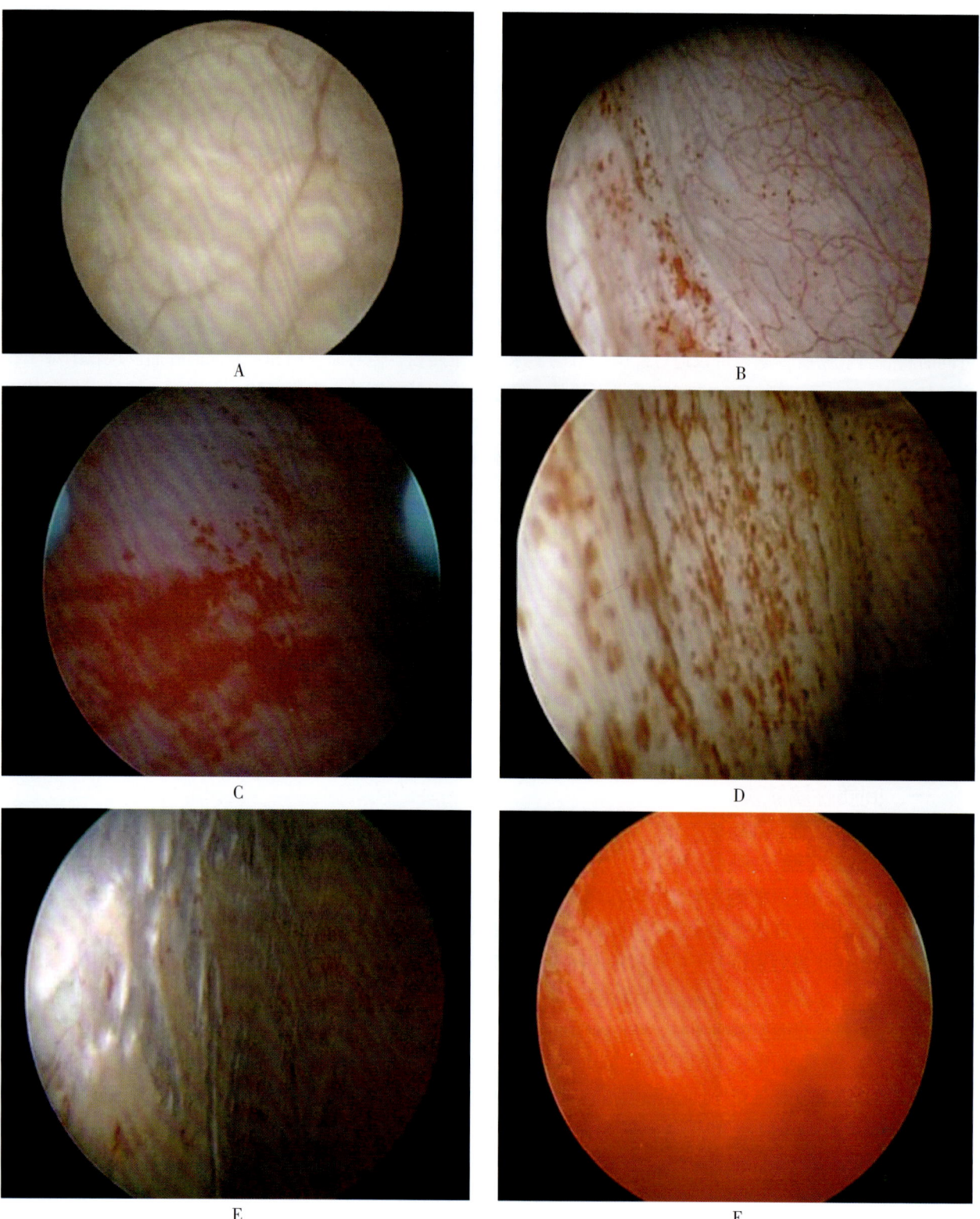

A. 0级（正常型）；B. Ⅰ级（点状出血型）；C. Ⅱ级（斑片状出血型）；D. Ⅲ级（弥漫出血型）；E、F. Ⅳ级（破布型，水扩张前后）

图5-21　间质性膀胱炎的膀胱镜下表现，根据水扩张后膀胱黏膜的表现可分为0~Ⅳ级

及，甚至肾盂、输尿管扩张积水，膀胱两侧及前壁明显增厚。CT增强扫描增厚的膀胱壁呈轻到中度强化。

（三）影像学鉴别诊断

（1）慢性膀胱炎：B超提示膀胱黏膜粗糙不光滑，回声增强，呈粗细不均的颗粒状或断续状；在CT图像上常表现为整个膀胱壁增厚，但是一般厚度＜5mm。

（2）腺性膀胱炎：CT表现为膀胱壁的弥漫性增厚，CT平扫多数病灶呈均匀等密度改变；增强后病灶呈较均匀一致的轻度强化。MRI表现：T1WI病变为等信号，在T2WI病变为稍高信号。

（四）检查手段的选择

作为排除其他病变的检查手段，B超可作为首选，膀胱造影、CT有一定价值，MRI较少采用。

二、其他膀胱炎症

（一）临床特点

膀胱炎常伴有尿道炎，统称下尿路感染。许多泌尿系统疾病可引起膀胱炎，而泌尿系统外的疾病（如生殖器官炎症、胃肠道疾患和神经系统损害等），亦可使膀胱受到感染。分为急性膀胱炎和慢性膀胱炎。膀胱炎具有如下特点：①急性膀胱炎可突然发生或缓慢发生，排尿时尿道有烧灼痛，尿频，往往伴尿急，严重时类似尿失禁。②尿混浊、尿液中有脓细胞，有时出现血尿，常在排尿终末时明显。耻骨上膀胱区有轻度压痛。③单纯急性膀胱炎，无全身症状，不发热。女性患者急性膀胱炎发生在新婚后，称为"蜜月膀胱炎"。④急性膀胱炎的病程较短，如及时治疗，症状多在1周左右消失。⑤慢性膀胱炎伴有轻度的膀胱刺激症状，且经常反复发作。

（二）影像学表现

1. X线表现

排泄性尿路造影一般无异常。

2. B超表现

B超提示膀胱黏膜粗糙不光滑，回声增强，呈粗细不均的颗粒状或断续状。

3. CT表现

CT表现为膀胱壁的弥漫性增厚，CT平扫多数病灶呈均匀等密度改变；增强后病灶呈较均匀一致的轻度强化。

4. MRI表现

MRI表现：T1WI病变为等信号，在T2WI，病变为稍高信号（图5-22）。

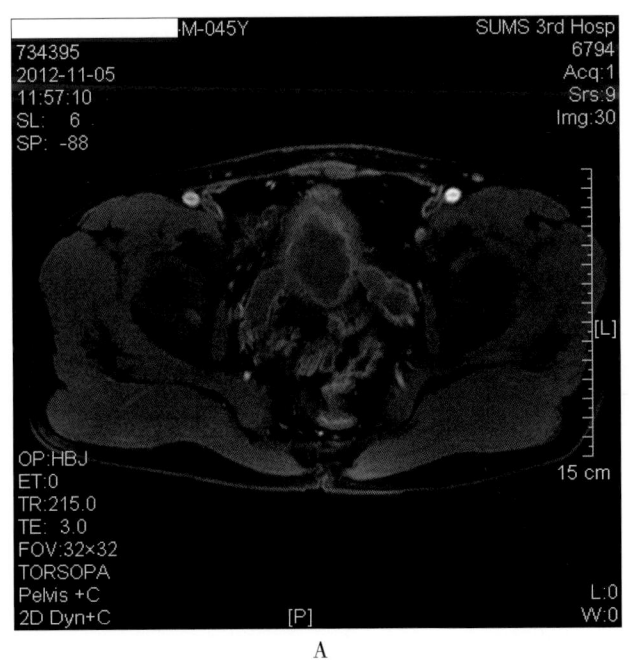
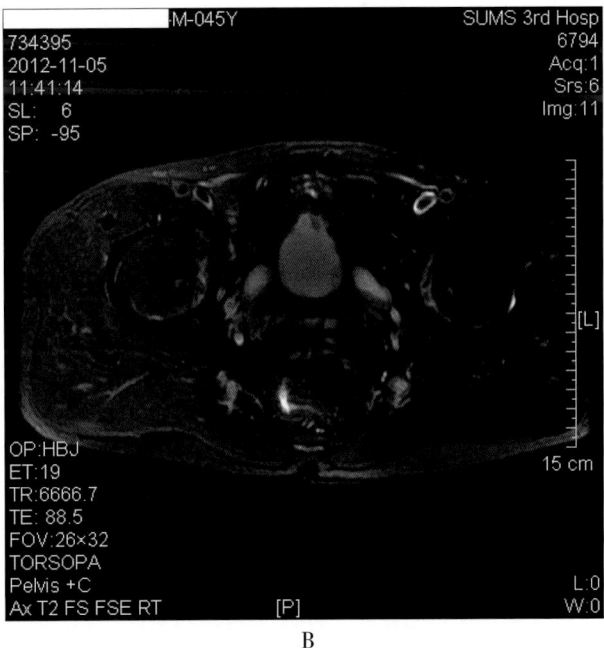

图5-22　膀胱急性化脓性炎症：膀胱壁增厚，边缘毛糙，前壁见小囊状影向外突出，增强扫描膀胱壁轻度强化

(三)影像学鉴别诊断

（1）间质性膀胱炎：排泄性尿路造影一般无异常；CT影像结果表现为膀胱壁不规则增厚。病变轻者，膀胱壁不规则增厚仅累及膀胱两侧；病变重者，膀胱壁全部受累及肾盂、输尿管扩张积水，膀胱两侧及前壁明显增厚。CT增强扫描增厚的膀胱壁呈轻到中度强化。

（2）腺性膀胱炎：CT表现为膀胱壁的弥漫性增厚，CT平扫多数病灶呈均匀等密度改变；增强后病灶呈较均匀一致的轻度强化。MRI表现：T1WI病变为等信号，在T2WI病变为稍高信号。

(四)检查手段的选择

B超作为排除其他病变的手段，为首选；CT作为排除其他病变的选择有一定价值；MRI较少采用。

第五节 膀胱结石及异物

一、膀胱结石

(一)临床特点

膀胱结石主要见于老年及幼年男性，女性少见。膀胱结石分为原发性、继发性及迁入性三种。原发性膀胱结石多由营养不良引起，近年呈下降趋势。继发性膀胱结石继发于下尿路梗阻、异物、神经源性膀胱而产生。迁入性膀胱结石指从肾或输尿管下排至膀胱。

该病临床上具有如下特点：①排尿疼痛、尿流中断。由于排尿时结石突然嵌顿于尿道内口可引起排尿中断并引起剧痛。疼痛具特征性，表现为膀胱区剧痛，可放射至阴茎及会阴部。②血尿常为终末肉眼血尿。③合并感染时症状加重，可出现脓尿。④良性前列腺增生继发膀胱结石患者，排尿困难加重或伴感染症状。⑤直肠指检可扪及较大的结石，成人以金属探条插入膀胱可触及结石。

(二)影像学表现

1. X线表现

X线检查是诊断膀胱结石的可靠手段。大多数结石不透X线，平片上不仅可知有无结石，且可显示出结石的大小、数目、形状和位置。

膀胱结石大小不等，小至数毫米，大至充满膀胱；数目不等，单发多见；形状多为圆形或椭圆形；边缘多数光滑，少数不规则或毛糙状。密度不均，有部分结石呈层状结果，如同树木的年轮一样（图5-23至图5-25）。

膀胱区钙化影并非都是膀胱结石，还有输尿管下段结石、前列腺钙化灶、粪石、静脉石、盆腔肿瘤的钙化等。因此，以下情况需要行逆行造影或静脉泌尿系造影进一步明确诊断：①KUB上结石影不能肯定在膀胱内；②膀胱阴性结石；③膀胱憩室内结石；④膀胱结石合并其他并发症；⑤鉴别非结石的膀胱区钙化影，对于此类患者，在造影时可转动体位有助于鉴别。

2. B超表现

超声检查对诊断膀胱结石很有价值。超声检查时膀胱结石具有高回声声像，产生强光团，在强光团的背侧有明显的声影。当体位改变时，实时显像式超声仪可见到结石在膀胱内滚动的情况（图5-26）。

3. CT表现

CT下膀胱结石表现为膀胱腔内高密度影，容易鉴别位于膀胱壁、憩室内及膀胱壁外的钙化影，CT值100HU以上，即使阴性结石，密度也显著高于其他病变，具有移动性（图5-27）。

4. MRI表现

一般不需MRI检查，膀胱结石在T1WI和T2WI上皆呈非常低的信号。

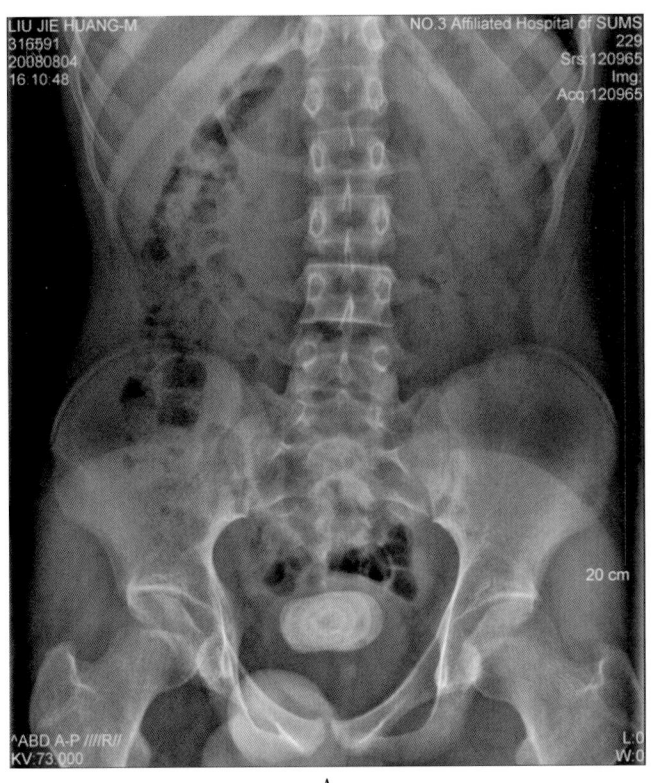
A

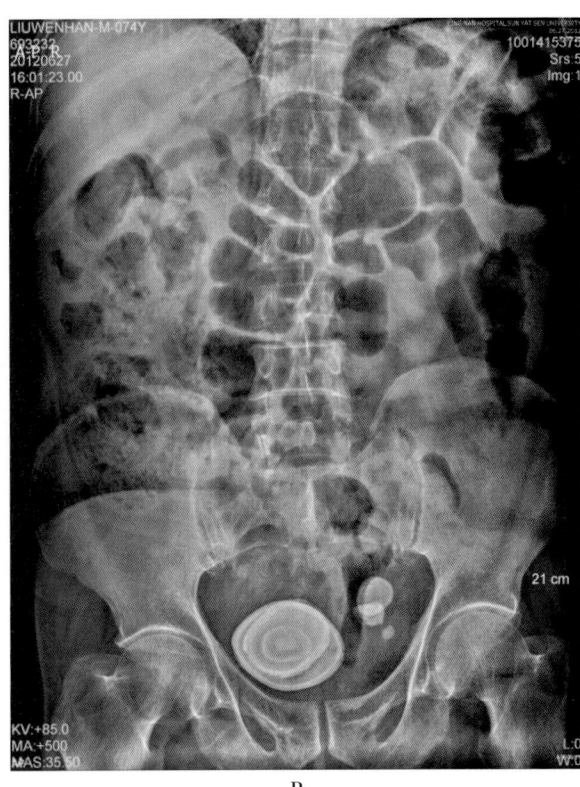
B

图5-23　膀胱结石，呈树年轮状结构

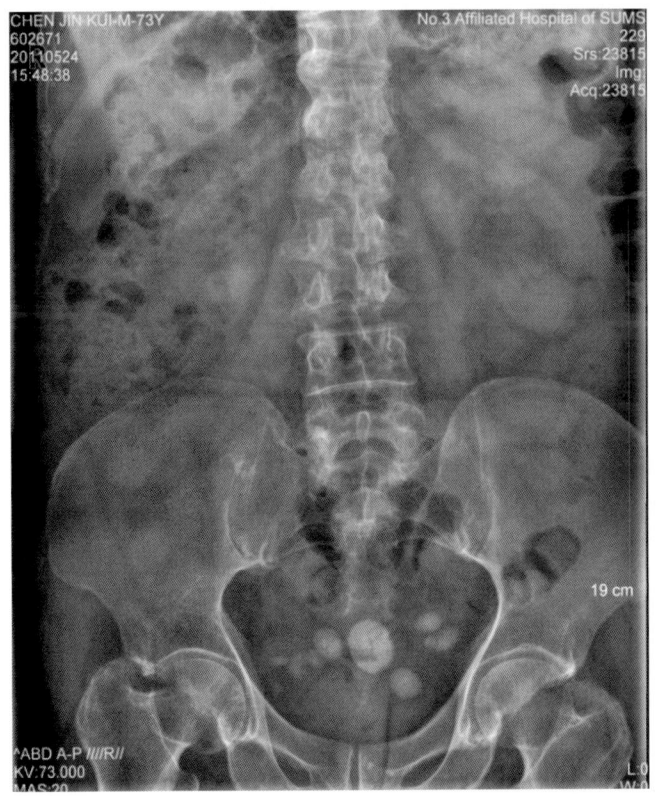

图5-24　膀胱多发性结石

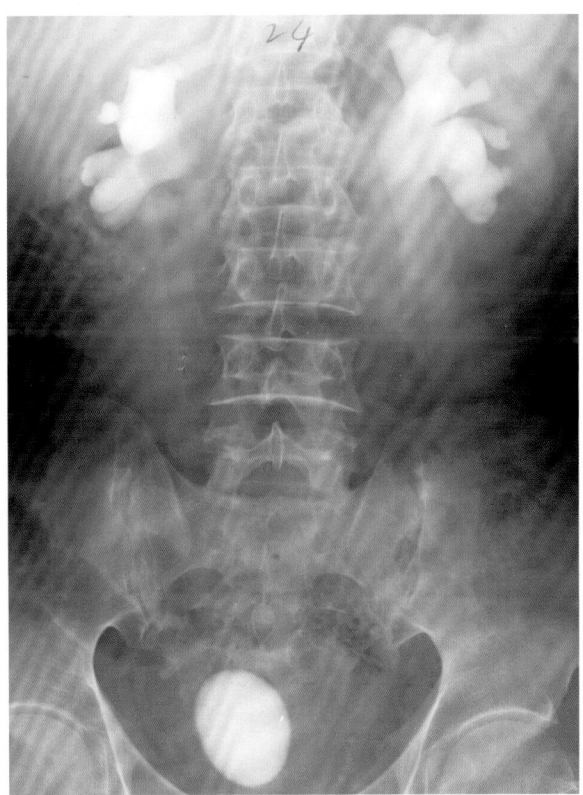

图5-25　膀胱结石并双侧肾积水

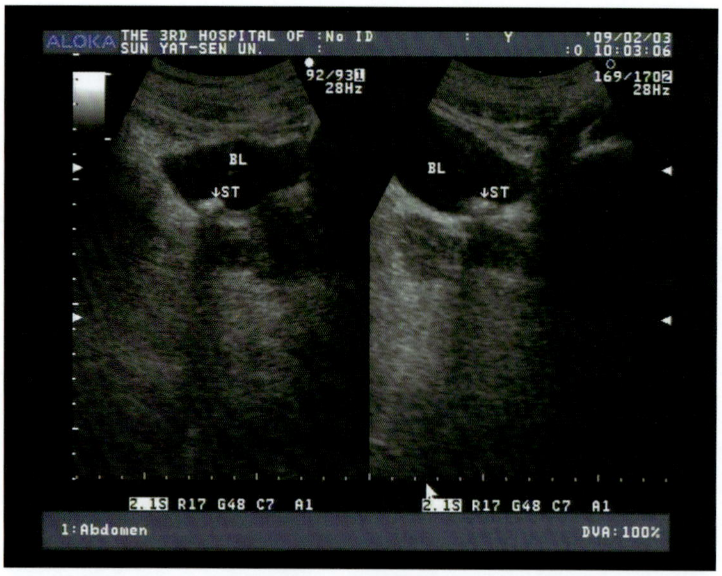

图5-26　膀胱结石

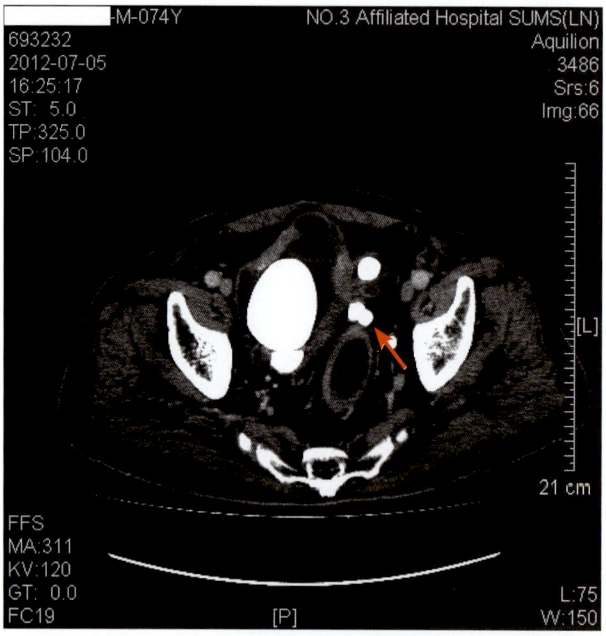

A

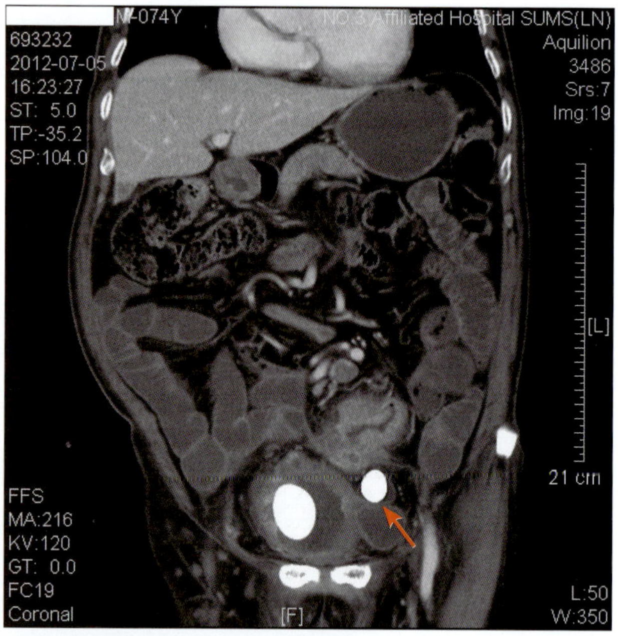

B

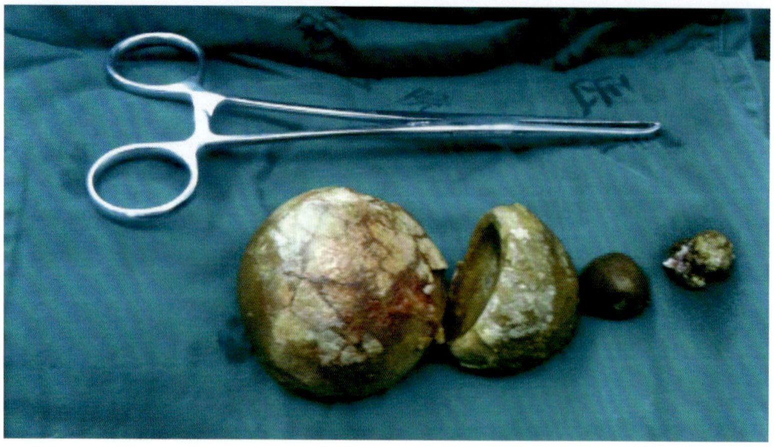

C

图5-27　膀胱结石，并膀胱憩室内结石

（三）影像学鉴别诊断

（1）膀胱异物：膀胱区平片对不透光的异物有鉴别诊断价值；CT能比较清晰地分辨异物的形状及性质。

（2）尿道结石：尿道前后位及斜位片，可以看到不透光阴影，呈圆形或卵圆形，一般如花生米大小。

（四）检查手段的选择

（1）X线检查是诊断膀胱结石的可靠手段。

（2）超声检查对诊断膀胱结石很有价值，价格便宜，为首选。

（3）CT有助于鉴别膀胱异物等病变，但费用较高。

（4）MRI较少采用。

二、膀胱异物

（一）临床特点

泌尿道异物中，以膀胱异物（foreign body in bladder）最为多见。异物的种类甚多，进入膀胱途径及方式多种多样，各种可能通过尿道外口的物件都能进入膀胱内。具有如下特点：①导致局部刺激与损伤，排尿不畅或尿流中断，长期局部刺激可并发感染，出现血尿、脓尿。②发生的症状与异物的性质有关，较大的异物在膀胱颈部或膀胱内容易于腹部或会阴部扪到。如果形成内瘘，与肠道相通，有气尿出现，可排出食物残渣；与阴道或子宫相通，有尿失禁、尿瘘表现。③常在寻找持续性脓尿或膀胱炎的病因时发现膀胱异物的存在，下腹疼痛的病例也较常见，且有时较显著。④多数异物能用内镜经尿道取出；如异物较大，难以通过内镜下经尿道取出，应经膀胱切开取出。

（二）影像学表现

1. X线表现

X线摄片对于确诊很有帮助，它可显示金属或X线不透光异物存在，同时显示其形态和定位以及大小等，也常可显示被不透光的尿盐晶体包裹的透光物体，并也可定位由于异物损伤、感染以及腐蚀组织造成的尿外渗情况，但不能提示内出血及膀胱穿孔等并发症（图5-28）。

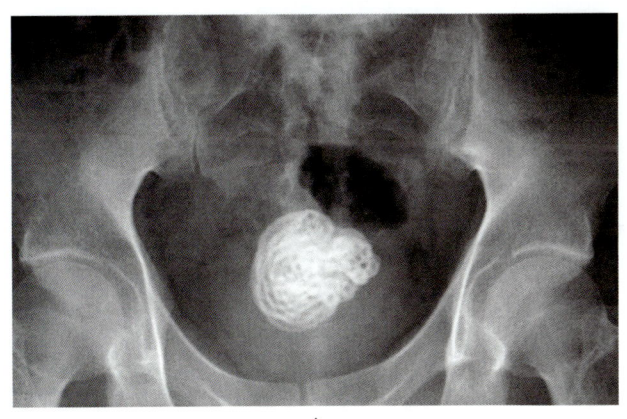 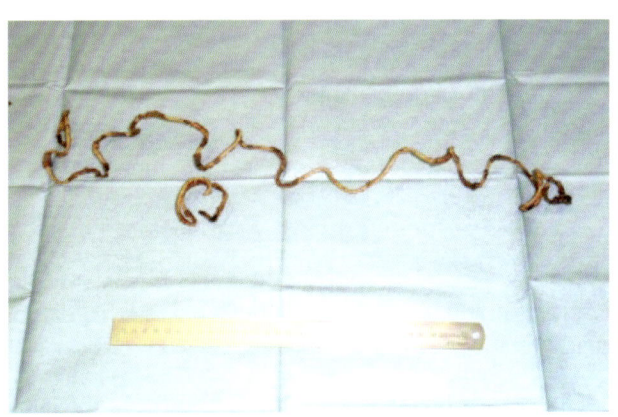

A　　　　　　　　　　　　　　B

图5-28　KUB显示膀胱区较长的蜷曲的异物，右图为取出的异物，长约140cm的乙烯塑料管

（摘自IMAI A，SUZUKI Y，HASHIMOTO Y，et al. A very long foreign body in the bladder［J］. Adv Urol，2011：323197.）

2. B超表现

B超显示膀胱充盈好，壁光滑，透声可，于膀胱内测出特殊形态的异物，后方伴声影，若异物游离于膀胱内，改变体位，该强回声带可明显移动。

3. CT表现

CT可用来显示异物的密度、性质及膀胱损伤情况，显示其形态和定位以及大小等（图5-29，图5-30）。

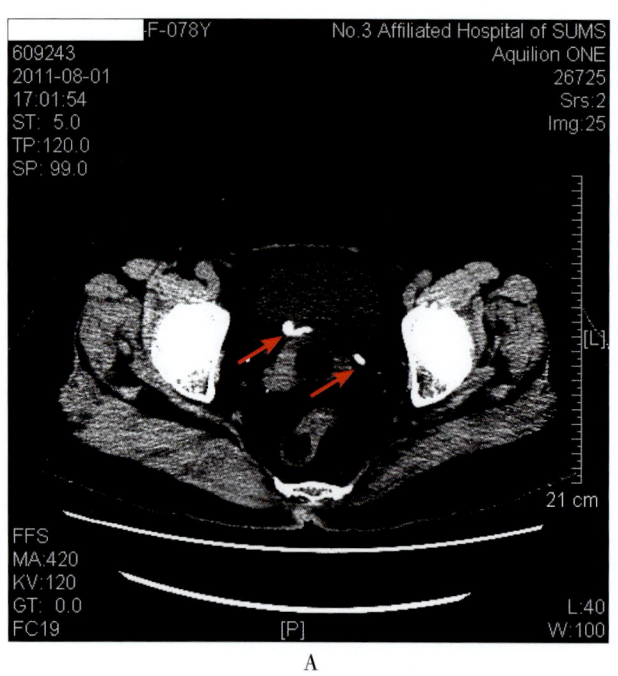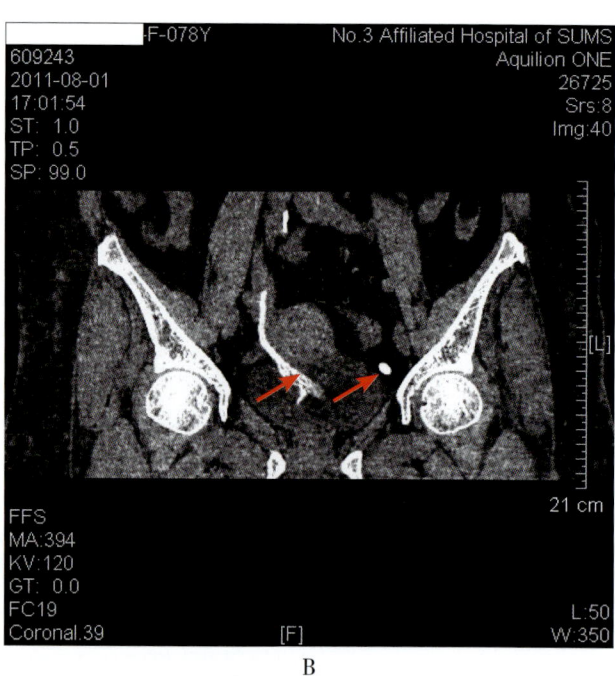

图5-29 女，78岁，腹腔镜阴道前壁补片修补术后2年，反复尿路感染。CT提示膀胱右后方、子宫右侧至前方走行区可见迂曲条形高密度影，部分经膀胱后壁突入膀胱腔内，增强扫描无强化，考虑补片侵袭膀胱

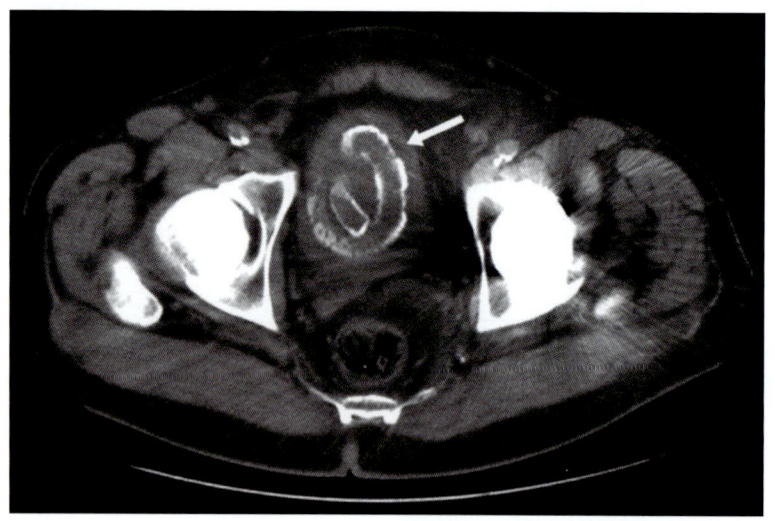

图5-30 盆腔CT平扫可见膀胱内螺旋的管状物并钙化

（摘自SCHMITT B H，FEDER M T，ROKKE D L，et al. An unusual foreign body in the urinary bladder mimicking a parasitic worm［J］.J Clin Microbiol，2012，50（7）：2520-2522.）

4. MRI表现

对于膀胱内非金属异物，MRI棉线与湿木屑呈长T1低信号。

（三）影像学鉴别诊断

（1）膀胱结石：大多数结石不透X线，KUB不仅可知有无结石，且可显示出结石的大小、数目、形状和位置。实时B超可见到结石在膀胱内滚动的情况。CT有助于鉴别膀胱异物性质。

（2）膀胱癌：CT下为膀胱壁突向腔内的结节，呈分叶状或菜花状软组织肿块，大小不等，表面可有点状钙化，常位于侧壁及三角区。

（四）检查手段的选择

（1）X线检查是诊断膀胱异物的可靠手段。

（2）超声检查对诊断膀胱异物很有价值，为首选。

（3）CT有助于鉴别膀胱异物的性质，常规应用。

（4）MRI较少采用。

第六节　膀胱功能障碍性疾病

一、神经源性膀胱

（一）临床特点

神经源性膀胱，简单地讲是指缘于各类神经系统疾患而导致膀胱尿道功能异常的一种状态。表现常没有特异性，并且因神经源性疾病的差异极大，其泌尿系症状表现也差别极大，而且同一疾病的病期早晚不一，其表现也可完全不一。神经源性膀胱具有如下特点：①尿频、尿急和急迫性尿失禁；排尿困难和充盈性尿失禁，排尿困难是神经源性膀胱患者最常见的症状。②有些神经源性膀胱患者会出现明显疼痛，以耻骨上、尿道或盆底疼痛为主，有时以腰部不适和疼痛为主。③胃肠道症状神经源性膀胱患者出现恶心、呕吐及食欲差等胃肠道表现时常提示存在肾功能不全表现，儿童出现肾功能不全时还会影响生长发育。另外，神经源性膀胱患者多数存在大便异常，以便秘为主，但不少骶上病变的患者以大便失禁为主。④导致神经源性膀胱的原发疾病的症状。常见的神经源性疾病有脑血管疾病、脊髓多发硬化、脊髓损伤、脊髓肿瘤、糖尿病、腰椎间盘疾病及骶裂脊髓栓系等。每种疾病均有各自特殊的临床表现。⑤首先应由神经科医师或其他相关科医师对导致泌尿系功能障碍的原发疾病进行治疗或作出评价，在原发疾病稳定后开始泌尿外科的进一步治疗，而原发疾病未稳定前泌尿科常常仅作单纯留置尿管等最简单的处置。⑥保护肾功能是神经源性膀胱患者的第一原则，改善膀胱的储尿功能是治疗的第二原则。

（二）影像学表现

1. X线表现

KUB及IVP检查：①膀胱改变。低张力性神经源性膀胱表现为膀胱重度扩张，膀胱边缘光滑，排尿后有大量残余尿。上述改变并非神经性膀胱炎的特征性改变，也可见于膀胱颈或膀胱颈以下的梗阻性疾病，如前列腺肥大、后尿道瓣膜形成和尿道损伤后狭窄等。另一类是高张力性神经，由于长期膀胱内压增高所形成的张力增高膀胱，整个膀胱呈菱形或三角形，底宽上窄，近似塔状。亦可形成各种不规则形状。膀胱肌肉不规则增粗肥大，形成大小不等的肌肉束，向膀胱内凸出，使膀胱壁毛糙，通常称之为膀胱小梁形成。在较重的病例，其小梁之间有多发性、大小不等的憩室状或囊袋状向膀胱外膨出，使膀胱边缘不整，呈多发憩室样边缘，但也可仅有一个或少数几个较大憩室。②输尿管反流。多数患者有不同程度的反流，严重者可引起输尿管及肾盂发生扩张及积水现象。反流大多为两侧性，也可仅见于一侧。③膀胱颈的改变。膀胱内括约肌麻痹，则膀胱底与尿道相接处呈漏斗样扩张。相反如内括约肌痉挛，则膀胱颈呈细线样（图5-31）。

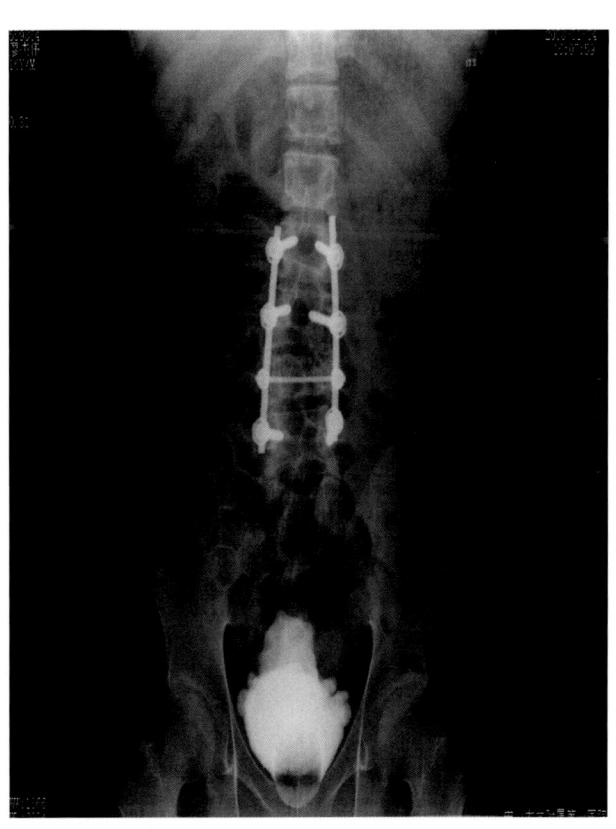

图5-31　神经源性膀胱

2. B超表现

B超是最常用的泌尿系形态学检查手段，了解有无肾积水、膀胱形态等，特别是残余尿量的测定在神经源性膀胱患者的诊断评价中十分重要。

3. CT表现

CT表现为：①膀胱改变。一种是张力缺乏性膀胱，表现为膀胱重度扩张，边缘光滑，排尿后有大量残余尿；一种为张力增高性膀胱，整个膀胱呈菱形或近似三角形，底部宽，上部窄，也可以呈不规则形，膀胱壁不光滑，一处或多处局部增厚并呈结节状向膀胱内突出。②输尿管及肾改变。输尿管及肾盂扩张及积水，为不同程度的尿液反流所致，多为双侧性。

4. MRI表现

MRI表现为膀胱呈近似菱形或典型者为塔状改变，膀胱底部向周围增粗隆起，上段变尖，矢状位能清楚显示全貌，是其他影像学检查所不可比拟的。另外MRI所提供的高软组织分辨率能比较精细地显示膀胱壁的改变，如膀胱壁一处或者多处不规则增厚，以结节样或乳头状为多见，黏膜凹凸不平，以及膀胱憩室形成，憩室大小、数量均能完整显示，如加做MRU成像则能显示泌尿道全貌。

（三）影像学鉴别诊断

（1）尿道狭窄：行尿道造影可清晰显示尿道狭窄的位置、长度等。

（2）膀胱结核：X线检查排泄性尿路造影，85%显示一侧肾脏结核病变。晚期病例有对侧肾积水、肾功能减退。膀胱造影见膀胱边缘毛糙，不光滑。膀胱造影见膀胱容量缩小在50mL以下，部分患者对侧有膀胱输尿管回流。

（四）检查手段的选择

（1）KUB及IVP检查行此项检查。平片中可了解有无脊柱裂等情况，是了解有无肾积水的金标准检查手段。

（2）超声诊断及残余尿量：B超是最常用的泌尿系形态学检查手段，残余尿量的测定在神经源性膀胱患者的诊断评价中十分重要。

（3）CT及MRI具有重要的形态学改变，但费用较高。

二、膀胱出口梗阻

（一）临床特点

膀胱出口梗阻分为男性膀胱出口梗阻和女性膀胱出口梗阻，常见病因：良性前列腺增生，女性膀胱颈梗阻等。本病具有如下特点：①储尿期症状（尿频、尿急、尿痛）；排尿期症状（排尿费力、排尿等待、尿线中断、尿滴沥等）。②有些神经源性膀胱患者会出现明显疼痛，以耻骨上、尿道或盆底为主，有时以腰部不适和疼痛为主。③胃肠道症状，神经源性膀胱患者出现恶心、呕吐及食欲差等胃肠道表现时常提示存在肾功能不全表现，儿童出现肾功能不全时还会影响生长发育。另外，神经源性膀胱患者多数存在大便异常，以便秘为主，但不少骶上病变患者以大便失禁为主。④导致神经源性膀胱的原发疾病的症状。常见的神经源性疾病有脑血管疾病、脊髓多发硬化、脊髓损伤、脊髓肿瘤、糖尿病、腰椎间盘疾病及骶裂脊髓栓系等。每种疾病均有各自特殊的临床表现。⑤首先应由神经科医师或其他相关科医师对导致泌尿系功能障碍的原发疾病进行治疗或作出评价，在原发疾病稳定后开始泌尿外科的进一步治疗，而原发疾病未稳定前泌尿科常常仅作单纯留置尿管等最简单的处置。⑥保护肾功能是神经源性膀胱患者的第一原则，改善膀胱的储尿功能是治疗的第二原则（图5-32）。

（二）影像学表现

1. X线表现

膀胱造影结合尿流动力学，当患者有尿意时嘱患者开始带管排尿，连续拍照记录膀胱形态，并同时记录各项尿动力指标。不但能了解患者逼尿肌的功能状态，而且同步观察膀胱尿道的形态变化，往往表现为膀胱颈口未呈漏斗状开放；对于前列腺增生突向膀胱的患者，造影可发现突出程度。

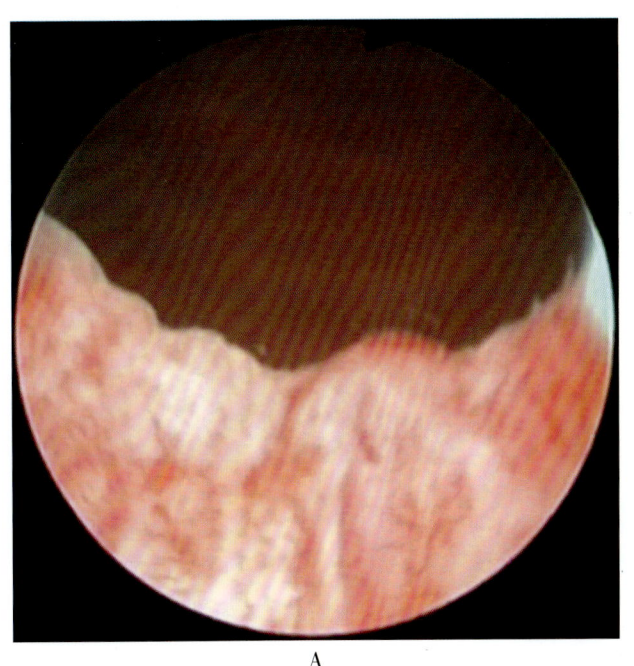
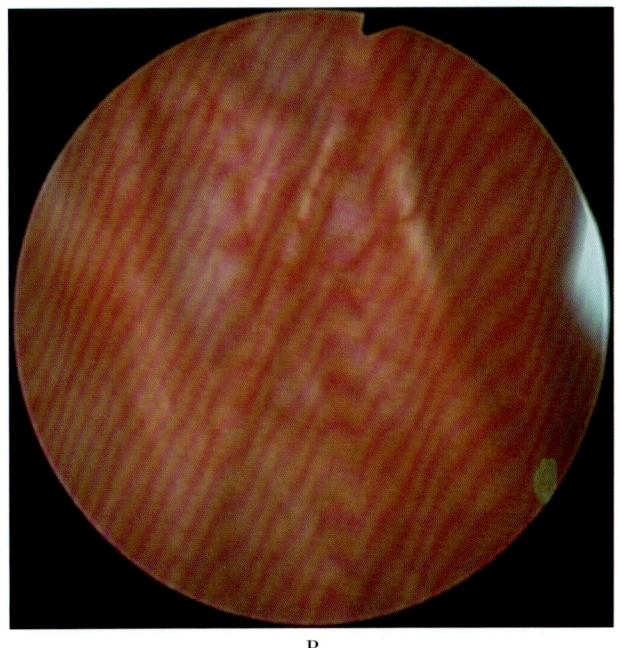

图5-32　女性膀胱出口梗阻，膀胱内明显小梁形成

2. B超表现

超声测量膀胱壁厚度和膀胱重量在筛选和诊断膀胱出口梗阻方面有非常重要的价值。利用超声可评估男性前列腺的形态及大小，判断男性膀胱出口梗阻的严重程度。另外，三维盆底超声下能更清晰地分析膀胱颈口的变化及开合情况。超声下可发现膀胱壁增厚，回声不均匀，膀胱颈口未呈漏斗状开放。

3. CT及MRI表现

诊断价值有限，可作为鉴别其他膀胱颈病变的检查手段。

（三）影像学鉴别诊断

（1）神经源性膀胱：膀胱造影表现为膀胱重度扩张，膀胱边缘光滑，排尿后有大量残余尿。输尿管反流，严重者可引起输尿管及肾盂发生扩张及积水现象。膀胱颈的改变，呈细线样。

（2）尿道狭窄：行尿道造影可清晰显示尿道狭窄的位置、长度等。

（四）检查手段的选择

（1）KUB+IVP对诊断膀胱出口梗阻有一定价值。

（2）B超作为无创、经济的手段，具有重要的诊断意义，为首选。

（3）CT及MRI可作为鉴别其他膀胱颈病变的检查手段，但费用高。

三、膀胱膨出

（一）临床特点

膀胱膨出（cystocele）是各种原因导致盆底支持功能减弱，引发膀胱向阴道前壁方向脱出。多见于中老年妇女，多产妇尤其多见。该病具有如下特点：①轻者无症状，或有轻度下坠感、腰酸、久立后加重，卧床休息后缩小。重者可伴排尿困难或压力性尿失禁，常常尿路感染。②根据阴道前壁脱垂情况可进行膀胱膨出的分度以评价疾病的严重程度。Ⅰ度：阴道前壁形成球状物，向下突出，达处女膜缘，但仍在阴道内。Ⅱ度：阴道壁展平或消失，部分阴道前壁突出于阴道外口。Ⅲ度：阴道前壁全部突出于阴道外口。③轻症不需治疗或盆底功能锻炼，重症者可行阴道前壁修补术，使膨出的膀胱恢复到正常解剖位置，同时还需纠正长期慢性增加腹压的疾患（图5-33）。

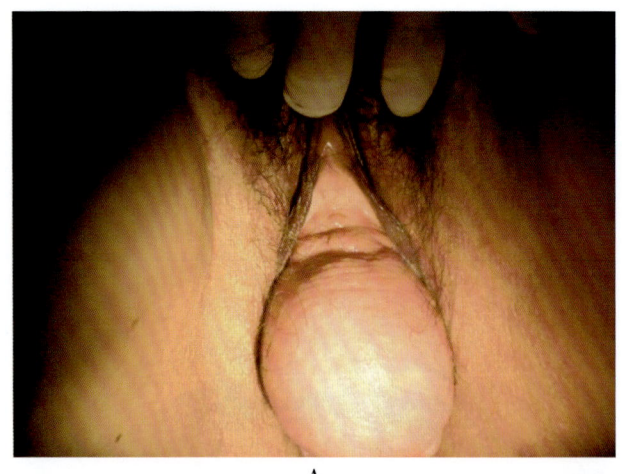 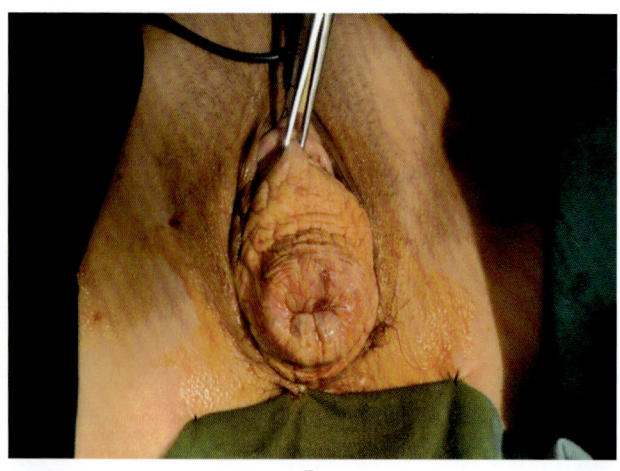

A. 严重膀胱膨出（Ⅲ度）；B. 严重膀胱膨出（Ⅲ度）并子宫脱垂

图5-33　膀胱膨出

（二）影像学表现

1. X线表现

IVP检查：可了解有无肾积水及膀胱形态，排除有无膀胱其他并发病变。表现为充盈对比剂的膀胱向下脱垂，低于尿道口水平。

2. B超表现

超声诊断及残余尿量：B超是最常用的泌尿系形态学检查手段，了解有无肾积水、膀胱形态等。盆底三维超声检查对于了解盆底肌肉及器官的改变有重要价值，膀胱脱垂女性的阴道呈开口向上的船形，位置后移，前腔扩大，膀胱位置下降，可在静息状态和增加腹压情况下动态观察膀胱的相对位置（图5-34）。

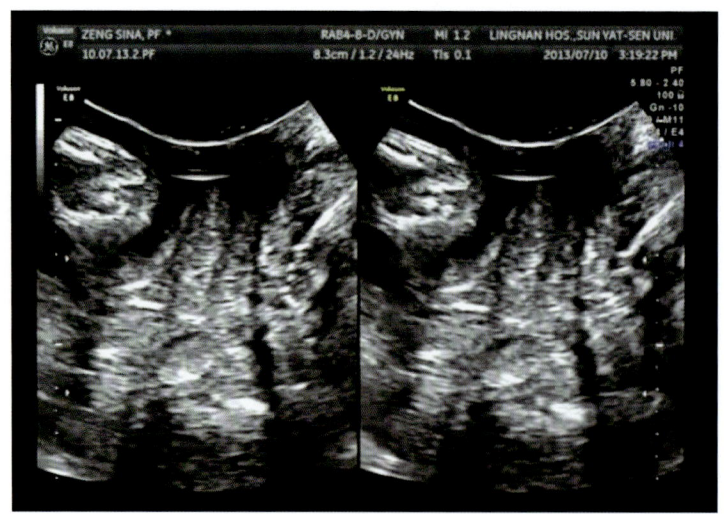

图5-34　盆底三维超声检查

经典的膀胱膨出的影像学分型方法最初是由Green提出。Green根据膀胱颈的活动度、膀胱后角（近段尿道和膀胱三角外壁之间的夹角）及尿道旋转角度三个指标对膀胱膨出进行分型，共分三种类型（图5-35）。Green type Ⅰ型：膀胱后角开放≥140°，尿道旋转角<45°；Green type Ⅱ型：膀胱后角开放≥140°，尿道旋转角45°~120°；Green type Ⅲ型：膀胱后角完整，尿道旋转角≥45°。Ⅱ型膀胱膨出和Ⅲ型膀胱膨出有着不同的病因病理基础及临床表现，Ⅱ型膀胱膨出患者常有压力性尿失禁但肛提肌完整，Ⅲ型膀胱膨出患者常有排泄功能障碍及分娩所致的肛提肌损伤及断裂（图5-35）。

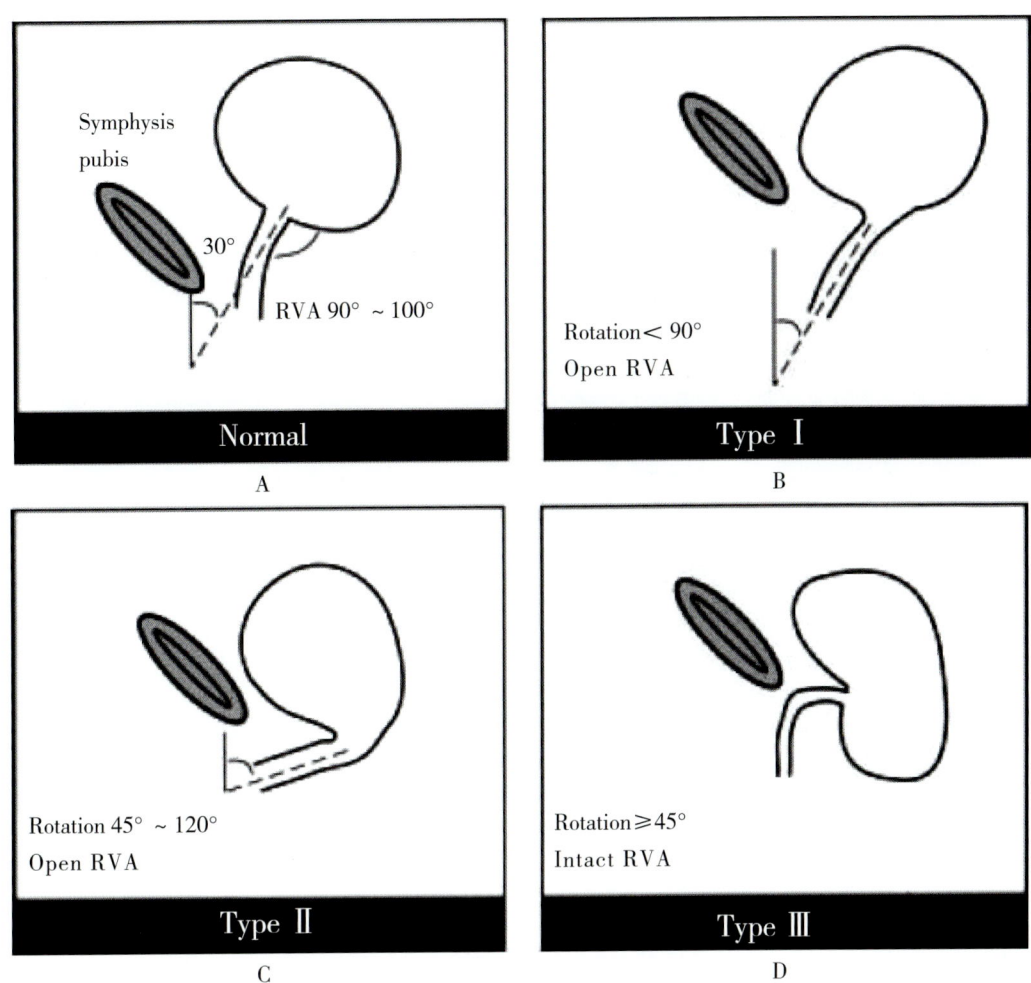

图5-35 Green膀胱膨出分型示意图

（摘自DIETZ H P. Can urodynamic stress incontinence be diagnosed by ultrasound？［J］. Int Urogynecol J，2013，24（8）：1399-1403.）

（1）Green type Ⅰ型

Green Ⅰ型：Valsalva动作，膀胱颈的移动度大，膀胱颈位于耻骨联合水平线以下，膀胱后角开放≥140°，尿道旋转角<45°（图5-36）。

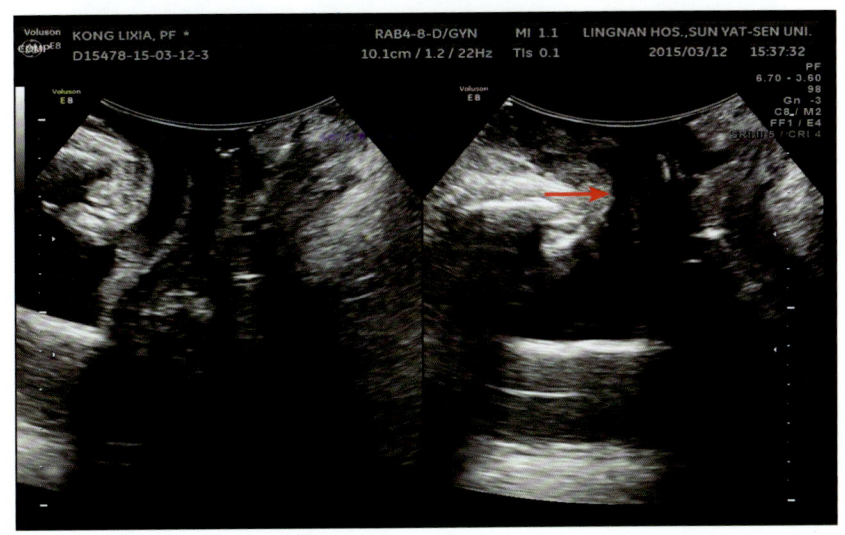

图5-36 左图为静息时状态，右图为最大Valsalva动作时状态

（2）Green Ⅱ型：膀胱脱垂伴膀胱后角开放。

Green Ⅱ型：Valsalva动作，膀胱颈的移动度大，膀胱颈位于耻骨联合水平线以下，膀胱后角开放≥140°，尿道旋转角≥45°（图5-37）。

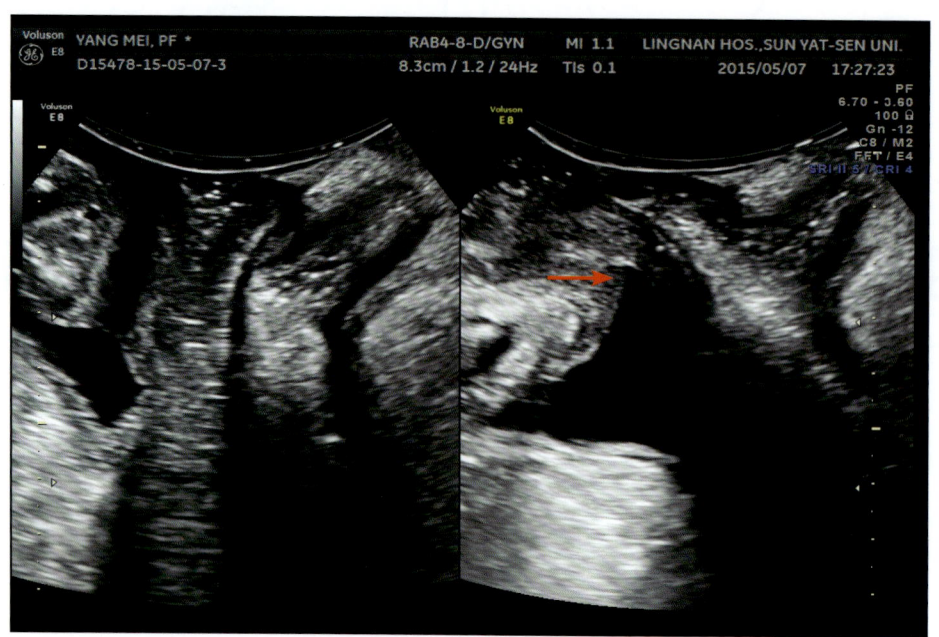

图5-37　左图为静息时状态，右图为最大Valsalva动作时状态

（3）Green Ⅲ型：膀胱脱垂伴完整的膀胱后角。

Green Ⅲ型：膀胱后角完整，尿道旋转角≥45°（图5-38）。

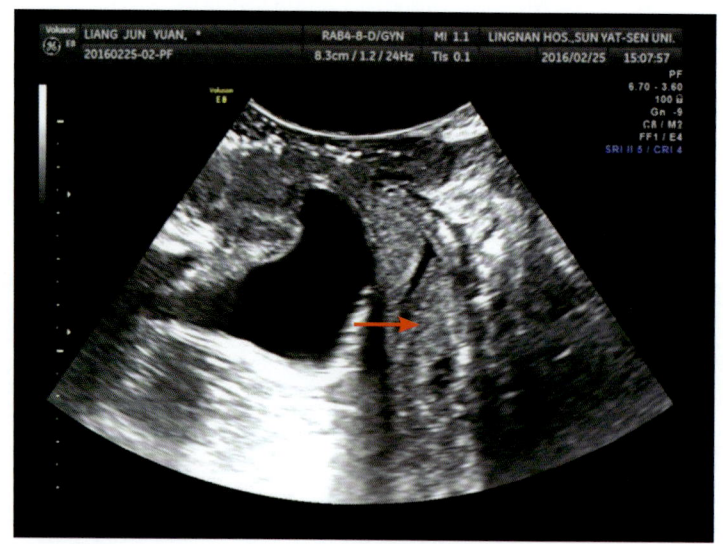

图5-38　膀胱后角完整

3. CT表现

CT影像显示膀胱下部经尿道向下突出，呈葫芦状，两侧输尿管盆段于尿道处受挤压，其上方输尿管及肾盂梗阻性扩张积水。

4. MRI表现

MRI对于软组织病变诊断价值较高，能较清晰地明确膀胱膨出程度及周围组织的改变。表现为膀胱位置下移，盆腔内膀胱充盈呈上宽下窄的漏斗状，边缘光滑；盆腔外见脱出的膀胱呈反漏斗状，与盆腔内膀胱有通道相连，膀胱壁光滑无增厚（图5-39）。

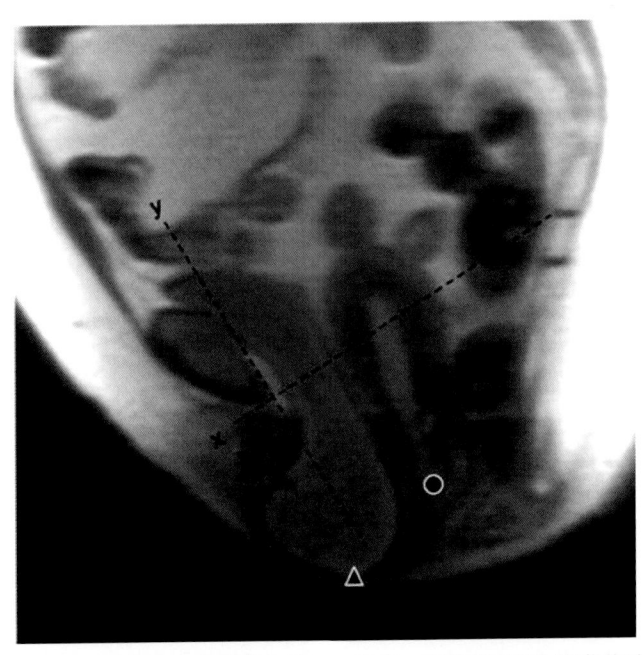

图5-39　MRI表现：患者做最大Valsalva动作时膀胱膨出的MRI表现。实性弧形X为阴道前壁，三角形为膨出的膀胱位置，圆点为宫颈位置

（摘自HSU Y，CHEN L，SUMMERS A，et al. Anterior vaginal wall length and degree of anterior compartment prolapse seen on dynamic MRI［J］. Int Urogynecol J Pelvic Floor Dysfunct，2008，19（1）：137-142.）

（三）影像学鉴别诊断

（1）输尿管囊肿脱出：IVP示输尿管远端有特征性眼镜蛇头样或圆形阴影进入膀胱与输尿管，而膀胱脱垂所致的输尿管积水IVP无眼镜蛇头样或圆形阴影。

（2）膀胱憩室：MRU可见膀胱壁增厚，突出的囊袋状憩室位于盆腔内，而无特征性漏斗状膀胱位置下移，更见不到盆腔外反漏斗状膀胱。

（四）检查手段的选择

（1）超声检查简单易行，为首选，盆底超声检查意义较大，但受医生个体技术因素影响较多。

（2）IVP可显示泌尿系统全貌，但造影过程中需至少十几分钟的腹部加压，会加重原发病。

（3）CT检查有一定的诊断价值，但费用贵。

（4）MRI诊断软组织改变价值高，能明确脱垂的程度及周围组织改变，无须特殊准备，但费用贵。

第七节　膀　胱　瘘

（一）临床特点

临床上膀胱瘘患者较常见，其可与皮肤、肠道、女性生殖器官相通，原发病往往是泌尿系统外疾病，可分为膀胱阴道瘘、膀胱肠道瘘、膀胱附件瘘。主要原因包括：①原发肠道疾病，如憩室炎、结肠癌、克隆氏病；②原发的妇科疾病，如进展期宫颈癌、子宫切除术后；③损伤，如结肠、小肠、阴道和宫颈的恶性肿瘤坏死糜烂、膀胱重度损伤。该病具有如下特点：①膀胱肠道瘘。可出现膀胱刺激症状、粪漏和尿道排气等症状，常伴有原发肠道疾病引起的大便习惯改变，体格检查可发现有肠梗阻体征。若系炎症性疾病引起者可发现腹肌紧张表现。尿样检查常提示合并感染。②膀胱阴道瘘。较为常见。常继发于产科、外科或放射性治疗损伤或宫颈癌引起。③膀胱附件瘘。这种罕见的膀胱瘘可以通过阴道检查诊断并通过膀胱镜发现瘘口。④治疗措施。膀胱肠道瘘：若病变位于直肠、乙状结肠处，可先行近段经肠造瘘，待炎症消失后再行病变肠段切除关闭瘘口，以后再关闭结肠造瘘。膀胱阴道瘘：较小的膀胱阴道瘘可行电灼治疗，术后最少留置导尿2周。继发于产科或外科损伤引起的较大的膀胱阴道瘘可以经阴道或膀胱径路进行手术修复。因宫颈癌放疗引起的膀胱阴道瘘由于局部组织血运差，手术修复较困难。对于宫颈癌直接侵犯膀胱引起的膀胱阴道瘘无法手术修补，因此上尿路往往需要尿流改道术，如输尿管乙状结肠吻合术。膀胱附件瘘：可通过切除所累及的女性生殖器官及关闭膀胱瘘口而治愈。

（二）影像学表现

1. X线表现

经瘘孔插管注入对比剂，摄前后位、两侧斜位及侧位片，对比剂进入膀胱，并了解瘘管的走行途经（图5-40，图5-41）。

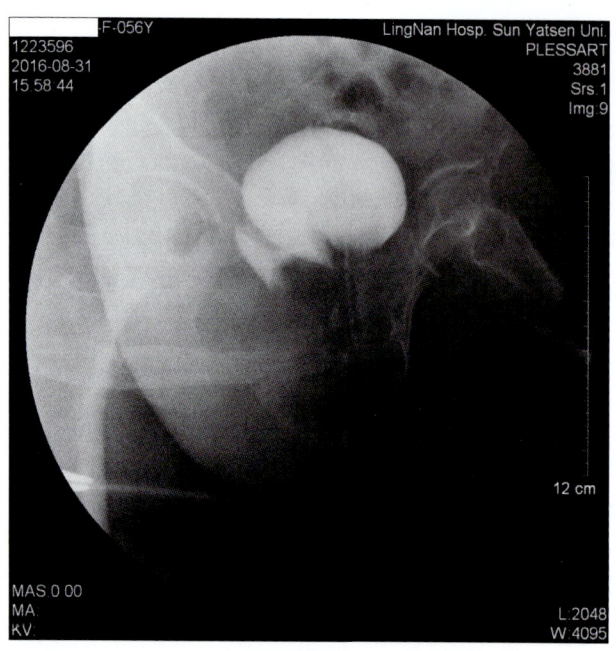
图5-40　女，56岁，肾移植患者，左输尿管癌根治术后2周出现阴道流液，留置尿管向膀胱内注入对比剂，斜位片见膀胱内对比剂进入阴道内，考虑膀胱阴道瘘

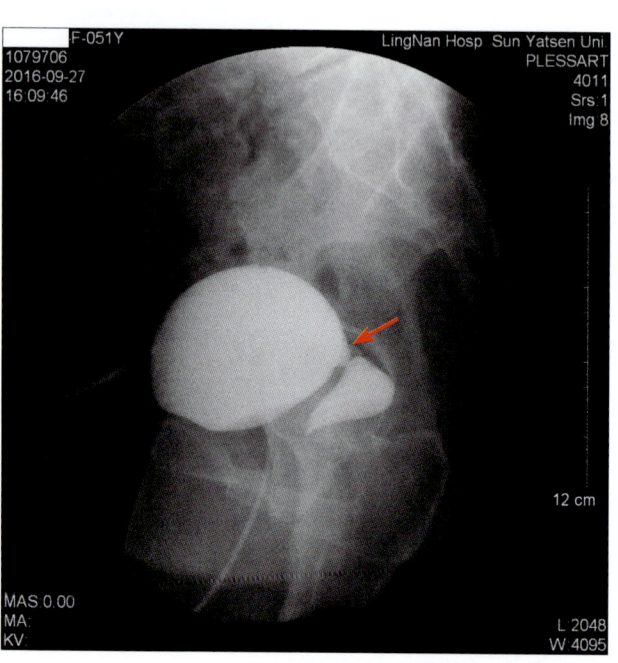
图5-41　女，51岁，宫颈癌根治术后1周出现阴道流液，留置尿管向膀胱内注入对比剂，斜位片见膀胱内对比剂进入阴道内，并可见瘘道，考虑膀胱阴道瘘

2. B超表现

B超可见膀胱壁与瘘口间探及一不规则管状无回声，边界一般欠清晰。彩色多普勒超声不仅能够直观地显示瘘孔的部位，实现膀胱阴道瘘的定位诊断，还可以应用多普勒效应原理，实时动态地显示瘘道内尿液自膀胱流入阴道的特征性改变，表现为尿液背离探头流动的蓝色多普勒频移信号。

3. CT表现

对比剂进入膀胱，见膀胱壁与瘘口间探及一不规则管状结构，并了解瘘管的走行途经（图5-42至图5-44）。

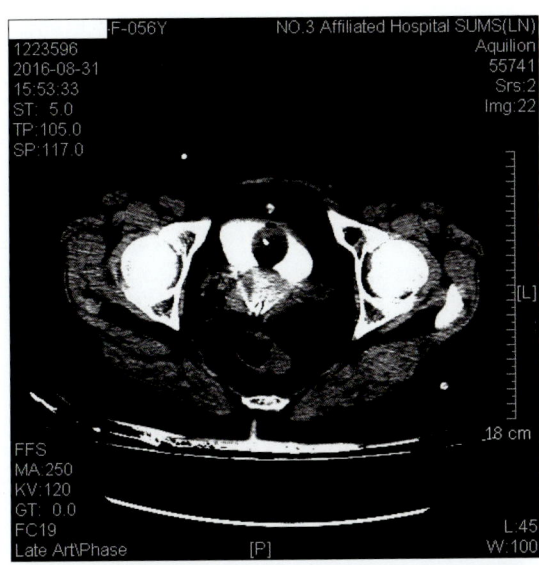

图5-42 与图5-35是同一病例。女，56岁，肾移植患者，左输尿管癌根治术后2周出现阴道流液，留置尿管向膀胱内注入对比剂，CT平扫膀胱内对比剂进入阴道内，考虑膀胱阴道瘘

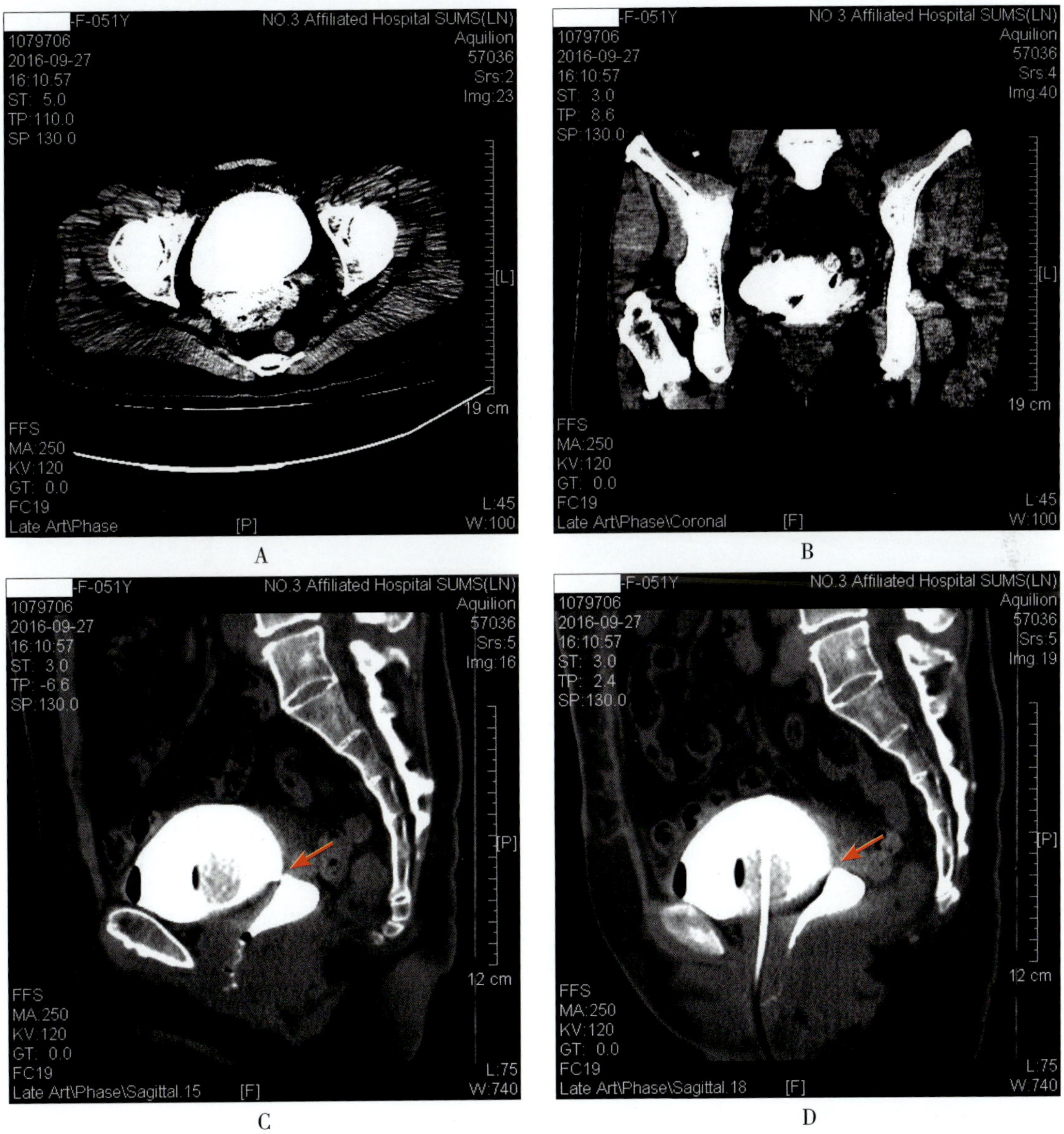

图5-43 与图5-36是同一患者。留置尿管向膀胱内注入对比剂，CT平扫膀胱内对比剂进入阴道内，考虑膀胱阴道瘘。矢状位可见明显的瘘道

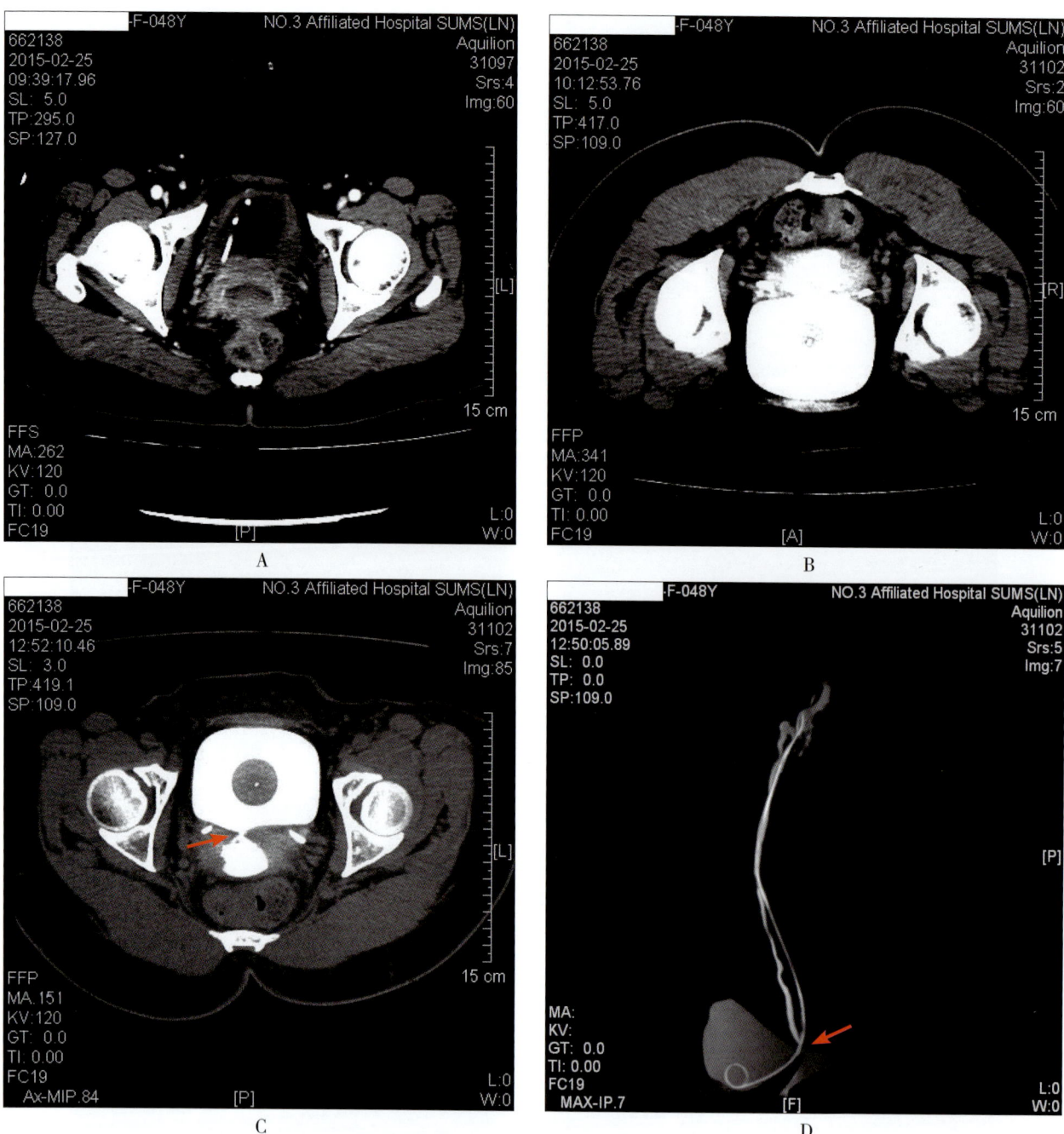

图5-44 女，48岁，宫颈癌根治术后1周出现阴道流液。CTU提示子宫缺如，阴道残段管腔扩张，见水样密度影积聚，周围腔壁增厚、强化程度增高，厚薄略欠均匀；延迟期见对比剂充盈，并与膀胱内对比剂相连，相连部位直径约4.8mm。考虑膀胱阴道瘘

4. MRI表现

对于软组织病变诊断价值较高，能较清晰地明确膀胱膨出程度及周围组织的改变。盆腔MRI检查：图像上见瘘管内高信号团片状液体潴留信号影。膀胱内液体高信号影与瘘口之间有短管状高信号瘘管影相连。另见膀胱壁明显增厚，其软组织信号影呈丘状突入膀胱内。

（三）影像学鉴别诊断

（1）输尿管口异位：排泄性尿路造影多伴有患侧或两侧双肾盂双输尿管畸形，B超检查可发现双肾盂。

（2）输尿管阴道瘘：B超常显示患肾积水、输尿管扩张。根据输尿管损伤部位梗阻程度不同，表现为不显影或输尿管与膀胱连续性中断。对肾功能较差、高龄或伴有其他内科疾病不能耐受检查者，可行磁共振尿路

水成像。

（四）检查手段的选择

（1）瘘管造影最具诊断价值。

（2）B超作为无创、经济的诊断技术，可作为鉴别诊断的手段，但特异性不高。

（3）CT具有一定的诊断价值，但对于细小的瘘管易漏诊。

（4）MRI对于软组织病变诊断价值较高，能较清晰地明确膀胱膨出程度及周围组织的改变，但费用贵。

第八节 膀胱损伤

（一）临床特点

膀胱损伤（bladder trauma）发生率较低，临床上常以多发性损伤形式出现，其症状易被其他器官损伤症状所掩盖而导致漏诊。本病具有如下特点：①根据损伤原因、损伤部位、严重程度及有无合并其他脏器损伤，临床有不同的表现，如膀胱挫伤一般症状轻微，仅有轻度下腹疼痛、不适和镜检血尿，少数患者可因黏膜轻度水肿而有尿频、尿急，但无排尿障碍。膀胱破裂则往往症状较重。②休克。由损伤和出血引起。③排尿障碍。伤后患者有明显尿意而不能自行排尿，或仅排出少量血性尿液，这是膀胱破裂的典型表现，各类膀胱破裂均有此症状。④疼痛与腹膜刺激征。由于损伤类型及尿液浸润范围的不同，疼痛表现也有所不同，各类损伤均各有其典型症状。⑤全身中毒症状，如患者就诊较晚，外渗血、尿液继发感染，则可有发热、全身中毒症状。⑥膀胱破裂不论腹膜外型还是腹膜内型，一旦确诊即应及时给予治疗，自发性、医源性及产伤所致者，如无尿外渗及其他严重合并伤，可考虑择期手术治疗。

（二）影像学表现

1. X线表现

膀胱造影是诊断膀胱破裂最可靠的方法，如操作方法正确，诊断准确率可达85%~100%。可根据对比剂外渗部位判定膀胱破裂类型。IVP除了了解上尿路情况外，一般情况下无必要进行。

2. B超表现

超声检查膀胱破裂可见膀胱空虚，膀胱壁连续性中断，破裂口处血块形成，腹腔、盆腔内膀胱周围积液等声像图表现。若裂口不明显，可在超声动态观察下经尿管注水，可见膀胱未充盈或充盈缓慢，膀胱周围积液或腹腔积液量增加，则提示有膀胱破裂。但要强调的是，膀胱注水必须在300mL以上，否则因膀胱裂口小、血凝块填塞可造成假阴性。

3. CT表现

腹膜外型膀胱破裂，对比剂外溢至膀胱周围脂肪间隙内，能扩展到阴囊、前腹壁、阴茎或穿过闭孔至大腿。

腹腔内型膀胱破裂常发生于膀胱的顶部，为扩张的膀胱受打击所致，此时尿液和对比剂可直接溢入腹腔内间隙，范围较广泛，表现为腹腔积液。

4. MRI表现

膀胱破裂，可见膀胱壁不完整，同时膀胱周围或腹腔内大片水样高信号影。

（三）影像学鉴别诊断

（1）腹腔脏器损伤：CT有助于鉴别腹腔内其他器官的损伤，同时膀胱造影是诊断膀胱破裂最可靠的方法，可根据对比剂外渗部位判定膀胱破裂类型。

（2）尿道损伤：逆行膀胱尿道造影，可见尿道内壁不光滑，对比剂外漏，膀胱内壁光滑。

（四）检查手段的选择

（1）膀胱造影为首选，诊断价值高。

（2）B超作为初步的检查手段，具有经济、无创、快速的优点。

（3）CT能有助于鉴别腹腔内其他器官的损伤。

（4）MRI可发现一定的盆腔脏器的损伤，但特异性不高，费用高。

第九节　前腔室植入材料的评估

近10年来，采用人工合成材料的尿道下悬吊带术如经阴道无张力尿道中段悬吊带术（TVT）、耻骨弓上悬吊带术（SPARC）、经闭孔阴道无张力尿道中段悬吊带术（TOT）等发展迅速，吊带或网片的植入已经成为许多发达国家治疗尿失禁的首选方式。目前，使用的植入材料如网片和吊带，在X线和磁共振检查中难以发现，而经超声检查却可以清晰显示。因此，超声在盆底植入材料成像方面有着独特的优势。通过三维或四维超声成像，可清楚地了解吊带的位置和功能，评估术后体内吊带的生物力学特点，甚至对于某些术后并发症如压力性尿失禁复发、排尿功能障碍、吊带移位及断裂等都可进行准确的评估。不同的吊带及网片的回声是不同的，但在超声检查时大部分植入材料表现为高回声。通过观察吊带与尿道之间的距离，腹压增加（如Valsalva动作）时吊带形态的变化来判断手术的疗效。

1. 植入吊带术后吊带正常（图5-45，图5-46）。

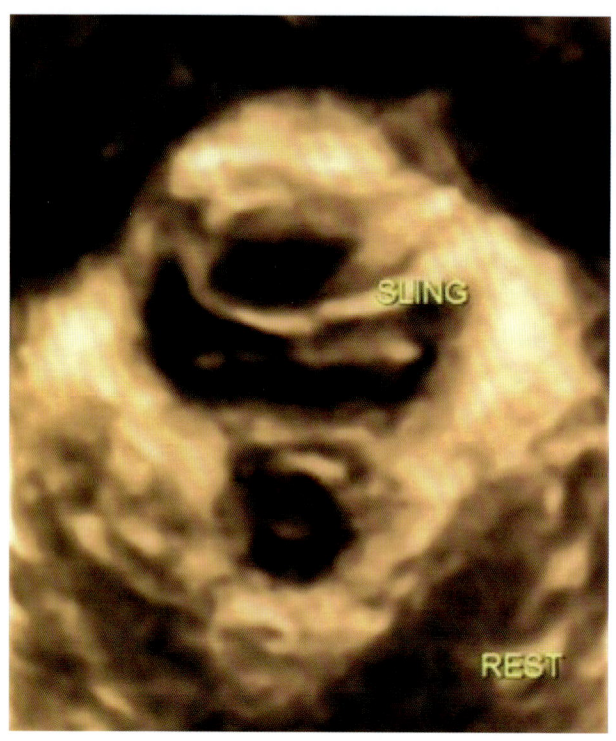

图5-45　静息状态下，吊带清晰显示，位于尿道及阴道之间（轴平面）。SLING：吊带

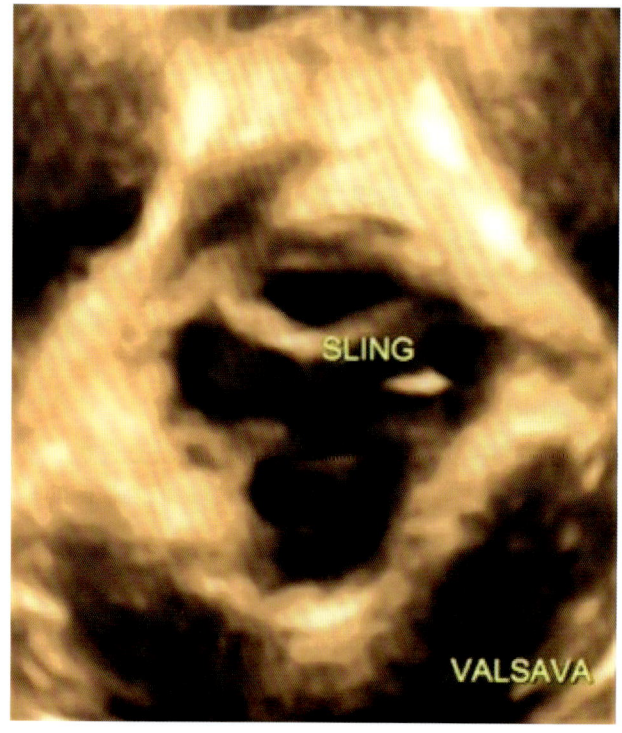

图5-46　Valsalva动作下，吊带清晰显示，位于尿道及阴道之间（轴平面）

2. 吊带异常：吊带过紧致排尿障碍（图5-47至图5-49）。

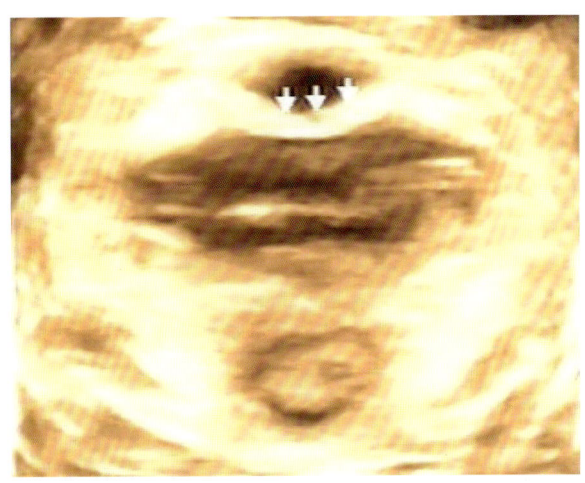

图5-47 静息状态下,三维超声轴平面吊带(箭头所指)清晰显示,位于尿道及阴道之间,呈C形

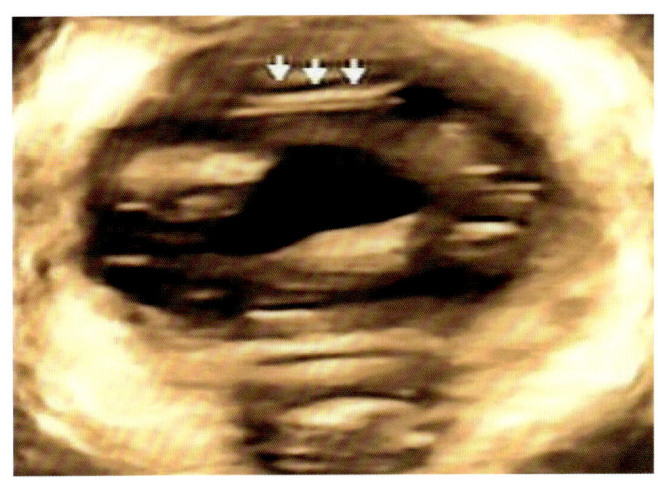

图5-48 Valsalva动作下,三维超声轴平面吊带(箭头所指)清晰显示,位于尿道及阴道之间

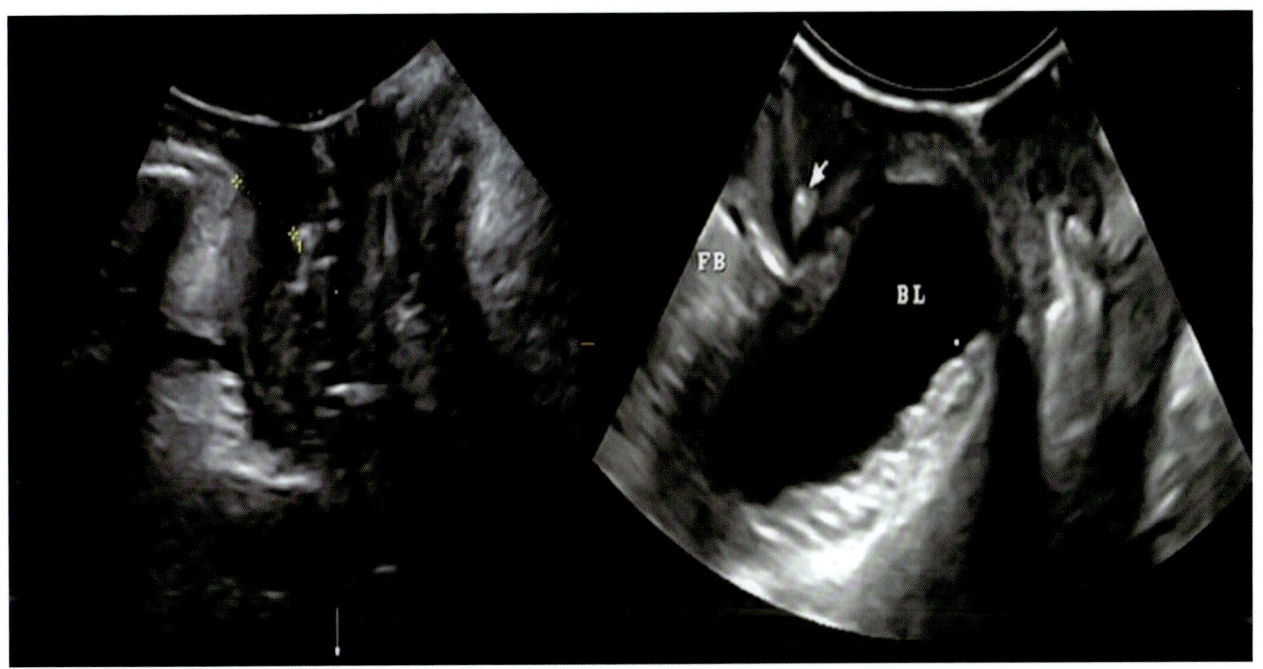

图5-49 Valsalva动作:尿道后方吊带(箭头所指)与耻骨联合后下缘之间的距离较静息状态下明显变小,膀胱膨出,尿道成角折叠(正中矢状面)

参考文献

[1] WEIN A J, KAVOUSSI L R, NOVICK A C, 等. 坎贝尔-沃尔什泌尿外科学 [M]. 郭应禄, 周利群, 译. 9版. 北京: 北京大学医学出版社, 2009: 2453-2808.

[2] 李松年. 中华影像医学泌尿生殖系统卷 [M]. 北京: 人民卫生出版社, 2003: 224-239.

[3] DUNNICK N R. 泌尿系统影像学 [M]. 王霄英, 译. 北京: 人民卫生出版社, 2011: 293-321.

[4] 徐芳, 王正滨, 刘荣桂, 等. 多平面三维超声诊断膀胱肿瘤及其术前分期 [J]. 中华超声影像学杂志, 2011, 20 (6): 511-514.

[5] 毛永江, 黄泽萍, 曹君妍, 等. 经会阴超声在女性膀胱膨出分型中的应用 [J]. 中华超声影像学杂志, 2014, 23 (8): 694-696.

[6] 毛永江, 郑志娟, 杨丽新, 等. 女性膀胱膨出的盆底超声表现 [J]. 中华腔镜泌尿外科杂志电子版, 2016, 10 (4): 50-52.

[7] 徐芳, 王正滨, 刘荣桂, 等. 多平面三维超声诊断膀胱肿瘤及其术前分期 [J]. 中华超声影像学杂志, 2011, 20 (6): 511-514.

[8] 毛永江, 黄泽萍, 曹君妍, 等. 经会阴超声在女性膀胱膨出分型中的应用 [J]. 中华超声影像学杂志, 2014, 23 (8): 694-696.

［9］ 毛永江，郑志娟，杨丽新，等. 女性膀胱膨出的盆底超声表现［J］. 中华腔镜泌尿外科杂志电子版，2016，10（4）：50-52.

［10］ GOKTUG G H, OZTURK U, SENER N C, et al. Transurethral resection of a bladder leiomyoma: A case report［J］. Can Urol Assoc J, 2014, 8 (1-2): 111-113.

［11］ IMAI A, SUZUKI Y, HASHIMOTO Y, et al. A very long foreign body in the bladder［J］. Adv Urol, 2011: 323197.

［12］ SCHMITT B H, FEDER M T, ROKKE D L, et al. An unusual foreign body in the urinary bladder mimicking a parasitic worm［J］. J Clin Microbiol, 2012, 50 (7): 2520-2522.

［13］ DIETZ H P. Can urodynamic stress incontinence be diagnosed by ultrasound?［J］. Int Urogynecol J, 2013, 24 (8): 1399-1403.

［14］ HSU Y, CHEN L, SUMMERS A, et al. Anterior vaginal wall length and degree of anterior compartment prolapse seen on dynamic MRI［J］. Int Urogynecol J Pelvic Floor Dysfunct, 2008, 19 (1): 137-142.

［15］ TAKEUCHI M, SASAKI S, ITO M, et al. Urinary bladder cancer: diffusion-weighted MR imaging--accuracy for diagnosing T stage and estimating histologic grade［J］. Radiology, 2009, 251 (1): 112-121.

［16］ BRAUSI M, WITJES J A, LAMM D, et al. A review of current guidelines and best practice recommendations for the management of nonmuscle invasive bladder cancer by the International Bladder Cancer Group［J］. Journal of Urology, 2011, 186 (6): 2158.

［17］ TAKEUCHI M, SASAKI S, ITO M, et al. Urinary bladder cancer: diffusion-weighted MR imaging—accuracy for diagnosing T stage and estimating histologic grade［J］. Radiology, 2009, 251 (1): 112-121.

［18］ BRAUSI M, WITJES J A, LAMM D, et al. A review of current guidelines and best practice recommendations for the management of nonmuscle invasive bladder cancer by the International Bladder Cancer Group［J］. Journal of Urology, 2011, 186 (6): 2158.

第六章　前列腺与精囊疾病的诊断

随着前列腺癌特异性抗原（PSA）的广泛应用和影像学技术的不断发展，尤其是经直肠超声和CT、MR等成像技术的不断发展和广泛临床应用，我们对前列腺疾病的认识进一步加深。

第一节　前列腺与精囊正常解剖与毗邻图像

前列腺位于膀胱出口的下方，形似一个倒置的锥体，呈板栗状，位于耻骨的后下方，直肠的前方，膀胱颈部和盆底的尿生殖膈之间，上宽下窄，上端紧贴膀胱出口，下端又称前列腺尖部，周围被称为括约肌的一些具有控制尿液功能的肌肉包绕。精囊是位于前列腺后上方的副性腺器官，与输精管壶腹部汇合成射精管，射精管由前列腺的后方邻近膀胱处穿入前列腺，开口于前列腺段尿道后壁的精阜，性高潮的时候精囊腺收缩将精液通过射精管进入后尿道，进而排出体外。前列腺对控尿、排尿和排精功能都具有重要作用，还有分泌前列腺液，参与精液的构成。不同学者将前列腺分成不同的叶和带，目前国内外泌尿外科专业教科书都采用McNeal分带法：前列腺分为4个腺体区和4个肌纤维部分。腺体区为外周带、中央带、移行带和尿道周围腺体，前三者分别占前列腺腺体的70%、25%和5%~10%。肌纤维部分为前列腺肌肉基质、前列腺前括约肌、前列腺后括约肌和尿道纵行平滑肌。此分带方法符合前列腺的生理特性，揭示前列腺疾病的发生、发展规律（图6-1）。

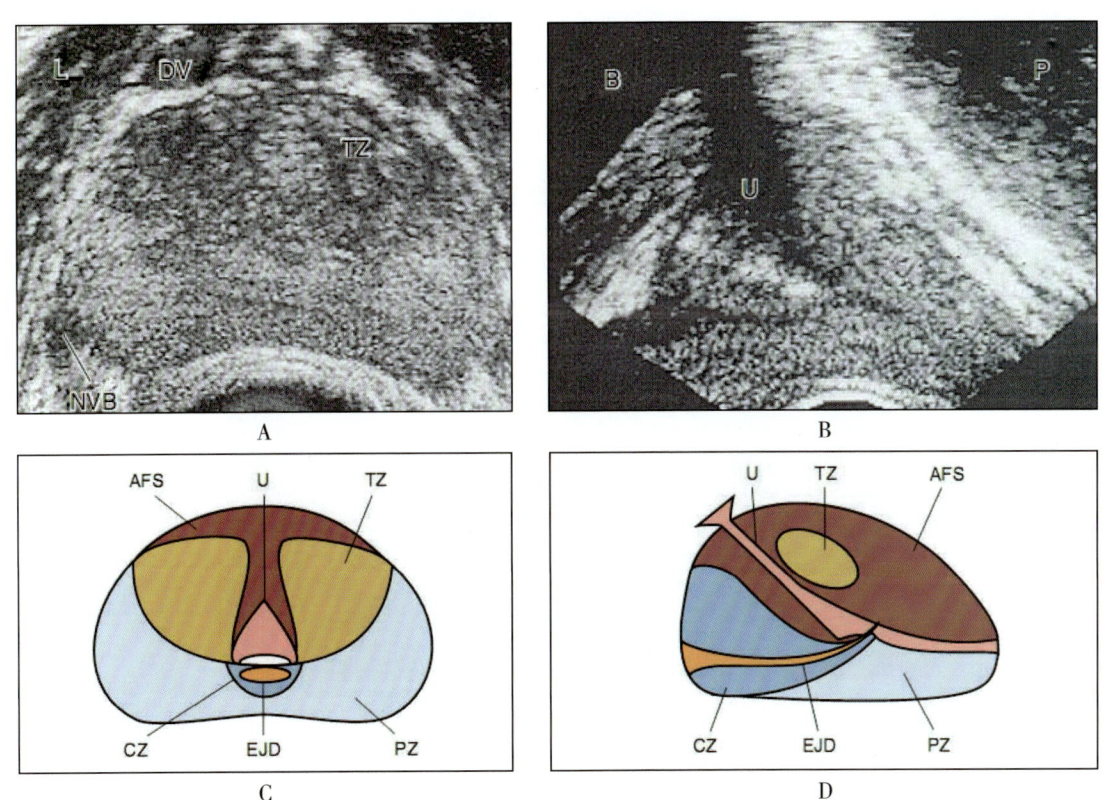

前列腺冠状面和矢状面图解显示周围带（PZ）、中央带（CZ）、移行带（TZ）、尿道周围腺体组织和前肌纤维间质（AFS）、射精管（EJD）、尿道（U）

图6-1　正常前列腺解剖

（摘自KAVOUSSI L R，PARTIN A W，NOVICK A C，et al. Campbell-Walsh Urology [M]. 10th edition. New YorK: Elsevier，2012：2736.）

一、超声检查

经直肠超声检查（transrectal ultrasounography，TRUS）是有效的观察前列腺及精囊的影像学检查方法，经直肠超声引导前列腺穿刺活检是诊断前列腺癌的可靠方法，注射超声对比剂后亦可以针对结节进行定性诊断。超声可以清晰完整地显示前列腺的组织结构特点，其多普勒功能还可以显示腺体内部的血流动力学变化，做出局灶性病变、良性前列腺增生或前列腺癌的诊断。经直肠超声也可清楚地显示精囊壁、内部腺管结构和血流分支，可早期准确诊断精囊疾病，当影像学检查提示其轴直径超过1.5cm则认为精囊扩张（图6-2，图6-3）。

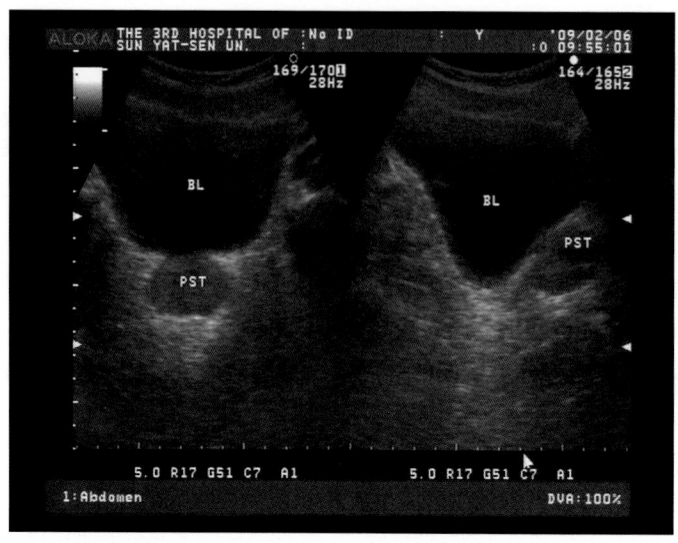

横切：前列腺呈左右对称栗子形，包膜强光带，腺体内部低回声，内腺甚低，外腺稍高；纵切：前列腺为椭圆形，包膜回声明亮、整齐，内部回声均匀，左右精囊条状低回声区，其上端略尖，状如山羊角

图6-2　耻骨上途径前列腺正常超声图

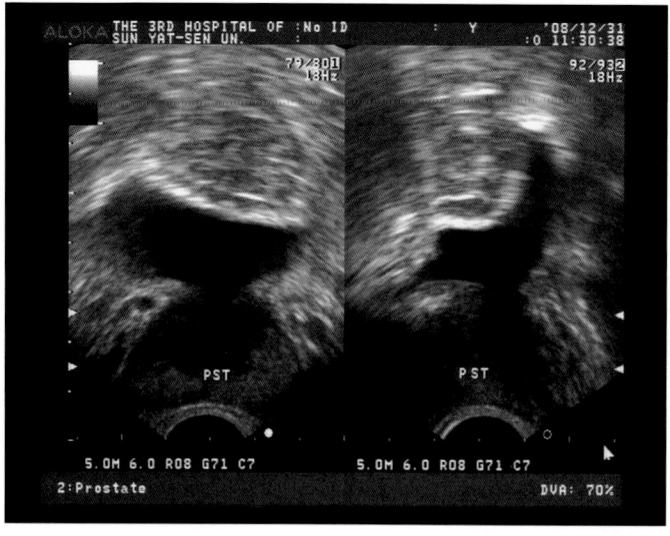

横切：左侧叶位于图右，右侧叶位于图左，精囊在两侧。回声同上，内腺回声低，呈圆形，位于前部，外腺包绕内腺两侧及后方，回声稍高。前列腺周围脂肪中位于前列腺前外侧可见无回声结构，患者Valsalva动作时上述五回声结构多普勒超声显示血流信号；纵切：呈栗子形，底部向上，位于图左，尖部向下，位于图右。两侧叶纵切呈慈菇形，上端为精囊，尖向上，位于图左，钝圆端向下，位于图右。

图6-3　经直肠途径前列腺正常超声图

二、CT检查

前列腺检查应常规行平扫和增强扫描,并行窄窗观察以提高前列腺癌的检出率,CT灌注成像可以更进一步地了解肿瘤的血供情况、血管分布和血管通透性情况,从而有助于对肿瘤的诊断及鉴别诊断、恶性肿瘤的分期以及对肿瘤治疗疗效的评价等。精囊在CT上表现为对称蝴蝶结形的软组织结构,正常精囊和膀胱之间有三角形脂肪垫隔开,称为精囊膀胱三角。CT平扫前列腺各叶,如中央带密度高于周围带,统计学上虽然有显著差异,但因人眼尚不能分辨其差异(人眼分辨两点密度差异要达16HU以上方能分辨)而无临床价值。动脉期前列腺沿尿道周围分布的尿道壁、尿道周围腺体、移行区和中央区呈成簇状强化,密度明显高于前纤维肌肉基质区和外周区的强化,显示中央区与外周区的边界,血管神经束(neurovascular bundle,NVB)可早期显示,这与前列腺底部、尖部供血动脉明显多于体部且相关供血动脉管径较粗的特点有关,另外与尿道周围组织结构相对较为疏松、血流速度快也有关。静脉期时成簇状强化团仍显示,但前纤维肌肉基质区和外周区强化密度有升高,此时段NVB已清晰显示。平衡期中央区与外周区密度差异进一步缩小,但NVB密度已减退,这是因为随时间的延迟,对比剂在前列腺各解剖区域浓度趋向平衡,使前列腺整体密度差别逐渐下降所致(图6-4)。

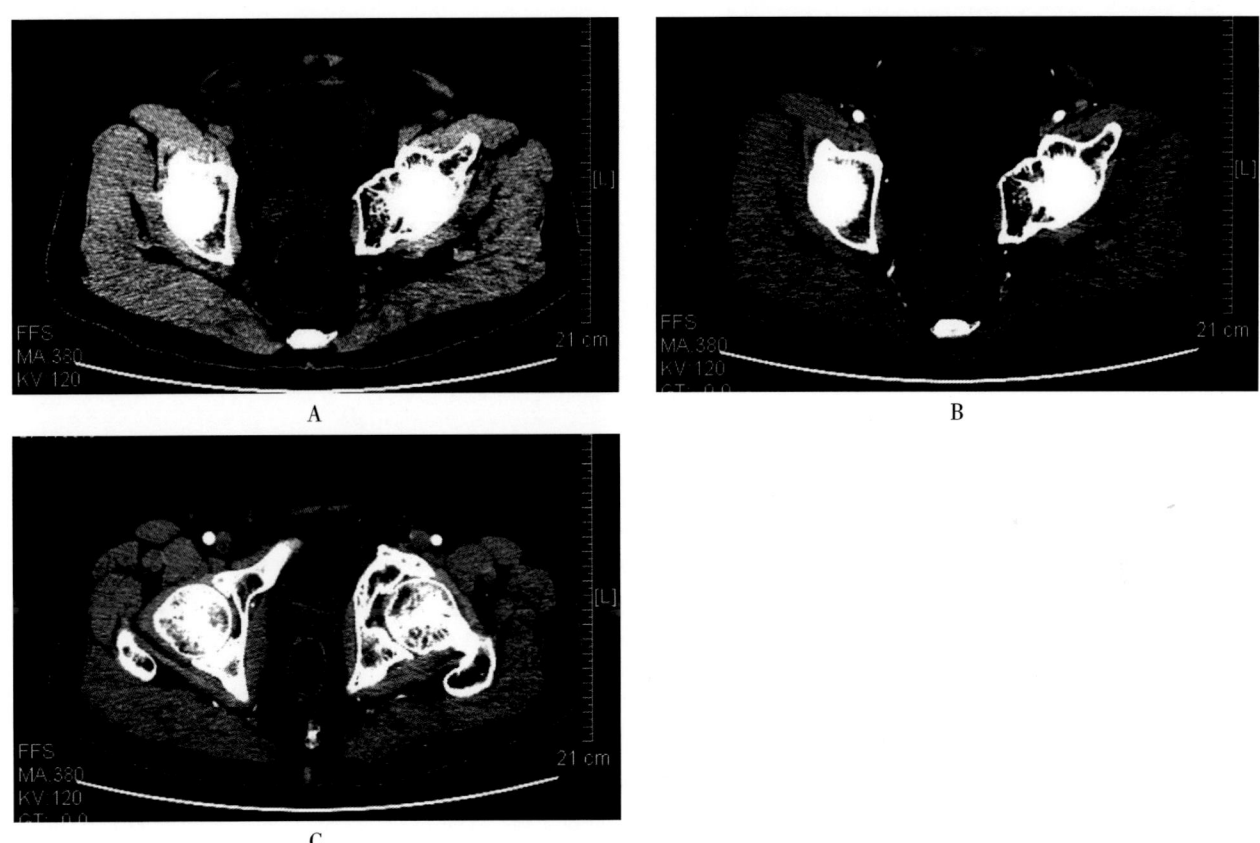

平扫各分区密度基本一致。动脉期:尿道周围的中央区明显强化,前纤维肌肉基质区及外周区相对低密度,形成较明显的边界,NVB显示;静脉期:中央区密度有减退,边界稍模糊(周围区轻度强化,中央区)外周区密度差异缩小,前纤维肌肉基质区相对低密度;平衡期:中央区+周围区密度差异进一步缩小,前纤维肌肉基质区相对低密度

图6-4 正常前列腺CT表现

三、MRI检查

目前认为MRI检查是诊断前列腺肿瘤的首选影像学方法,敏感性最高。T1加权像对前列腺周围脂肪、静脉、神经血管束、膀胱周围组织和盆腔淋巴结的诊断很有帮助。T2加权像在显示前列腺和精囊腺内部结构方面强于T1加权像(图6-5)。

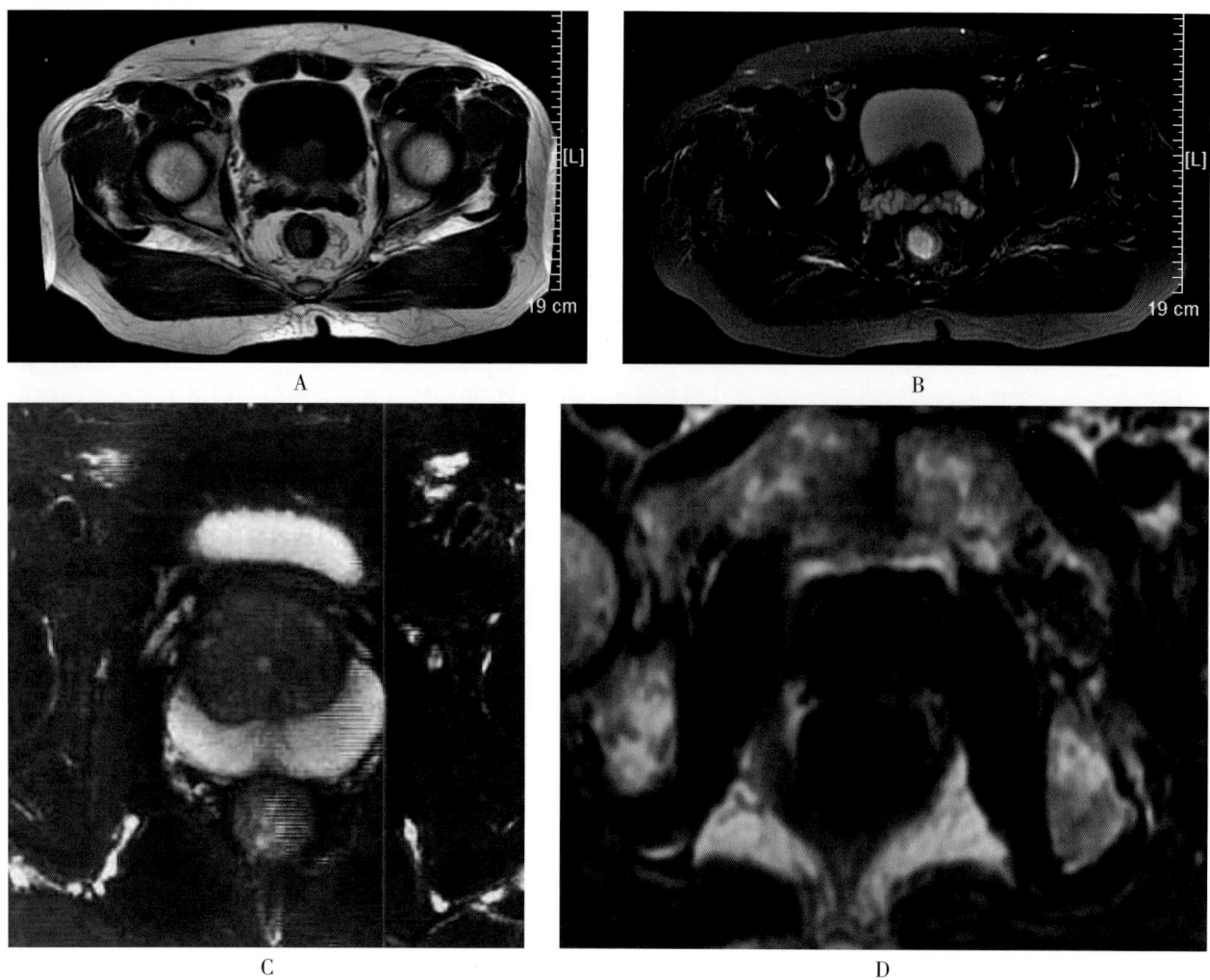

T1WI：表现为均质的类肌肉组织的中等信号强度，各区之间无法区分；T2WI：外周区，对称性新月形高信号区（腺性成分）；中央区、移行区，中等信号强度（平滑肌纤维组织）；神经血管束：在T1WI、T2WI均为前列腺后外侧点状低信号；精囊腺：T1WI低信号，T2WI高信号，可在T2WI上见到特殊的曲细精管结构

图6-5 正常前列腺MRI表现

直肠线圈（endorectal coil，ERC）扫描的T2像对前列腺内部分带结构、前列腺与周围脂肪和静脉及前列腺与直肠间脂肪显示更清楚。ERC可得到更高分辨率的图像，可更准确地显示肿瘤的包膜外侵犯。

弥散功能成像（DWI）是利用水分子的扩散运动特性进行成像，反映了人体组织的微观几何结构以及细胞内外水分子的运动状态等变化。前列腺癌的病理基础：结构紊乱、腺泡拥挤，癌细胞体积小、数量多，核浆比增加，细胞基质少，病灶内水分子含量及弥散能力明显下降。DWI表现：癌灶表现为高信号，ADC值减低。

磁共振波谱（MRS）是目前唯一无创研究人体内部器官、组织代谢、生理生化改变的定量分析方法。1H-MRS对前列腺的多种代谢产物如枸橼酸盐、胆碱、脂质、多胺等进行定量检测，对前列腺癌诊断和鉴别诊断有较高的敏感性和特异性，可以根据组织内的代谢物浓度来反映前列腺癌的生长及侵袭性等生物特性。

第二节 肿瘤性疾病

一、前列腺癌

（一）临床特点

前列腺癌是老年男性常见的恶性肿瘤之一，欧美国家发病率极高，居男性癌症死因第2位。年龄越大，发病率越高。近年来随着人口老龄化及生活条件的改善，发病率有明显增加的趋势，前列腺癌正在悄悄地影响着我国50岁以上男性的生活质量和预期寿命，已成为泌尿外科领域一个越来越重要的课题。前列腺癌早期可以无任何临床症状，特别容易被忽视，一旦被发现多已属中、晚期，临床常以排尿困难、尿潴留、尿失禁、血尿为主要症状就诊。目前前列腺癌明确的两大危险因素是高龄和雄激素作用，其预后及治疗主要取决于早期诊断与病理分期。前列腺癌早期可能无任何临床症状，大部分患者通过体检发现异常就医。目前前列腺癌首选的筛查方法是：直肠指检（DRE）+前列腺特异性抗原（PSA）检查，但是前列腺癌确诊需要前列腺穿刺活检取出少量前列腺组织，送病理检查才可以明确诊断。

（二）影像学表现

1. B超检查

目前前列腺癌诊断最常用的影像学检查方法是经直肠超声，其典型表现为外周带内的低回声病灶，但并非所有的前列腺均为低回声，所有的低回声也并非都是前列腺癌。包膜周围强回声的脂肪带不规则时提示肿瘤侵犯，精囊受侵是肿瘤直接侵犯或射精管浸润所致（图6-6至图6-9）。

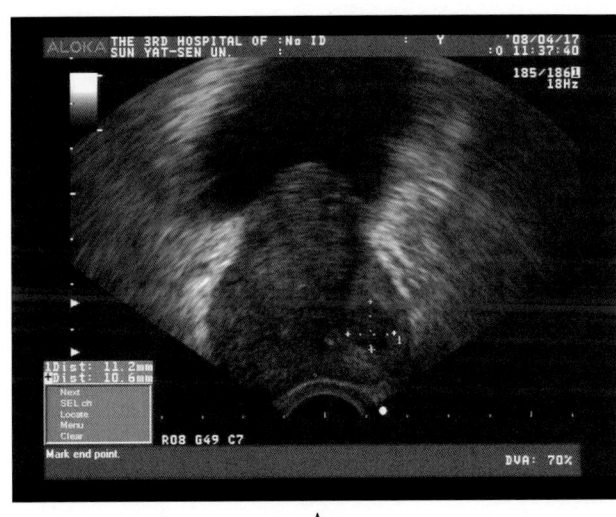
A

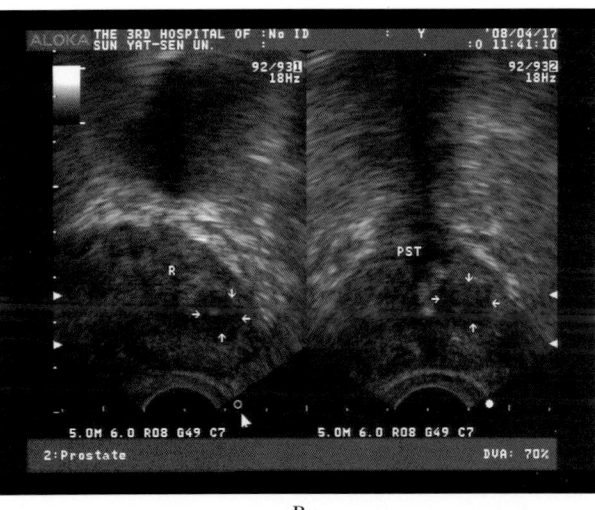
B

经直肠超声横切面显示前列腺左侧外周带内有一边界清楚的低回声病灶，注意：病灶内血管较前列腺其他部位丰富

图6-6 局灶性前列腺癌

2. CT检查

CT对诊断早期前列腺肿瘤价值有限，对于3期以上肿瘤诊断及分期价值较大，表现为前列腺后缘或一侧缘结节状隆起或双侧波浪状隆起，结节呈略低密度或低密度，前列腺多有不同程度增大、变形，边缘可毛糙，也可光整。当前列腺癌已作出病理诊断的情况下，用来观察肿瘤对周围组织的侵犯及骨盆的转移价值较大（图6-10）。

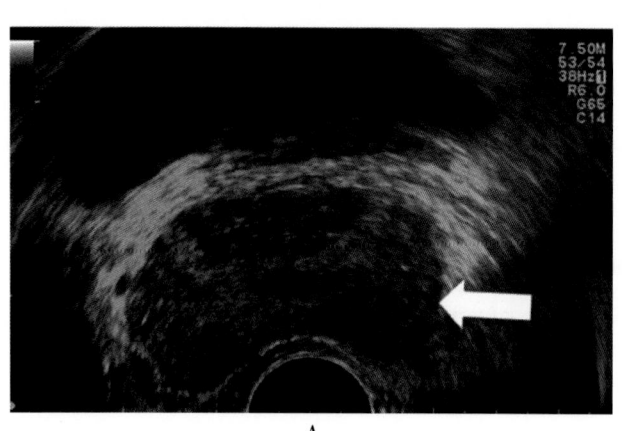
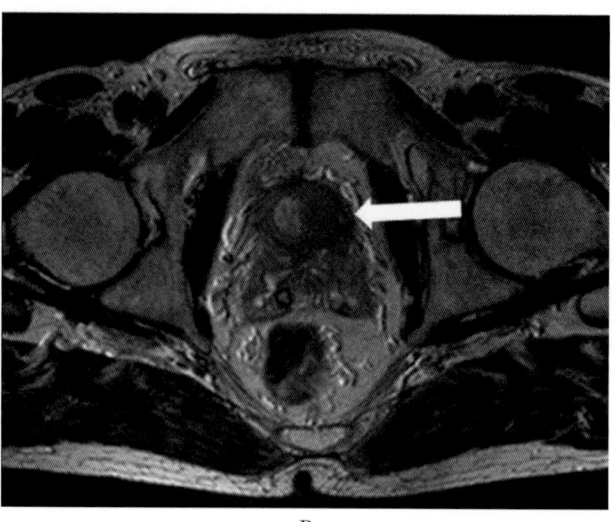

图6-7 TRUS提示外周带局限性低回声，侵犯左侧前列腺包膜，T2WI证实为T3a期前列腺癌，侵犯前列腺包膜，未侵犯左侧精囊

（摘自HARVEY C J，PILCHER J，RIEHENBERG J, et al. Applications of transrectal ultrasound in prostate cancer［J］. Br J Radiol，2012，85（1）：S3-17.）

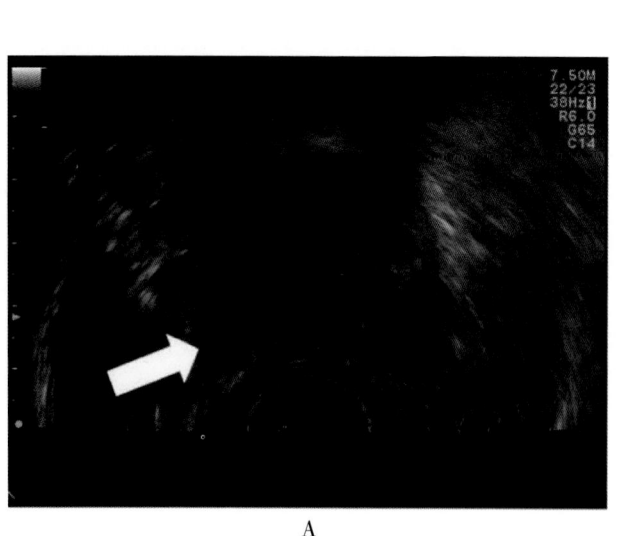
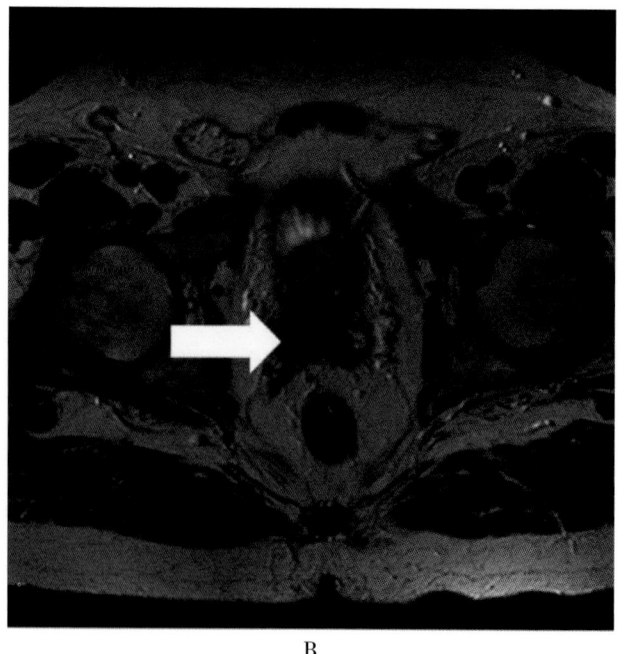

图6-8 TRUS提示右侧精囊侵犯，肿瘤分期T3b，Gleason评分4+4，右图T2WI证实右侧精囊侵犯

（摘自HARVEY C J，PILCHER J，RIEHENBERG J, et al. Applications of transrectal ultrasound in prostate cancer［J］. Br J Radiol，2012，85（1）：S3-17.）

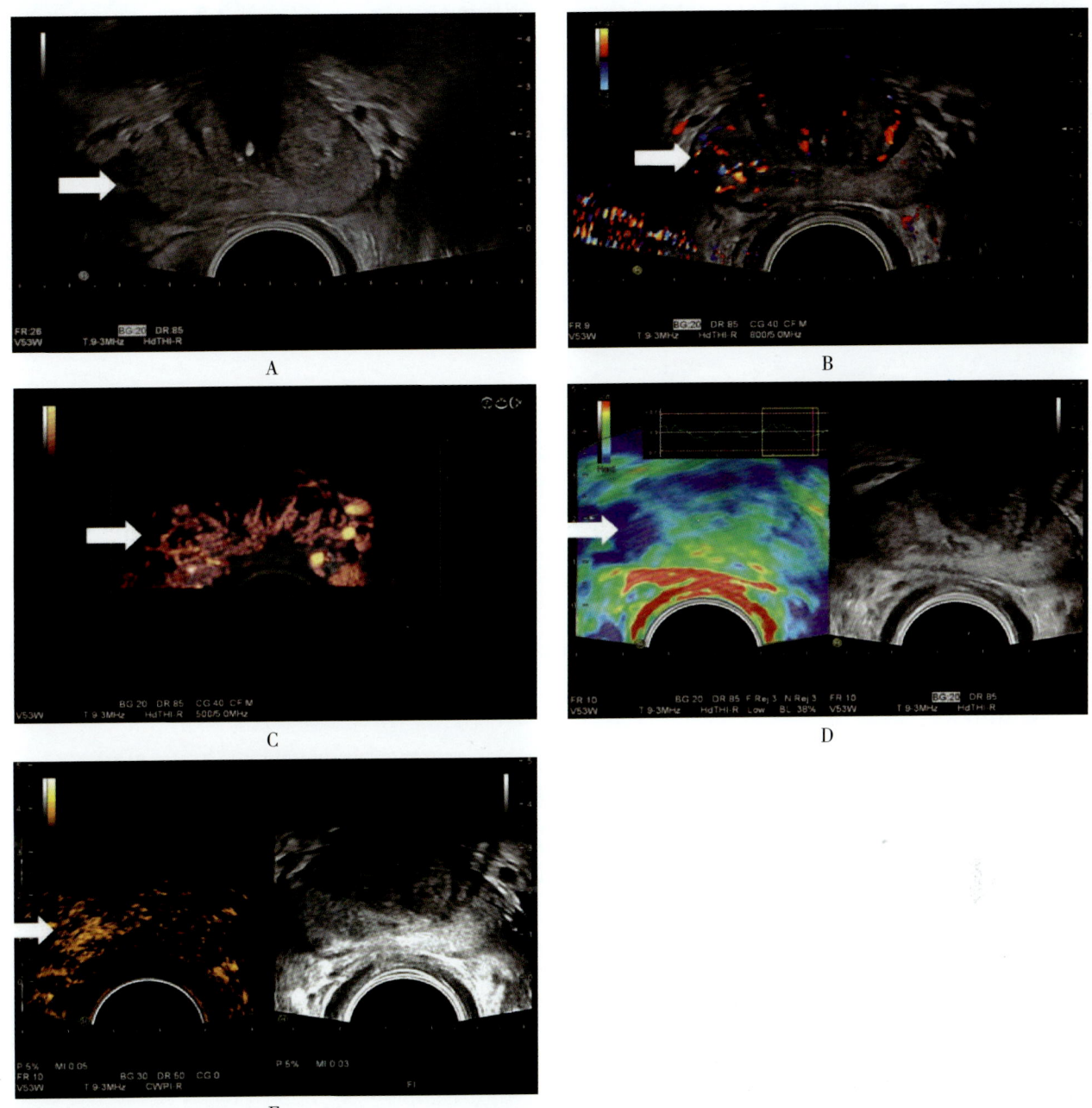

A. 病灶黑白图像；B. 病灶彩色多普勒图像；C. 病灶三维彩超下的图像；D. 弹性成像显示该区域硬度增加；E. 超声造影提示病灶显影增强。穿刺活检病理证实为前列腺癌（Gleason评分3+4分）

图6-9 前列腺癌：该患者PSA为3.46ng/mL

（摘自HARVEY C J，PILCHER J，RICHENBERG J，et al. Applications of transrectal ultrasound in prostate cancer［J］. Br J Radiol，2012，85（1）：S3-17.）

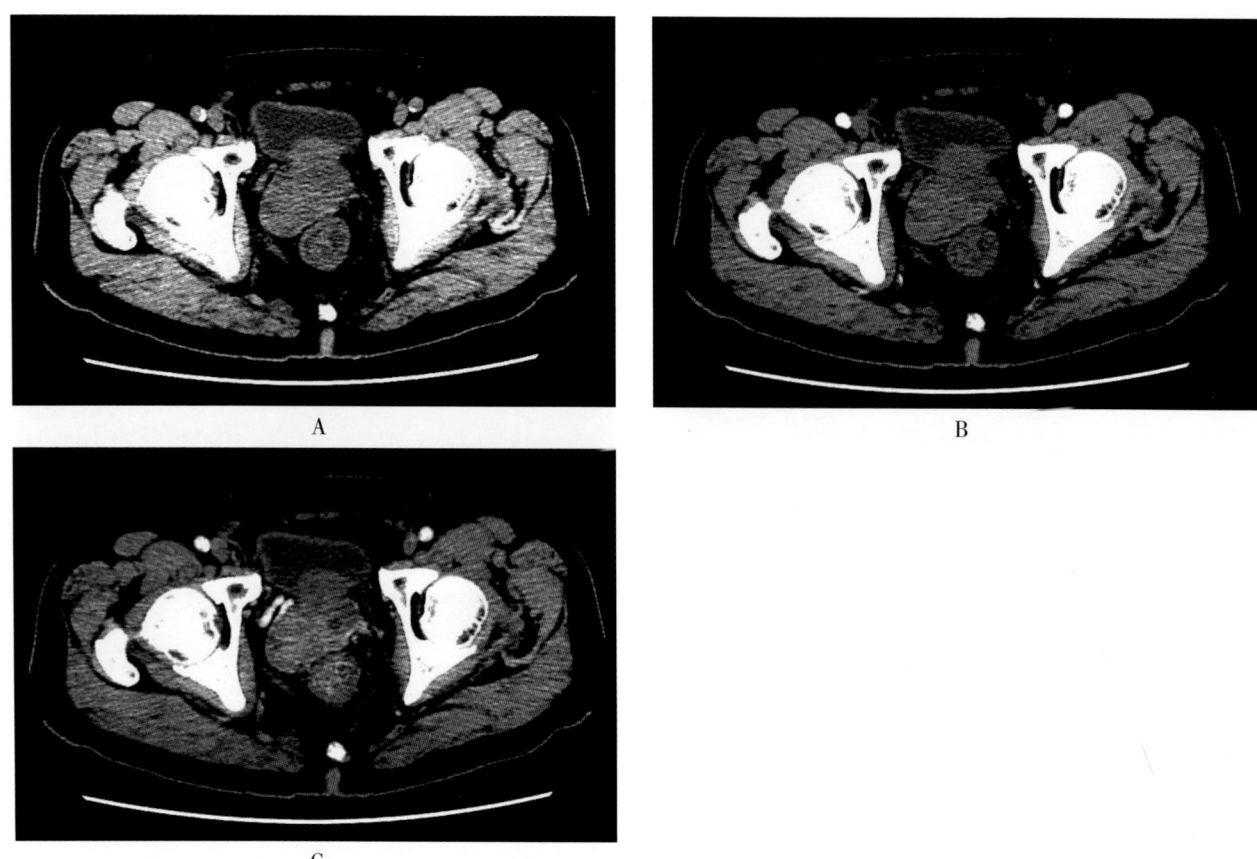

图6-10 前列腺癌累及外周和中央腺体：增强CT扫描动脉早期显示前列腺右侧病灶明显增强

3. MRI检查

T1WI主要显示前列腺周围脂肪、神经血管束。前列腺癌一般为等信号，无法与正常前列腺组织区分（穿刺后因出血可出现高信号），周围侵犯表现为周围高信号，脂肪内出现低信号病灶，前列腺直肠角变小，双侧神经血管束不对称。T2WI主要显示前列腺内部结构，观察包膜、静脉丛及精囊是否受侵，为检出癌灶的主要序列，前列腺癌多发于外周带，典型的前列腺癌表现为正常高信号的外周带内出现低信号病变，注意也不是所

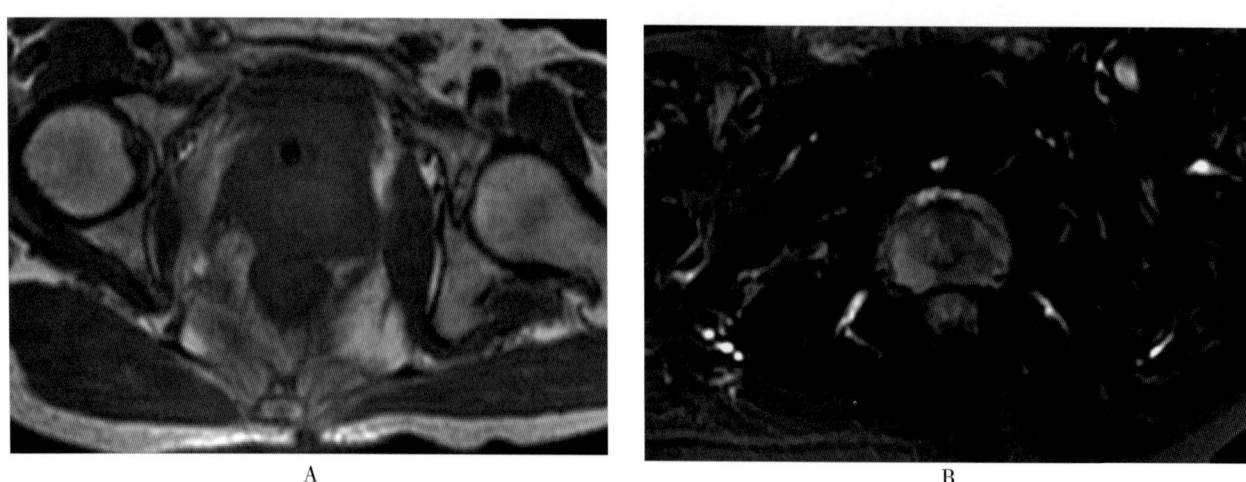

T1WI前列腺癌一般为等信号，无法与正常前列腺组织区分，周围血管神经束侵犯表现为周围高信号，脂肪内出现低信号病灶，前列腺直肠角变小，双侧神经血管束不对称；T2WI前列腺癌典型表现为周边高信号区内出现低信号病灶，神经血管束受侵显示高信号的静脉丛为肿瘤占据呈低信号，双侧常不对称

图6-11 前列腺癌侵犯左侧血管神经束MRI表现

有MRI T2加权像上低信号病灶都是前列腺癌；浸润包膜显示低信号包膜线影中断；周围静脉丛受侵表现为高信号的静脉丛为肿瘤占据呈低信号，双侧常不对称；精囊受侵表现为高信号的精囊内出现低信号，精囊角不对称。动态增强扫描早期明显不均匀强化，"快进快出"。为了避免前列腺穿刺后出血的假阳性结果，MRI检查建议至少在活检后3周进行（图6-11至图6-13）。

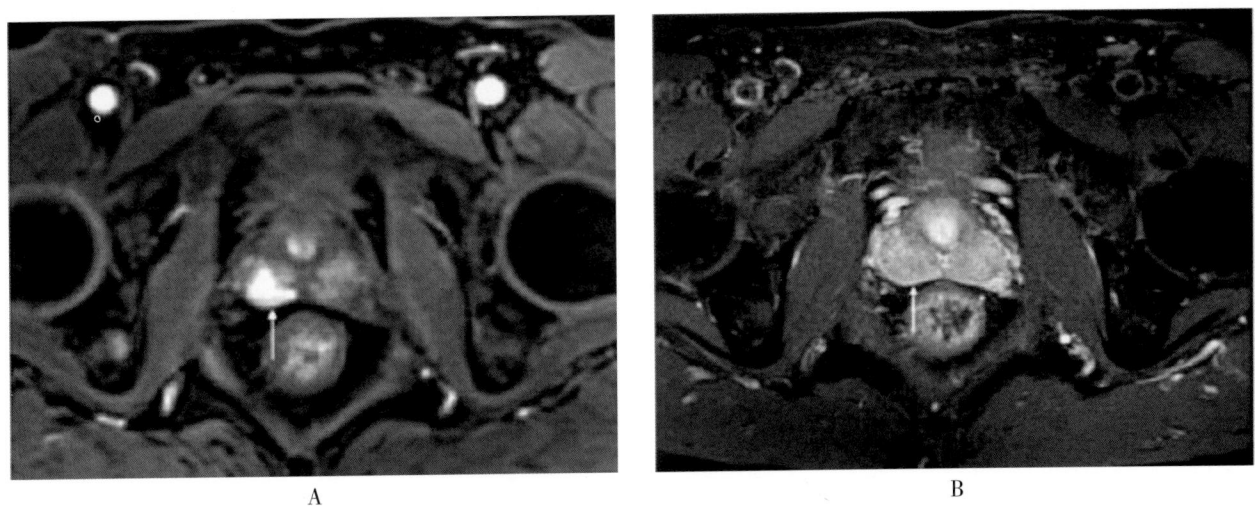

图6-12　MRI动态增强扫描显示早期明显不均匀强化，"快进快出"表现

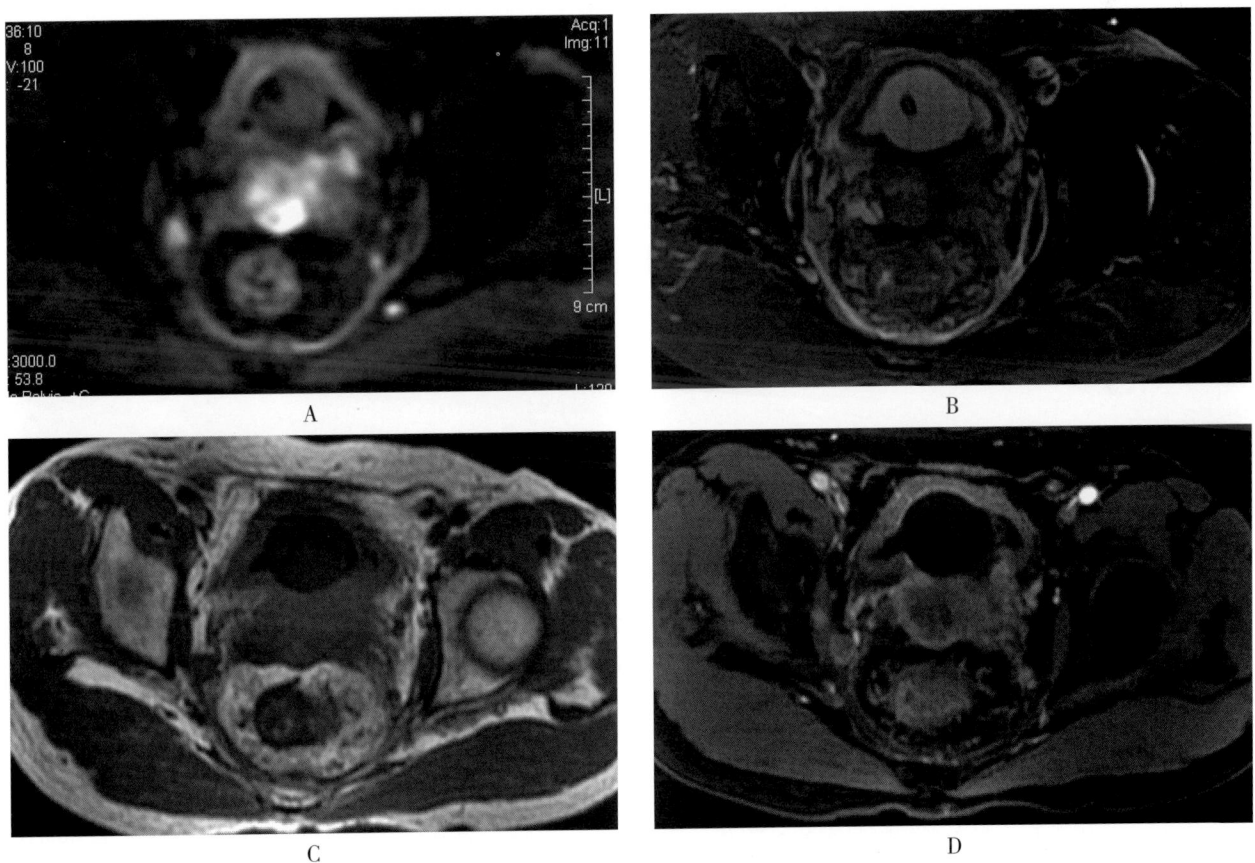

扩散加权成像（DWI）上呈明显高信号；T1WI上呈与肌肉相似的信号；T2WI上呈稍高信号；动态增强扫描显示不均匀强化

图6-13　前列腺癌并盆腔淋巴结转移MRI表现

(三)检查手段的选择

(1) TRUS、CT、MR诊断前列腺癌的敏感性分别为66%、35%~55%和70%~90%。TRUS中40%左右病例不能发现病灶,视野小,无法评价盆腔淋巴结情况,其优点是可以引导穿刺活检,检查方便,费用低。

(2) CT检查往往无法显示局限于腺体内病灶,可显示钙化及骨骼转移情况。

(3) MRI检查是目前前列腺癌最佳检查方法,多方位显示病灶,兼顾骨盆骨骼情况和功能成像,其缺点是费用高,检查时间长,易受伪影影响。

二、其他前列腺肿瘤

(一)前列腺肉瘤

通常发生于年轻患者,诊断时肿瘤较大,可导致膀胱出口梗阻和累及直肠引起便秘和便血,早期转移预后较差。前列腺肉瘤有较独特的声像图表现,经腹部耻骨上纵切显示肿瘤在膀胱左侧壁呈堆积的葡萄状突入膀胱腔内,如果不从直肠检查不易与膀胱肿瘤鉴别,易误认为前列腺脓肿。经直肠彩超检查为一个混合性球形肿块,由于恶性程度高,发展快,内部显示不规则坏死出血区,肿瘤体积大,整个前列腺被肿瘤占据,形态不规则,向膀胱腔内突出,突入膀胱腔内的部分多呈菜花状,彩超显示内部血流供应丰富(图6-14)。CT表现为肿瘤病灶较大,形态不规则,边界不清,瘤灶为软组织密度影,无钙化灶,增强后肿块不均匀强化。常侵犯邻近组织(如膀胱、精囊、直肠),伴有盆腔、髂窝淋巴结转移,以及骨骼、肝、肾上腺、肺等远处转移。MRI表现为瘤灶T1WI呈等信号影,T2WI呈稍高信号影,DWI呈稍高信号,增强后不均匀强化,肿瘤常侵犯邻近组织,以及远处多发转移(图6-15)。

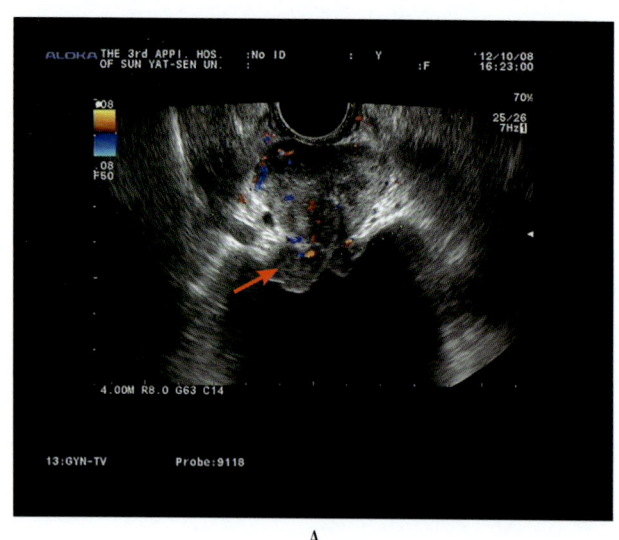 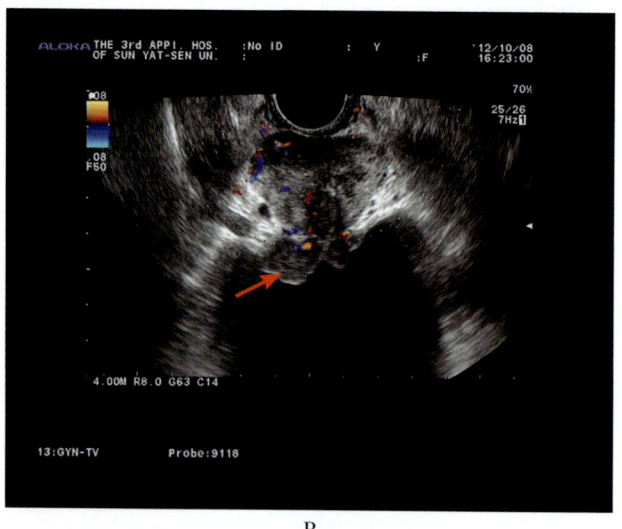

前列腺为一个混合性肿块,呈菜花状突出膀胱腔,彩超显示前列腺脓肿内血管扩张

图6-14 前列腺肉瘤经直肠彩超表现

(二)淋巴瘤

累及前列腺的淋巴瘤通常分为原发性和继发性两种类型,其中继发性病例占多数,而前列腺原发性淋巴瘤非常少见。前列腺淋巴瘤患者年龄范围32~89岁,平均66岁。前列腺原发性淋巴瘤早期的症状和体征与其他病变无明显差异,对诊断帮助不大。晚期病变以及继发性淋巴瘤可以出现发热,体重减轻和贫血等全身症状,对诊断有一定提示作用。血清PSA通常在正常范围内,直肠指诊诊断特异性不高,经直肠超声检查价值有限。CT和MRI征象为前列腺通常较大,可以见到局灶性或弥漫性低回声病灶(图6-16)。对于可疑病例,可以通过经直肠穿刺活检或经尿道前列腺切除术进行病理学检查来确诊。前列腺淋巴瘤主要的治疗方法包括放疗、化疗、

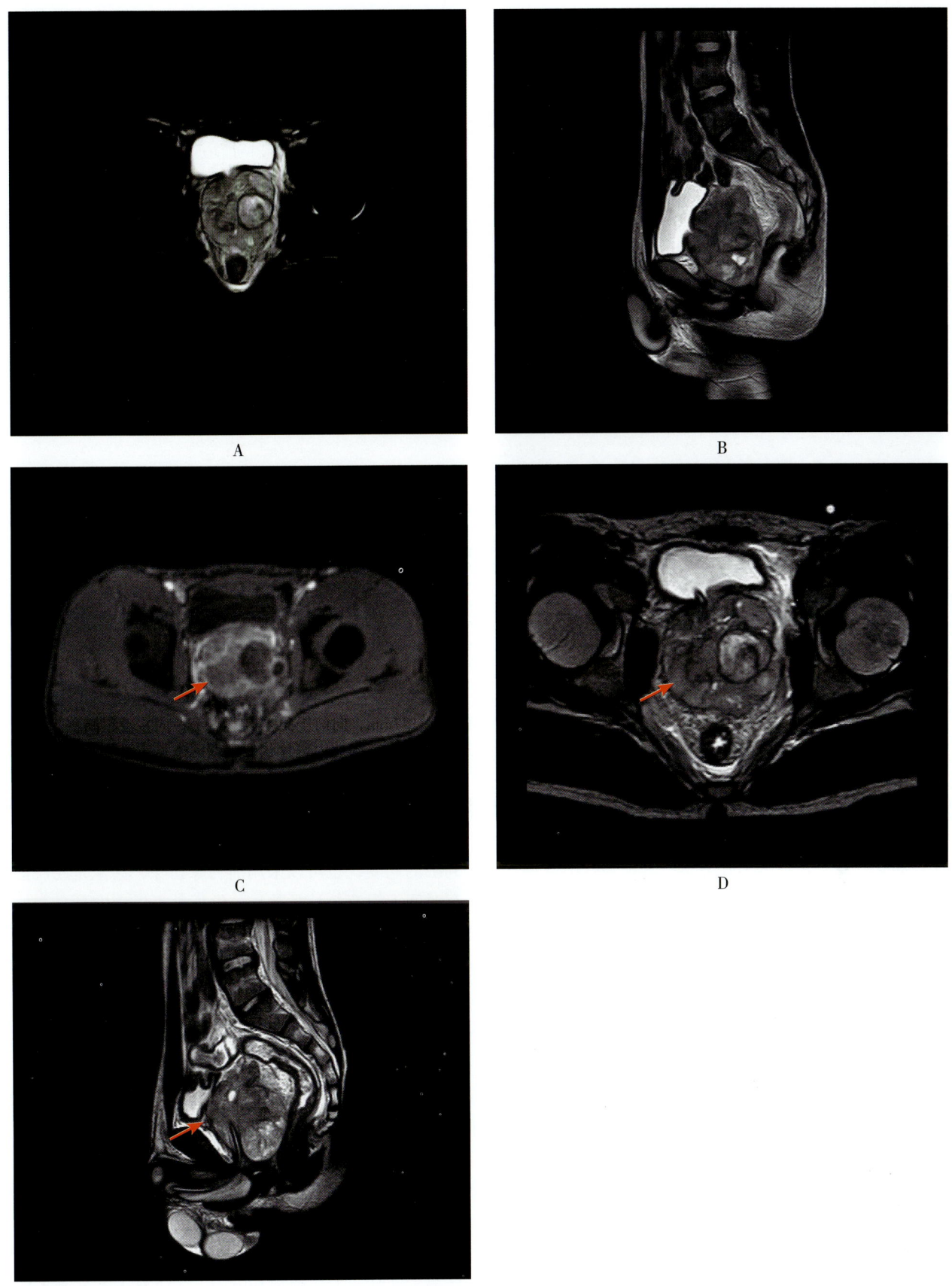

T1WI示前列腺外形不规则,信号不均,有斑片状低信号;T2WI示前列腺呈中、高混杂信号,与周围分界不清;矢状面T2WI示前列腺明显增大,腺体内信号不均,膀胱后下壁增厚,与直肠分界不清

图6-15　前列腺肉瘤MRI表现

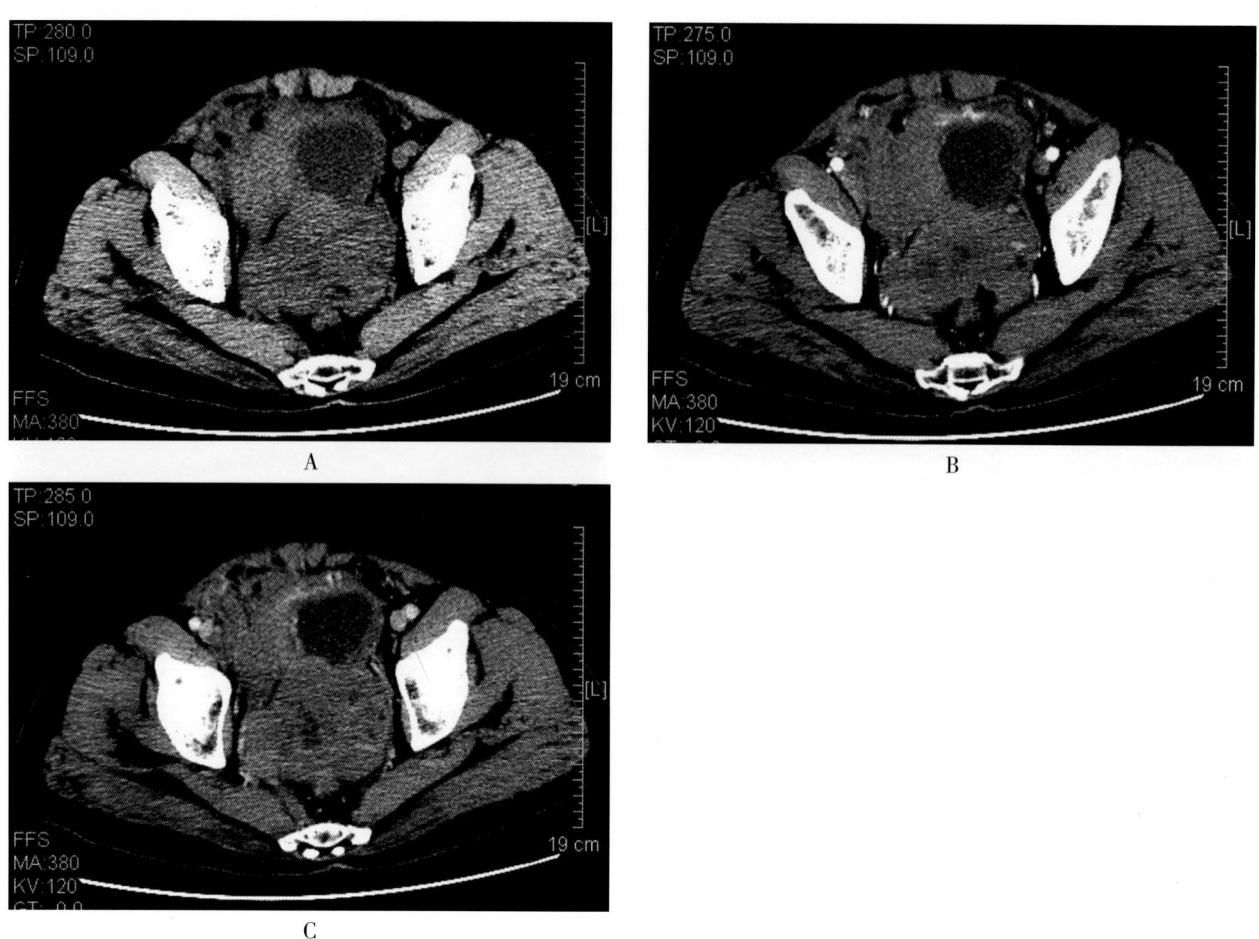

盆腔右侧及前列腺见一不规则形肿块影，边界不清，范围约100mm×127mm，向前侵犯右侧盆腹壁，向左侵犯膀胱，膀胱壁不规则环形增厚，增强扫描动脉期内见迂曲血管影，静脉期进一步强化，病灶内斑片状低密度区未见明显强化。病灶周围脂肪间隙模糊，密度增高

图6-16 前列腺淋巴瘤CT表现

放疗和化疗联合治疗等治疗方案，其他治疗不常见，如果局限的病变，也可以采用前列腺切除，甚至是膀胱前列腺切除手术。原发性和继发性淋巴瘤在诊断的年龄和生存时间上没有统计学差异，继发性淋巴瘤的预后与原发病灶密切相关，与是否存在前列腺浸润无关，不管患者的年龄、组织学类型、治疗或肿瘤的临床分期如何，继发性淋巴瘤预后都很差。

三、精囊肿瘤

原发性精囊肿瘤可来自上皮或间质，临床罕见。继发性精囊肿瘤可来自膀胱、前列腺、直肠，比原发性肿瘤常见。因精囊位于盆腔深处，初期症状不明显，故早期诊断困难，部分患者可有不同程度的疼痛、尿频、尿急、血尿、排精困难及血精等，易与前列腺肿瘤和膀胱肿瘤相混。精囊造影时有时可见精囊梗阻、变形或充盈缺损，约30%患者静脉尿路造影时表现为输尿管下段受压，膀胱底部不对称隆起。CT、MRI可显示肿瘤范围、有无淋巴转移，正常精囊腺T2WI呈稍高信号影，精囊腺管内低信号影或精囊腺管壁局灶性增厚需考虑精囊肿瘤。注意不要将正常输精管壶腹部误认为肿瘤侵犯，因为输精管壶腹部管壁有时较厚可呈低信号影（图6-17）。确诊需超声引导穿刺活检进行病理诊断，原发性精囊恶性肿瘤多为腺癌和肉瘤。手术是本病的基本治疗措施。

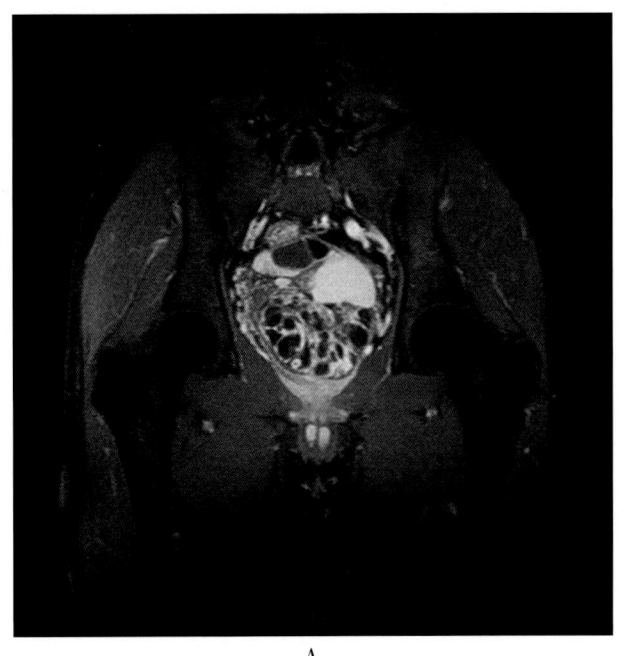 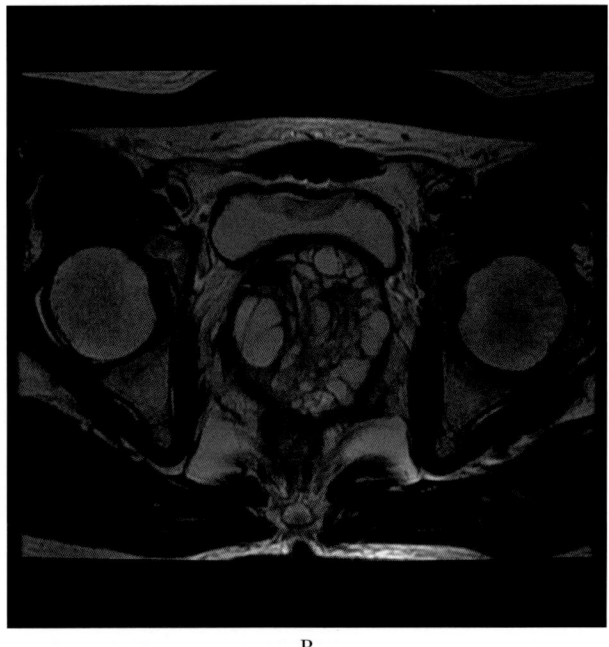

精囊区巨大囊实性占位，实性部分T1WI呈低信号，T2WI呈低、等信号，囊性部分呈长T1、T2信号，增强扫描实性部分呈较明显强化

图6-17　精囊腺肿瘤MRI表现

第三节　囊性病变

一、前列腺囊肿

前列腺囊肿系前列腺腺体由于先天性或后天性的原因发生囊性改变。前列腺囊肿是一种良性病变，根据组织来源、病变部位和发病原因分为真性前列腺囊肿、米勒氏管囊肿、前列腺潴留囊肿和射精管囊肿，由于炎症导致前列腺的导管或腺管闭塞、前列腺的分泌物贮积而形成。前列腺囊肿多无明显临床症状，容易漏诊。腔内B超表现：在前列腺内出现圆形或椭圆形液性暗区；CT可见前列腺区低密度影，CT值6~16 HU，边界清，增强检查见原低密度区无变化。MRI可确定囊肿的组织来源（前列腺内或前列腺外）。

二、精囊腺囊肿

精囊腺囊肿临床少见，常发生于一侧精囊，精囊的一部分或全部为囊腔占据，发病年龄多在20～40岁性活动旺盛时期，许多病例是在体检或疑有其他疾病检查时偶然发现，有时仅表现出原发病症状，如慢性前列腺炎、慢性附睾炎、尿道炎等，所以容易误诊。临床主要症状为血精、血尿、会阴痛、射精痛、膀胱刺激征、尿潴留、排尿困难等。影像学检查不仅可显示膀胱后结构，且能区分实质性与囊性结构，合并出血时需仔细鉴别诊断。精囊囊肿的检查主要有超声、CT或MRI等影像学及直肠指诊等方法，明确诊断需依靠穿刺活检检查。其中影像学检查，经直肠超声检查可作为首选方法。CT表现各异，典型者显示精囊局部单腔的薄壁囊肿，边界规则，水样密度，位置偏离中线，较大的囊肿可突入膀胱，有的由于囊内出血或感染而表现为密度不均，甚至囊内可见结石影。MRI优于CT，诊断准确性更高（图6-18）。

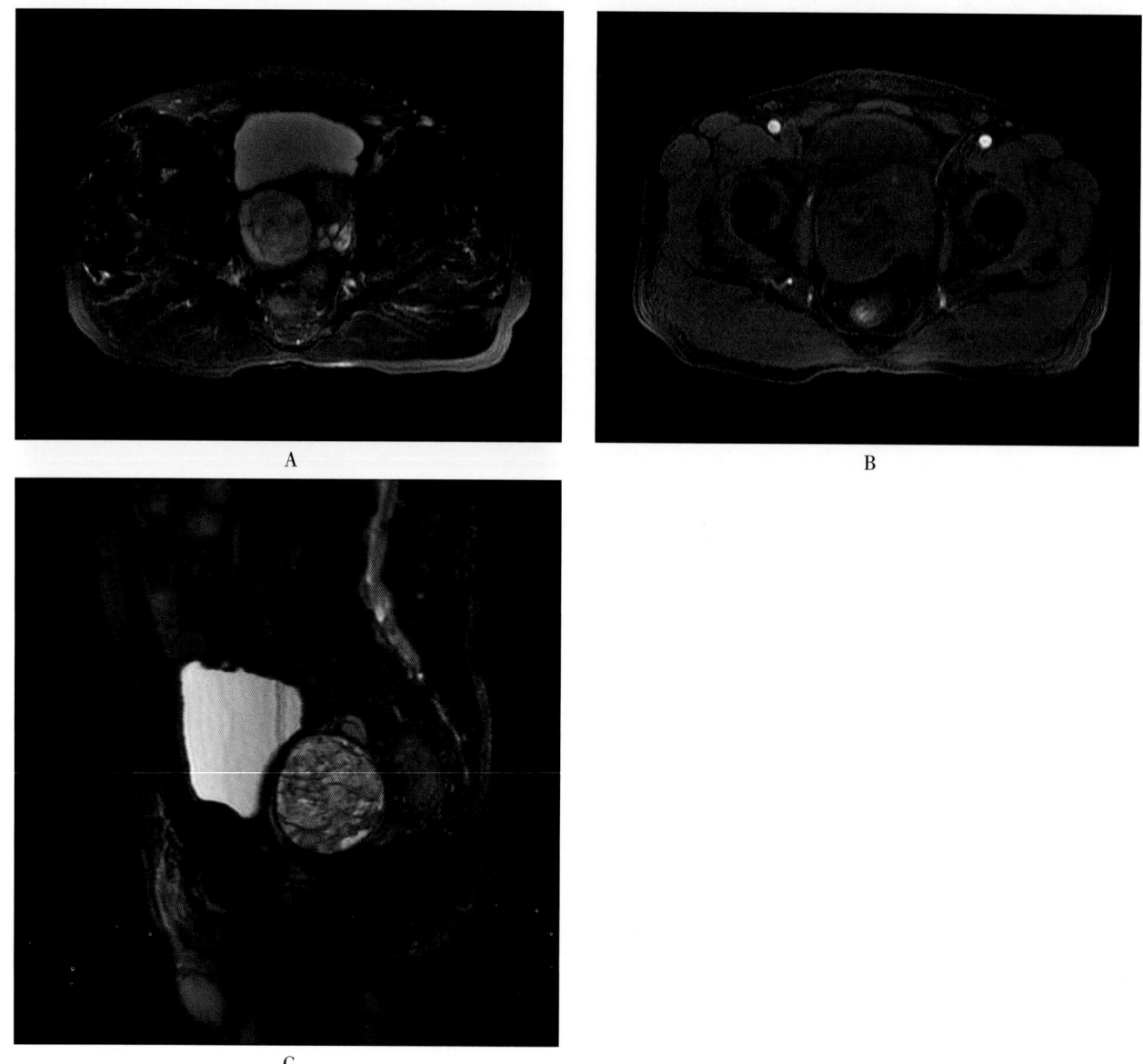

T2WI示右侧精囊不均匀高信号；增强扫描右侧精囊内未见明显强化；矢状面T2WI示右侧精囊明显增大，腺体内信号不均，膀胱后下壁受压迫

图6-18　精囊腺多发囊肿MRI表现

第四节　良性前列腺增生

良性前列腺增生（BPH）是常见的男性老年病，近年来我国BPH发病率迅速增长。影像学检查是诊断BPH重要的辅助方法，尤其是经直肠超声（TRUS）和磁共振成像（MRI）检查有助于增生前列腺的观察（图6-19）。

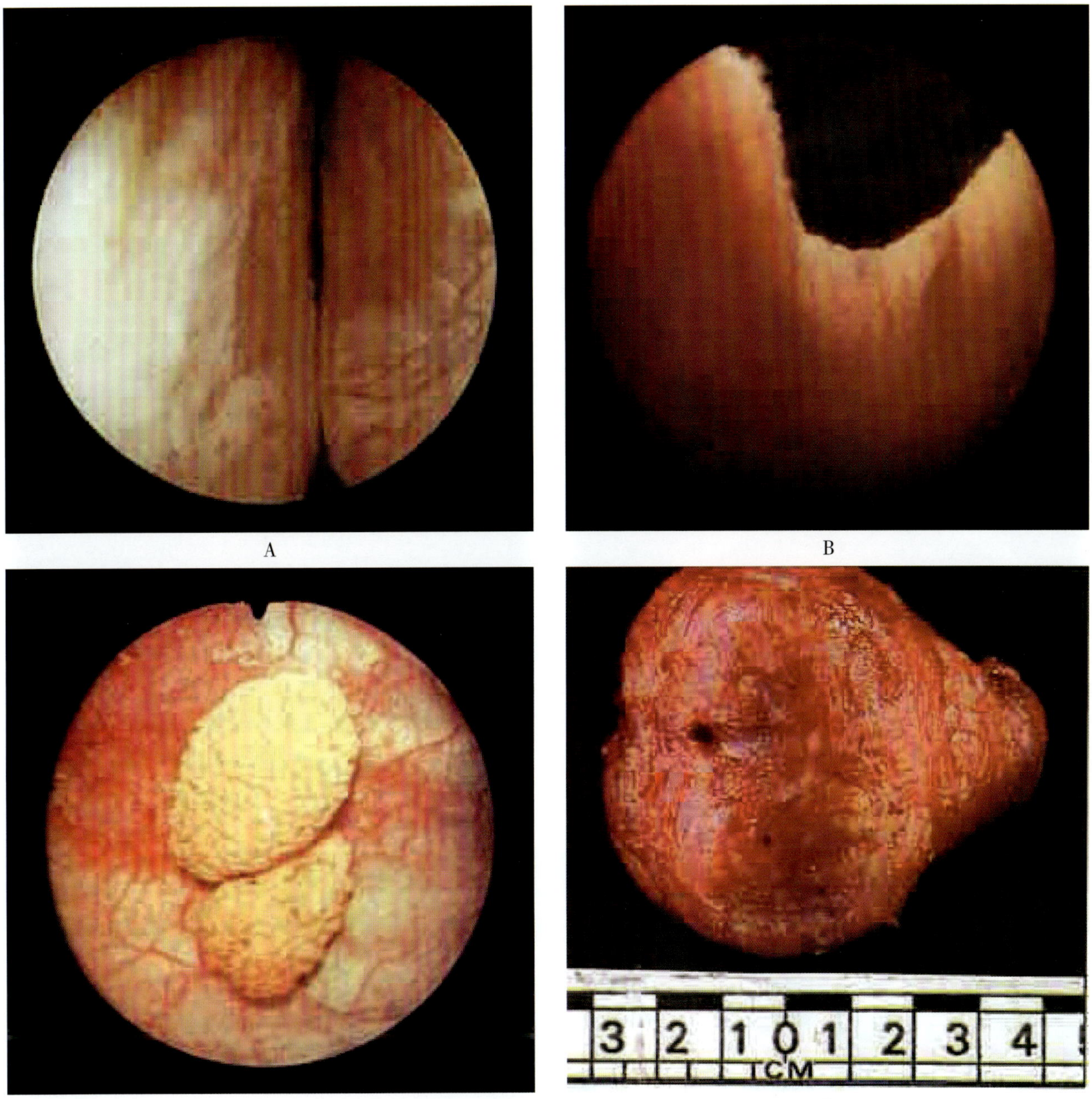

A、B. 前列腺增生的镜下表现；C. 膀胱增生合并膀胱结石；D. 开放性前列腺摘除的标本

图6-19 良性前列腺增生

一、KUB+ IVP

KUB常无法显示前列腺，偶可发现耻骨联合后方的钙化灶，当前列腺体积增大时，可在耻骨联合上方发现钙化灶。

IVP时对比剂可将膀胱充盈，可根据膀胱前列腺区的充盈缺陷显示前列腺。

直接征象：膀胱颈抬高，斜位摄片可显示前列腺对膀胱底部的压迫程度（图6-20）。

间接征象：

（1）膀胱壁代偿性增厚形成膀胱小梁、小室甚至膀胱憩室（图6-21）。

（2）双侧输尿管扩张、肾积水，甚至肾功能受损。增大的膀胱使输尿管间嵴抬高形成输尿管下段典型的J形或钩形（图6-22）。

（3）继发膀胱结石（图6-23）。

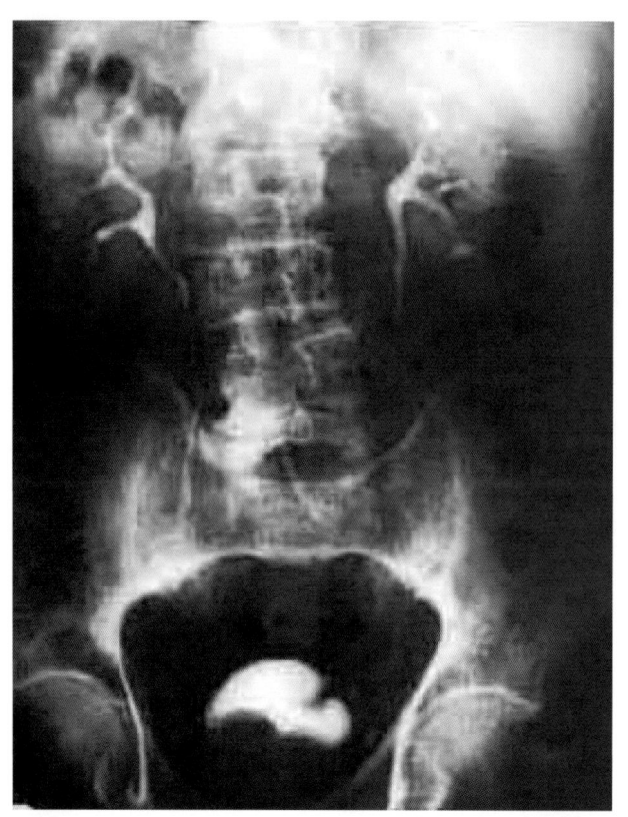

图6-20 IVP造影时,膀胱前列腺区的充盈缺陷,提示前列腺增大

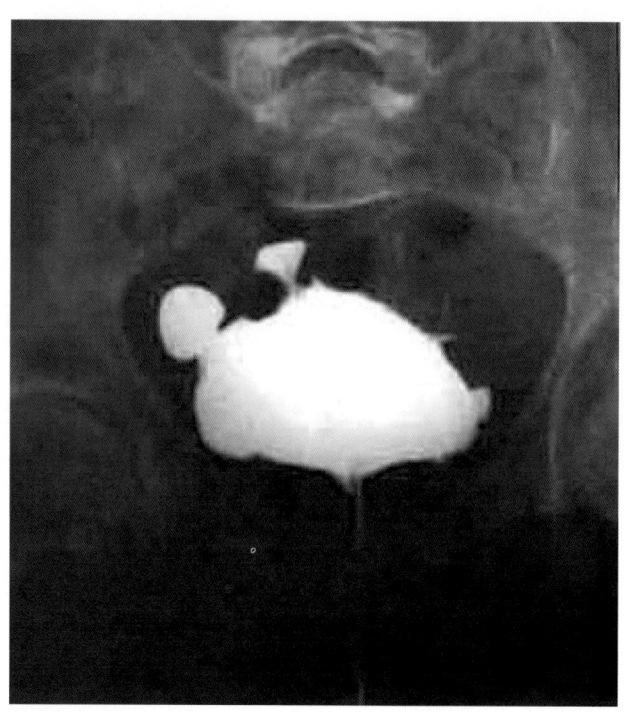

图6-21 膀胱造影提示膀胱憩室

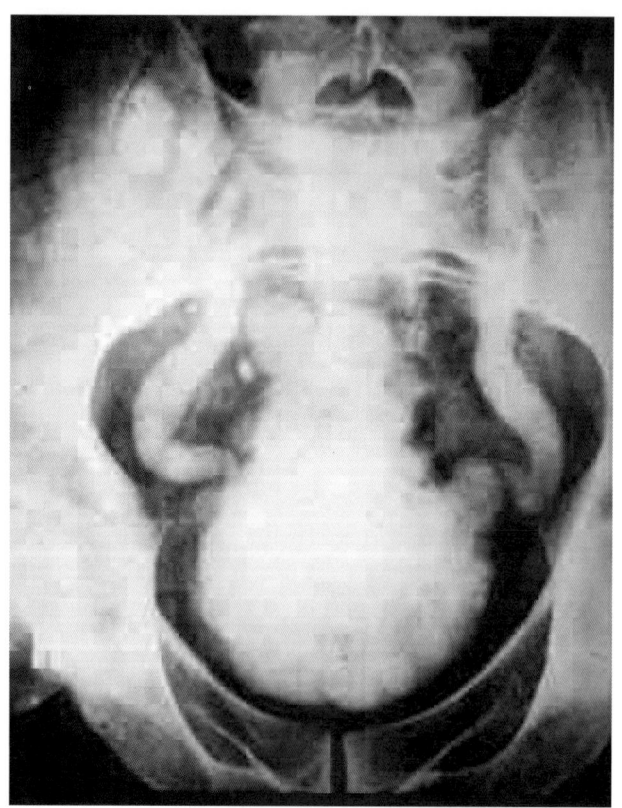

图6-22 双侧输尿管扩张,输尿管下段典型的J形或钩形,膀胱壁毛糙

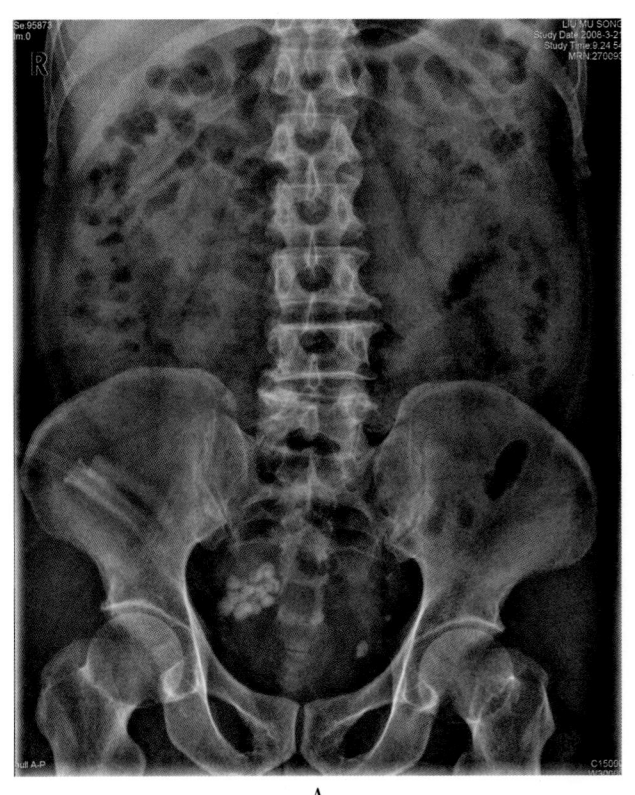 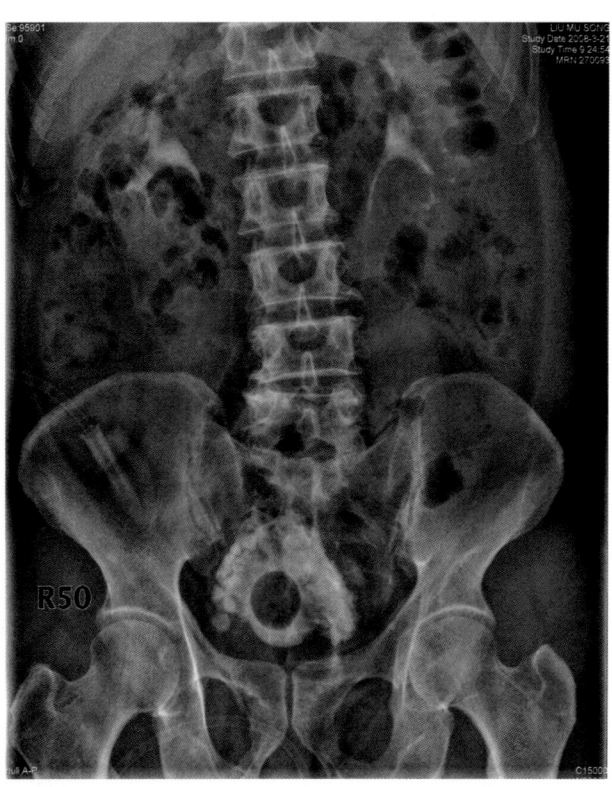

图6-23　KUB提示前列腺增大合并膀胱结石

二、TRUS

经腹前列腺超声：显示前列腺为均匀、圆形或椭圆形组织，低回声而均匀。

TRUS显示前列腺为一对称、月牙状腺体，后侧方微隆起，可清楚显示前列腺内部腺体结构，包括移行带、外周带及尿道周围腺体组织。正常时移行带和尿道周围腺体组织较外周带粗糙且回声较弱。经腹及经直肠前列腺B超均可估算前列腺大小，计算公式为：容积=0.52×前后径×左右径×上下径。

TRUS声像图特点为：①大小。前列腺体积增大，各径线测值超过正常值，特别是前后径变化最明显。②形态。前列腺形态改变接近球形，边缘整齐。中叶增生为主时，增生的前列腺可向膀胱内突出，有学者提出中叶向膀胱内突出的程度与膀胱出口梗阻的程度呈正相关。③内腺、外腺比例失调，外腺被压到后方，明显压扁，内腺区有大小不等、等回声的增生结节，常合并前列腺结石，沿外科包膜出现弧形排列的强回声光团后伴声影，即位于内外腺之间。④同时可观察到是否有膀胱结石。⑤测量残余尿，前列腺增生时可出现残余尿增多（图6-24，图6-25）。

三、CT检查

CT图像特点是前列腺径线增大，呈球形或椭圆形，前列腺超过耻骨联合上方，如横断面CT扫描示耻骨联合上2~3cm有前列腺阴影在膀胱后方，即认为有增大，但CT扫描有时难以精确区分前列腺尖、肛提肌间、前列腺和直肠远段或膀胱颈之间的界限，因而CT测量常高估前列腺大小。增强后扫描前列腺中心部增生结节密度增高，部分前列腺内散在有小点状或短条状钙化灶。增生明显时膀胱底部受压向上移位，甚至突入膀胱，似膀胱肿块，需与膀胱肿瘤鉴别（图6-26）。

CT不能很好显示前列腺的分区，当病变局限或在包膜内时，由于病灶与正常的前列腺组织呈相等密度，亦很难显示病灶。

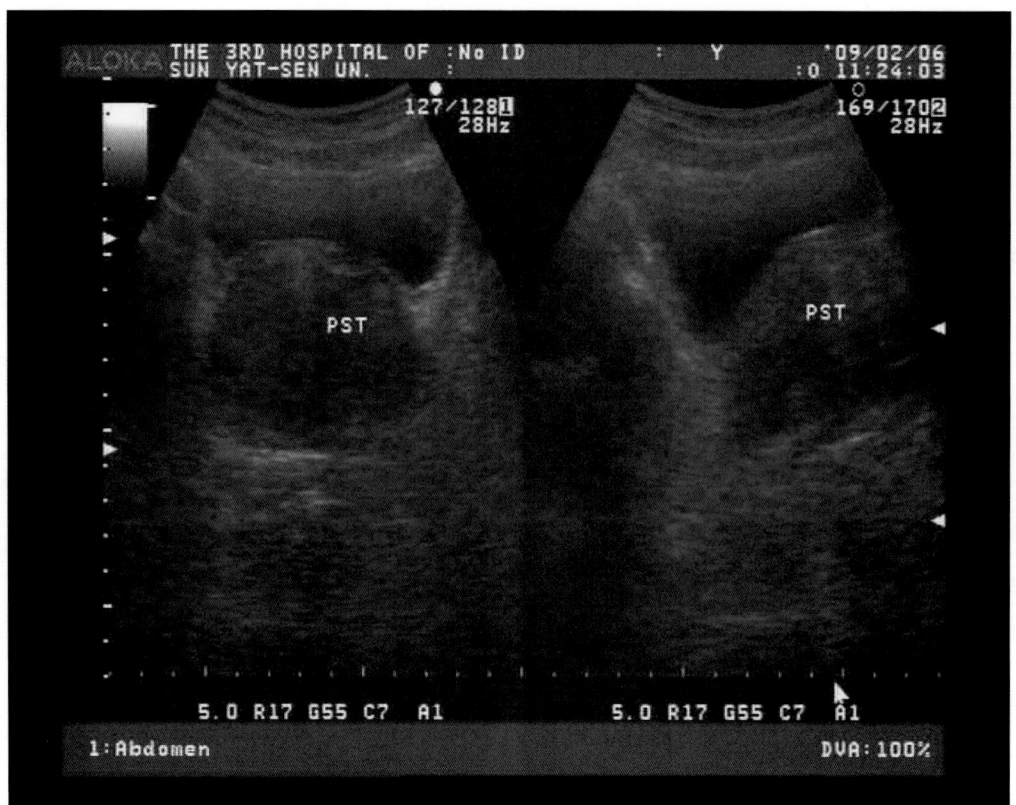

图6-24 经腹前列腺增生超声图

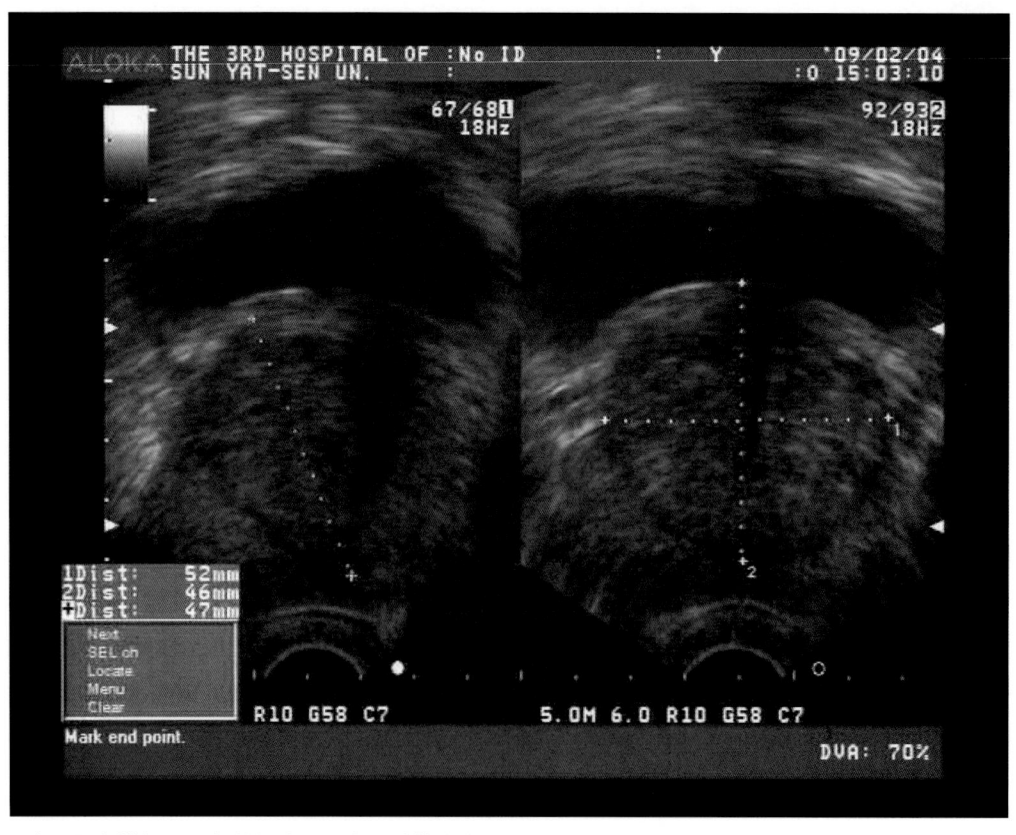

经耻骨上和经直肠超声横切面、矢状切均显示中央腺体内有一巨大、边界清楚的结节状肿块，被一薄层低回声环包绕，代表假包膜，肿块回声与前列腺其他部分回声类似。注意：部分病例可见增生的前列腺结节突入膀胱腔内，易误诊为膀胱肿瘤

图6-25 经直肠前列腺增生超声图

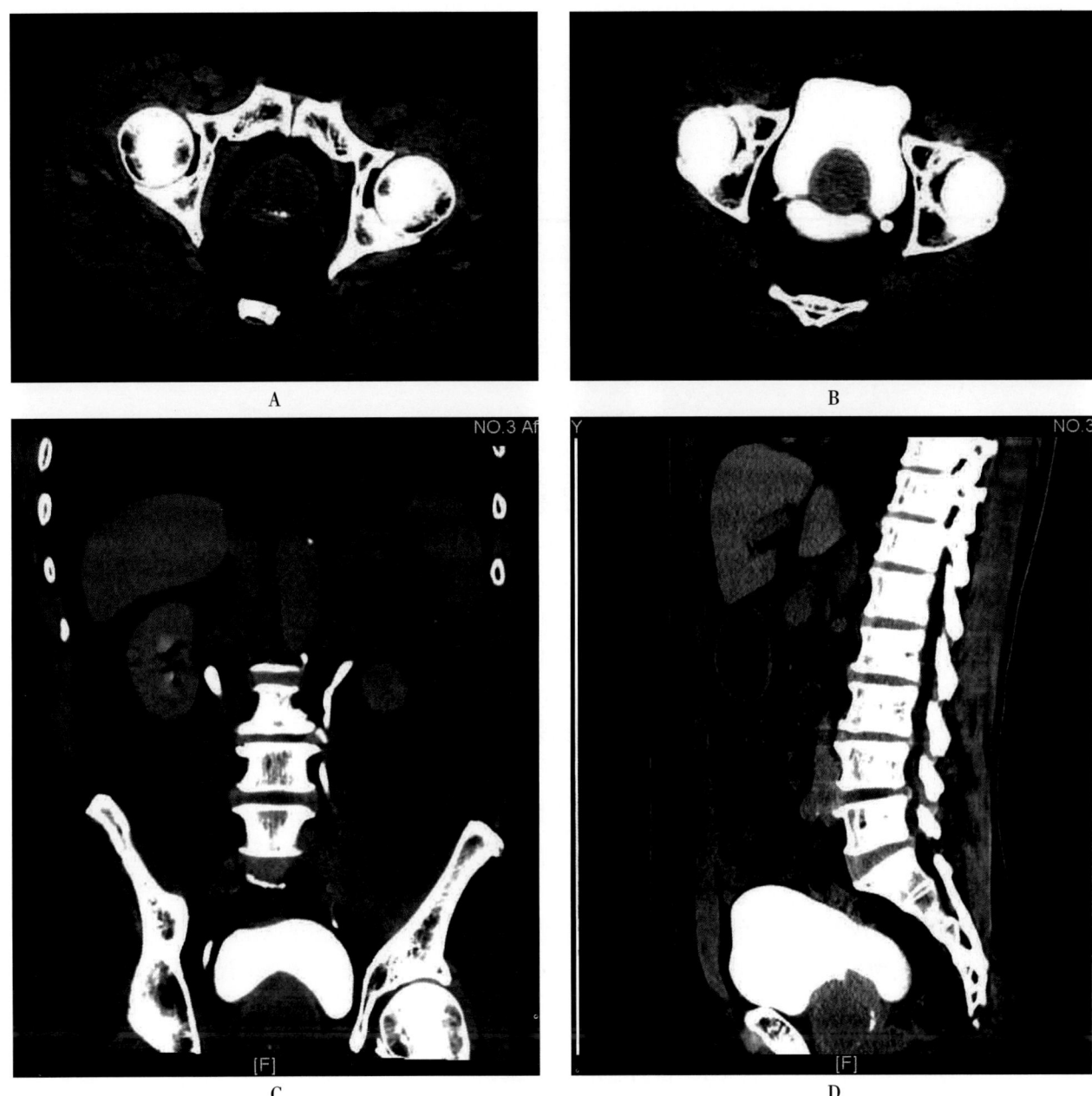

图6-26 前列腺明显增生，以中叶增生为主

四、MRI检查

T1WI表现为前列腺体积增大，信号均匀，增生结节呈稍低信号，前列腺轮廓光整，两侧对称；T2WI表现为前列腺中央区各径线增大，外周区变薄，甚至消失，前纤维肌肉区变薄甚至消失。增大的中央区信号不均，增生结节随组织成分不同表现为低信号、等信号、高信号等混杂信号，其程度随增生程度的加重而加重。增生结节周围可见光滑的低信号环（纤维组织构成的假包膜），外周带受压迫变薄；增强扫描早期不均匀明显强化，延迟期较早期趋于均匀。而前列腺癌MRI多为在高信号的外周区中发现低信号结节（图6-27）。

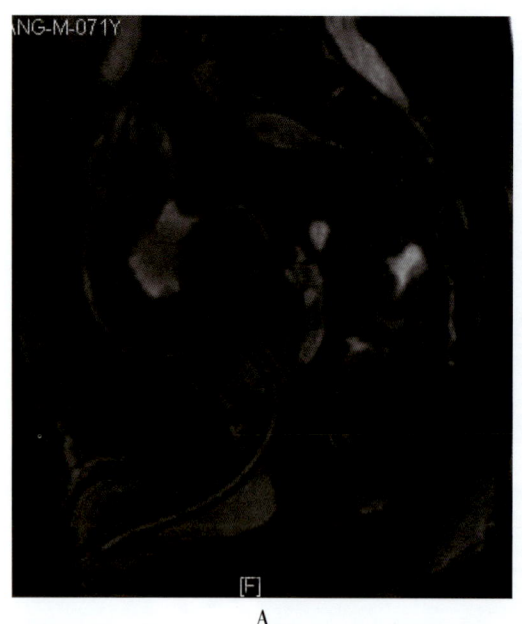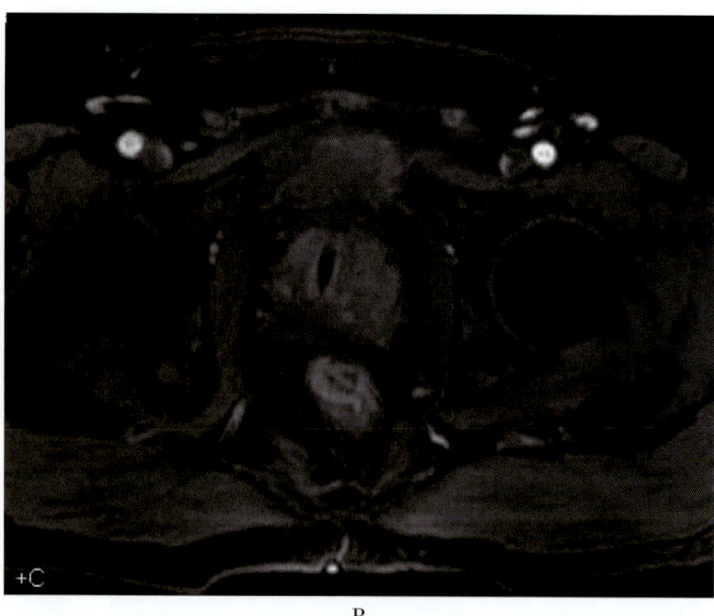

T2WI显示中央腺内有一巨大结节状肿块伴低信号边缘，代表假包膜，外周带受中央增生腺体压迫，增生的腺体凸出膀胱腔内。增强MR T1加权像扫描显示前列腺中央腺体肿块不均匀增强。

图6-27　前列腺增生MRI表现

第五节　前列腺结石、钙化

前列腺结石多合并于前列腺增生或慢性前列腺炎，偶见于前列腺癌和结核病变。前列腺外周区含淀粉样小体，如与胆固醇结合可形成结石，随年龄增长递增，大部分前列腺癌钙化出现在淀粉样小体中，但不能根据钙化来区分良恶性。

前列腺结石超声声像图有三种类型：①散在小结石型。前列腺内有一个或多个散在的细小强回声。多无典型声影，前列腺轻度增大。②弧形结石型。结石出现在内腺与外腺交界处，由多个小结石排列呈弧形，往往彼此相邻而为多面形，伴浅淡声影，前列腺多中度增大。③单个大结石型。于前列腺内可见单个较大强回声团，伴有典型声影，前列腺轻中度增大。

CT检查是显示前列腺钙化的最佳方法，可精确判断前列腺钙化的位置在前列腺、精囊或膀胱（图6-28）。

MRI检查对前列腺钙化不敏感，T1WI和T2WI加权像均表现为低信号。

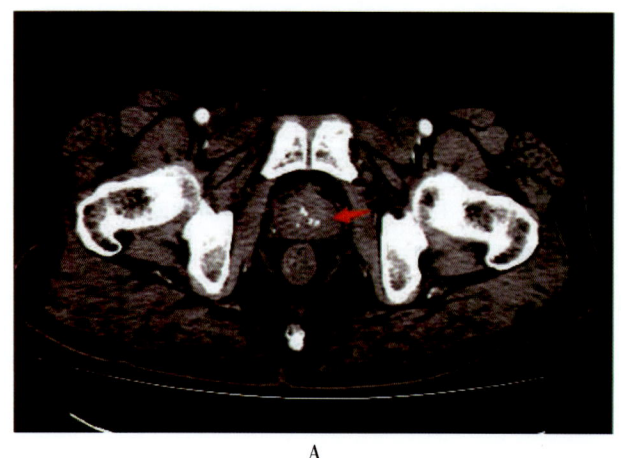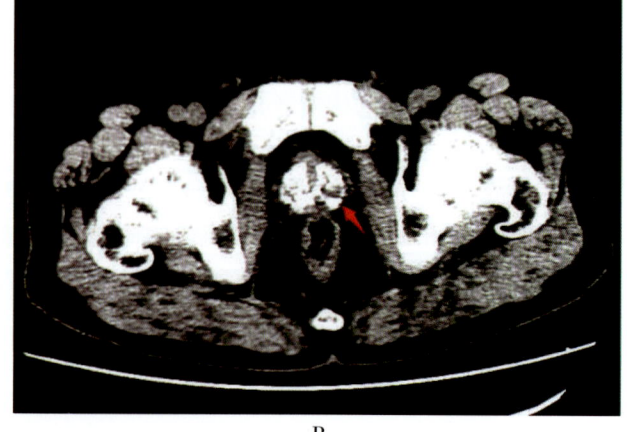

图6-28　CT扫描提示前列腺内多发致密的钙化灶

参考文献

[1] 刘跃新，焦志友，陈山，等. 腔内超声图像对前列腺增生诊断标准的初步探讨［J］. 中国超声医学杂志，1997，8：43-45.

[2] 黄晖，陈燕萍，陈斌，等. MRI定量测定在良性前列腺增生的初步应用［J］. 实用放射学杂志，2007，5：665-696.

[3] 倪新初，沈钧康，陆之安，等. 前列腺癌与良性前列腺增生症的MR动态增强与血管生成的相关性研究［J］. 中华放射学杂志，2005，1：54-59.

[4] 张小马，梁朝朝. 良性前列腺增生的形态组织学及影像学研究进展［J］. 中华男科学杂志，2006，3：254-257.

[5] 李凤桐，蔡春儒. B超诊断前列腺结石四例［J］. 中华超声影像学杂志，1996，4：179.

[6] 李士星，种庆贵，马顺利，等. 前列腺增生并发前列腺结石的诊断与治疗（附130例报告）［J］. 临床医学，2007，9：54-55.

[7] CHO J Y，KIM S H，LEE S E. Peripheral hypoechoic lesions of the prostate：evaluation with color and power Doppler ultrasound［J］. Eur Urol，2000，37（4）：443-448.

[8] TANG J，YANG J C，LI Y，et al. Peripheral zone hypoechoic lesions of the prostate：evaluation with contrast-enhanced gray scale transrectal ultrasonography［J］. J Ultrasound Med，2007，26（12）：1671-1679.

[9] HEIJMINK S W，VAN MOERKERK H，KIEMENEY L A，et al. A comparison of the diagnostic performance of systematic versus ultrasound-guided biopsies of prostate cancer［J］. Eur Radiol，2006，16（4）：927-938.

[10] PERNA L，COZZARINI C，MAGGIULLI E，et al. Inter-observer variability in contouring the penile bulb on CT images for prostate cancer treatment planning［J］. Radiat Oncol，2011，24（6）：123.

[11] TZIKAS A，KARAISKOS P，PAPANIKOLAOU N，et al. Investigating the clinical aspects of using CT vs. CT-MRI images during organ delineation and treatment planning in prostate cancer radiotherapy［J］. Radiat Oncol，2011，10（3）：231-242.

[12] FENOGLIETTO P，LALIBERTE B，ALLAW A，et al. Persistently better treatment planning results of intensity-modulated（IMRT）over conformal radiotherapy（3D-CRT）in prostate cancer patients with significant variation of clinical target volume and/or organs-at-risk［J］. Radiother Oncol，2008，88（1）：77-87.

[13] HARVEY C J，PILCHER J，RICHENBERG J，et al. Applications of transrectal ultrasound in prostate cancer［J］. Br J Radiol，2012，85（1）：S3-17.

第七章　尿道疾病的诊断

第一节　尿道正常解剖与毗邻

尿道是从膀胱通向体外的管道。男性尿道细长，长约18cm，起自膀胱尿道内口，止于尿道外口，行程中通过前列腺部、膜部和阴茎海绵体部，男性尿道兼有排尿和排精功能。女性尿道粗而短，长约5cm，起于尿道内口，经阴道前方，开口于阴道前庭。男性尿道在尿道膜部有一环行横纹肌构成的括约肌，称为尿道外括约肌，由意识控制。女性尿道在会阴穿过尿生殖膈时，有尿道阴道括约肌环绕，该肌为横纹肌，也受意识控制。

（一）男性尿道

成人男性尿道长17～20cm，自然状态下呈S形弯曲。全长自内向外分为三部分：①尿道前列腺部，自尿道内口穿过前列腺达尿生殖膈上筋膜，长3～4cm，其背侧壁上有一凸起，即精阜，其上正中有一隐窝，称前列腺囊。囊的两侧有射精管开口。前列腺管开口于精阜两旁的沟中（图7-1）。②膜部，穿过尿生殖隔的一段尿道长约1.2cm，在会阴深袋中，为尿道外括约肌所围绕，是三部分中的固定部。③海绵体部或称阴茎部，自尿生殖膈下筋膜至尿道外口，与膜部相接处管腔最大称尿道球部，有尿道球腺的导管通入其中。在接近尿道外口处，管腔又复扩大称舟状窝。在此段，尿道黏膜及黏膜下层中有Littre腺存在（图7-2）。

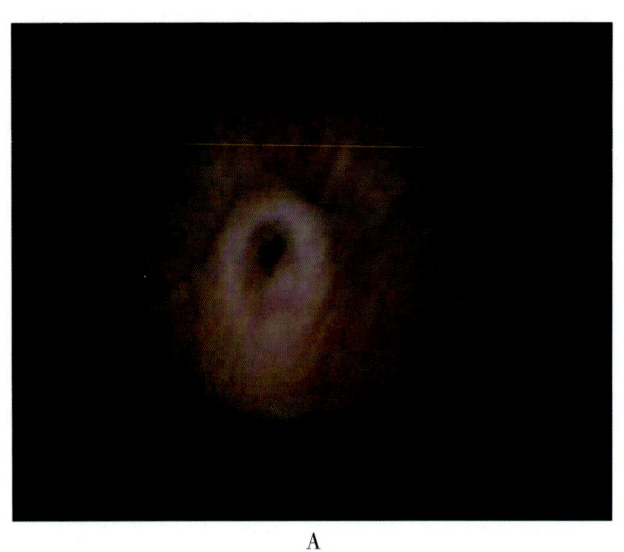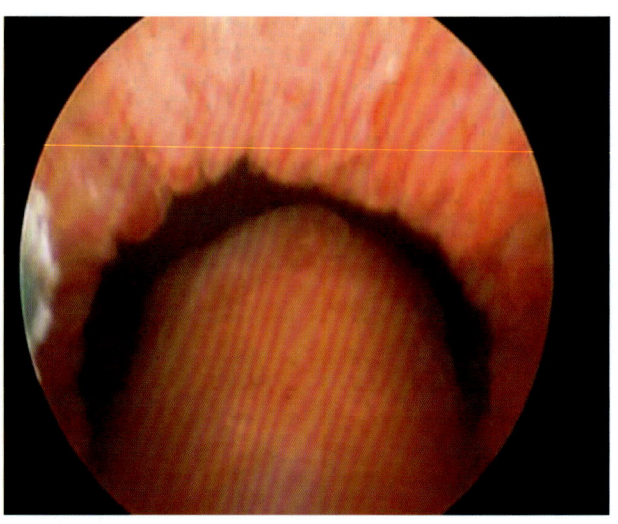

A. 小儿的清晰前列腺小囊（"男性阴道"）；B. 成人前列腺小囊不明显

图7-1　膀胱镜下可见后尿道的精阜，精阜上有前列腺囊开口

临床上常将尿道前列腺部和膜部称为后尿道，尿道海绵体部称为前尿道。尿道有3个狭窄部即外口、膜部和内口，及3个膨大部即舟状窝、球部和前列腺部。膨大部为结石易于停留之处。成人正常的尿道可通过直径10mm的器械。尿道全程有两个弯曲：第1个弯曲位于尿道膜部，称耻骨下弯；第2个弯曲位于耻骨前部，称耻骨前弯。当阴茎向前提向腹壁时，耻骨前弯即消失，但耻骨下弯不能人为将其拉直，故放入器械时，应顺此弯曲轻轻插入，不可粗暴，以免损伤。

当尿道外伤在尿生殖膈以上发生破裂时，尿液将渗入腹膜外间隙内。若尿道膜部破裂，尿液遂渗入会阴深袋内，该处筋膜坚强且无裂隙与周围相通，故尿液不易向外扩散。如尿道球部破裂，尿液即渗入会阴浅袋内，由于会阴浅筋膜与肉膜相融合，向上包绕阴囊、阴茎并越过耻骨联合与腹下部浅筋膜深层相续，因此，尿液渗

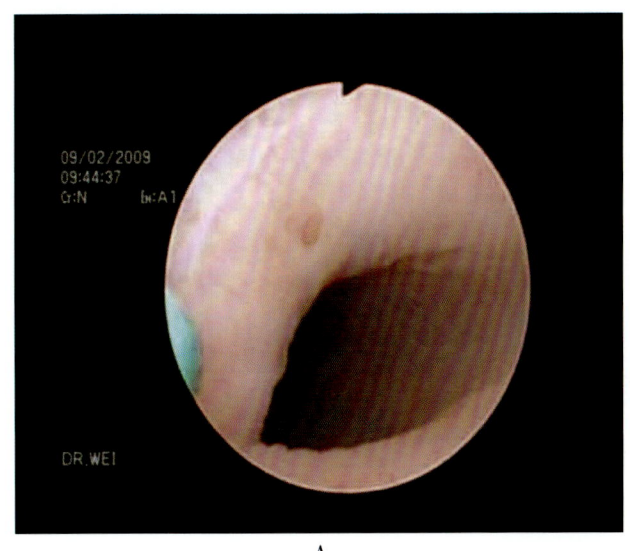 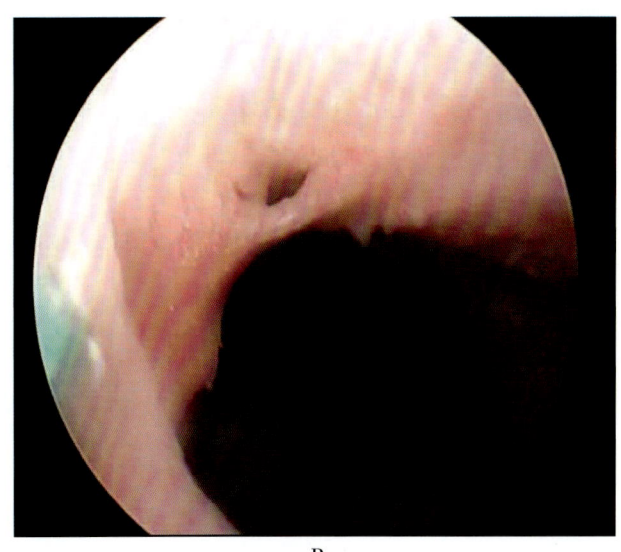

A. Littre导管（小的前部开口）；B. Littre导管（小的前部开口）

图7-2　阴茎部尿道黏膜的Littre腺导管开口

入袋内后，除向阴囊、阴茎蔓延外，并可向上扩展至腹壁前。假如尿道破裂在海绵体部，由于阴茎筋膜仅包被所有海绵体，故渗出的尿液可以仅限于阴茎的范围之内。

尿道最表层为黏膜，前列腺部尿道为移行上皮细胞，膜部、球部及阴茎部尿道的近侧段为复层柱状细胞，阴茎部尿道之远侧段与阴茎头部尿道为鳞状上皮细胞。

后尿道的血供来自膀胱下动脉的前列腺支，并有痔中动脉及阴部内动脉的分支，它们之间有吻合支。前尿道的动脉是阴部内动脉、尿道球动脉及尿道动脉的分支。后尿道的静脉回流至膀胱前列腺静脉丛，前尿道的静脉回流至阴部内静脉，再至髂内静脉。尿道的淋巴十分丰富。在尿道黏膜下为淋巴网，前尿道引流至腹股沟浅淋巴结，进而至腹股沟下深淋巴结，并沿髂外淋巴结向上引流。后尿道淋巴引流至髂外淋巴结、闭孔淋巴结及盆腔淋巴结。

（二）女性尿道

女性尿道甚短，长仅2.5~5cm，平均为3.5cm，直径约为8mm，易于扩张，可达10~13mm，没有弯曲，在阴道之前耻骨联合之后，自膀胱颈部开始向下向前止于尿道口。

女性尿道可分为上中下三部：上部的组织结构和膀胱颈部是一致的。膀胱颈部环状肌和尿道上部环状肌连贯，在颈部特别肥厚，与男性膀胱颈部之由左右中外层肌纤维交叉所组成的括约肌有所不同。女性内括约肌在尿道完全是由环状平滑肌肉纤维围绕着整个膀胱颈部和尿道上部所构成。因此内括约肌的作用在女性特别有力（图7-3）。中部尿道，在平滑肌层之外还有环形肌，这一肌层虽然并不十分明显，但也有一些外括约肌作用。下部尿道即尿道开口部，无肌肉，只有二层三角韧带纤维组织。此外提肛肌、会阴深层肌肉和三角韧带对女性膀胱尿液的控制亦有辅助作用。

中部和外部的黏膜上皮是和阴道黏膜相似的方形上皮，上部转变为与膀胱颈部相同的移行上皮。在黏膜下层和肌肉层之间为疏松组织，在肌层之外为丰富

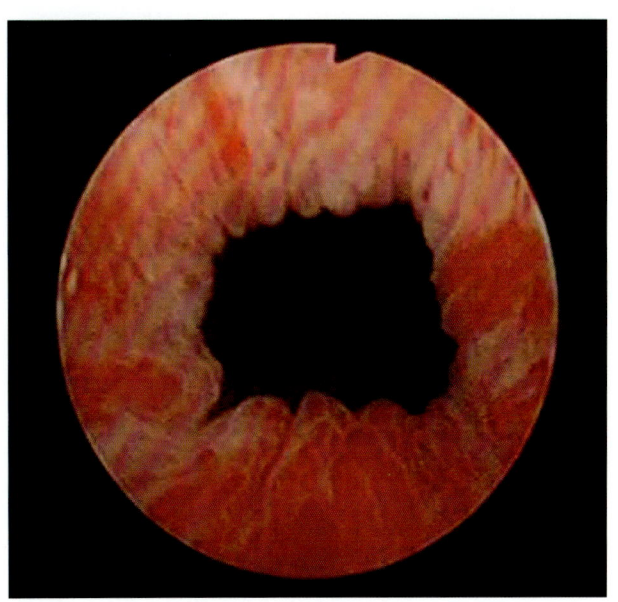

图7-3　女性膀胱颈口

的静脉网状组织即尿道海绵体组织。尿道腺在女性尿道中是十分丰富的，最明显的是尿道旁腺，这些腺体含有分泌黏液的柱状上皮。

尿道的淋巴：在尿道黏膜下有许多淋巴管和淋巴腺，引流淋巴至两侧腹股沟及腹下淋巴结。

尿道的血液供应：膀胱下动脉供应上部尿道，阴道动脉供应中部尿道，阴部内动脉供应下部尿道。静脉是向膀胱、阴道及阴部内静脉丛回流。

尿道的生理：女性尿道主要功能是排尿和分泌黏液；尿道腺也是一种附属性腺，分泌透明而含有蛋白质的黏液，其作用是在性交时增加润滑。

第二节　尿道畸形

尿道下裂

（一）临床特点

尿道下裂是一种男性尿道开口位置异常的先天缺陷，尿道口可分布在正常尿道口至会阴部的连线上，多数患者可伴有阴茎向腹侧弯曲，是小儿泌尿系统中的常见畸形，一般认为，尿道下裂的形成是因胚胎睾丸产生雄激素不足，而使左右尿道褶不能正常融合所致。其临床表现有如下特点。治疗以手术为主，手术目的是矫正阴茎弯曲，使尿道口恢复或接近正常阴茎头的位置，使其能站立排尿，成人后有生育能力。

1. 异位尿道口

尿道口可出现在正常尿道口近端至会阴部尿道的任何部位，根据尿道口所在位置，将尿道下裂分为以下4种类型：①阴茎头型。尿道口位于冠状沟腹侧，多呈裂隙状，一般仅伴有轻度阴茎弯曲，多不影响性生活及生育。②阴茎型。尿道口位于阴茎腹侧从冠状沟到阴囊阴茎交界处之间，伴有阴茎弯曲。③阴囊型。尿道口位于阴囊部，常伴有阴囊分裂，阴茎弯曲严重。④会阴型。尿道外口位于会阴部，阴囊分裂，发育不全，阴茎短小而弯曲，常误诊为女性（图7-4）。

由于阴茎弯曲纠正后，尿道外口会由不同程度的向会阴回缩，故近年来按阴茎下弯矫正后尿道口的退缩位置来分型的方法被很多医师接受。严重的尿道下裂患儿常有其他伴随畸形，包括隐睾、腹股沟疝、鞘膜积液、前列腺囊、阴茎阴囊转位、阴茎扭转、小阴茎、重复尿道等，少数患者可合并肛门直肠畸形。

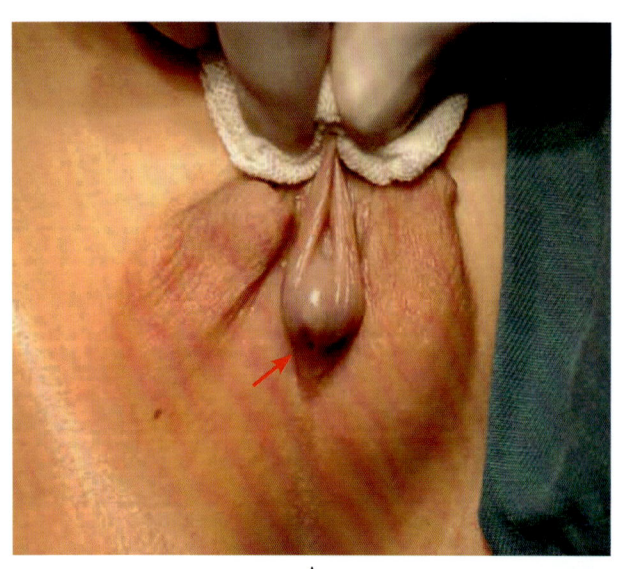
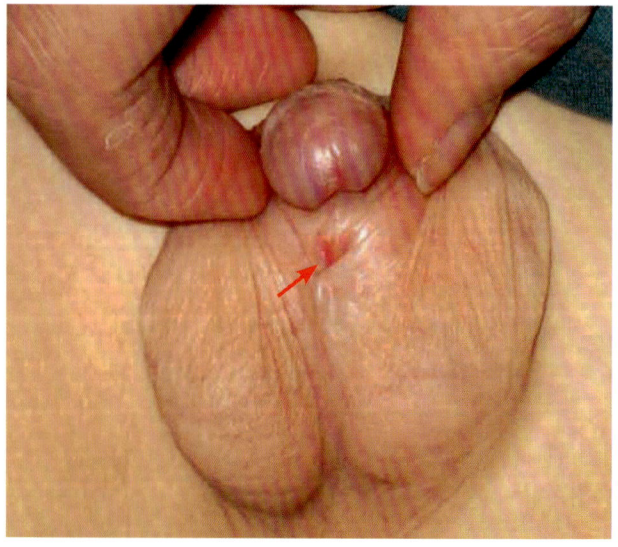

A　　　　　　　　　　　　　　　　　　B

A. 阴茎型尿道下裂，阴茎背侧包皮堆积；B. 为阴囊型尿道下裂

图7-4　尿道畸形

2. 阴茎下弯

即阴茎向腹侧弯曲，不能正常排尿和性生活。导致阴茎下弯的原因有阴茎腹侧发育不全及组织轴向短缩。

3. 包皮的异常分布

阴茎头腹侧包皮因未能在中线融合，故呈V形缺损，包皮系带缺如，全部包皮转至阴茎头背侧，呈帽状堆积。

4. 排尿时尿流溅射。

（二）影像学表现

尿道下裂是外生殖器畸形，根据典型临床表现和体格检查很容易确诊。确诊尿道下裂后需进一步检查有无伴发畸形，严重的尿道下裂需行进一步的泌尿系检查，如排泄膀胱尿道造影、盆腔CT等，以除外其他泌尿系畸形。

当尿道下裂合并双侧隐睾时要注意有无性别异常。检查方法包括：①体格检查。观察患者的体形、身体发育、第二性征，外生殖器检查有无阴道，触摸双侧睾丸表面质地、体积。②腹部超声。③染色体检查。④尿17-酮类固醇测定。⑤腹腔镜检查及性腺活检。

（三）影像学鉴别诊断

根据典型临床表现和体格检查很容易确诊。

（四）检查手段的选择

可采用静脉泌尿系造影及彩超检查除外合并的其他畸形。

第三节 尿道肿瘤性疾病

一、尿道息肉

（一）男性尿道息肉

本病是发生于尿道的良性肿瘤，可为先天性，多见于青、中年，前列腺部尿道靠近膀胱颈处是常见的发病部位。息肉可为细长带蒂状，或为无蒂的绒毛状、乳头状，直径多<1.0cm。

1. 临床症状

（1）下尿路梗阻症状：如排尿困难、尿流细、尿流中断，甚至出现尿潴留、上尿路积水情况。

（2）血尿、血精：由息肉出血引起，一般为初始血尿，可为无痛性肉眼血尿。

（3）尿路刺激症状：息肉继发感染时可出现尿频、尿急、尿痛等症状。

2. 影像学表现

排尿期膀胱尿路造影可见前列腺部尿道部位充盈缺损。

（二）女性尿道息肉

女性尿道息肉发病率较低，多见于尿道外口，但亦可发生于尿道全程，临床表现主要为尿道异物感、尿道滴血或血尿，多为初始血尿或终末期血尿。一般根据临床表现和查体做出诊断，无须采用影像学检查。

二、尿道肉阜

尿道肉阜又称尿道肉芽肿或血管性息肉，是女性尿道末端良性的息肉状赘生物，多见于成年女性，尤其是绝经后女性。其发生可能与外阴部慢性炎症刺激、雌激素水平降低、局部黏膜下静脉曲张以及尿道黏膜脱垂外翻等因素有关。肉阜多位于尿道外口6点钟处，一般0.5~1.0cm，少数可>3cm，带蒂或广基，呈淡红或深红色，表面光滑，触之柔软疼痛，易出血，少数较大者可呈环状环绕尿道口。组织学可见不同程度的炎细胞浸润、纤维化及静脉曲张，很少癌变，可分为三种类型：上皮增生为主为乳头状瘤型，血管增生为主为血管瘤型，肉芽增生为主为肉芽肿型（图7-5，图7-6）。

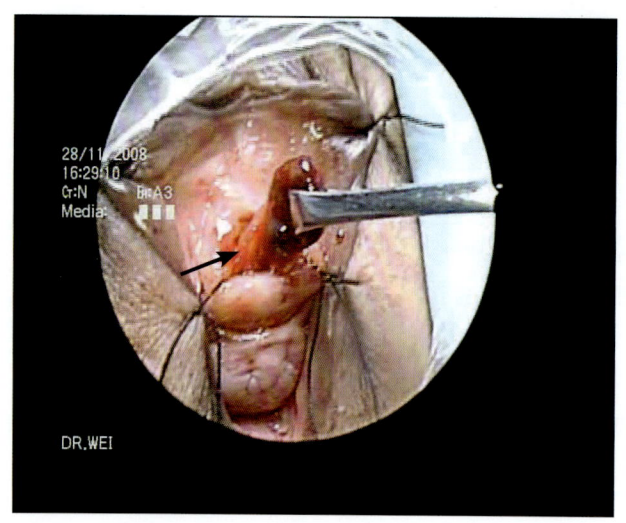

图7-5　尿道肉阜，位于尿道外口6点钟处，一般0.5~1.0cm，呈深红色，表面光滑，触之柔软疼痛，易出血，行肉阜切除术

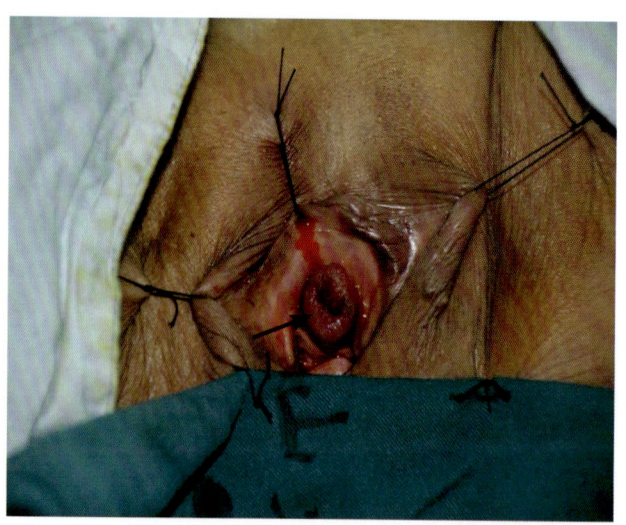

图7-6　老年女性尿道黏膜脱垂，注意与尿道肉阜相鉴别

尿道肉阜早期或肉阜较小时常无明显症状，当肉阜较大时可出现排尿困难，当出现局部感染或损伤时可出现尿道外口局部烧灼样疼痛，排尿、摩擦时明显，和（或）尿道口出血，一般为少量局部出血。

尿道肉阜诊断主要依据临床表现和查体，一般不需要采用影像学检查。

三、尿道乳头状瘤

（一）临床特点

内翻性乳头状瘤临床上少见，肿瘤大多数位于膀胱三角区、膀胱颈口和前列腺尿道，偶见于输尿管或肾盂。病因至今仍不清楚，多数学者认为凡能致癌的因素均可诱发本病。

尿道乳头状瘤（papillary epithelioma of the urethra）包括极少见的内翻乳头状瘤，多位于尿道内口或前列腺部尿道、精阜附近。输尿管内翻性乳头状瘤临床表现为无痛性肉眼血尿或伴腰部酸胀等尿路梗阻症状，与其他泌尿系上皮肿瘤无明显区别。少数患者可无任何症状，仅在体检时被发现。

（二）影像学表现

影像学检查并不是尿道乳头状瘤的首选。尿道造影可见尿道内充盈缺损。尿道高频超声可见尿道中低回声，判断肿物大小、位置等。而CT和MRI可了解尿道肿瘤位置、大小，及与尿道海绵体关系。

（三）影像学鉴别诊断

本病需与尿道癌、尿道肉阜相鉴别。

（四）检查手段的选择

首选膀胱尿道造影，可选择CT、MRI了解肿瘤与周围组织及淋巴结情况。

四、男性尿道癌

（一）临床特点

尿道癌属于尿道上皮肿瘤，少见。男性尿道癌大多数发生于40岁以上，女性尿道癌多见于中老年人。大约50%的尿道癌继发于膀胱、输尿管或肾盂移行上皮癌。原发尿道癌比较少见，主要发生在女性（图7-7）。

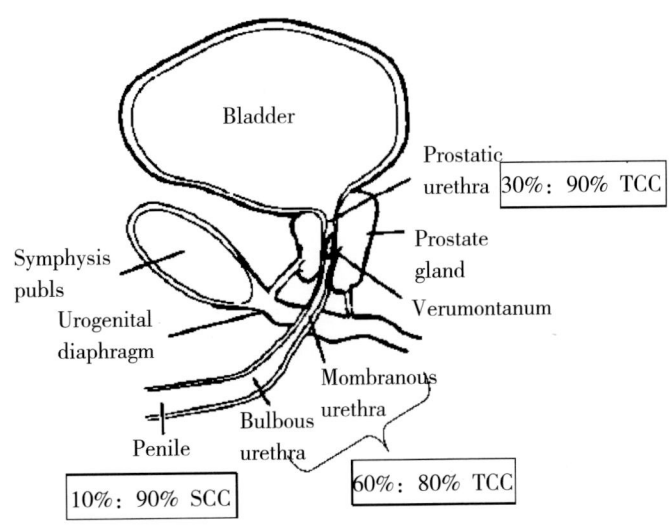

图7-7 男性尿道癌在尿道的分部特点

(摘自DEL GAIZO A, SILVA A C, LAM-HIMLIN D M, et al. Magnetic resonance imaging of solid urethral and peri-urethral lesions [J]. Insights Imaging, 2013, 4(4): 461-469.)

尿道癌的发病原因未明确,但与尿道肉阜发生的可能性无关,尿道白斑可能为癌前期病变,尿道癌早期与尿道肉阜息肉及乳头状瘤极相似,应予鉴别,必要时活组织检查。

男性尿道癌一般以尿道梗阻、肿物、尿道周围脓肿、尿外渗、尿道瘘和尿道流出分泌物而就医,部分患者有疼痛、血尿或血精(图7-8)。

(二)影像学表现

1. X线表现

尿道造影示尿道有充盈缺损。

2. B超表现

B超可见中等回声肿物,可检查局部淋巴结转移情况。

3. CT表现

CT可了解肿瘤位置、大小及局部浸润及淋巴结情况。

4. MRI表现

MRI可了解尿道肿瘤位置、大小及局部浸润和盆腔淋巴结情况(图7-9,图7-10)。

(三)影像学鉴别诊断

与尿道肉阜、尿道息肉鉴别。

(四)检查手段的选择

可选择CT或MRI检查。

五、女性尿道癌

(一)临床特点

女性尿道癌少见,占女性泌尿生殖恶性肿瘤的不到1%,但尿道癌女性比男性多发。多为老年女性,75%的患者超过50岁。常见症状如下:①尿道流血为主要症状。肿瘤梗阻尿道可出现排尿困难。②肿瘤大时局部可摸到包块。女性尿道癌多沿尿道口长出体外。③晚期可出现尿漏、消瘦、贫血等恶病质病状。

92%的女性尿道恶性肿瘤是癌,其中74%为鳞癌,16%为腺癌。女性尿道黏膜的近端1/3为移行上皮,远端2/3为鳞状上皮,一般将累及尿道远端1/3的肿瘤划分为前尿道肿瘤,而将近端2/3的肿瘤划分为全尿道肿瘤。前

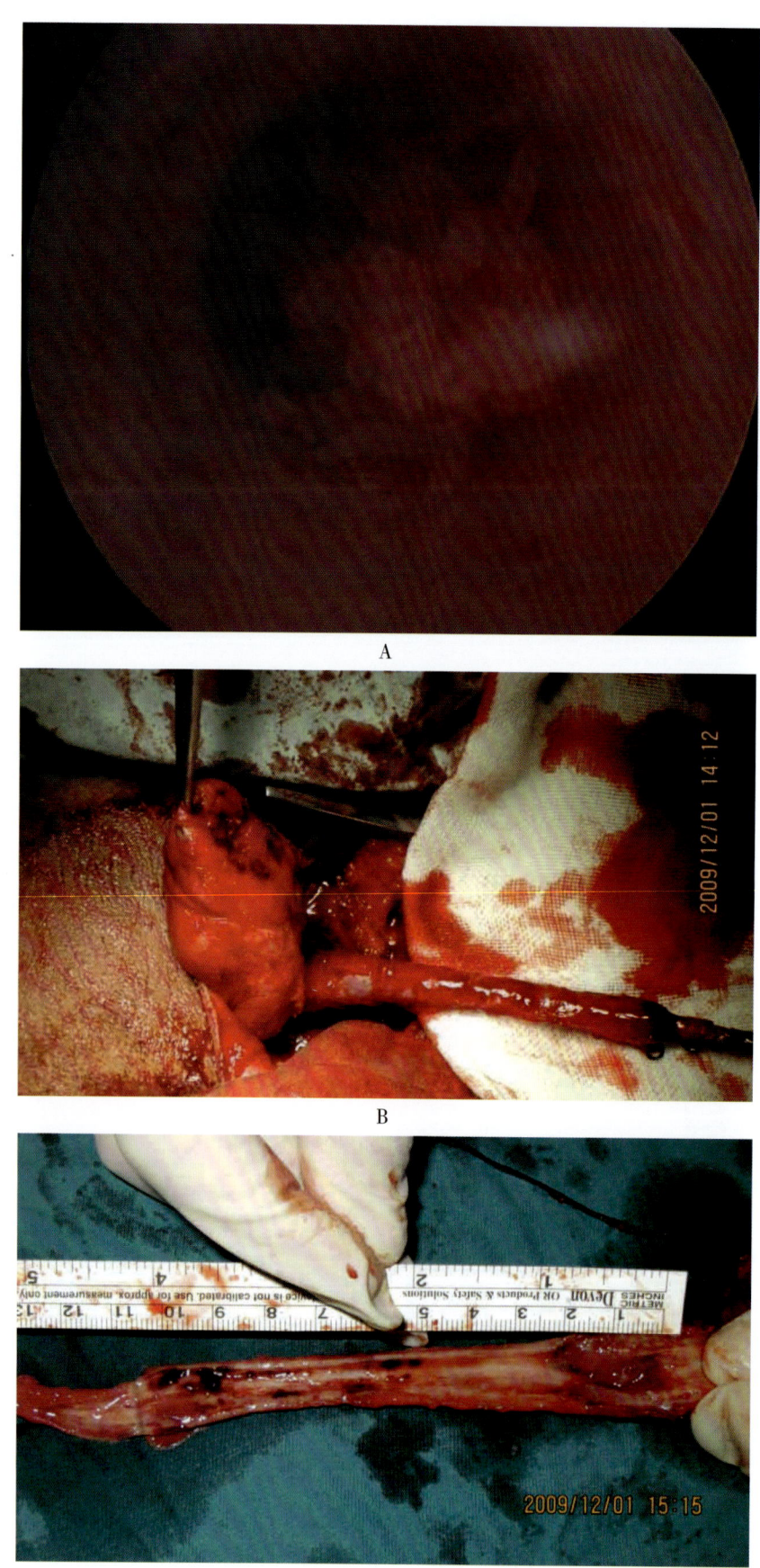

A. 尿道镜下见尿道球部多发水草漂浮状肿物；B. 术中将整个尿道完整分离切除；C. 切除尿道癌标本的剖面观

图7-8 男性尿道癌的手术情况

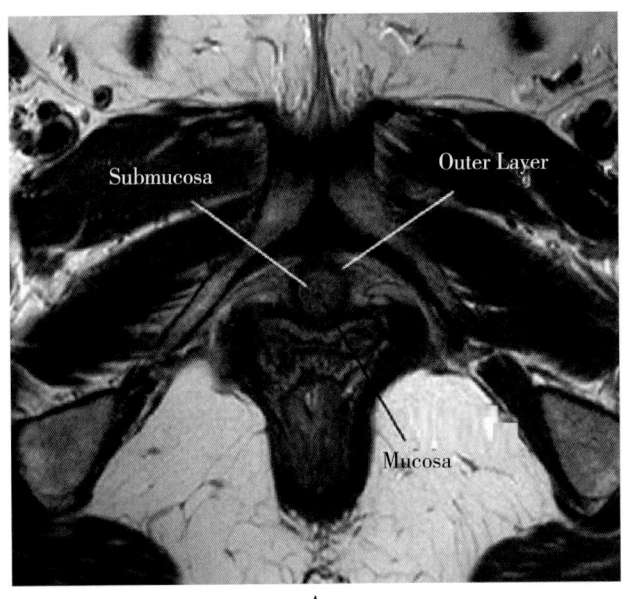
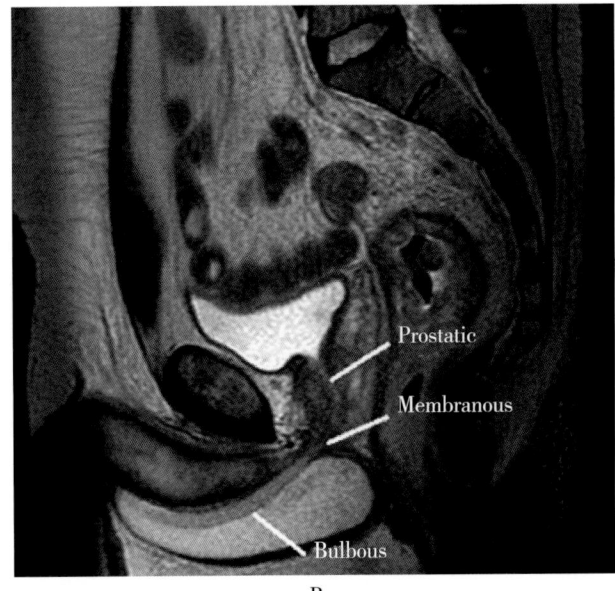

图7-9 正常尿道的MRI表现，尿道外层，尿道黏膜下层，黏膜层

（摘自DEL GAIZO A，SSLVA A C，LAM-HIMLIN DM，et al. Magnetic resonance imaging of solid urethral and peri-urethral lesions［J］. Insights Imaging，2013，4（4）：461-469.）

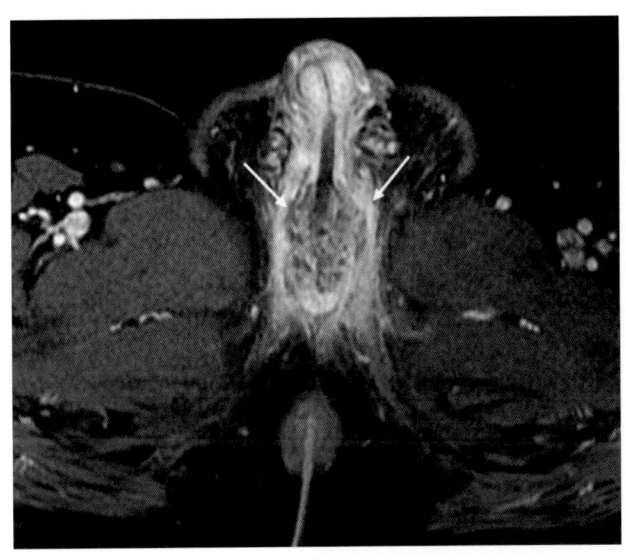
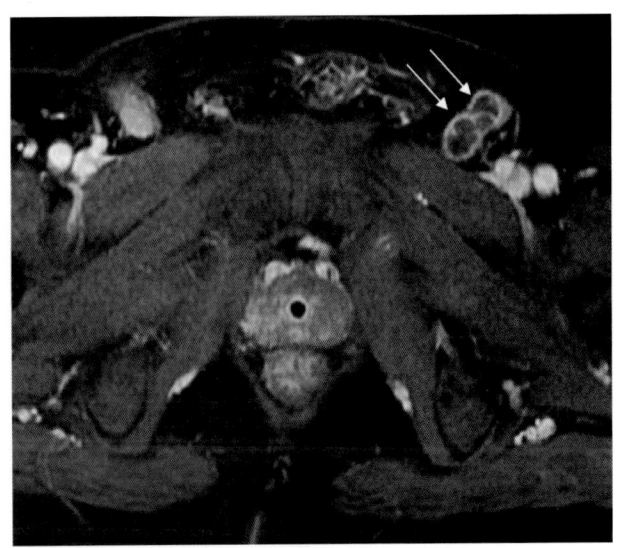

A. 箭头所示为膜部尿道肿瘤，B. 箭头所示为左侧肿大的腹股沟淋巴结

图7-10 男性尿道鳞状细胞癌，伴淋巴结转移

（摘自DEL GAIZO A，SILVA A C，LAM-HIMLIN DM，et al. Magnetic resonance imaging of solid urethral and peri-urethral lesions［J］. Insights Imaging，2013，4（4）：461-469.）

尿道肿瘤常表现为凸出于尿道外口的巨大肿块，尿道出血、排尿困难和尿频，但全尿道肿瘤早期可以不表现出来。

（二）影像学表现

一般选择CT或MRI检查（图7-11，图7-12）。

（三）影像学鉴别诊断

本病需与尿道肉阜、尿道息肉鉴别。

（四）检查手段的选择

X线检查意义不大，可选择CT或MRI检查。

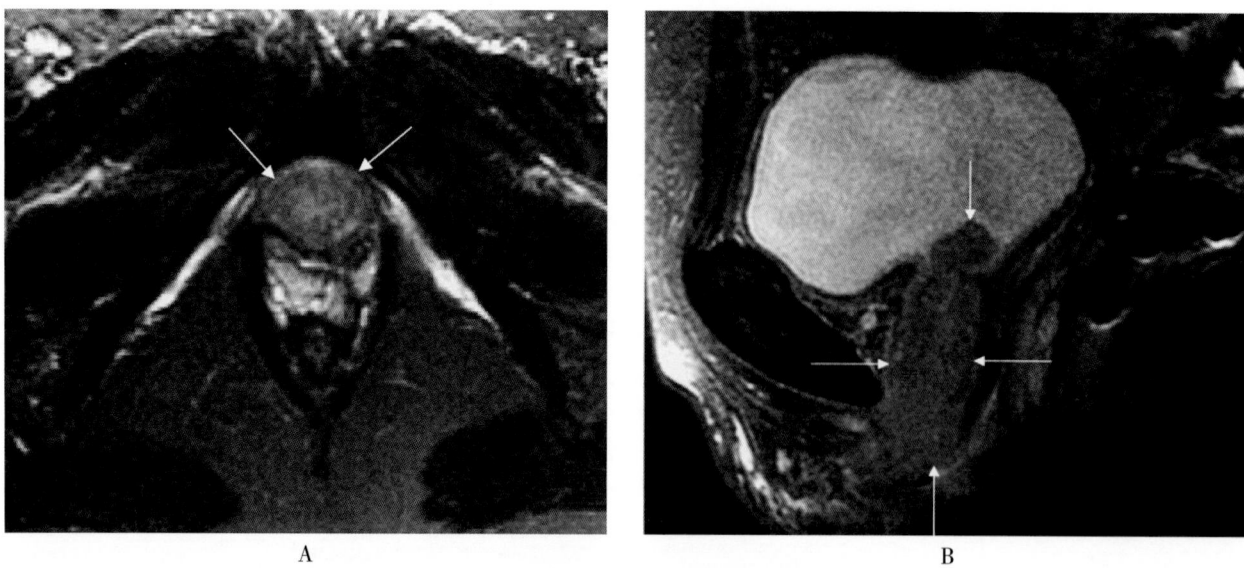

A. T2WI横断面：尿道正中被浸润性肿物侵犯；B. T2WI矢状位显示整个尿道的肿物，并向膀胱内延伸

图7-11　女性尿道肿瘤，全尿道尿道鳞癌

（摘自DEL GAIZO A，SILVA A C，LAM-HIMLIN DM，et al. Magnetic resonance imaging of solid urethral and peri-urethral lesions［J］. Insights Imaging，2013，4（4）：461-469.）

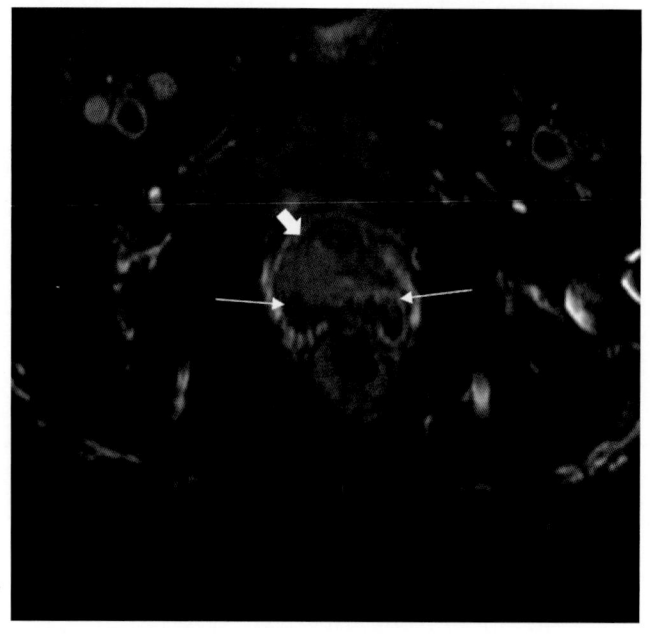

图7-12　女性尿道肿瘤，全尿道鳞癌。T2WI横断面的粗箭头显示尿道正常结构被肿物破坏，细箭头表示肿瘤侵犯阴道前壁

（摘自DEL GAIZO A，SILVA AC，LAM-HIMLIN DM，et al. Magnetic resonance imaging of solid urethral and peri-urethral lesions. Insights Imaging，2013，4（4）：461-469.）

第四节　尿道憩室

（一）临床特点

尿道憩室（urethral diverticulum）指尿道周围与尿道相通的囊性腔隙。尿道憩室以女性多见，多为单发，位于尿道与阴道之间；男性则多位于阴茎阴囊交界处的尿道腹侧。憩室大小及颈部宽窄不同，造成的尿路梗阻程度和症状亦不同。

尿道憩室可分为先天性和后天性两种。第一种是先天性尿道憩室，亦名原发性尿道憩室或真性憩室，真正原因尚不清，可能由下列4种原因引起：①尿道海绵体先天性发育不良。尿道腹侧组织薄弱，尿流压力使前壁扩张、突起，形成憩室。②尿道沟未融合。像尿道下裂一样，尿道壁部分缺损，但周围组织发育良好，形成憩室。③胚胎时尿道旁残留的细胞团。发育成囊状，进而与尿道沟相通，即成为憩室。④憩室的远端常有尿道狭窄。因此Campbell憩室远端尿道狭窄对憩室形成的作用。如果远端狭窄又同时有重复尿道，顶端呈盲管，则副尿道逐渐扩张形成憩室。第二种是后天性尿道憩室，又名继发性尿道憩室或假性憩室，其原因有以下3点：①尿道外伤。最为常见。尿道损伤后周围血肿、尿外渗、感染未能及时充分引流，周围组织机化，成为憩室壁。②尿道结石。结石在尿道内停留，压迫尿道，局部坏死、穿破，形成憩室。③尿道周围脓肿。尿道周围脓肿穿破尿道，形成憩室。病原菌为革兰阴性杆菌混合感染，埃及报道有因血吸虫病引起者。憩室位于前列腺者，多因前列腺脓肿引起，临床上较常见。

小的憩室无临床症状，不易被发现。憩室较大，在排尿时由于尿液灌入憩室内，可在尿道腹侧看到或触及肿块，肿块可压缩，压缩时可有尿液自尿道口滴出。若憩室口大，导尿时导尿管可插入憩室内，有时导尿管可盘曲于大的尿道憩室内，用手可触及盘曲的导尿管（图7-13）。

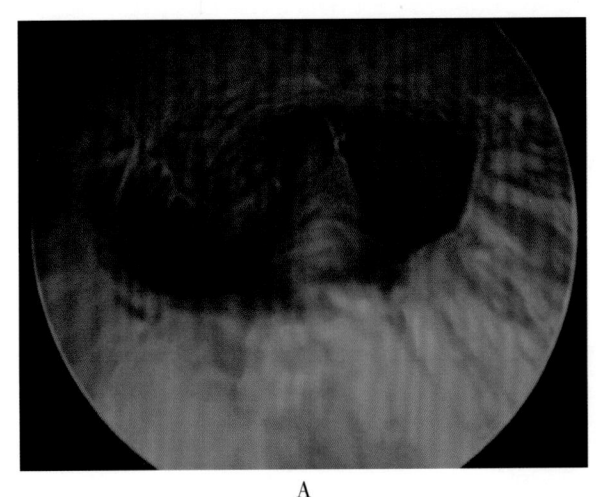 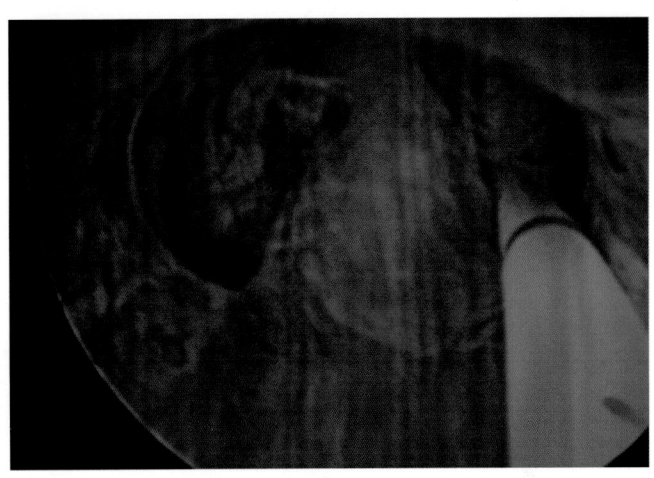

图7-13　女，34岁，尿道憩室尿道镜下的表现，可用输尿管导尿插入憩室内

（二）影像学表现

1. X线表现

尿道造影可看到憩室，后尿道憩室应行排尿性膀胱尿道造影（图7-14，图7-15）。

2. B超表现

B超可见尿道低回声区域，判断憩室实际大小、内容物、位置等。其声像图表现为在尿道周围可见类圆形或不规则形无回声或低回声区，与尿道相通，边界清晰，后方回声增强（图7-16至图7-19）。

3. CT表现

CT可显示尿道低密度影，判断憩室实际大小、内容物、位置等。

4. MRI表现

MRI可显示尿道低密度影，判断憩室实际大小、内容物、位置等，显示软组织较CT更佳（图7-20，图7-21）。

（三）影像学鉴别诊断

本病主要与尿道囊肿相鉴别。

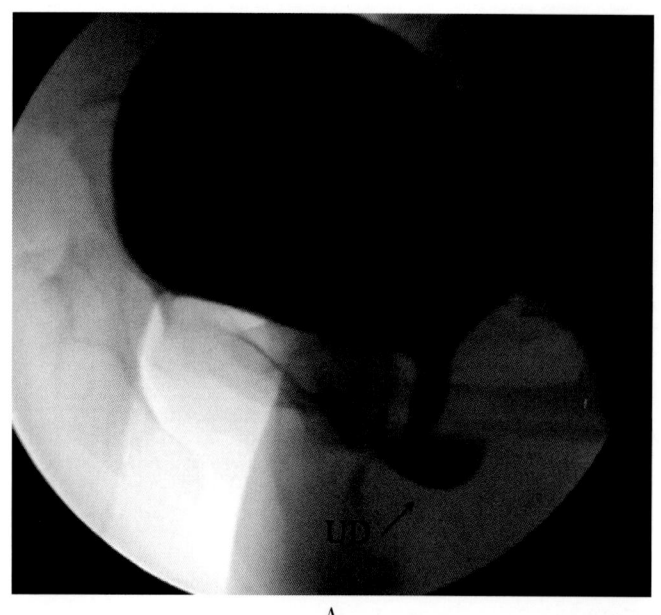
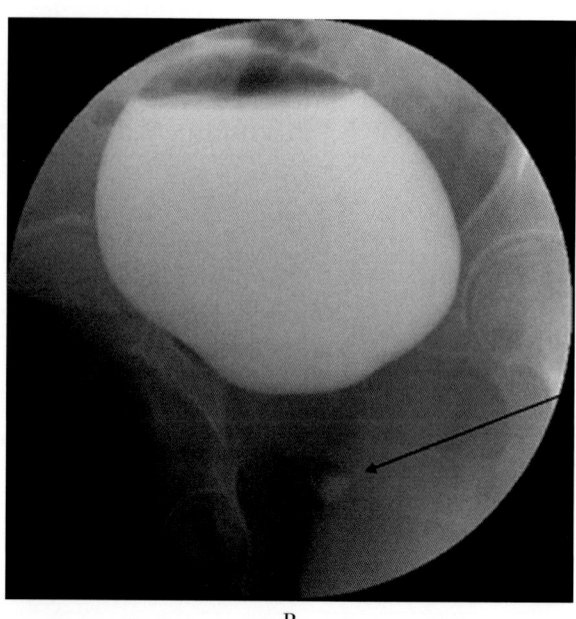

A. 透视；B. KUB。但有时显影不好，可能原因如患者害怕疼痛而排尿时对比剂无法进入尿道，也没有进入憩室，另外憩室颈口狭小或由于炎症水肿导致憩室管狭窄，使憩室显影不稳定或显影不全，从而低估了憩室的大小和复杂性

图7-14　排泄性尿道造影

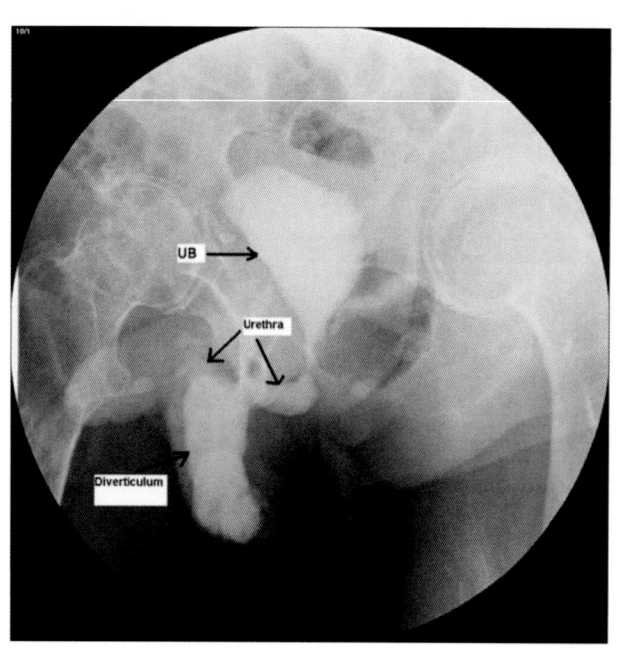

图7-15　逆行尿道造影显示尿道、尿道憩室及膀胱的关系，尿道憩室位于尿道球部

（摘自TOKGOZ O, TOKGOZ H, Yildiz S.Urethral diverticulum presenting as a scrotal mass in a paraplegic male: Report of a case and review of the literature [J]. Cent European J Urol, 2011, 64（3）: 182-183.）

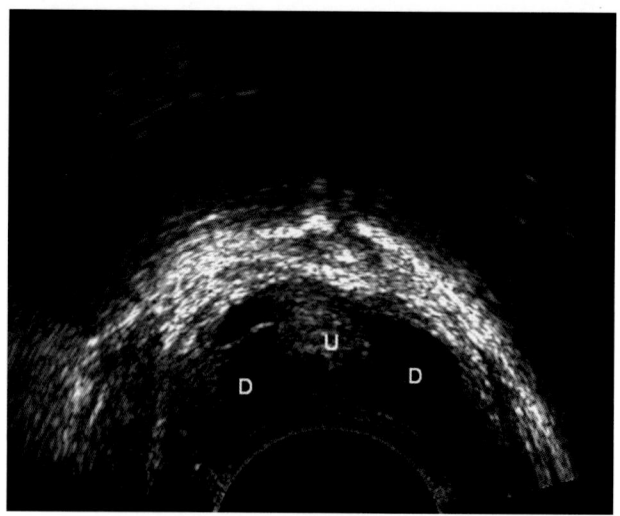

图7-16　经阴道腔内超声，表现为尿道两侧无回声或低回声声像，考虑尿道憩室

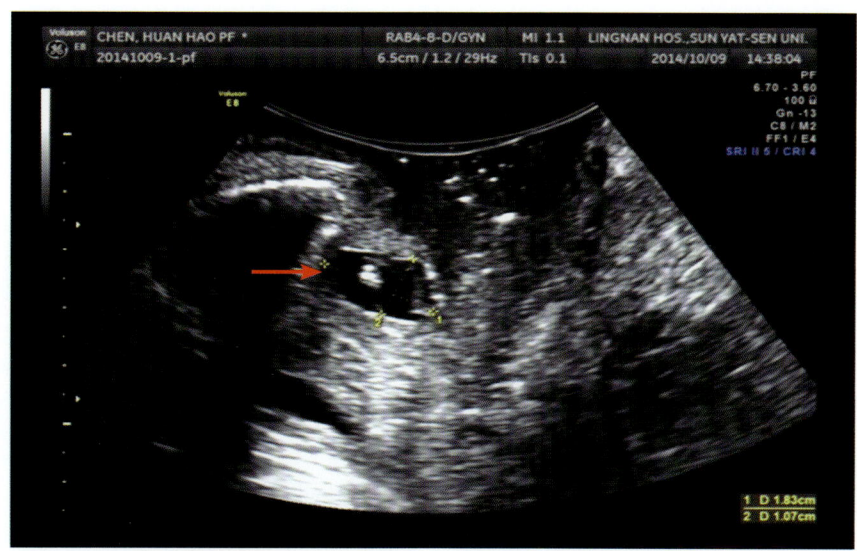

图7-17 尿道旁可见不规则形无回声,与尿道相通,考虑为尿道憩室(正中矢状面)

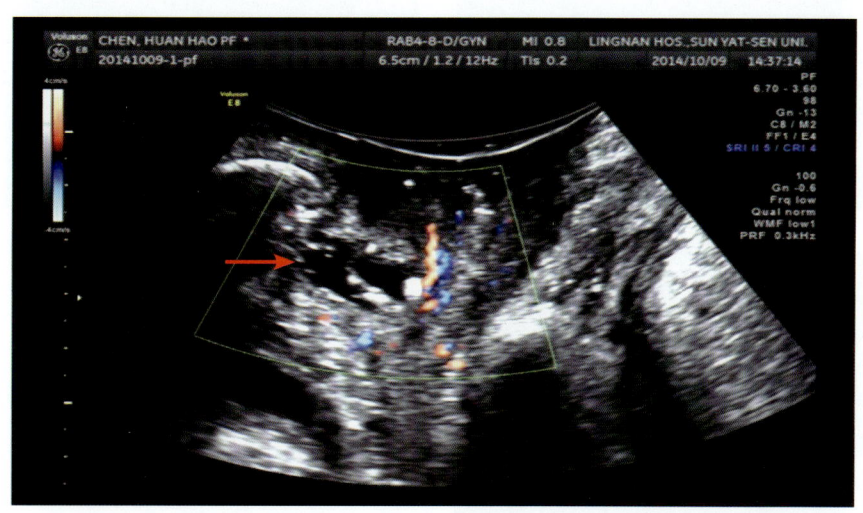

图7-18 彩色多普勒血流(CDFI)显示无回声区内未见明显血流信号

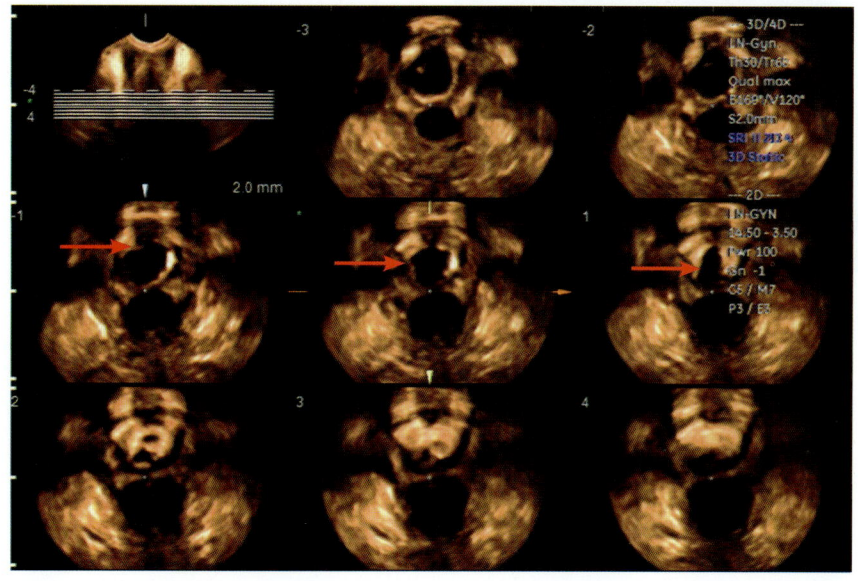

图7-19 三维超声断层超声成像(TUI)显示尿道壁不完整,尿道憩室与尿道相通

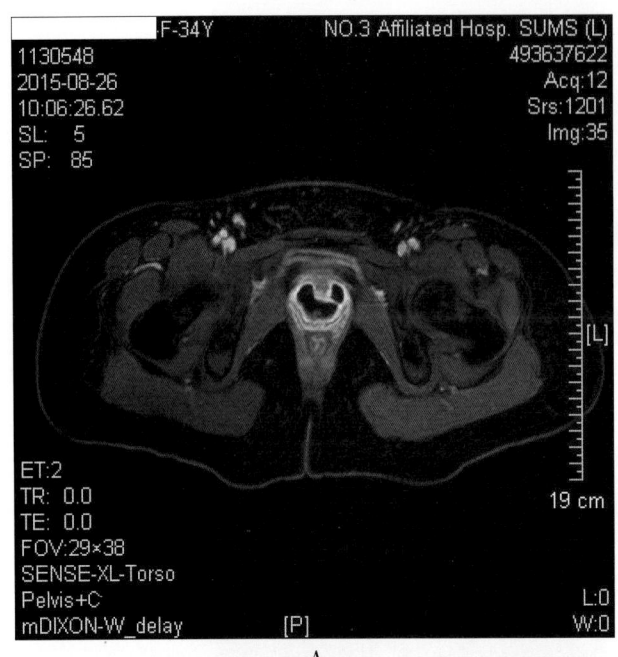
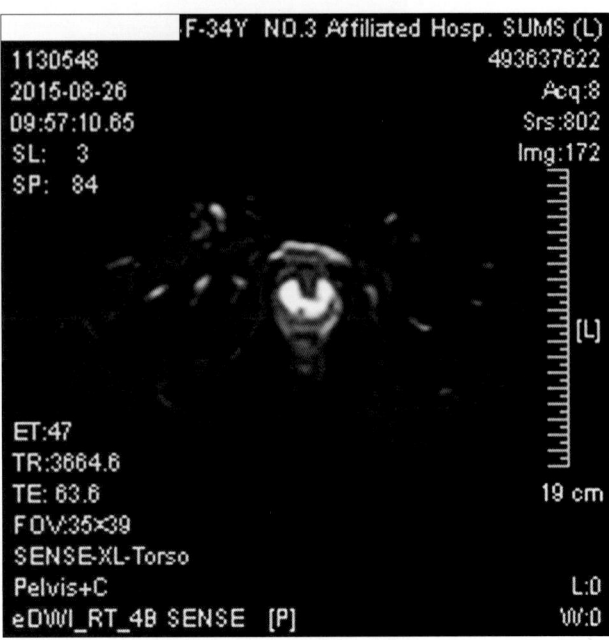
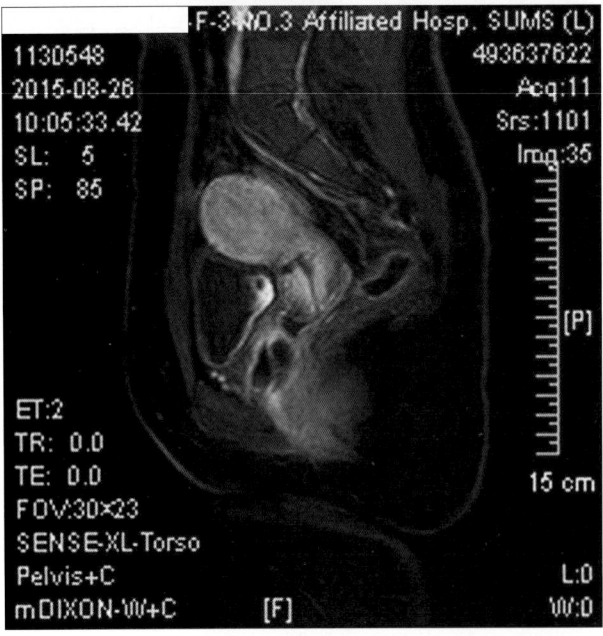

图7-20 女，34岁，尿道憩室，T1表现为低信号影，T2为高信号影

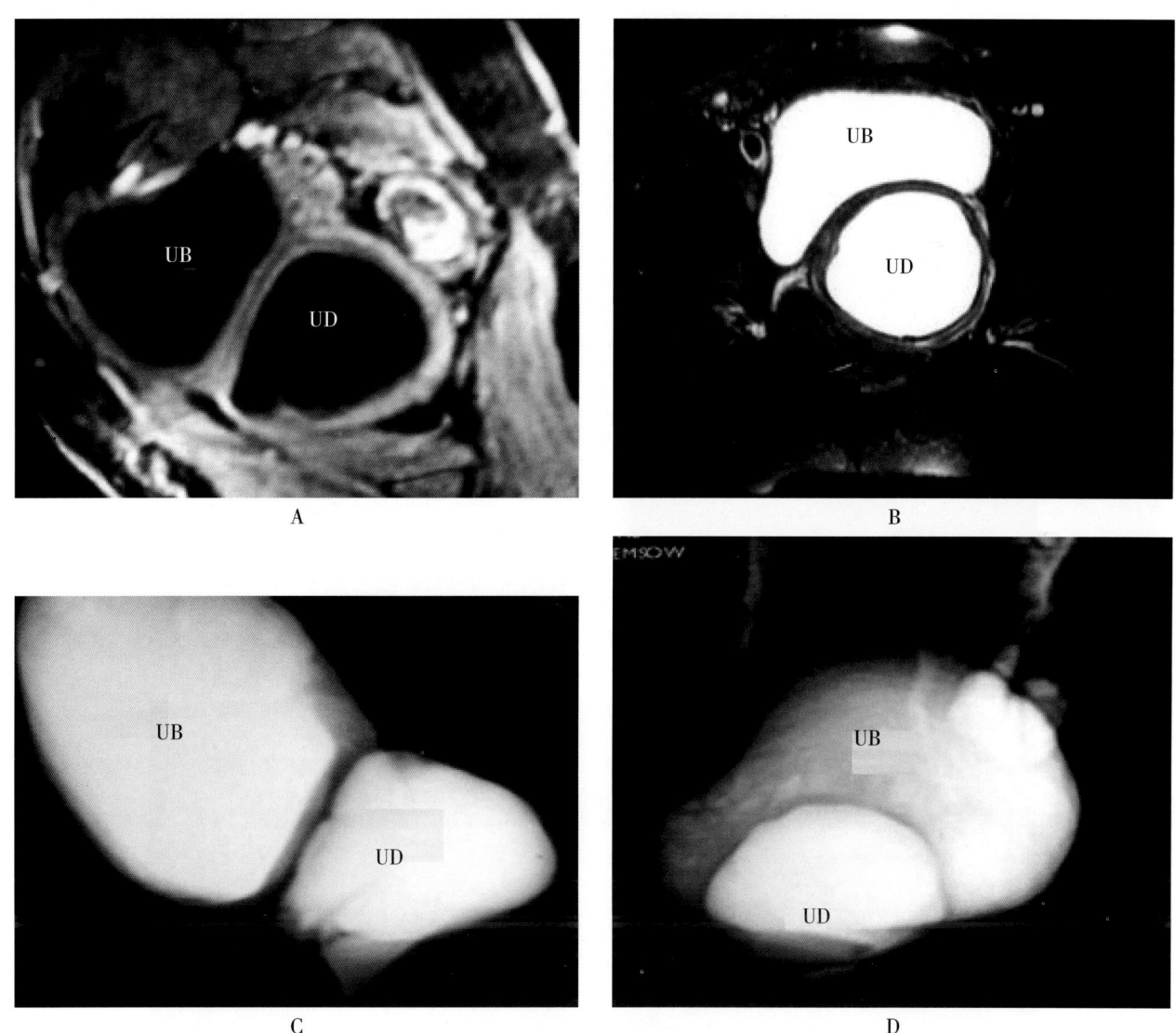

A. 矢状面T1加权图像显示尿道憩室（UD）和膀胱（UB）；B. 横断面T2加权图像显示尿道憩室（UD）和膀胱（UB）；
C、D. T2加权重建图像显示尿道憩室（UD）和膀胱（UB）的位置关系

图7-21 尿道憩室

（摘自PRADHAN M R，RANJAN P，Kapoor R. Female urethral diverticulum presenting with acute urinary retention: Reporting the largest diverticulum with review of literature [J]. Indian J Urol，2012，28（2）：216-218.）

尿道囊肿分为先天性和后天性两种，超声所见在尿道周围可见圆形或类圆形无或低回声区，边界清晰，与尿道不相通，可发生于尿道的任何区段，后方回声增强，可为单发或多发。CDFI：无或低回声区内未见明显血流信号（图7-22至图7-24）。

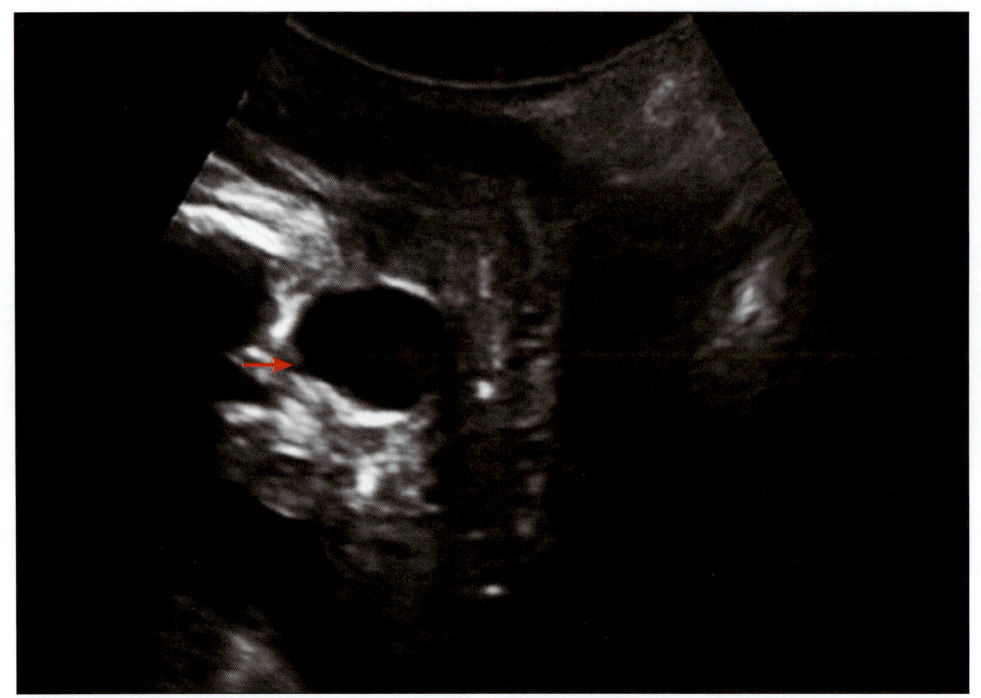

图7-22　尿道周围可见一类圆形回声区，边界清晰，与尿道不相通，后方回声增强（正中矢状面）

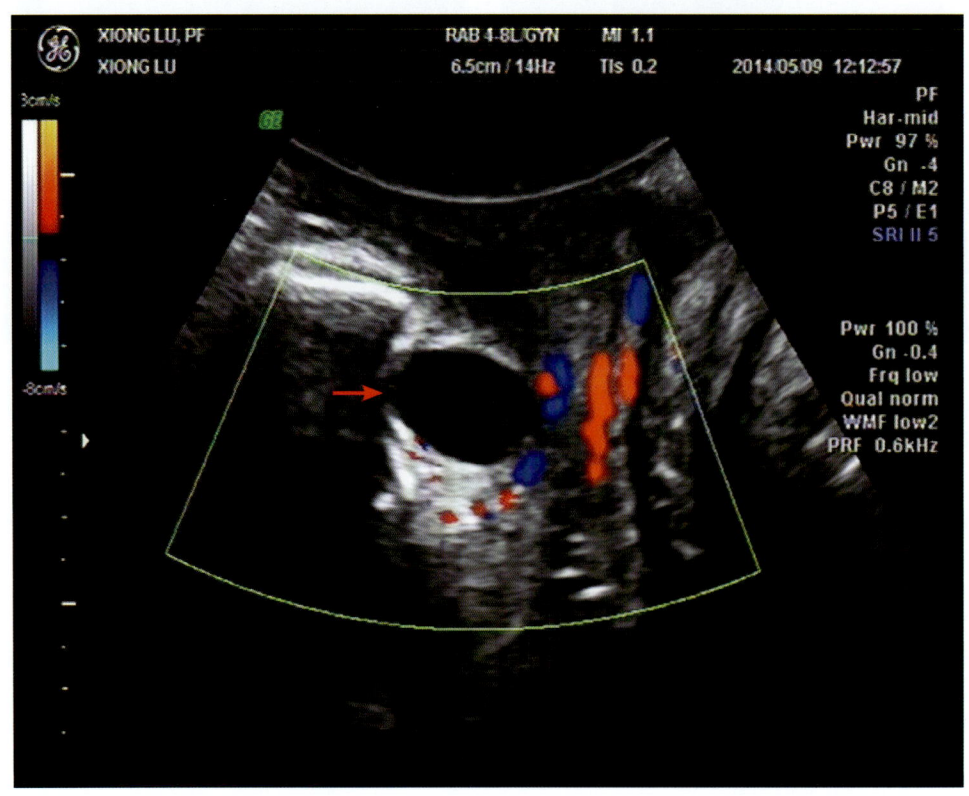

图7-23　彩色多普勒血流（CDFI）显示无回声区内未见明显血流信号

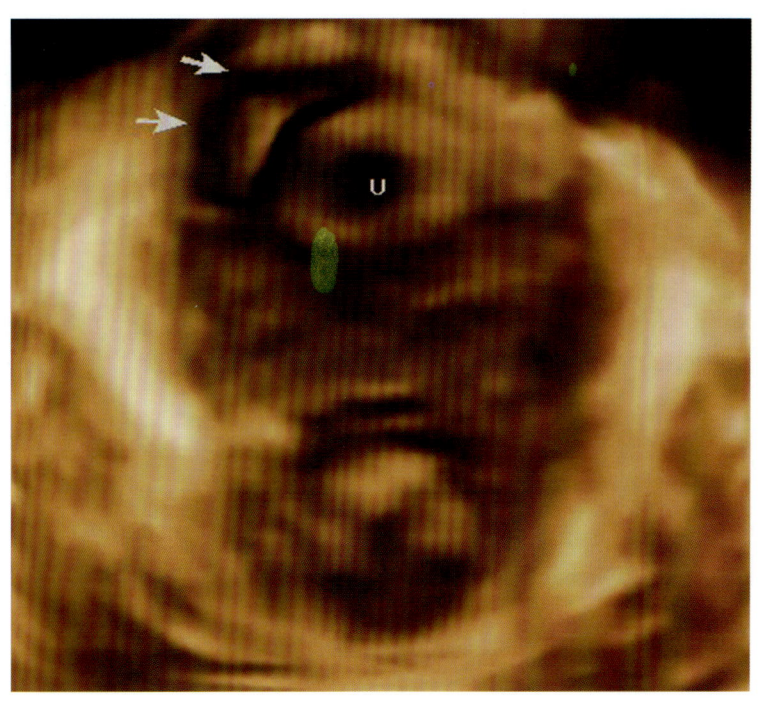

U：尿道，箭头为尿道囊肿

7-24　三维超声轴平面显示尿道旁可见不规则形无回声，与尿道不通

（四）检查手段的选择

首选尿道造影检查，CT、MRI一般不采用。

第五节　尿道损伤

（一）临床特点

尿道是泌尿系统最容易损伤的部位。尿道损伤（urethral trauma，urethral injury）主要发生在男性青壮年，女性很少，仅占3%。男性尿道以尿生殖膈为界分为前尿道和后尿道，前尿道的球部和后尿道的膜部最容易损伤，而尿道球部损伤主要为骑跨伤所致，尿道膜部损伤主要为骨盆骨折引起。病理上可分为挫伤、部分裂伤及大部或完全断裂。不同部位的尿道损伤临床表现不同。尿道损伤若不及时处理或处理不当，极易形成尿道狭窄、尿流不畅而造成严重后果。

（二）影像学表现

1. X线表现

X线平片仅能显示是否有骨盆骨折。

尿道造影检查能显示损伤部位、程度、有无尿外漏，迄今仍是主要的检查和诊断方法，可逆行造影，亦可在静脉肾盂造影让膀胱充盈后排尿时摄片，无论是逆行造影还是排尿时摄片，为使后尿道全程显示，均需要取左右斜位，可采用两种造影同时进行，了解两断端之间的距离。

造影所见：①尿道断裂，表现为对比剂流中断，而断端对比剂外渗，远断端不显影。②尿道撕裂或部分撕裂，可见对比剂外渗、外溢，对比剂外溢多少与快慢常与撕裂的大小有关，远端仅见少量或线样对比剂；损伤处软组织瘘管瘘腔不显影；损伤的尿道因疤痕收缩而变窄和因炎症感染而变得不规则、僵硬；后尿道损伤者如行静脉尿路造影，见膀胱位置明显抬高，呈泪滴状，提示尿道断裂（图7-25，图7-26）。

2. B超表现

B超可检查是否合并尿性囊肿、血肿、皮下积血等。

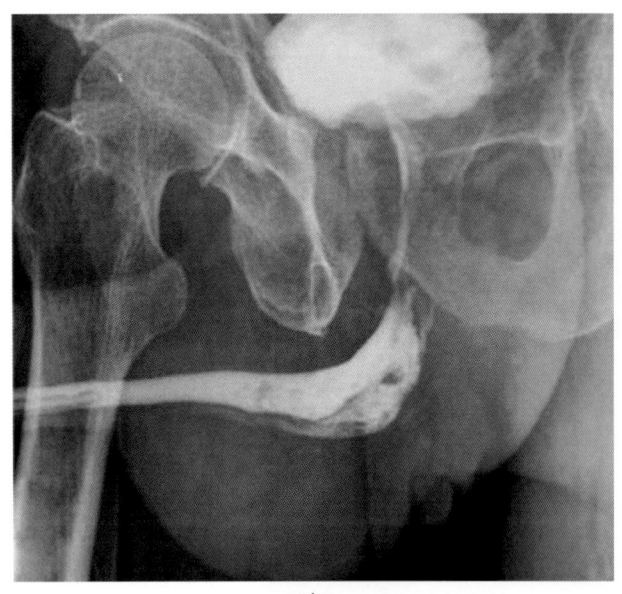 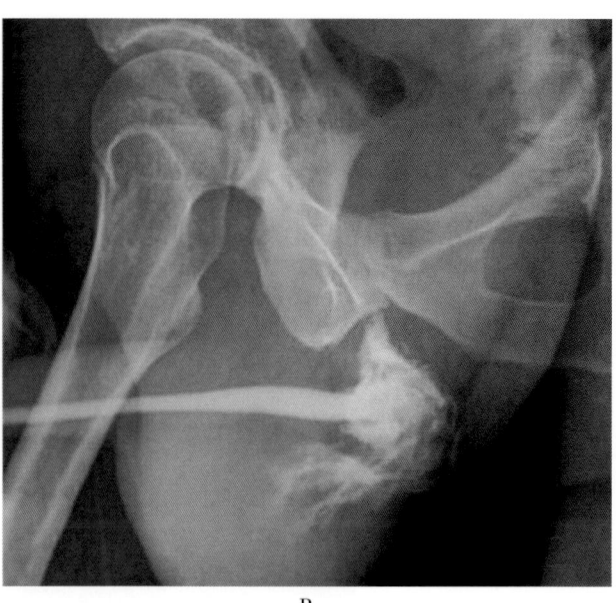

A. 为尿道球部部分断裂，对比剂于尿道球部外渗，尿道近端亦可见部分对比剂显影；B. 尿道球部完全断裂，对比剂于尿道球部中断并大量外渗，尿道近端不显影

图7-25　逆行尿道造影

（摘自SEO I Y, LEE J W, Park SC, et al. ong-term outcome of primary endoscopic realignment for bulbous urethral injuries: risk factors of urethralstricture [J]. Int Neurourol J, 2012, 16（4）: 196-200.）

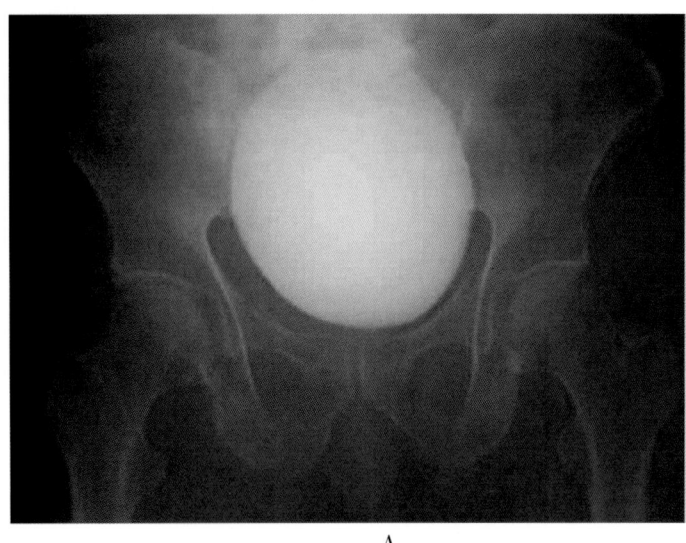 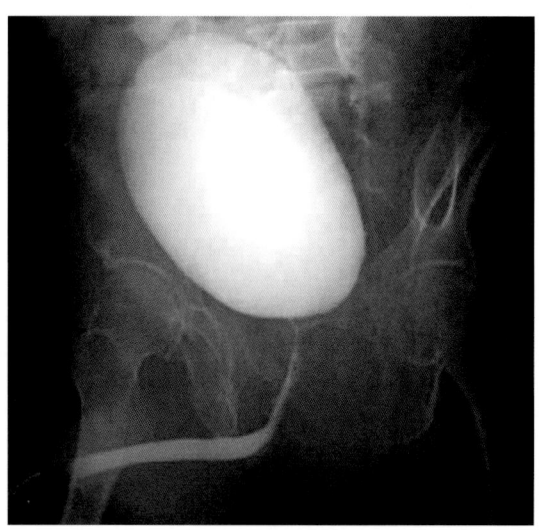

A. 显示双侧耻骨上支和右侧耻骨下支骨折，右侧骶骨翼骨折被膀胱造影掩盖；B. 尿道造影示尿道球部和膜部交界处对比剂溢出，提示尿道损伤

图7-26　男，63岁，摩托车交通事故导致的尿道损伤

（摘自MANI N B, KIM L.The role of interventional radiology in urologic tract trauma [J]. Semin Intervent Radiol, 2011, 28（4）: 415-423.）

3. CT表现

CT可用于了解是否骨盆骨折及其他合并症情况。

4. MRI表现

MR矢状成像可显示后尿道损伤情况。

（三）影像学鉴别诊断

在诊断中应当区分是尿道断裂（对比剂不能通过或全部漏出，远端不能显影）、部分断裂（造影部分漏出，远端少量通过）或挫伤。

（四）检查手段的选择

首选尿道造影，平片不能显示是否有合并症存在，不能显示尿道损伤及中断的程度，价值有限；CT有助于了解是否骨盆骨折及其他合并症情况；MR矢状成像可显示后尿道损伤情况，但价格较贵，不作为常规检查。

第六节 尿道狭窄

（一）临床特点

尿道狭窄是泌尿系统常见病，多见于男性。

临床上根据病因可分为下面3大类：①先天性尿道狭窄，如尿道外口狭窄、尿道瓣膜、精阜肥大等。②炎症性尿道狭窄，需注意有无特异性或非特异性尿道感染病史，有无淋病结核病史，有无包茎、包皮炎反复感染史。③外伤性尿道狭窄，最为常见，多由于尿道损伤严重，初期处理不当或不及时所致。病理上狭窄的程度、深度及长度相差很大，通常只一处狭窄，淋病性狭窄可能为多处狭窄，狭窄可能继发感染，形成尿道憩室、尿道周围炎、前列腺或附睾睾丸炎。病史中需注意是否有骨盆骨折、会阴骑跨伤及刺伤、火器伤或尿道异物史。

临床表现：尿道狭窄的症状可因其程度、范围和发展过程而有不同。主要症状是排尿困难。初起排尿费力，排尿时间延长，尿液分叉，后逐渐尿线变细甚至呈滴沥状。当逼尿肌收缩而不能克服尿道阻力时，残余尿增多甚至充溢性尿失禁或尿潴留。尿道狭窄时常伴慢性尿道炎，尿道外口常有少量脓性分泌物，多在早晨发现，尿道口被一两滴分泌物所封闭，称为"晨滴"。狭窄近端之尿道扩张，易因尿液滞留并发感染而致反复尿路感染、尿道周围脓肿、尿道瘘、前列腺炎和附睾炎，继而因梗阻而引起肾盂输尿管积水以及反复发作的尿路感染，最后导致肾功能减退甚至出现尿毒症。

（二）影像学表现

1. X线表现

行膀胱尿道造影，确定尿道狭窄的部位、数目、程度和类型，如患者已行耻骨上膀胱造口术，可经膀胱切口从尿道内口同时置入一尿道探杆，或同时行逆行及顺行膀胱造影，摄侧位X线片可以估计尿道狭窄的长度和部位（图7-27至图7-29）。

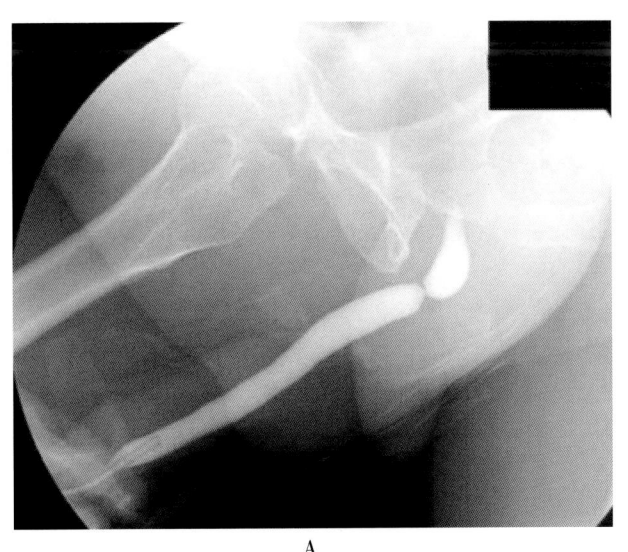 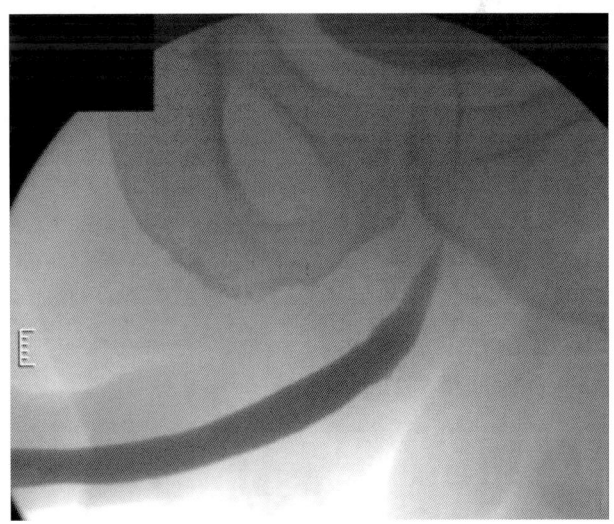

A　　　　　　　　　　　　　　　　　　　B

A. 尿道球部较短的尿道狭窄；B. 术后2周复查的正常情况

图7-27　逆行尿道造影

（摘自LEE Y J, KIM SW.Current management of urethral stricture［J］. Korean J Urol, 2013, 54（9）：561-569.）

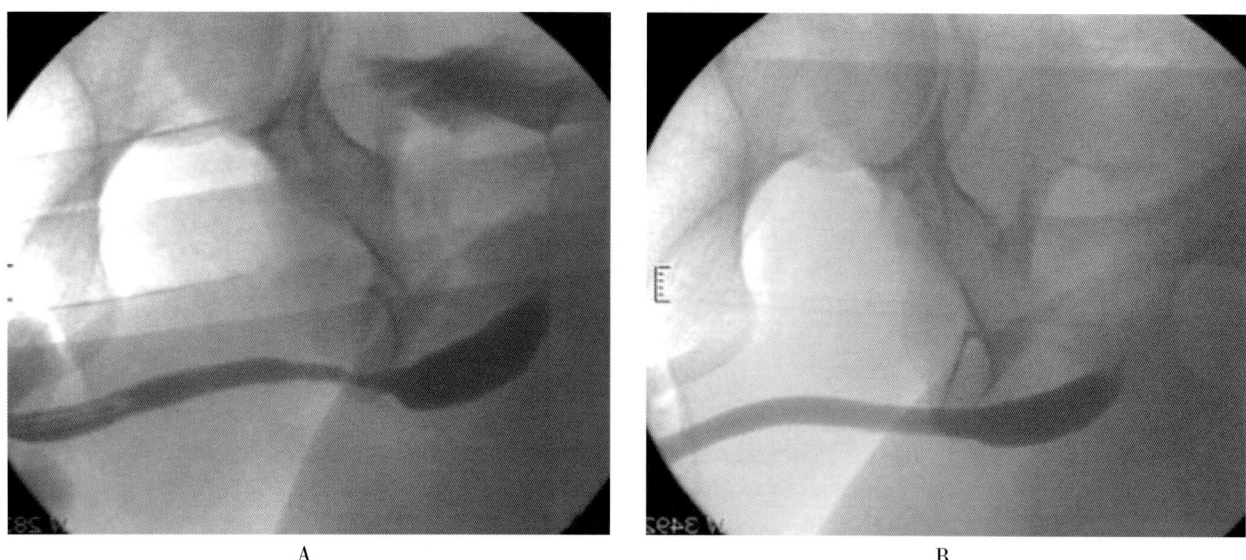

图7-28 逆行尿道造影:前尿道单个长段的尿道狭窄,术前(A)与术后(B)的对比

(摘自LEE Y J,KIM S W.Current management of urethral stricture[J].Korean J Urol,2013,54(9):561-569.)

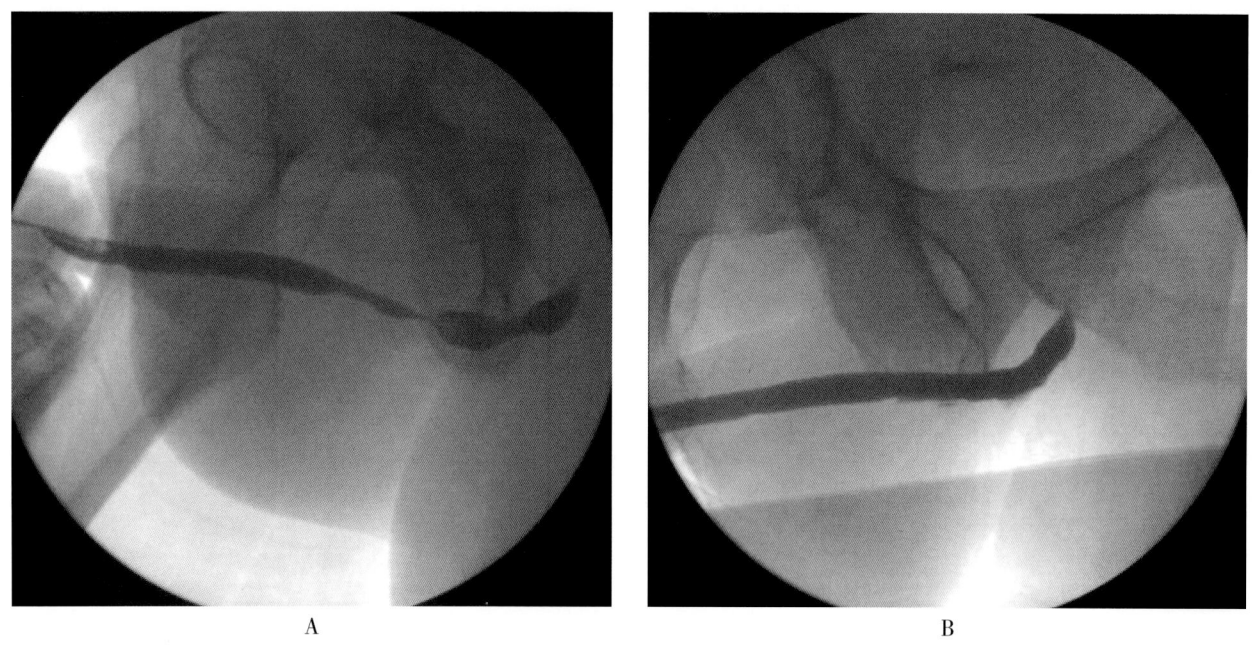

图7-29 逆行尿道造影:前尿道多发的、长段的尿道狭窄,术前(A)与术后(B)的对比

(摘自LEE Y J,KIM S W.Current management of urethral stricture[J].Korean J Urol,2013,54(9):561-569.)

2. B超表现

B超较少应用于尿道狭窄。

3. CT、MRI表现

两者较少应用于尿道狭窄。

(三)影像学鉴别诊断

本病还需要与尿道结石、尿道肿瘤鉴别。

(四)检查手段的选择

首选膀胱尿道造影。

第七节 尿道结石

(一)临床特点

(1)原发性尿道结石少见,尿道狭窄、潴留性囊肿、憩室及异物等为其病因,女性尿道结石几乎均为尿道憩室内结石。继发性尿道结石多见,多来自其上的泌尿系统,排出时停留在此并继续增大。在男性,尿道结石易嵌顿在前列腺尿道、尿道舟状窝成尿道外口处。

(2)临床表现:主要表现为排尿困难,排尿费力,可呈滴沥状,有时出现尿流中断及尿潴留。排尿时有明显的疼痛,且放射至阴茎头部。后尿道结石有会阴和阴囊部疼痛。阴茎部结石在疼痛部位可摸到肿物,用力排尿时可将结石排出。完全梗阻则发生急性尿潴留。并发感染者尿道有脓性分泌物。

女性尿道憩室结石主要为下尿路感染症状,有尿频、排尿痛、夜尿多、脓尿及血尿,性交痛为突出的症状,有时有尿道排脓。男性尿道憩室中结石除尿道有分泌物及尿痛外,在阴茎下方还可出现一逐渐增大且较硬的肿物,有明显压痛但无排尿梗阻症状。

(二)影像学表现

1. X线表现

X线摄片能显出结石高密度阴影,一般为单个,多为圆形或椭圆形,少数毛糙不齐,结石轴径多与尿道走行一致。少数位于憩室内,多为单个,可大可小(图7-30)。

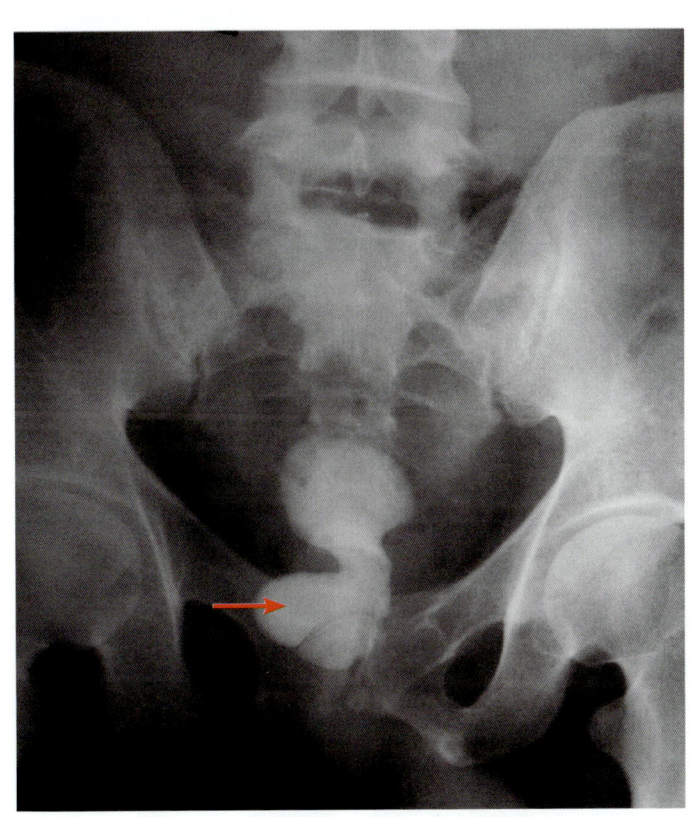

图7-30　后尿道巨大结石,向膀胱内延伸

(摘自PRABHUSWAMY V K, TIWARI R, KRISHNAMOORTHY R. A giant dumbbell shaped vesico-prostatic urethral calculus: a case report and review of literature [J]. Case Rep Urol, 2013: 167635.)

逆行或静脉泌尿系造影可进一步明确结石的具体部位,还可查明是否合并尿道狭窄及尿道憩室情况(图7-31)。

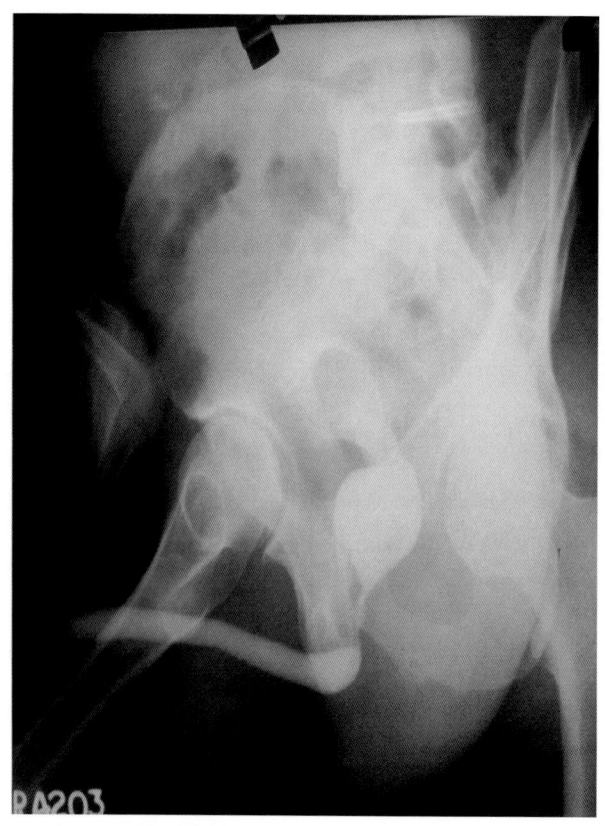

图7-31 与上图为同一病例，造影提示尿道球部膜部交界处狭窄，前列腺部尿道扩张，结石位于前列腺部尿道，并延伸到膀胱

（摘自PRABHUSWAMY V K, TIWARI R, KRISHNAMOORTHY R. A giant dumbbell shaped vesico-prostatic urethral calculus: a case report and review of literature [J]. Case Rep Urol, 2013: 167635.）

2. B超表现

B超可见尿道强回声，后方伴有声影。

3. CT表现

CT可见尿道高密度结石影（图7-32）。

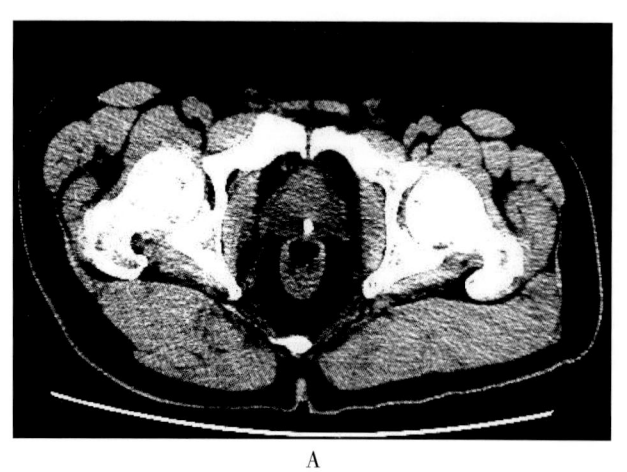
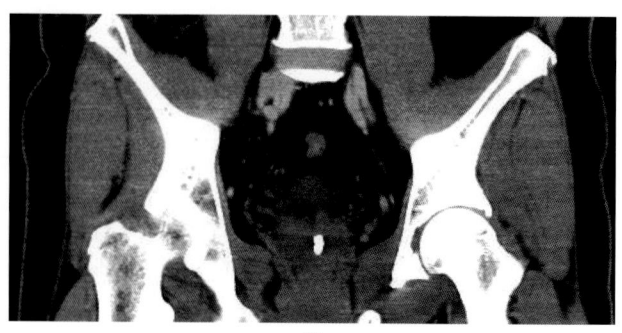

图7-32 前列腺内尿道可见条形高密度影，约12mm×8mm，走行与尿道一致，此时要与前列腺钙化鉴别

4. MRI表现

MRI较少应用于尿道结石。

（三）影像学鉴别诊断

该病主要与前列腺钙化、阴茎静脉石、尿道钙化及尿道海绵体炎症（阴茎硬结症）所致钙化相鉴别，尿道造影有利于了解结石是否在尿道，有利于鉴别。

尿道钙化：尿道炎症可并发尿道黏膜层纤维钙化点，在尿道内可见高回声或强回声斑，边界清晰，可为单发或多发，伴有或不伴有后方声影（图7-33，图7-34）。

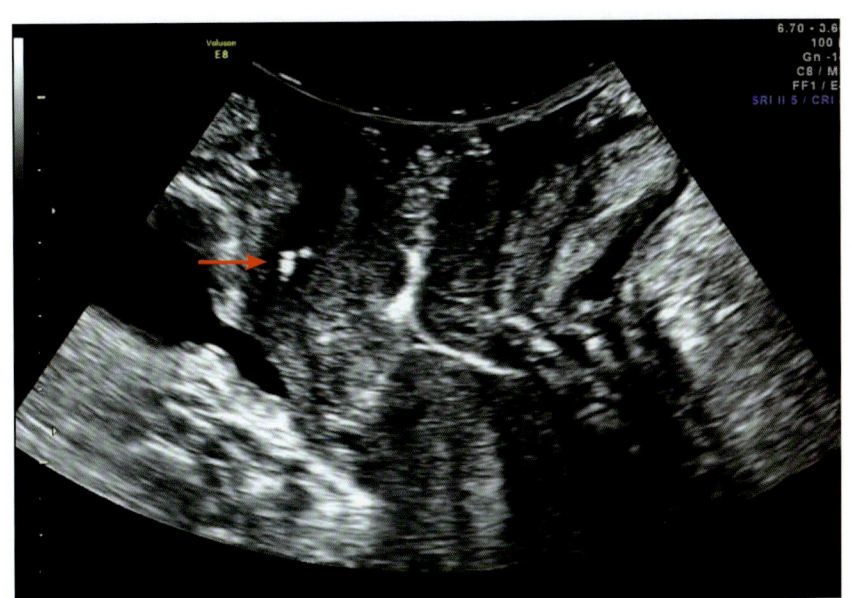

图7-33　尿道内可见多个强回声钙化斑

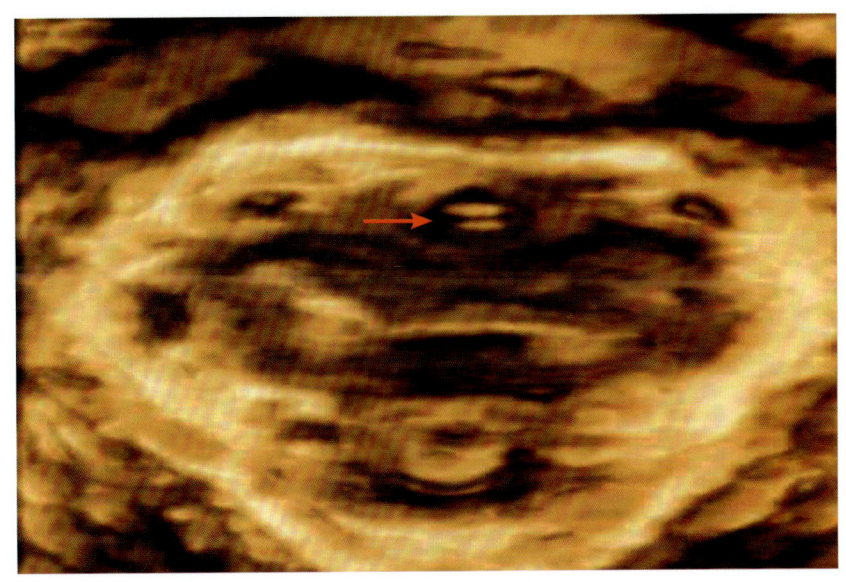

图7-34　尿道内可见多个强回声钙化斑（轴平面）

（四）检查手段的选择

选用X线、尿道造影或B超检查可明确诊断，一般无须行CT及MRI检查。

参考文献

[1] WEIN A J, KAVOUSSI L R, NOVICK AC, 等. 坎贝尔-沃尔什泌尿外科学［M］. 郭应禄，周利群，译. 9版. 北京：北京大学医学出版社，2009：1030-1133.

［2］李松年. 中华影像医学泌尿生殖系统卷［M］. 北京：人民卫生出版社，2003，184-186.

［3］DURMICK NR. 泌尿系统影像学［M］. 王霄英，译. 北京：人民卫生出版社，2011，339-357.

［4］DELGAIZO A, SILVA A C, LAM-HIMLIN D M, et al. Magnetic resonance imaging of solid urethral and peri-urethral lesions［J］. Insights Imaging, 2013, 4（4）：461-469.

［5］TOKGOZ O, TOKGOZ H, YILDIZ S. Urethral diverticulum presenting as a scrotal mass in a paraplegic male：Report of a case and review of the literature［J］. Cent European J Urol, 2011, 64（3）：182-183.

［6］PRADHAN M R, RANJAN P, KAPOOR R. Female urethral diverticulum presenting with acute urinary retention：Reporting the largest diverticulum with review of literature［J］. Indian J Urol, 2012, 28（2）：216-218.

［7］SEO I Y, LEE J W, PARK S C, et al. Ong-term outcome of primary endoscopic realignment for bulbous urethral injuries：risk factors of urethralstricture［J］. Int Neurourol J, 2012, 16（4）：196-200.

［8］MANI N B, KIM L. The role of interventional radiology in urologic tract trauma［J］. Semin Intervent Radiol, 2011, 28（4）：415-423.

［9］LEE Y J, KIM S W. Current management of urethral stricture［J］. Korean J Urol, 2013, 54（9）：561-569.

［10］PRABHUSWAMY V K, TIWARI R, KRISHNAMOORTHY R. A giant dumbbell shaped vesico-prostatic urethral calculus: a case report and review of literature［J］. Case Rep Urol, 2013：167635.

第八章 阴囊内容物及输精管疾病诊断

第一节 阴囊内容物及输精管正常解剖图像

1. 阴囊　阴囊为一皮肤囊袋，位于阴茎根与会阴之间。在阴囊正中线上，有一条纵行缝线，称阴囊缝。阴囊壁由皮肤和肉膜组成。阴囊的浅筋膜缺乏脂肪组织而较致密，称肉膜。阴囊是腹壁的延续部，阴囊的层次由外向内为：①皮肤；②肉膜；③精索外筋膜；④提睾肌；⑤精索内筋膜；⑥睾丸鞘膜，分为壁层和脏层（图8-1）。

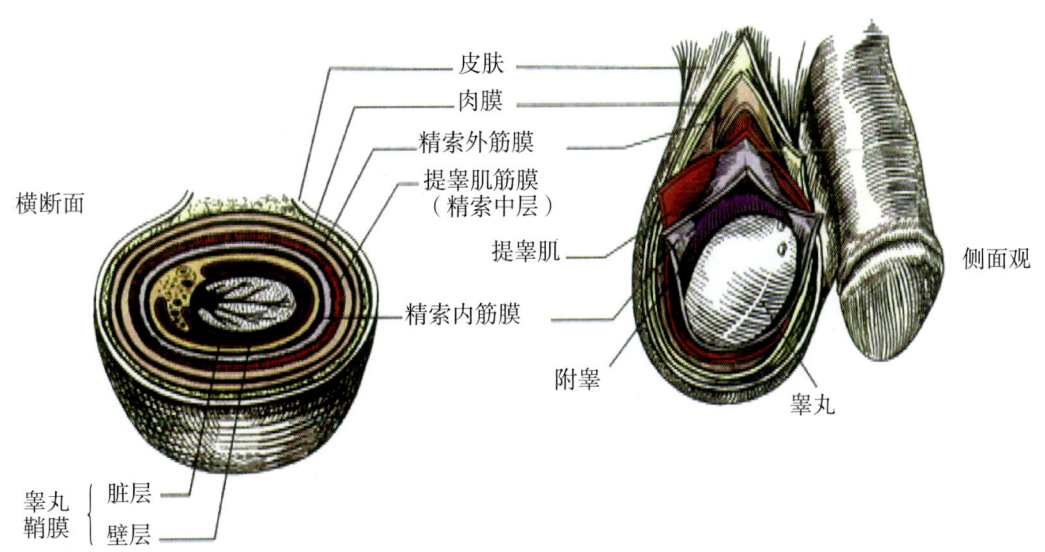

图8-1　阴囊的层次

（摘自WEIN A J, KAVOUSSI L R, NOVICK A C, 等. 坎贝尔-沃尔什泌尿外科学［M］. 郭应禄，周利群，译. 9版. 北京：北京大学医学出版社，2009：74.）

2. 睾丸　睾丸位于阴囊内，左、右各一。睾丸是稍扁的卵圆形器官，表面光滑，分为上、下端，内、外侧面和前、后缘。睾丸上端被附睾头遮盖，下端游离；内侧面较平坦，与阴囊隔相贴，外侧面较隆凸，与阴囊壁相依；前缘游离，后缘有睾丸的血管、神经和淋巴管出入，并与附睾和输精管睾丸部相接触。

3. 附睾　附睾为一对细长的扁平器官，紧贴睾丸的后上部。上端膨大为附睾头，中部为附睾体，下端变细为附睾尾。附睾尾急转向后内上方移行为输精管。附睾头由睾丸输出小管盘曲而成，输出小管末端汇成一条附睾管，迂回盘曲构成附睾体和尾（图8-2）。

4. 输精管　输精管为附睾管的直接延续，全长40～50cm，直径约3mm。管壁厚，肌层较发达而管腔细小，质韧而硬，活体触摸时呈坚实的圆索状。输精管较长，根据行程可分为4部分，①睾丸部：最短，起自附睾尾部，沿睾丸后缘及附睾内侧上行到睾丸上端，移行于精索部。②精索部：介于睾丸上端和腹股沟管皮下环（浅环）之间。输精管位于精索内各结构的后内侧，此段位置表浅，直接位于皮下，在活体易于触摸，故输精管结扎术常在此部进行。③腹股沟部：位于腹股沟管内，经腹环（深环）进入腹腔，移行为盆部。在腹股沟疝修补术时，应注意勿伤及。④盆部：为输精管最长一段，自腹股沟管腹环起始，沿骨盆侧壁行向后下，经输尿管末端前方达膀胱底后面，两侧输精管逐渐靠近。输精管末段呈梭形膨大，形成输精管壶腹。

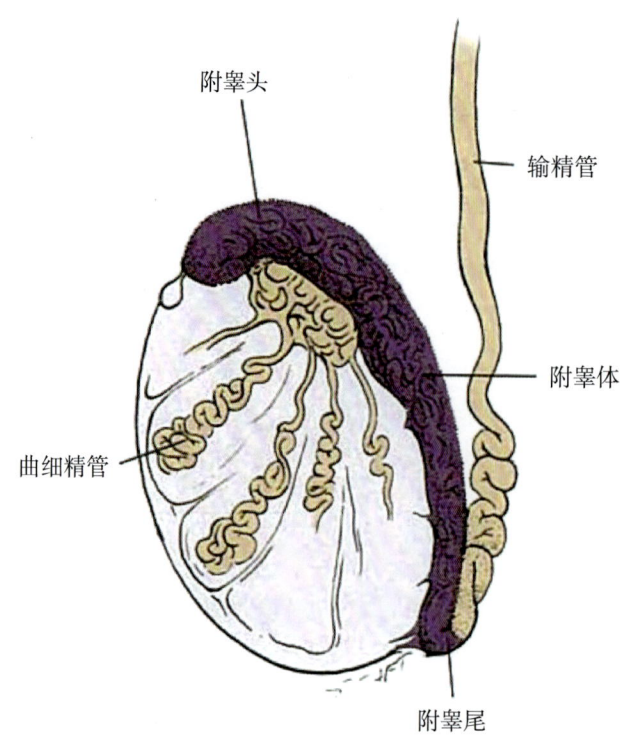

图8-2 附睾与输精管

(摘自WEIN A J,KAVOUSSI L R,NOVICK AC,等.坎贝尔-沃尔什泌尿外科学[M].郭应禄,周利群,译.9版.北京:北京大学医学出版社,2009:75.)

第二节 先天性畸形疾病

一、无睾症

(一)临床特点

无睾症(anorchia),胚胎期因感染、创伤、血管栓塞或睾丸扭转等原因引起睾丸完全萎缩而致病,表型为男性。青春期男性第二性征不发育,外生殖器仍保持幼稚型。具有如下特点:①单侧睾丸缺如者,其阴茎、阴囊发育正常,由于健侧睾丸代偿性增生,血中睾酮水平正常,青春期第二性征正常。而双侧睾丸缺如者,患者无发育能力,呈宦官型发育,表现为皮下脂肪丰满、皮肤细腻、语调高尖;体格检查发现阴囊发育不良,阴囊内空虚无睾丸;阴茎小,无阴毛生长。②睾丸缺如常在隐睾手术探查中被诊断。③先天性睾丸缺如诊断较困难,必须首先排除隐睾或异位睾丸的存在,尤其应注意与不能触及的双侧隐睾相鉴别。④晚期患者往往因原发闭经、不孕来诊;呈女性体形及女性脂肪分布,有女性习性;有正常的女性乳房,但乳腺组织少,乳头稍小或正常;腋毛及阴毛稀疏或缺如;有女性外生殖器,小阴唇发育不良,阴蒂发育正常或细小,阴道呈盲囊状;女性内生殖器缺如或发育不全;生殖腺为未降之睾丸,组织形态与睾丸相似。⑤单侧睾丸缺如由于对侧睾丸功能正常,如无其他并发畸形,则不需治疗,从患者心理角度考虑,可将人造睾丸植入阴囊内作为假体,除无功能外,假体外形和感觉均较满意。双侧睾丸缺如婴幼儿可考虑做变性手术。双侧睾丸缺如青春期可用性激素替代治疗肌内注射睾酮以促使男性化。

(二)影像学表现

1. X线表现

睾丸动脉或静脉造影准确性低,且有一定的并发症,现已很少应用。

2. B超表现

行腹部B超检查示腹股沟管内及内、外环附近、阴囊、腹腔内均未探及睾丸回声等，但不具备特异性，只能作为参考。

3. CT表现

CT检查腹股沟管内及内、外环附近、阴囊、腹腔内均未见睾丸，但不具备特异性，只能作为参考。

4. MRI表现

MRI检查腹股沟管内及内、外环附近、阴囊、腹腔内均未见睾丸，但不具备特异性，只能作为参考。

（三）影像学鉴别诊断

（1）隐睾：B超CT检查及手术探查时发现睾丸。

（2）男性假两性畸形：B超或手术探查时可发现睾丸。

（四）检查手段的选择

（1）静脉造影不作为常规检查手段。

（2）B超作为初步的检查手段，具有一定的诊断价值。

（3）CT及MRI特异性不高，费用高，仅作为鉴别隐睾的诊断手段。

二、隐睾症

（一）临床特点

隐睾（cryptorchidism）也称睾丸下降不全，是指一侧或双侧睾丸未降入阴囊，而停留于从腰部腹膜后下降到阴囊途中的任何部位，是很常见的小儿先天性异常。隐睾常影响睾丸发育，导致生育能力下降或不育，多伴发鞘状突未闭，发生隐睾扭转和睾丸损伤，成人后隐睾易恶变成睾丸肿瘤。本病具有如下特点：①常见于婴幼儿，一般无明显症状。由于鞘状突未闭导致腹股沟疝，则可出现腹股沟可复性肿物。②患侧阴囊扁平，双侧隐睾常伴有阴囊发育不全。阴囊内不能触到睾丸。③部分患儿可在腹股沟处触及睾丸。④并发嵌顿疝、睾丸扭转时，出现阴囊或腹股沟急性疼痛和肿胀等小儿阴囊急症的表现（图8-3）。

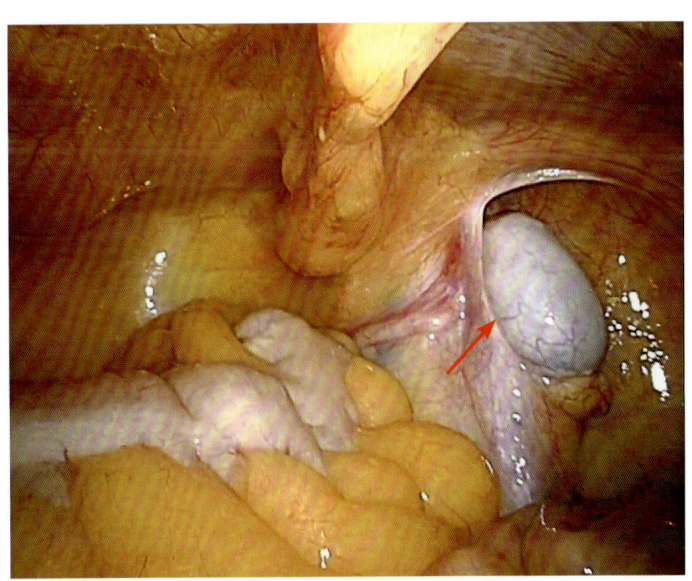

图8-3　腹腔镜检查提示腹腔型隐睾

（二）影像学表现

1. X线表现

睾丸动脉或静脉造影准确性低，已很少应用。

2. B超表现

腹股沟型、阴囊根部型隐睾回声呈均匀低回声，形态规整，呈椭圆形，与正常睾丸相似。腹腔型多数呈不均质高回声，伴有密集强光点，形态呈近圆形或椭圆形。

3. CT表现

隐睾CT表现为类圆形软组织肿块影，边界清楚，轮廓光整，密度均匀，如果肿块内密度不均匀，有大片坏死及条状间隔者，应高度怀疑精原细胞瘤。

4. MRI表现

MRI能准确定位大部分常见部位隐睾，清晰地显示其形态、大小，且表现具有一定的特征性，表现为常见部位的椭圆形软组织信号，T1WI信号类似腹壁肌肉。T2WI呈高信号，其内可见点状等信号。

（三）影像学鉴别诊断

1. 腹股沟淋巴结：B超或手术探查时可发现睾丸。
2. 睾丸缺如：B超或手术探查时无睾丸结构。

（四）检查手段的选择

B超诊断腹股沟型隐睾的敏感性高，但其软组织分辨力差，易同腹腔淋巴结、肠管等结构混淆，且受操作者技术熟练程度的影响，肥胖病人效果更差，所以仅适合于隐睾的筛选检查。

CT能检查出大部分腹腔型和腹股沟型隐睾，特别是胃肠道对比剂的应用使其定位准确性进一步提高，但有时仍难以同腹腔淋巴结、血管、未充盈的肠管相鉴别。假阴性常常是由于腹膜后脂肪少或睾丸萎缩所致，假阳性的常见原因是同睾丸鞘膜下引带相混淆。

MRI无创、无辐射，且能多方位成像，是隐睾定性、定位的一种非常有效的影像手段，横断面及冠状面为其最佳成像平面。T2WI更有助于隐睾的显示，但费用贵。

三、异位睾丸

（一）临床特点

异位睾丸（ectopic testis）为睾丸已出外环口，但未进入阴囊底部，而是位于腹外斜肌腱膜浅面、会阴、阴茎根部、股部甚至对侧阴囊。其中最常见的部位是腹外斜肌腱膜浅面的Denis Browne袋中。多数意见认为异位睾丸是隐睾的一个亚类，异位睾丸的发病机制目前尚不完全清楚。具有如下特点：①异位睾丸的诊断主要依赖于细心的体格检查。当一侧阴囊空虚时，除检查同侧腹股沟区外，还应在前述常见的位置进行仔细检查，以免误诊误治。②影像学检查可作为补充手段，但意义并不十分重要。③不论影像学检查结果如何，体检怀疑为异位睾丸者，一般均需手术探查。④异位睾丸术后需终身定期随访，如发现睾丸肿大需及时就诊，怀疑恶变者应尽早手术处理。

（二）影像学表现

1. X线表现

睾丸动脉或静脉造影准确性低，已很少应用。

2. B超表现

超声是最简便、无创、首选的诊断工具，便于术前排除相关先天畸形。回声呈均匀低回声，形态规整，呈椭圆形，与正常睾丸相似。

3. CT表现

CT表现为类圆形软组织肿块影，边界清楚，轮廓光整，密度均匀，如果肿块内密度不均匀，有大片坏死及条状间隔者，应高度怀疑精原细胞瘤。

4. MRI表现

MRI能准确定位大部分常见部位隐睾，清晰地显示其形态、大小，且表现具有一定的特征性。表现为常见部位的椭圆形软组织信号。

(三)影像学鉴别诊断

腹股沟淋巴结:B超或手术探查时可发现睾丸。

(四)检查手段的选择

(1) 超声波诊断异位睾丸敏感性高,但其软组织分辨力差,仅适合于异位睾丸的筛选检查。

(2) CT有时仍难以同腹股沟淋巴结、血管、未充盈的肠管相鉴别。假阴性常常是由于腹膜后脂肪少或睾丸萎缩所致,假阳性的常见原因是同睾丸鞘膜下引带相混淆。

(3) MRI无创、无辐射,且能多方位成像,是异位睾丸定性、定位的一种非常有效的影像手段,但费用贵。

第三节 肿瘤性疾病

一、精原细胞瘤

(一)临床特点

精原细胞瘤起源于睾丸原始生殖细胞,为睾丸最常见的肿瘤,多发生于中年以后,常为单侧性,右侧略多于左侧。该瘤为低度恶性。具有如下特点:①睾丸肿大,逐渐增大的无痛性肿块,肿瘤较小时,常被偶然发现。隐睾可能出现腹股沟、下腹肿物。②部分患者感觉睾丸沉重,有时感觉阴囊或下腹部、腹股沟牵拉感,在跳跃或跑步时明显,站立过久与劳累后可有局部症状加重伴下坠感或轻度疼痛,当遇有碰击或挤压时,可使疼痛加剧。③极少数睾丸恶性肿瘤患者的最初症状常为肿瘤转移所致,如腹腔内转移淋巴结融合成团块压迫邻近组织和腹腔神经丛,引起腹部和后腰背部的疼痛,亦可伴有胃肠道梗阻症状,或因肺转移而出现咳嗽、气急、血痰。若系隐睾患者,当异位睾丸发生肿瘤时,常于盆腔内或腹股沟区出现逐渐增大的肿块,体检时发现同侧睾丸缺如。④精原细胞瘤对放射治疗比较敏感,所以治疗以肿瘤切除和放射治疗为主。

(二)影像学表现

1. X线表现

胸部X线片了解有无肺部转移,静脉尿路造影可了解腹部淋巴转移病灶与泌尿系统的关系。

2. B超表现

B超表现为睾丸内生性肿瘤,边界清楚,部分有声晕,内部多为均匀中等低回声,类似正常睾丸回声;部分有小囊状液化坏死区或点状高回声出血灶。位于睾丸上下极的较大肿块常压迫正常睾丸组织,使其成新月形,形似附睾头,呈双附睾头征。肿块多位于睾丸上极和附睾头连接部附近,内回声均匀,和睾丸共用同一被膜,呈双球征(图8-4)。

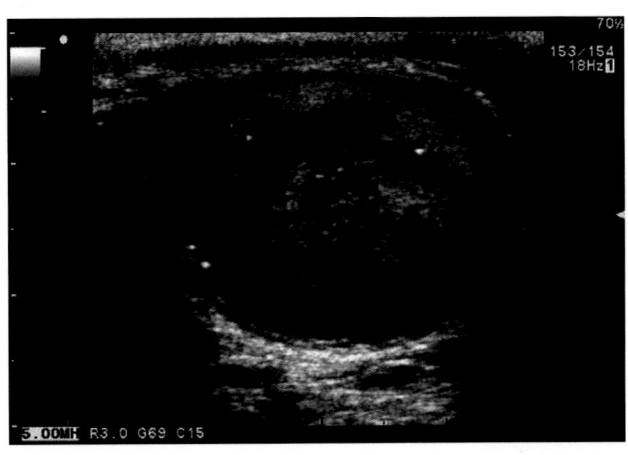

图8-4 右侧睾丸中下部见一个椭圆形低回声光团,大小约25mm×17mm,边界清楚,边缘呈结节状,内部回声不均匀,考虑睾丸恶性肿瘤

（三）CT表现

精原细胞瘤CT平扫为圆形、类圆形或分叶状等低密度软组织肿块，大部分边界清楚，这可能与睾丸白膜的包裹限制了肿瘤向周围的侵犯。大部分密度均匀，少部分瘤内中心或边缘有囊变坏死（图8-5）。

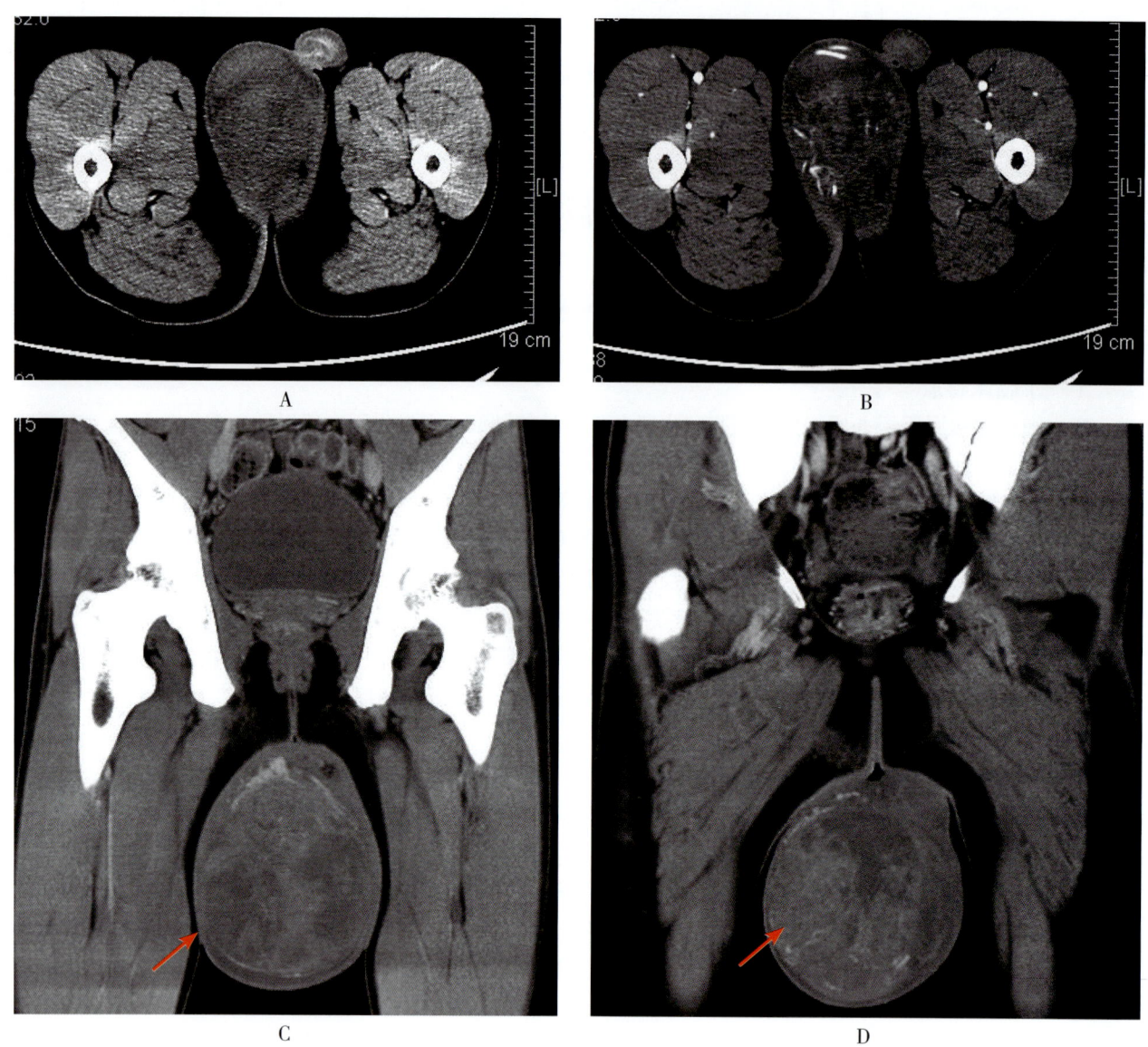

图8-5 右侧睾丸可见巨大囊实性肿块，大小约116mm×90mm，呈囊实性，以实性为主，形态不规则，动脉期可见明显不均匀强化，其内可见迂曲、粗大血管影，静脉期及延迟期强化退出呈不均匀低密度影，囊性密度影未见明确强化，病灶周围脂肪间隙模糊混浊，阴囊隔显示不清。术后病理诊断精原细胞瘤

3. MRI表现

MR平扫肿瘤为均质实性肿块，边缘光滑，无分叶，呈较大的类圆形等—长T1、长T2信号，T2WI可见内部伴有更低信号纤维血管间隔，且早期明显强化，而肿瘤间质缓慢轻度强化（图8-6）。

（四）影像学鉴别诊断

（1）睾丸表皮样囊肿：表皮样囊肿内回声多呈洋葱皮样改变，且彩色多普勒不能探及血流信号。

（2）睾丸炎：睾丸炎呈片状低回声且有腮腺炎等炎症感染史或感染中毒症状，弥漫型睾丸精原细胞瘤多见于隐睾，且可见腹膜后淋巴结转。

（五）检查手段的选择

（1）超声由于其无创性，已成为检查的首选方法。

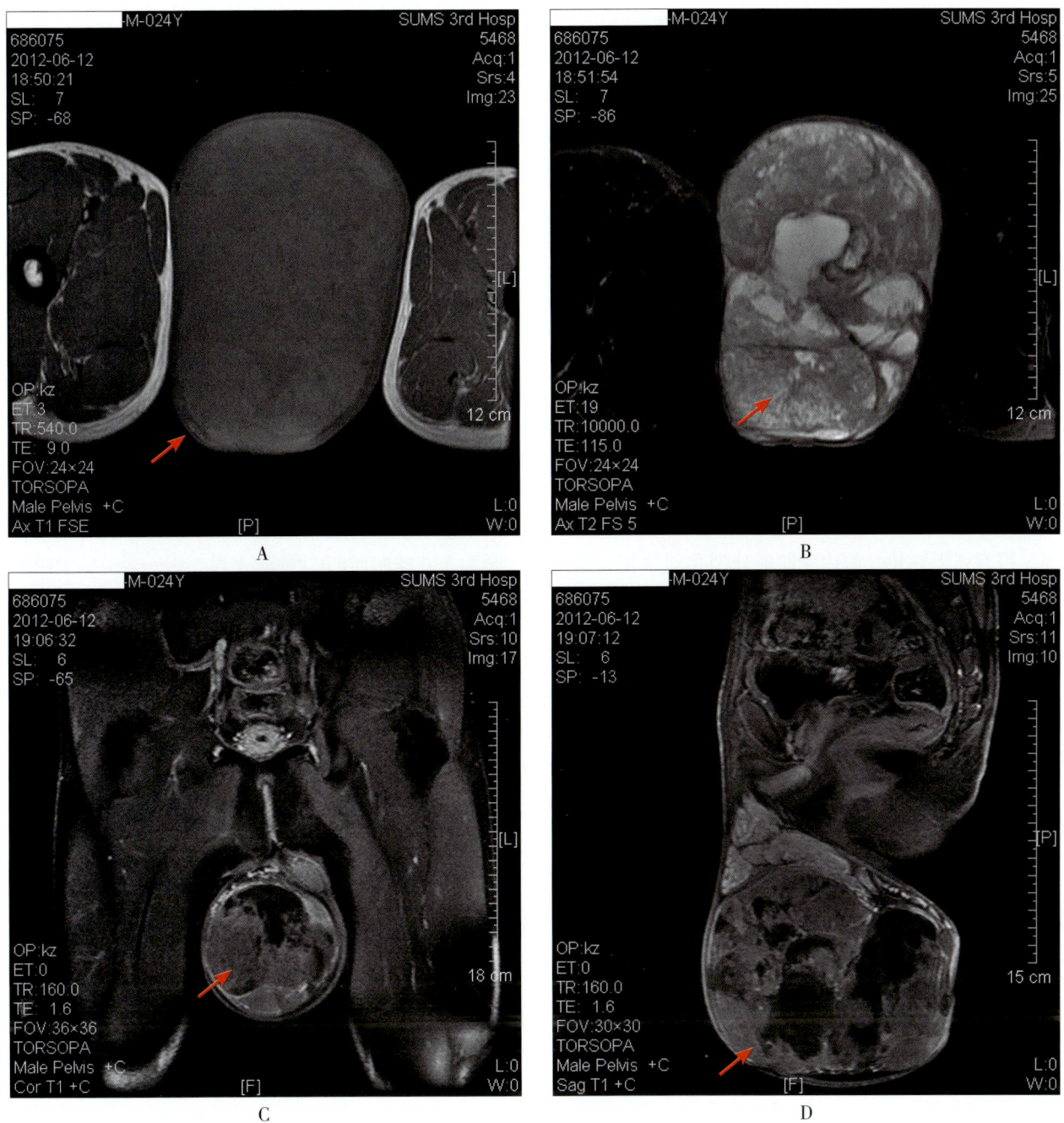

图8-6 阴囊明显增大,右侧睾丸正常形态消失,代之以巨大肿块影,大小约148mm×155mm,肿块信号不均匀,T1WI以等信号为主,混杂部分低信号及少许条片状高信号,T2WI以稍高信号为著,混浊不均匀高信号影,DWI呈不均匀稍高信号,增强扫描动脉期明显强化,其内可见多发迂曲供血血管,静脉期及延迟期持续性强化,其内不规则坏死区无明显强化,肿块与阴囊壁分界尚清。术后病理诊断精原细胞瘤

(2)CT及MRI作为重要的术前检查手段,能显示肿瘤本身的影像学征象,亦可显示淋巴结远处转移情况,在本病诊断中有一定价值。

二、畸胎瘤

(一)临床特点

睾丸成熟畸胎瘤(teratoma of testis)是良性畸胎瘤,具有如下特点:

（1）多见于5岁以前小儿，约占睾丸肿瘤的35%，且绝大多数为成熟型，成人则比较罕见。

（2）常见症状为无痛性睾丸肿大，呈结节，软硬不一致。AFP、HCG和LDH是最重要的肿瘤标记物，有助于肿瘤的早期诊断、预后判断和疗效观察，但敏感性和特异性均不十分理想。

（3）多起源于非生殖细胞，有3个胚胎层的组织结构。多呈良性过程，预后较好。虽为良性，但长期存在有恶变的可能，而且肿瘤增大会影响睾丸的正常生理功能，对患者也带来巨大的心理压力，因此，手术摘除肿瘤是治疗睾丸成熟畸胎瘤的重要方式。

（二）影像学表现

1. X线表现

胸部X线片了解有无肺部转移，静脉尿路造影可了解腹部淋巴转移病灶与泌尿系统的关系。

2. B超表现

畸胎瘤内因存在软骨、不成熟的骨组织或钙化的纤维成分而产生强回声灶，非钙化的纤维组织产生声衰减，陈旧性出血灶和坏死出现弱回声灶，因此B超常表现为回声极不均一，肿瘤内可见大小不等的液性暗区、减弱回声区及强回声灶。

3. CT表现

畸胎瘤典型CT表现是由脂肪、毛发和液体等成分混合而成的密度不均匀的囊实性肿块影，囊壁厚薄不等，可有弧形钙化，囊内脂肪成分CT值呈负值，脂肪密度影为睾丸畸胎瘤的CT特征表现。约一半畸胎瘤内能见到牙齿与不规则的骨骼影。恶变的征象是肿块与周围脂肪间隙模糊或消失，向周围浸润（图8-7）。

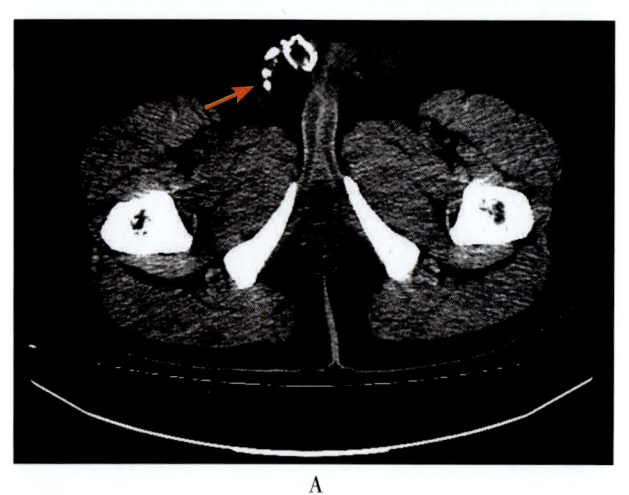 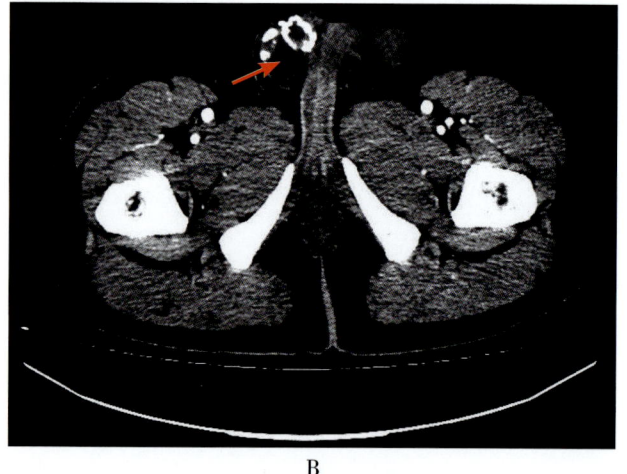

图8-7　男，49岁，右侧阴囊肿大十余年。CT提示右侧睾丸见一类圆形混杂密度肿块影，大小约65mm×50mm，内部密度混杂，内见团块状、结节状、条片状钙化影、脂肪密度影及絮状软组织密度影，增强扫描病灶内絮状软组织密度影见轻度强化

3. MRI表现

MRI表现为不均匀信号，病灶主体相对于正常睾丸组织T1WI等信号，T2WI低信号，伴有出血、坏死、钙化、脂肪等多种成分（图8-8）。

（三）影像学鉴别诊断

（1）睾丸结核：表现为肿块形态不规则，密度不均匀，实质内可见斑点状钙化灶，并可见坏死液化区，实质与包膜分界不清，阴囊隔与患侧睾丸融合。增强扫描静脉期CT实质部分呈不均匀增强，低密度区不增强或呈环形增强。

（2）睾丸肉芽肿性炎症：病理上属慢性睾丸炎，多发于35岁以下有性生活史的男性，其病程长，常合并其他部位炎性改变，病灶边界不规则，鞘膜增厚、积液，阴囊隔向健侧弧形偏曲。肿瘤实质不均匀增强，包膜增厚、增强，与实质分界清，不破坏阴囊隔是较为典型的CT征象。

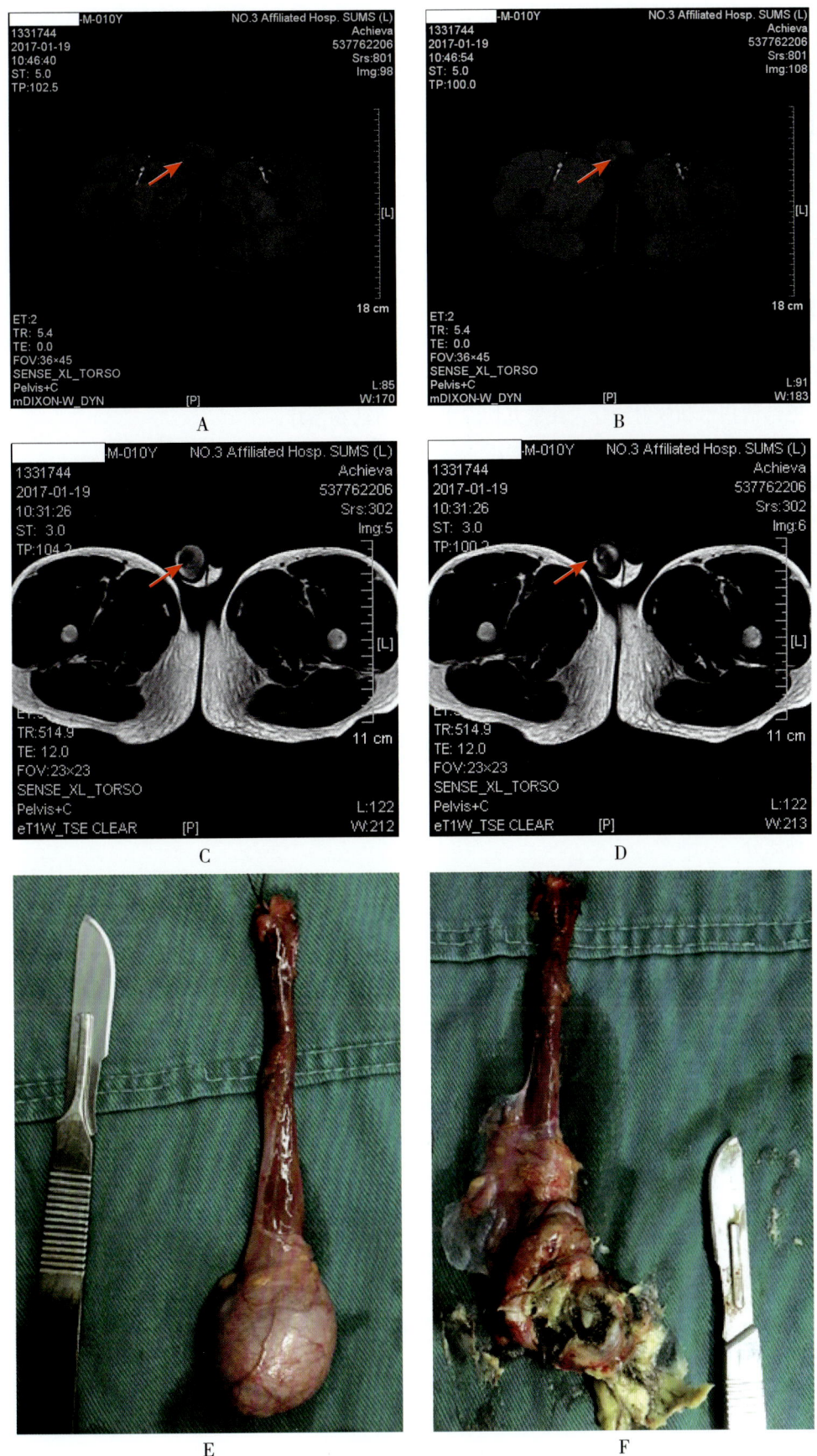

图8-8 男,10岁,血AFP及β-HCG均正常。磁共振示右侧睾丸体积增大,内见一个大小约20mm×17mm的类圆形异常信号灶,T1WI呈高信号为主混杂信号,T1压脂呈等低信号,T2WI呈高信号为主,内见小片状短T2异常信号,增强扫描囊壁见明显强化。考虑右侧睾丸畸胎瘤可能性大。剖开手术标本可见肿物内黄色脂状物及毛发,病理证实为睾丸畸胎瘤

（四）检查手段的选择

（1）超声由于其无创性，对诊断睾丸成熟畸胎瘤有其特殊的意义，多用于普查及早期诊断，首选。

（2）CT于睾丸成熟畸胎瘤的诊断及临床分期也有重要意义，可用于指导临床治疗和判断预后。

（3）CT及MRI作为重要的术前检查手段，能显示肿瘤本身的影像学征象，亦可显示淋巴结远处转移情况，在本病诊断中有一定价值。

三、睾丸绒毛膜上皮癌

（一）临床特点

原发性睾丸绒毛膜上皮癌（testicular chorionic carcinoma）极其罕见，病因不明。具有如下特点：①临床表现为睾丸肿大、乳房发育，常以转移灶为首发症状及血HCG升高为特点。②确诊时大多数已有远处转移，一般不作腹膜后淋巴结清扫术和放射治疗，在睾丸切除术后应行药物治疗。

（二）影像学表现

1. X线表现

胸部X线片了解有无肺部转移，静脉尿路造影可了解腹部淋巴转移病灶与泌尿系统的关系。

2. B超表现

阴囊彩超对于诊断睾丸绒毛膜上皮癌有特殊的意义，表现为回声不均一，结节的边界回声较低，肿瘤内部见液性暗区。肿瘤内可见大小不等的液性暗区，减弱回声区及强回声灶。

3. CT表现

CT于睾丸绒毛膜上皮癌也有重要意义，可用于指导临床治疗和判断预后。睾丸实质内有混合密度块影伴钙化点。

4. MRI表现

MRI表现为不均匀信号，病灶主体相对于正常睾丸组织T1WI等信号，T2WI低信号，伴有出血、坏死、钙化、脂肪等多种成分。

（三）影像学鉴别诊断

（1）附睾睾丸结核：一般为继发结核累及附睾，病变发展累及睾丸，可在睾丸内形成肉芽肿，形似肿瘤，T1WI常表现为低信号，T2WI上为混杂信号。

（2）精原细胞瘤：CT平扫为圆形、类圆形或分叶状等低密度软组织肿块，大部分边界清楚，这可能与睾丸白膜的包裹限制了肿瘤向周围的侵犯有关，T1W1、T2W1上信号较均匀，T1W1与正常睾丸相仿，T2W1较正常睾丸信号低。

（四）检查手段的选择

（1）超声由于其无创性，为检查首选方法。

（2）CT及MRI作为重要的术前检查手段，能显示肿瘤本身的影像学征象，亦可显示淋巴结远处转移情况，在本病诊断中有一定价值。

四、附睾肿瘤

（一）临床特点

原发性附睾肿瘤（epididymis tumors）发生率较低，约占男性生殖系肿瘤的2.5%，80%为良性肿瘤，其中常见的类型为腺样瘤、平滑肌。具有如下特点：①多见于30～50岁。②附睾肿瘤多无症状，少数患者有阴囊坠痛或胀痛，表现为发生于附睾的大小不等的实性肿块，体积多较小，好发于附睾头尾部，质地硬韧，多无压痛或压痛不明显。良性肿瘤生长缓慢，可多年无变化，直径很少超过3 cm。③手术切除是治疗附睾肿瘤的首选方法。良性可单纯行肿瘤或附睾切除术，预后良好。由于附睾肿瘤的良恶性根据临床表现及一般检查难以区别，故对于术中怀疑有恶性可能者宜作快速冷冻切片检查，一旦证实为恶性者应行患侧睾丸附睾根治性切除术，如条件允许应同时行腹膜后淋巴结清扫术。

（二）影像学表现

1. X线表现

胸部X线片了解有无肺部转移，静脉尿路造影可了解腹部淋巴转移病灶与泌尿系统的关系。

2. B超表现

附睾肿瘤超声表现大部分为低回声，边界清，CDFI无血流信号，恶性附睾肿瘤超声表现为实性非均质性回声，可见钙化点，肿块形态不规则，边界欠清，可侵犯睾丸及周围组织，CDFI见低速高阻血流信号。

3. CT表现

CT扫描，尤其薄层CT对B超怀疑恶性病变而需要临床分期的患者具有重要临床应用价值。低密度软组织肿块，大部分边界清楚，这可能与睾丸白膜的包裹限制了肿瘤向周围的侵犯有关，大部分密度均匀，少部分瘤内中心或边缘有囊变坏死。

4. MRI表现

MRI表现为不均匀信号，T1WI等信号，T2WI低信号，伴有出血、坏死、钙化、脂肪等多种成分。

（三）影像学鉴别诊断

（1）附睾结核：B超表现为附睾不规则肿大，团块形状不规则，内部回声不均匀，边界不清，与周围粘连。

（2）附睾肉芽肿：B超表现为实性非均质性团块，边界清，CDFI可见较丰富低速低阻血流信号。

（四）检查手段的选择

（1）超声由于其无创性，为检查首选方法。

（2）CT及MRI作为重要的术前检查手段，能显示肿瘤本身的影像学征象在本病诊断中有一定价值。

第四节 其他疾病

一、睾丸扭转

（一）临床特点

睾丸扭转（testicular torsion）发病急骤，多于睡眠中发病，患者一侧睾丸和阴囊会剧烈疼痛。扭转初起时疼痛还局限在阴囊部位，以后会向下腹和会阴部发展，同时还会伴有呕吐、恶心或发热，阴部出现红肿、压痛。本病具有如下特点：①腹部突然出现剧痛。②睾丸出现剧痛。③发生扭转的睾丸在阴囊内的位置显得较正常睾丸高一些。④患儿可能会出现恶心、呕吐。⑤症状出现数小时后，阴囊会红肿、触痛。⑥睾丸扭转的临床表现主要是痛、肿。如果发生在小儿身上，往往更不容易诊断，小儿会有不明原因的厌食、躁动不安，病情一般发展较快。⑦如果发生睾丸扭转，最好的治疗方法就是急诊手术。手术方法包括手术复位和手法复位两种（图8-9）。

（二）影像学表现

1. B超表现

彩色多普勒超声检查：因精索自身扭转而致睾丸血液循环障碍，表现为患侧睾丸增大，回声减低。彩色多普勒血流图显示，其内血流信号明显减少或消失（图8-10）。

2. CT表现

睾丸扭转的平扫CT表现为患侧睾丸体积增大，密度不均匀，部分密度增高，部分密度降低，边界欠清。增强扫描显示，患侧睾丸呈环状强化，不均匀强化，其内低密度区无强化。

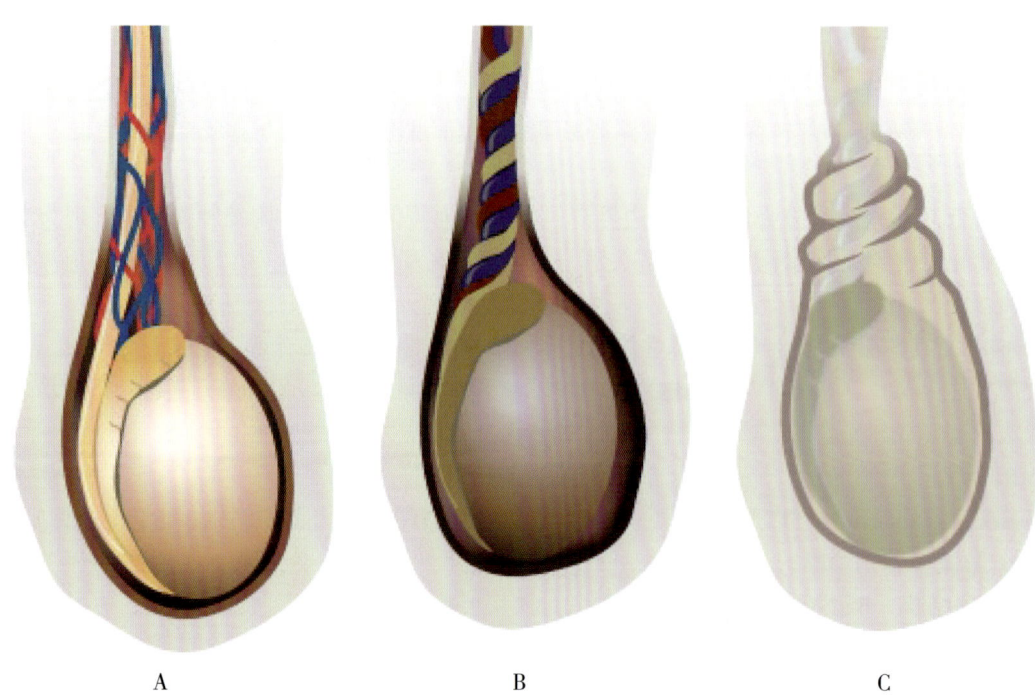

A. 正常精索;B. 鞘膜内型精索扭转,较多见,好发于青春期,其发生多与解剖异常如睾丸系膜发育异常有关,如睾丸鞘膜囊过于宽大、精索过长或睾丸下降不全;C. 鞘膜外型精索扭转,较少见,好发于新生儿期,睾丸和鞘膜在同时在阴囊内发生扭转

图8-9 精索扭转

(摘自CALLEWAERT PRH, VAN KERREBROECK P. New insights into perinatal testicular torsion [J]. Eur J Pediatr, 2010, 169(6): 705-712.)

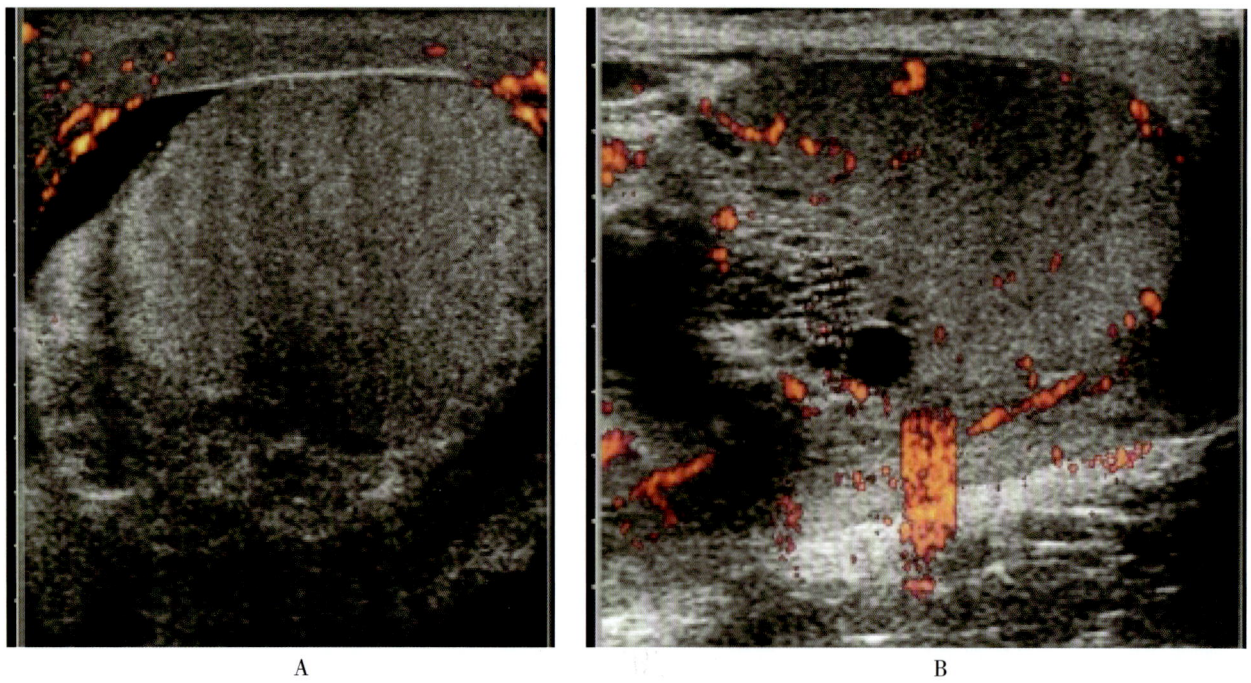

A. 提示后睾丸内回声变低,其内动脉血流信号明显减少;B. 对侧正常的睾丸

图8-10 睾丸扭转B超表现

(摘自BHAGRA A, SURAVARAM S, SCHEARS RM. Testicular torsion-a common surgical emergency [J]. Int J Emerg Med, 2008, 1(2): 147.)

3. MRI表现

在轴位或冠状位MRI图像上表现为睾丸体积增大,边界清楚,病变侧的附睾亦可肿大,精索增粗(与静脉瘀血有关),结构紊乱,如有出血,T1WI表现为点状、斑片状的高信号影。如有坏死,T2WI显示不均匀的斑片状或条纹状低或更低信号影。不全性扭转时睾丸可见不均匀轻度强化,完全性扭转由于血供中断,表现为不强化,精索可见条状低信号不强化区(图8-11)。

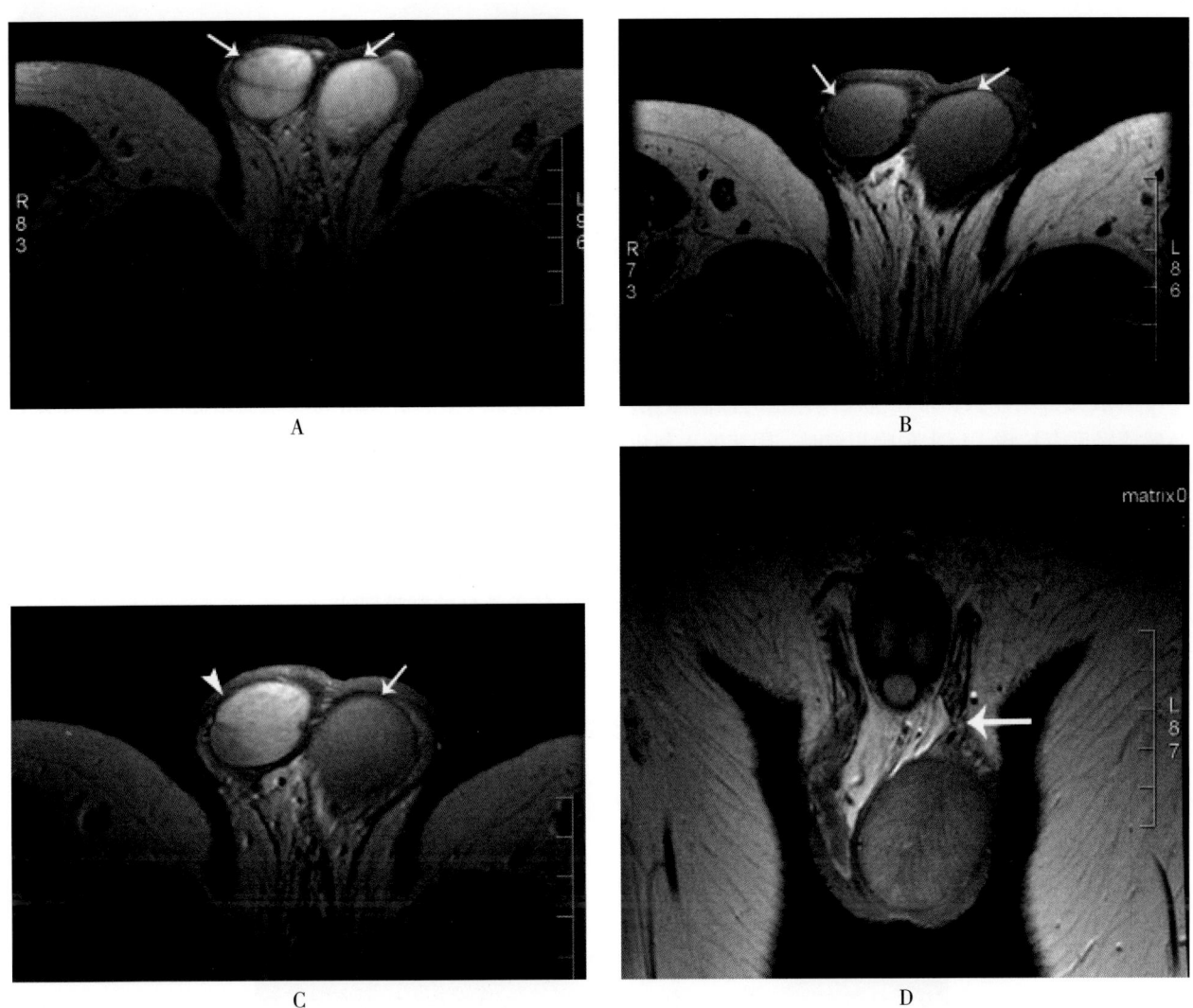

A. T2WI显示双侧睾丸均匀性高信号,左侧睾丸偏大;B. T1WI均匀性中等信号;C. 轴位增强后T1WI显示左侧睾丸强化比右侧降低;D. 提示左侧精索扭转

图8-11 睾丸扭转MRI表现

(摘自GOTTO G T, CHANG S D, NIGRO M K. MRI in the diagnosis of incomplete testicular torsion [J]. Br J Radiol, 2010, 83 (989): 105-107.)

(三)影像学鉴别诊断

(1)急性睾丸炎:CT平扫睾丸体积增大,呈低密度影,边界模糊,增强扫描,呈轻-中度强化。

(2)外伤性睾丸血肿:有明确外伤史,CT平扫表现为睾丸体积增大,密度增高,边界欠清,增强扫描,密度无强化。

(四)检查手段的选择

(1)B超作为快速、及时的无创检查手段,具有重要的价值,是首选的急诊检查项目。

(2)CT及MRI检查能较好地反应睾丸扭转的表现,便于鉴别其他的睾丸疾病,但费用高,操作时间长。

二、睾丸鞘膜积液

（一）临床特点

睾丸鞘膜腔内积聚的液体超过正常量称睾丸鞘膜积液。根据鞘膜积液所在的部位与鞘状突闭合的情况，将其主要分为以下类型：①睾丸鞘膜积液：最常见，鞘状突闭合正常，但鞘膜腔内有较多积液，呈球形或梨形。因睾丸、附睾被包裹，体检时睾丸不易触及。睾丸下降不全者，积液在移位的睾丸部位，表现为腹股沟或耻骨旁的囊性肿物。②精索鞘膜积液：又称精索囊肿。肿物常在阴囊上部即睾丸上方或腹股沟管内，呈椭圆形或梭形，多囊时呈哑铃形，囊肿可随精索移动。③交通性鞘膜积液：又称为先天性鞘膜积

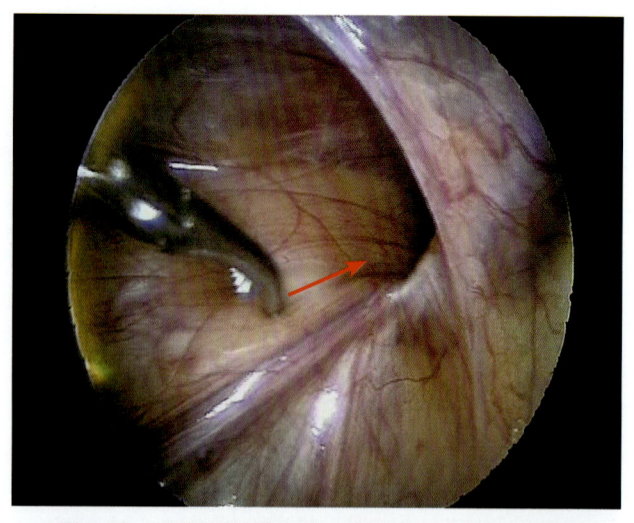

图8-12　交通性鞘膜积液，腹腔镜下见鞘状突未闭

液。其内积液实际为腹腔内液体，积液量随体位改变而变化，如鞘状突与腹腔的通道较小，积液变化缓慢；如鞘状突与腹腔的通道较大，肠管或大网膜可进入鞘膜腔出现腹股沟斜疝（图8-12）。

一般无自觉症状，常在洗澡或体检时被偶然发现。当积液量较多、肿物增大及张力增高时，立位可有下坠感或轻度牵拉痛。巨大鞘膜积液时，阴茎缩入包皮内，影响排尿、性生活和行动。继发性鞘膜积液常存在原发病症状。体格检查：肿物位于阴囊内，睾丸鞘膜积液多数呈卵圆形或梨形，表面光滑，无压痛，有囊性感，一般体积大，睾丸附睾触摸不清，透光试验阳性。精索鞘膜积液位于睾丸上方或腹股沟内，体积小，可为多囊性，张力大，沿精索生长，囊肿可随精索移动，其下方可触及睾丸与附睾。交通性鞘膜积液与体位有关，立位积液增多，卧位或挤压积液可减少或消失。手术治疗适用于各种类型的鞘膜积液。

（二）影像学表现

1. B超表现

彩色多普勒超声检查：睾丸鞘膜积液为阴囊内出现液性无回声区。睾丸附睾附着于鞘膜囊一侧，液性三面包绕在睾丸周围，一般内透声良好，有时其内可见强光回声。精索鞘膜积液图像表现为精索部位出现液性回声区，壁光滑，内透声良好，位于睾丸上方而与其无关交通性鞘膜积液可见液性，呈长条形、菱形或卵圆形液性回声区，壁光滑，内透声良好。如合并感染时，囊壁增厚，毛糙。当积液内有陈旧性血液时，内可见散在浮动光点或光斑，改变体位及活动时明显。也可出现纤维索形成的条状分隔光带（图8-13）。

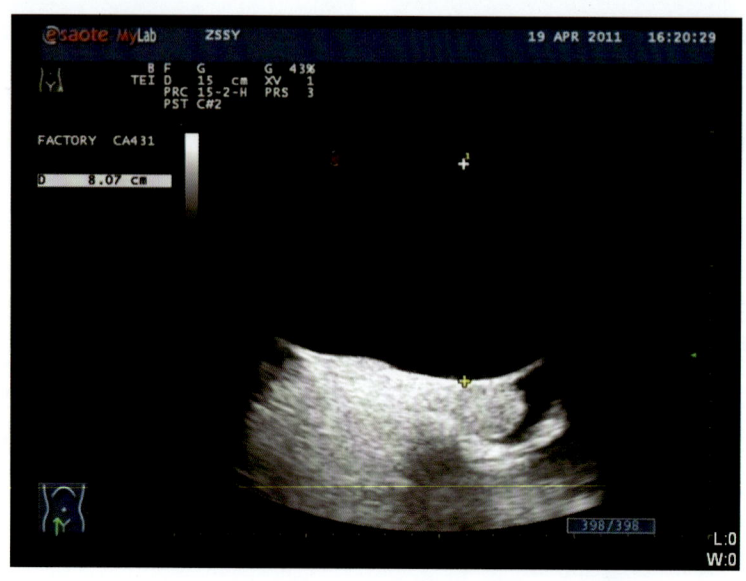

图8-13　睾丸内无回声区，最大径8.1cm，包绕睾丸周围，边界清楚，后方回声增强

2. CT表现

CT表现见图8-14。

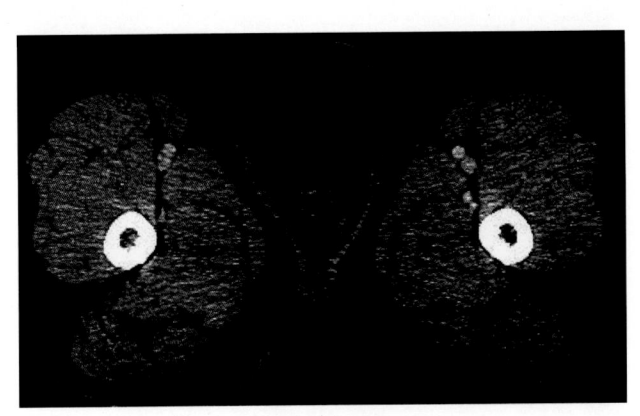
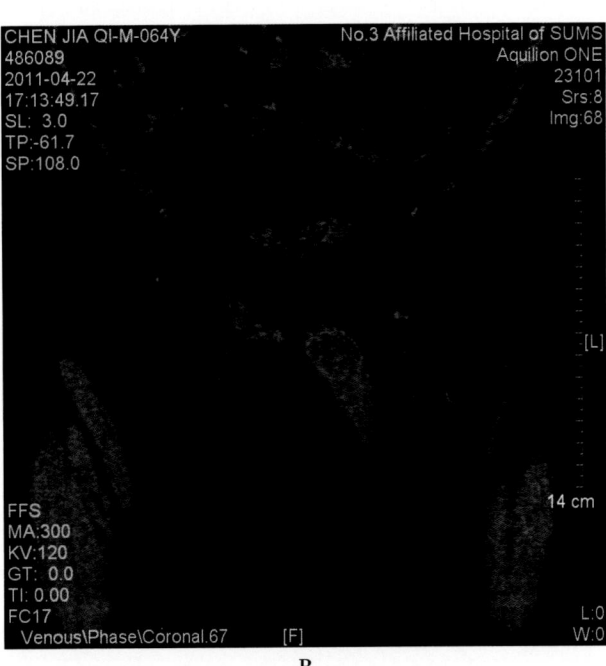

图8-14 双侧睾丸鞘膜内可见水样密度影，右侧显著，右侧睾丸受压、变形

（三）影像学鉴别诊断

（1）腹股沟斜疝：B超可见疝内容物。

（2）睾丸肿瘤：小囊状液化坏死区或点状表现为睾丸内生性肿瘤，边界清楚，部分有声晕，内部多为均匀中等低回声，类似正常睾丸回声；部分有高回声出血灶。位于睾丸上下极的较大肿块常压迫正常睾丸组织，使其成新月形，形似附睾头，呈双附睾头征。肿块多位于睾丸上极和附睾头连接部附近，内回声均匀，和睾丸共用同一被膜，呈双球征。

（四）检查手段的选择

（1）B超作为快速、及时的无创检查手段，具有重要的价值，是首选的检查项目，同时有助于鉴别腹股沟疝。

（2）CT及MRI检查便于鉴别其他的睾丸疾病，但费用高，操作时间长。

三、精索静脉曲张

（一）临床特点

精索静脉曲张是阴囊内精索静脉异常扩张。成年和青少年男性发生率为15%，青春期前少。左侧较多见，与左侧较右侧长、左侧精索静脉以直角进入肾静脉有关，也可能是静脉瓣膜不全、肾静脉血栓或其他腹膜后肿瘤压迫所致。严重的精索静脉曲张，同侧阴囊内温度升高，睾丸发生病理生理改变，是成人男性生育力低下的原因。具有如下特点：①轻者无症状，重者可能有阴囊坠胀感。②阴囊呈现典型的蚯蚓状，触之如弯曲索状物。③平卧曲张静脉明显减轻，为原发，不减轻为梗阻性，需进一步检查原因。④非手术治疗：无症状或症状较轻者，建议采用非手术疗法，如阴囊托带、局部冷敷及避免性生活过度造成盆腔和会阴充血。手术治疗：症状严重已影响日常生活和工作者或经非手术治疗症状不缓解者，应行手术治疗。精索静脉曲张明显或精液异常或伴有不育者，亦应视为手术适应证。

（二）影像学表现

1. B超表现

彩色多普勒超声检查：可见精索静脉迂曲、扩张、走行紊乱，呈蚯蚓状或蜂窝状，CDFI检测发现无回声暗区内充满红蓝相间血流，Valsalva试验后呈色彩倒转或红蓝交替现象；脉冲多普勒显示正负双向血流频谱（图8-15，图8-16）。

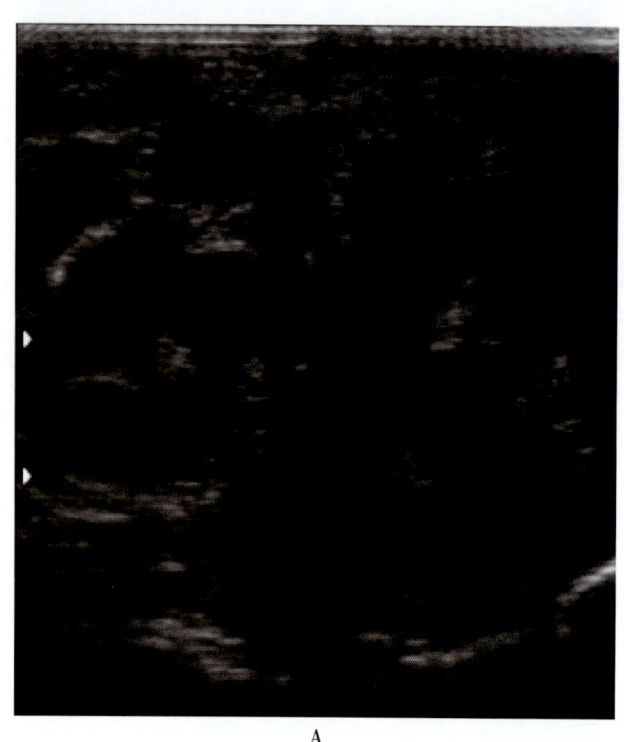
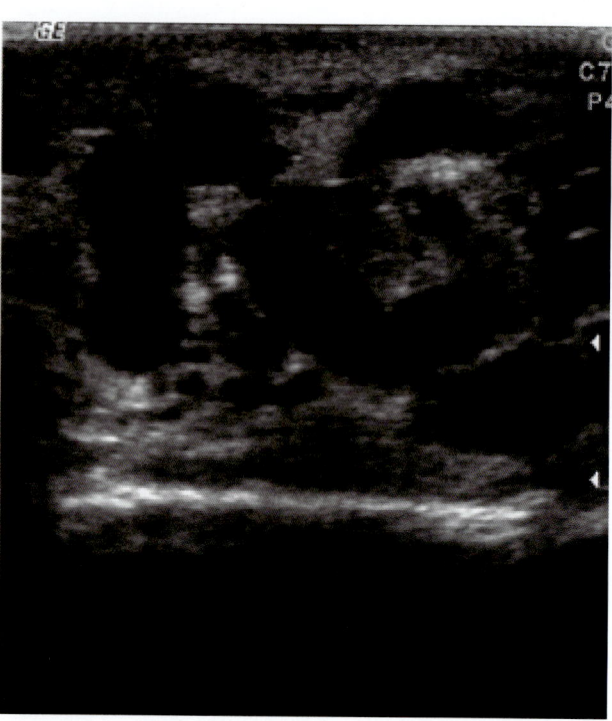

图8-15　B超提示精索静脉迂曲、扩张，呈蜂窝状

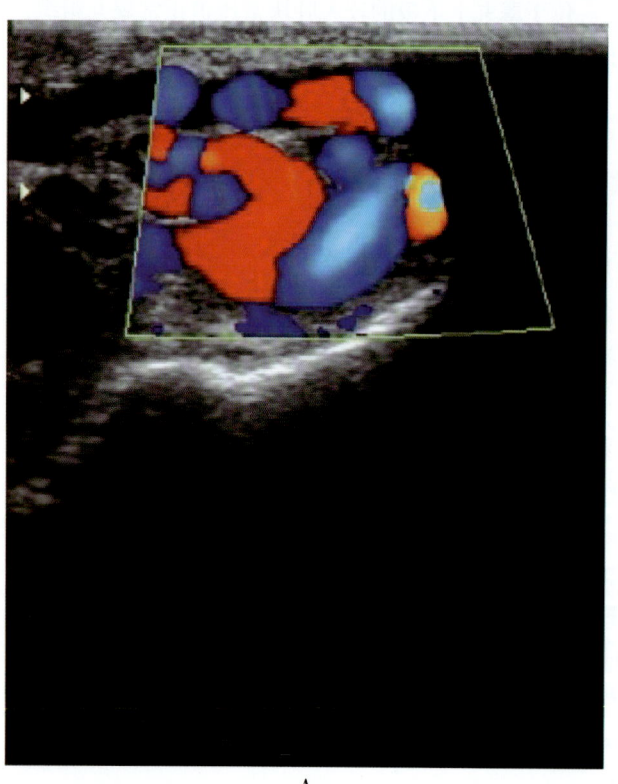
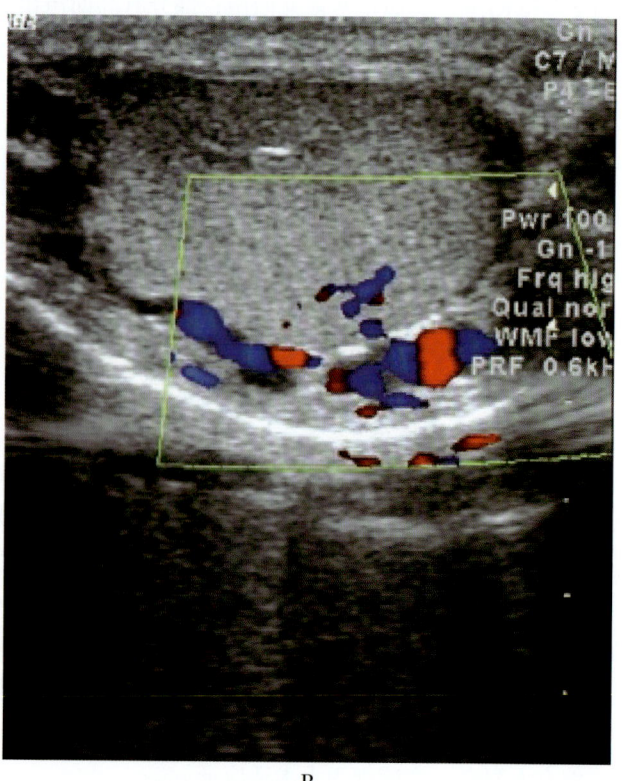

图8-16　彩色多普勒提示精索外静脉迂曲、扩张，走行紊乱，呈蚯蚓状

（三）影像学鉴别诊断

附睾结核：表现为肿块形态不规则，密度不均匀，实质内可见斑点状钙化灶，并可见坏死液化区，实质与包膜分界不清，阴囊隔与患侧睾丸融合。增强扫描静脉期CT实质部分呈不均匀增强，低密度区不增强或呈环形增强。

（四）检查手段的选择

（1）B超具有安全、快捷、简便、无创、实时、价廉、可重复等优点，可作为精索静脉曲张的首选检查方法。

（2）CT、MRI少用于诊断精索静脉曲张，对于瘦高型年轻患者，CT增强可了解左肾静脉压迫综合征的可能。

四、阴囊水肿

（一）临床特点

阴囊水肿是新生儿常见的泌尿疾病，发生率6%，常伴随着疝气出现。阴囊里，睾丸四周包围着一个像水袋的囊肿就是阴囊水肿，又称阴囊积水。本病具有如下特点：外观肿胀，或一边的阴囊比另一边大，常会合并肿胀疼痛感，甚至会因积水过多影响睾丸的血液循环，久而久之会造成睾丸萎缩，影响日后睾丸制造精子能力，造成不孕（图8-17）。本病分外科手术及抽取积水两种治疗方式。

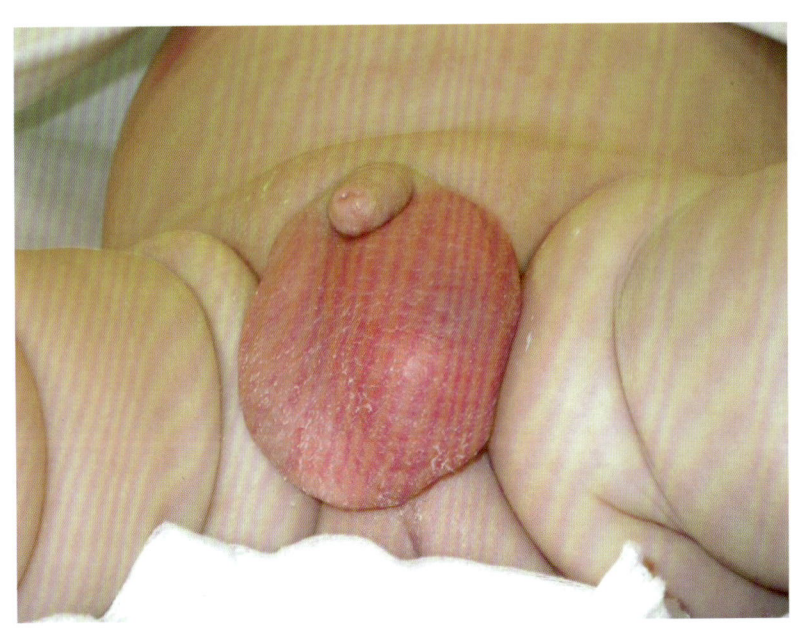

图8-17　新生儿急性阴囊水肿

（摘自PAIRICK G, IRIS R. The acute scrotum in childhood and adolescence［J］. Deutsches Arzteblatt international, 2012, 109（25）: 449-457.）

（二）影像学表现

B超表现

彩色多普勒超声检查：阴囊壁增厚，纤细回声带似网络状，内为无回声，其内血管因壁增厚而被拉直，CDFI示其血流似燃放的焰火样（图8-18）。

（三）影像学鉴别诊断

（1）精索鞘膜积液：呈包裹性，位于睾丸上方，呈圆形或椭圆形，边界清，位置可高可低，或与睾丸相连或位于腹股沟管内。

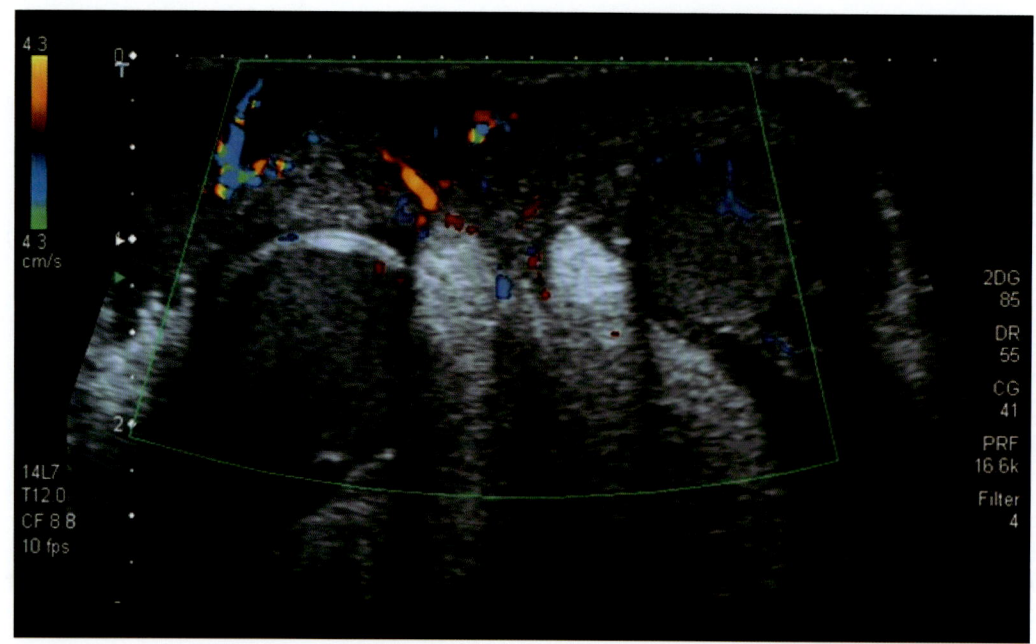

图8-18 阴囊特发性水肿,6岁,双侧阴囊壁水肿、增厚

(摘自PATRICK G, IRIS R. The acute scrotum in childhood and adolescence [J]. Deutsches Arzteblatt international, 2012, 109 (25): 449-457.)

(2)婴儿型阴囊:内无回声区呈梨形,向上至精索,交通性,仰卧位时阴囊内无回声区较小,站立时无回声区显著增大。

(四)检查手段的选择

(1)B超具有安全、快捷、简便、无创、实时、价廉、可重复等优点,可作为精索静脉曲张的首选检查方法。

(2)CT、MRI少用于诊断阴囊水肿。

参考文献:

[1] WEIN A J, KAVOUSSI L R, NOVICK A C, 等. 坎贝尔-沃尔什泌尿外科学 [M]. 郭应禄,周利群,译. 9版. 北京:北京大学医学出版社, 2009: 921-1029.

[2] 李松年. 中华影像医学泌尿生殖系统卷 [M]. 北京:人民卫生出版社, 2003: 295-309.

[3] Dunnick NR. 泌尿系统影像学 [M]. 王霄英,译. 北京:人民卫生出版社, 2011: 358-371.

[4] 陈忠,周文锋,苏荣森,等. 磁共振在未降睾丸诊断中的临床价值初探 [J]. 中华放射学杂志, 1998, 32 (7): 469-472.

[5] 李子园,管民,史立刚,等. 睾丸精原细胞瘤与非精原生殖细胞瘤的影像表现 [J]. 中华放射学杂志, 2015 (6): 445-448.

[6] 陈忠,周文锋,苏荣森,等. 磁共振在未降睾丸诊断中的临床价值初探 [J]. 中华放射学杂志, 1998, 32 (7): 469-472.

[7] 李子园,管民,史立刚,等. 睾丸精原细胞瘤与非精原生殖细胞瘤的影像表现 [J]. 中华放射学杂志, 2015 (6): 445-448.

[8] CALLEWAERT P R, VAN KERREBROECK P. New insights into perinatal testicular torsion [J]. Eur J Pediatr, 2010, 169 (6): 705-712.

[9] BHAGRA A, SURAVARAM S, SCHEARS R M. Testicular torsion-a common surgical emergency [J]. Int J Emerg Med, 2008, 1 (2): 147.

[10] GOTTO G T, CHANG S D, NIGRO M K. MRI in the diagnosis of incomplete testicular torsion [J]. Br J Radiol, 2010, 83 (989): 105-107.

[11] GÜNTHER P, RÜBBEN I. The acute scrotum in childhood and adolescence [J]. Dtsch Arztebl Int, 2012, 109 (25): 449-457.

第九章 阴茎疾病的诊断

第一节 阴茎正常解剖

从形状上阴茎可分为三部分,即阴茎根部、阴茎体部和阴茎头部。①阴茎根部:在会阴部尿生殖三角内,表面被阴囊和会阴皮肤覆盖,并固定于耻骨联合弓边缘和尿生殖膈,故阴茎根部又称固定部,其中包括阴茎海绵体脚和尿道球。②阴茎体:呈圆柱体,外面包裹阴茎皮肤,悬垂于耻骨联合的前下方,内有阴茎海绵体和尿道海绵体的大部,该部又称阴茎可动部。③阴茎头:称龟头,为阴茎末端,由尿道海绵体的前端膨大而成。阴茎头的外面包有包皮,头的顶端有尿道外口。阴茎头底部的游离缘隆起,称阴茎头冠,冠的后方较细部称阴茎颈,又名冠状沟,为阴茎头和体部的移行部。

阴茎主要由阴茎海绵体、尿道海绵体和穿行于尿道海绵体中间的尿道阴茎部组成。外有皮肤及白膜包被,白膜包裹着每个海绵体表面,在两个阴茎海绵体中间还形成中隔,即阴茎中隔,至阴茎末端,隔间常有间隙,两个海绵体得以彼此相通。但阴茎头处无白膜包裹,而直接由皮肤覆盖(图9-1)。

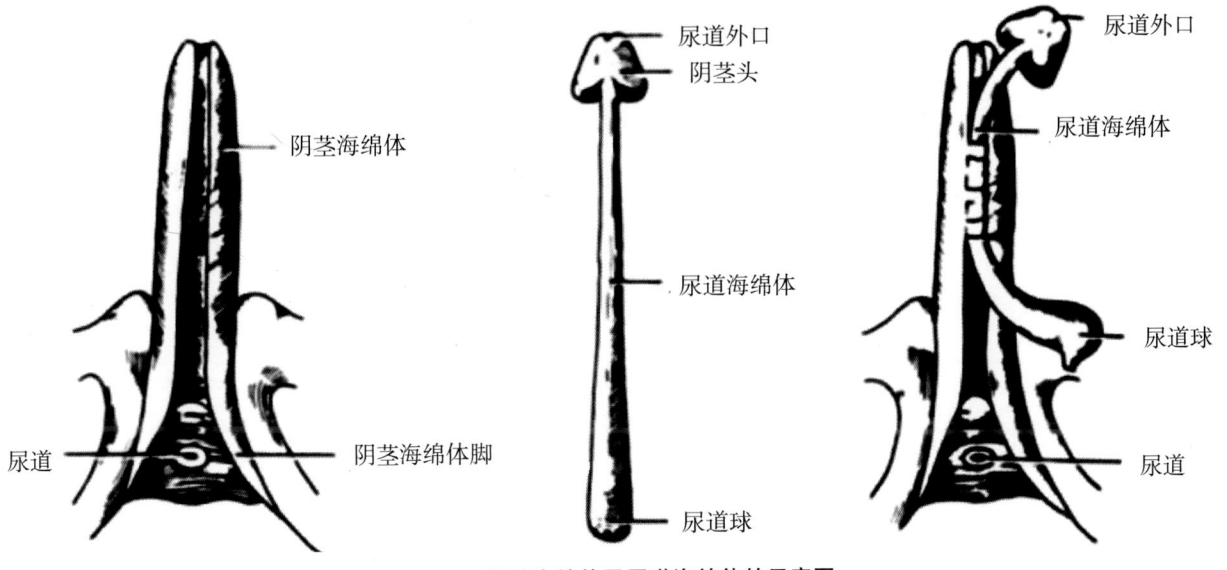

图9-1 阴茎海绵体及尿道海绵体的示意图

阴茎海绵体似圆柱状,左右各一,两者对称,是阴茎体的主要组成部分。阴茎海绵体前后两端尖细,后端称阴茎脚,附着于坐骨支和耻骨下支的边缘,被坐骨海绵体肌覆盖。两阴茎脚斜行至中线处,在耻骨联合下缘附近靠拢,向下前方弯曲,而移行于阴茎海绵体的体部,进一步延伸直达阴茎头底部的后方。左右两阴茎海绵体隔有由结缔组织构成的中隔,称阴茎中隔。中隔的背面和腹面各有一条沟,背侧较浅称阴茎背侧沟,该沟的中央有一条阴茎背深静脉,静脉的两侧有阴茎背动脉和阴茎背神经;腹侧较深,为尿道沟,容纳尿道海绵体。

阴茎由浅到深的层次分别为:皮肤、阴茎浅筋膜、阴茎深筋膜、白膜,各层间有血管、淋巴管和神经等结构穿行。①阴茎的皮肤呈棕褐色,薄软而富有弹性,而且没有皮肤附属物如毛发或腺体,只是在冠状沟处有能产生包皮垢的腺体。该处皮肤没有皮下脂肪,由于肉膜与其深面的Buck筋膜结合疏松,因此阴茎皮肤的活动度极大。②阴茎浅筋膜(Colles筋膜),为阴茎皮下组织,主要由疏松结缔组织构成,疏松无脂肪,内含少量平滑肌纤维,易使皮肤滑动。阴茎浅筋膜自阴茎根部向周围分别移行于阴囊肉膜、会阴浅筋膜和腹前壁浅筋膜深层,内有阴茎背浅动、静脉及淋巴管等穿行。③阴茎深筋膜(Buck筋膜),共同包裹阴茎的三条海绵体。前端在阴茎颈(冠状构)附近逐渐变薄并直至消失。后端至阴茎根部上续腹白线,在耻骨联合前面有弹性纤维参与形成阴茎悬韧带。该筋膜的深面在阴茎背侧中线上有一条阴茎背深静脉,两侧各有一根阴茎背动脉、阴茎背神经伴行。在包皮环切术时,可在阴茎根背面两侧深部施行阴茎背神经的阻滞麻醉。④白膜:分别包裹阴茎的三条海绵体,在阴茎海绵体部略厚,而在尿道海绵体部较薄。白膜在左右阴茎海绵体之间形成阴茎中隔。阴茎海绵体中央各有一条阴茎深动脉穿行(图9-2)。

韧带:阴茎主要由两条韧带将阴茎根部固定在耻骨联合的前方。阴茎的韧带均来自Buck筋膜,由含大量弹力纤维的结缔组织构成。①阴茎系带:位置较浅,为弹性纤维束,起自腹白线的下端,向下分为两束,经阴茎根部的两侧并与阴茎筋膜附着,于阴茎下面两束汇合,并与阴囊隔相连。②阴茎悬韧带:位于阴茎系带的深面,呈三角形,由致密的纤维束组成。起自耻骨联合前下面的下部,向下附着于阴茎筋膜。

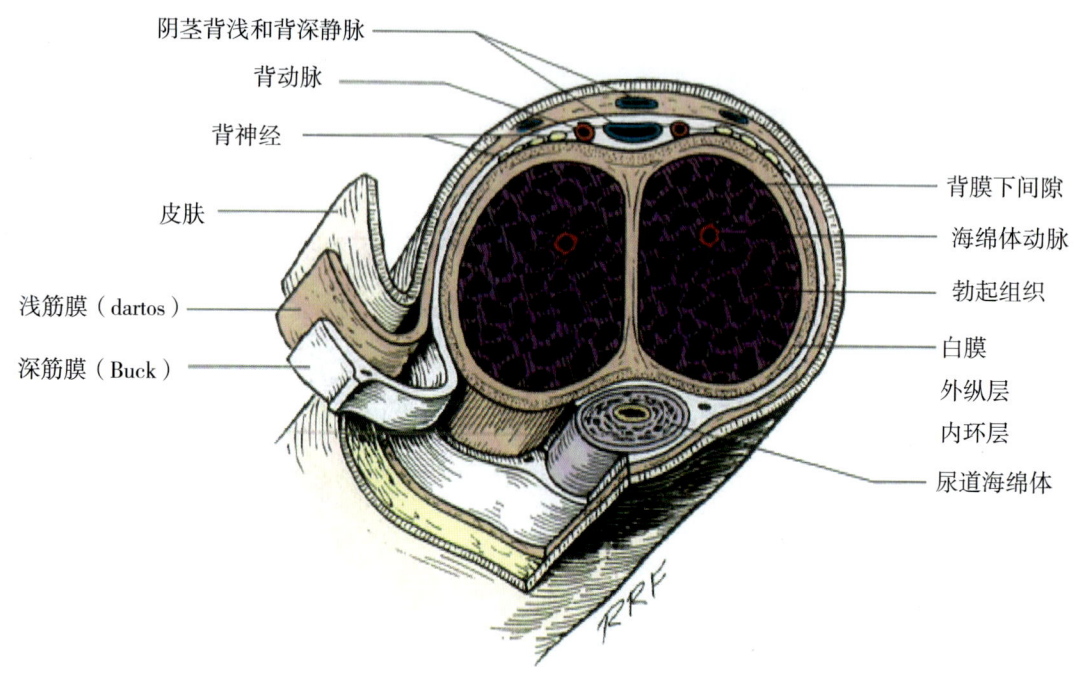

图9-2　阴茎冠状面,阴茎体、阴茎筋膜及血管神经的关系

(摘自WEIN AJ, KAVOUSSI L R, NOVICK A C, 等. 坎贝尔-沃尔什泌尿外科学[M]. 郭应禄,周利群,译. 9版. 北京:北京大学医学出版社,2009:71.)

第二节　阴茎畸形

一、包茎、包皮过长

包皮过长是指包皮覆盖尿道口,但能上翻,露出尿道口和阴茎头。包茎是指包皮口狭小,包皮不能上翻显露阴茎头。包皮过长、包茎体格检查即可明确诊断,不需要影像学检查,但需要与隐匿性阴茎相鉴别。

二、隐匿型阴茎

隐匿型阴茎指阴茎隐匿于皮下,阴茎外观短小,包皮口与阴茎根距离短。包皮背侧短、腹侧长、内板多、外板少。包皮如鸟嘴般包住阴茎,与阴茎体不附着。如果用手将阴茎周围皮肤后推可显示正常的阴茎体。当查体时于阴茎头背侧触及一浅沟，应注意可能并发尿道上裂。很多隐匿型阴茎继发于肥胖儿下腹部尤其是耻骨前脂肪堆积。隐匿阴茎的包皮口如有狭窄，临床表现与包茎相似。隐匿阴茎的治疗及手术年龄有很大争论。肥胖儿隐匿阴茎经减肥可明显改善，而其他大部分隐匿型阴茎患儿随年龄增长均能自愈，在成年人中罕见隐匿型阴茎。隐匿型阴茎体格检查即可明确诊断，不需要影像学检查（图9-3）。

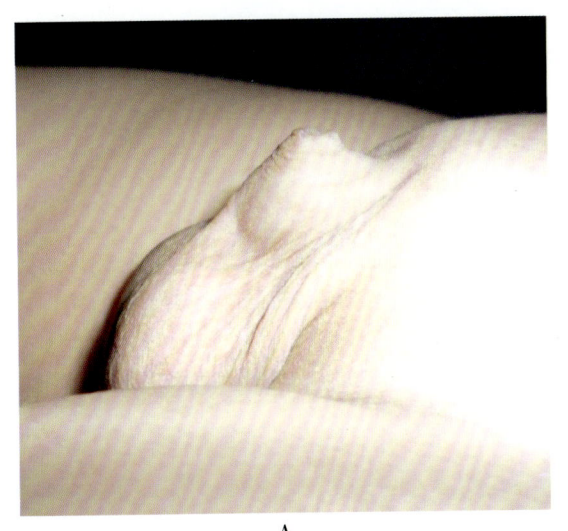
A

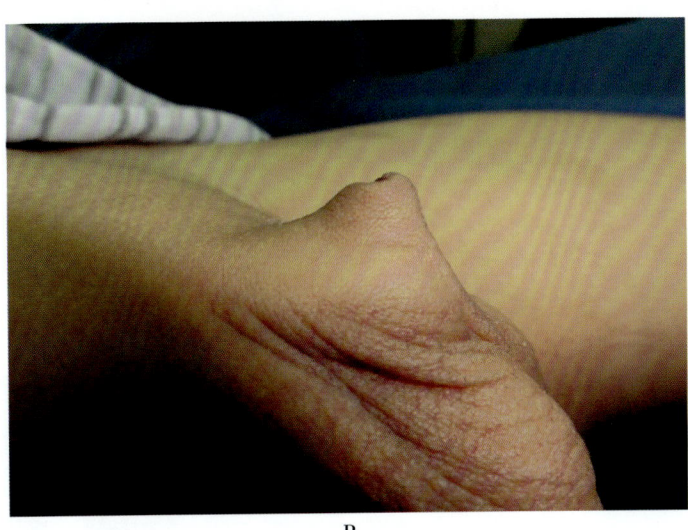
B

图9-3　隐匿型阴茎

第三节　阴茎肿瘤

阴茎癌

（一）临床特点

阴茎肿瘤种类很多，包括良性和恶性两类，良性肿瘤常见为乳头状瘤，恶性肿瘤以阴茎细胞癌占绝大多数，阴茎肉瘤较少见。阴茎癌具有如下特点：①病因：包茎和包皮过长蓄积的包皮垢是阴茎癌公认的诱发因素，86%～98%的阴茎癌患者有包茎或包皮过长。一些癌前病变，可恶变发展为阴茎癌，包括阴茎角、阴茎乳头状瘤、增殖性红斑、巨大尖锐湿疣、阴茎黏膜白斑等。②病理大多数为鳞状细胞癌，基底细胞癌及腺癌罕见，大体上分为原位癌、乳头状癌及浸润癌。③临床上早期表现为包皮内板及阴茎头的类丘疹、疣或溃疡病变，一般无疼痛，并发感染后可出现疼痛、瘙痒及脓血性分泌物，病程较久表现为典型菜花样生长或肿瘤向深部溃破，阴茎大部分被肿瘤破坏（图9-4）。④病理组织学检查是明确阴茎癌的金标准，在肿瘤边缘或可疑部位取活检，包皮环切术后伤口长期不愈合，也应取活检。⑤腹股沟淋巴结肿大不一定为癌转移，明确有无淋巴结转移应行淋巴结针吸活检或淋巴结切除活检，位于大隐静脉进入股静脉上内侧的淋巴结肿大，多数为阴茎癌早期转移的部位，应首先活检（图9-5）。⑥原发肿瘤的治疗有多种方法，原则上应根据肿瘤扩散范围予以选择，包括局部切除、阴茎部分切除术、阴茎全切除术、放射治疗、术后化疗。

（二）影像学表现

1. B超表现

B超表现为包皮下多处偏心的不规则无回声区，内透声差，包块内有丰富的血流信号。

2. CT表现

CT表现为阴茎头不规则分叶状或菜花状软组织肿块，密度均匀，可显示阴茎癌原发肿瘤的大小、形态及对阴茎侵犯深度，同时可显示淋巴结及远处转移情况，为临床制定治疗方案提供参考（图9-6）。

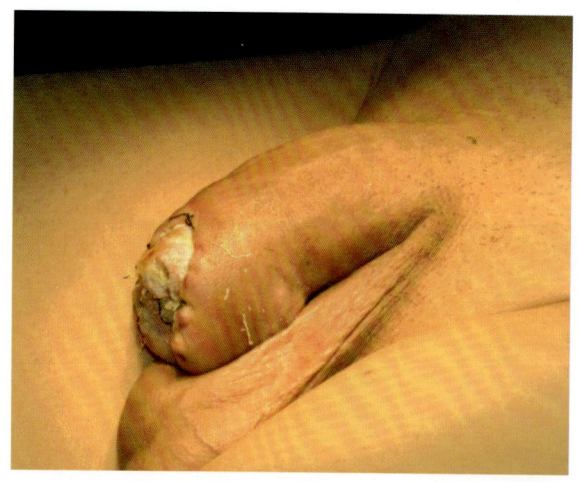

图9-4 阴茎癌

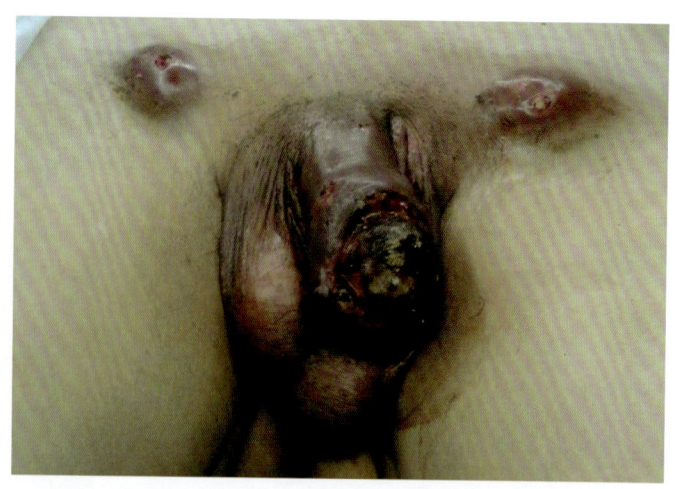

图9-5 阴茎癌伴双侧淋巴结肿大破溃

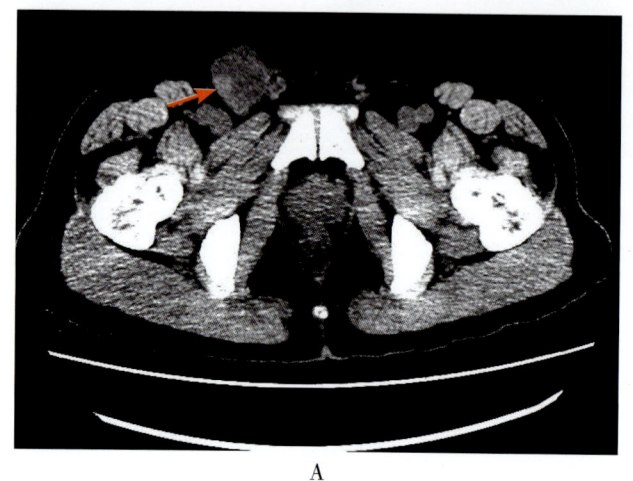

A

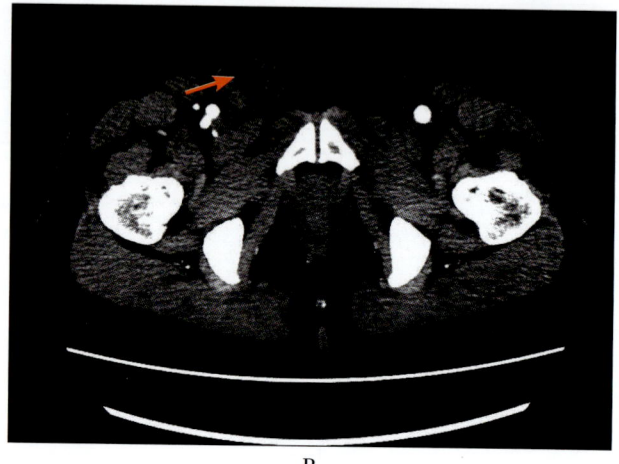

B

图9-6 男，54岁，病理活检明确为阴茎鳞状细胞癌。盆腔CT检查提示右侧腹股沟有较大不规则的不均质肿块，增强扫描轻度强化，部分液化坏死，考虑阴茎癌伴右侧腹股沟淋巴结转移

3. MRI表现

MRI典型的表现是阴茎海绵体和尿道海绵体上多发分散的团块，T1WI和T2WI序列上较正常海绵体组织信号要低。MRI检查可有利于发现腹膜后及脏器有无阴茎癌转移。

（三）影像学鉴别诊断

组织病理学检查可明确诊断，需要与阴茎良性肿瘤如乳头状瘤及巨大型尖锐湿疣等鉴别。

（四）检查手段的选择

体格检查及病理活检即可明确阴茎癌的诊断，一般不采用X线、CT和MRI。检查目的是明确腹股沟、盆腔及腹腔淋巴结的转移情况。

第四节 阴茎炎症

一、包皮龟头炎

包皮龟头炎多发生于中青年，多见于夏秋季发病，所有的患者都有性生活史，患者中包皮过长、久坐所占比例较高。本病具有如下特点：①细菌性包皮龟头炎主要表现为包皮龟头冠状沟红斑，边界清楚，表面有白色奶酪样或脓性分泌物，绝大多数无明显不适感；而念珠菌性包皮龟头炎的皮疹呈多样性，一般伴有瘙痒。②可继发性包茎、尿道外口狭窄、前尿道狭窄。③采用外用抗生素，待炎症完全消退后再行包皮环切术。无须影像学检查。

二、阴茎海绵体硬结症

（一）临床特点

阴茎海绵体硬结症（plastic induration penis，peyronie disease）又称Peyronie病，为阴茎海绵间隔的慢性纤维组织增生而形成的硬结和斑块。本病可为一独立的疾病，也可为多发性纤维瘤病的一个组成部分。本病具有如下特点：①早期症状为阴茎勃起时疼痛，或勃起的阴茎呈弯曲形。检查可见皮下硬块或结节，质硬或有弹性，呈串状排列。部位一般在阴茎远端1/3的背侧，呈慢性过程，最后可造成阴茎的畸形。也有自然消退者。②本病以40~60岁成人为最多见，20岁以下极少发生本病（图9-7）。

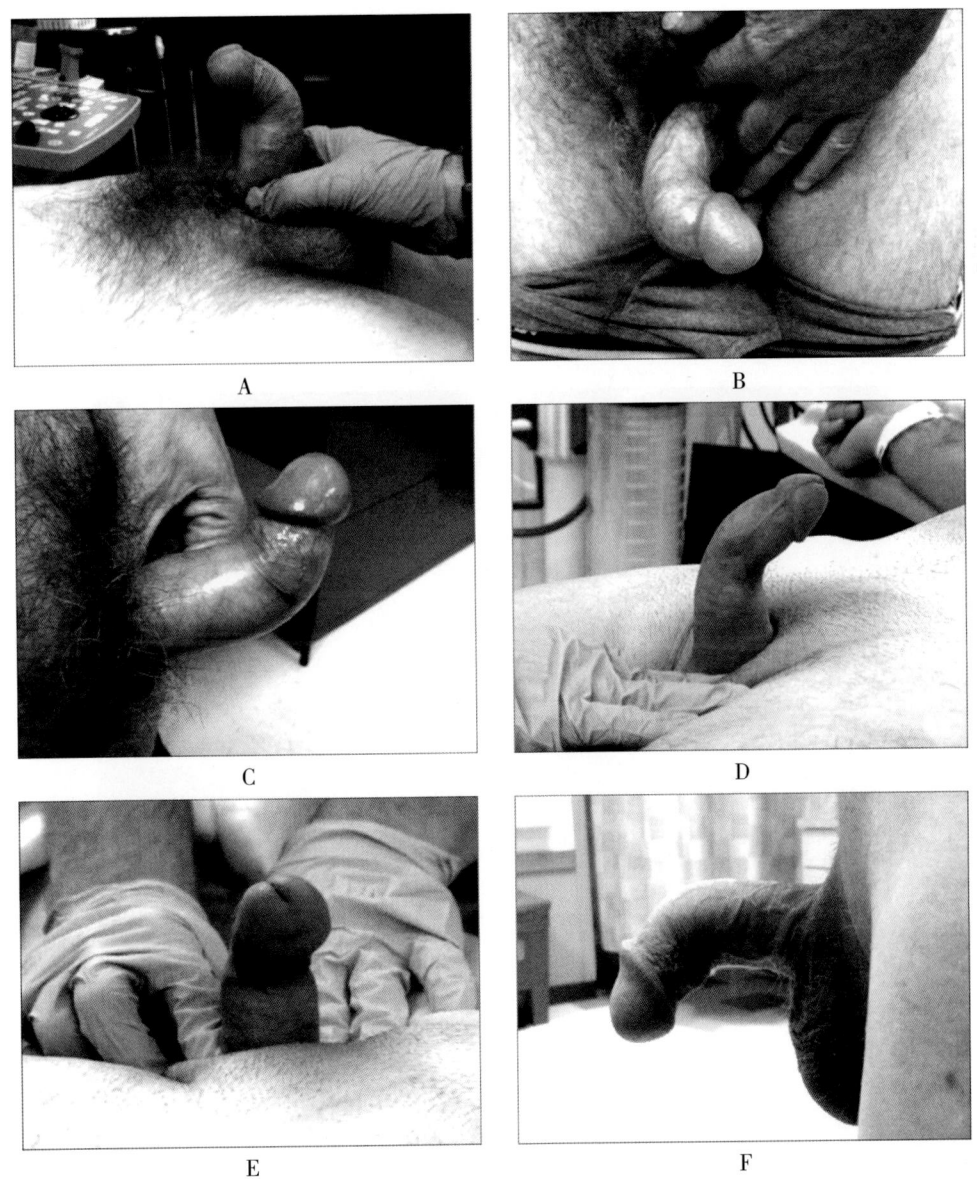

图9-7 阴茎海绵体硬结症导致的各种阴茎畸形，出现这些畸形前均有海绵体注射前列地尔治疗阴茎勃起功能障碍的病史
（摘自SHAW E J, MITCHELL G C, TAN R B, et al. The non-surgical treatment of peyronie disease: 2013 update [J]. World J Mens Health, 2013, 31（3）: 183-192.）

（二）影像学表现

B超检查：阴茎超声可发现阴茎白膜钙化斑块、血流异常和阴茎畸形，并有助于鉴别斑块和块化的性质、数目和位置。

三、性传播疾病

性传播疾病（sexually transmitted disease，STD）是指通过性接触可以传染的一组传染病。主要包括梅毒、淋病、艾滋病、软下疳、性病性淋巴肉芽肿、非淋菌性尿道炎、尖锐湿疣和生殖器疱疹等。其传播途径包括：包括接吻、触摸在内的性行为是主要的传播途径；间接接触被病原携带者或患者泌尿生殖道分泌物污染的衣服、用具、物品、被褥、便器等，也可能被感染；艾滋病、梅毒、淋病等均可通过输血传播。

1. 梅毒

梅毒是由梅毒螺旋体引起的一种性病，可侵犯全身脏器和器官而产生多种症状，但也可呈无症状的潜伏梅毒。梅毒主要通过性接触传染，极少数可通过污染的生活用具传播，未经治疗的梅毒孕妇可通过胎盘传染胎儿。一期梅毒主要症状为硬下疳，在生殖器部位发生溃疡，腹股沟淋巴结肿大；二期梅毒出现皮肤黏膜损害，可以有全身皮疹等；三期梅毒除有皮肤黏膜损害外，还可有心血管、骨骼、关节、眼、神经系统等多方面的损害。

2. 淋病

淋病是由淋球菌引起的泌尿生殖系统的化脓性感染，在一定条件下，淋球菌也可以感染眼、咽、直肠、盆腔，个别出现全身性感染。男性常见的是尿道炎，有尿频、尿痛、尿道口红肿发痒、脓性分泌物流出等症状。女性常见的是宫颈炎，表现为阴道分泌物（白带）增多、发黄，但也有很多感染者没有任何自觉症状。诊断淋病需从尿道或宫颈取分泌物化验，女性必须作淋球菌培养（图9-8）。

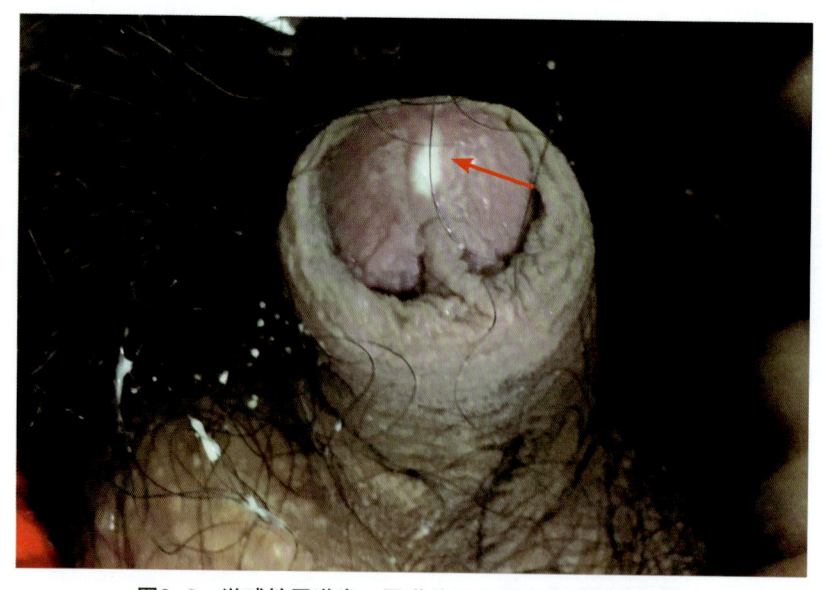

图9-8 淋球性尿道炎：尿道外口大量白色脓性分泌物

3. 非淋菌性尿道炎

非淋菌性尿道炎是由沙眼衣原体、支原体等病原体引起的泌尿生殖系统的感染。男性有尿频、尿痛或烧灼感，分泌物一般比较稀薄，早晨起床尿道口可有黏液性分泌物。女性症状不明显，可有阴道分泌物增多、下腹部不适等症状。诊断非淋菌性尿道炎需取分泌物化验，有条件时可以作衣原体和支原体的特异性检查。

4. 尖锐湿疣

尖锐湿疣是由人类乳头瘤病毒主要感染在生殖器部位发生增生物的疾病。潜伏期平均3个月。初发为柔软的淡红色小丘疹，为肉质赘生物，可逐渐增大，表面颗粒状增殖而粗糙不平，或互相融合呈菜花状。本病主要通过性接触传染，也可通过污染的生活用具传染。怀孕期间尖锐湿疣增长较快，如果没有治愈，可能会在分娩时传染给新生儿。诊断尖锐湿疣主要靠临床检查，一般仅作醋酸涂布试验，有条件时可作病理、细胞学、分子生物学等检查（图9-9）。

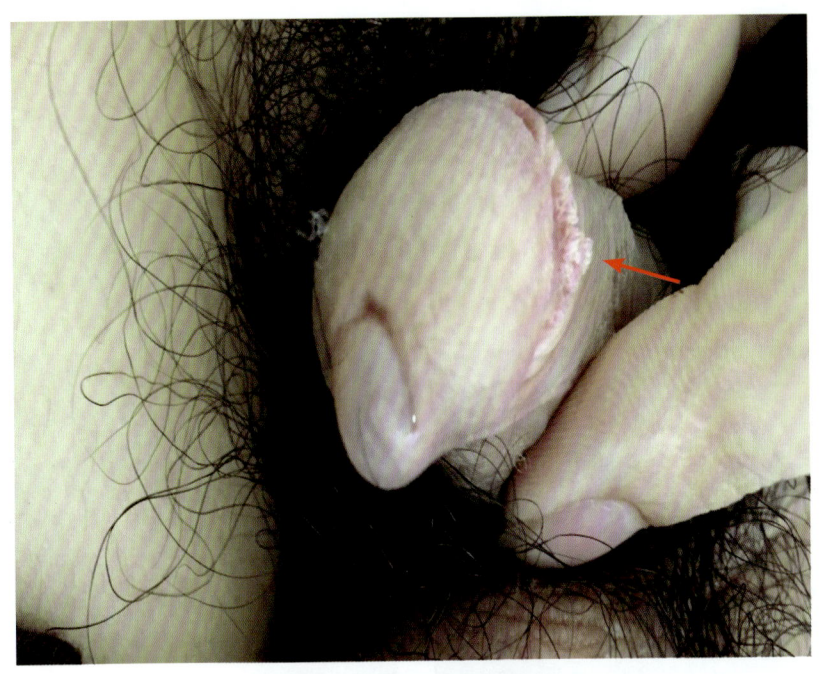

图9-9　冠状沟处尖锐湿疣

5. 生殖器疱疹

生殖器疱疹主要是由单纯疱疹病毒引起的一种性病。潜伏期为2～20天，平均6天。初发在生殖器部位出现多个丘疹、小水疱或脓疱，继而破溃糜烂、疼痛，可伴有全身症状如发热、头痛等。在损害消退后，部分患者可以隔一定时间后复发，可多次复发。生殖器疱疹主要通过性接触传染，少数亦可通过污染的生活用具传染，孕妇可在分娩过程中传染新生儿。诊断生殖器疱疹主要靠临床检查，有条件时可作病毒培养等实验室检查。

6. 艾滋病

艾滋病也称为获得性免疫缺陷综合征、后天免疫缺乏综合征（acquired immune deficiency syndrome, AIDS），是一种受人类免疫缺乏病毒（又称艾滋病病毒，human immunodeficiency virus, HIV）感染后引发的一种综合征。传染主要是通过性行为、体液接触而传播。临床分为四期：急性感染期、潜伏期、艾滋病前期、典型艾滋病期。发病以青壮年较多，发病年龄80%在18～45岁，即性生活较活跃的年龄段。在感染艾滋病后往往患有一些罕见的疾病如肺孢子虫肺炎、弓形体病、非典型性分枝杆菌与真菌感染等。持续广泛性全身淋巴结肿大，特别是颈部、腋窝和腹股沟淋巴结肿大更明显，淋巴结直径在1cm以上，质地坚实，可活动，无疼痛。并发恶性肿瘤如卡波西氏肉瘤、淋巴瘤等恶性肿瘤等。约30%艾滋病例出现中枢神经系统症状如头痛、意识障碍、痴呆、抽搐等，常导致严重后果。

第五节　阴茎损伤

（一）临床特点

阴茎损伤（penis injury）少见，缘于阴茎位置隐蔽，活动度较大。按损伤类型有阴茎挫伤、阴茎折断、阴茎脱位、阴茎绞窄、阴茎皮肤撕脱伤、阴茎离断等。

1. 阴茎挫伤

阴茎挫伤的主要原因是骑跨伤、踢伤。多为皮肤挫伤,伤后阴茎皮肤肿胀、皮下出血、瘀斑,也可出现皮下血肿或海绵体内血肿。有时合并前尿道挫伤,如合并尿道损伤可有排尿困难、尿道滴血等。

无尿道损伤则轻度阴茎挫伤仅需休息。渗血期用冷敷止血,出血停止后用热敷,以促进其吸收。如皮下继续出血,血肿较大,需要穿刺或切开引流止血,清除血肿。

2. 阴茎折断

阴茎折断多在阴茎勃起状态下直接外力作用造成白膜及阴茎海绵体破裂,其中用手自慰性屈曲所致最为多见,其次为粗暴性交致伤。包茎在阴茎折断的发病中是重要的潜在因素。有30%合并尿道损伤而致尿道滴血或尿外渗。临床表现为阴茎勃起状态下遭受暴力曲折后,阴茎随即变软,剧烈疼痛,阴茎因白膜及海绵体破裂而出血,阴茎迅速肿大。若为一侧海绵体破裂,阴茎弯向对侧或扭曲。合并阴茎筋膜破裂时,血肿除存在于阴茎外,阴囊、会阴及下腹部均可出现皮下瘀血,因血肿压迫常伴有轻度排尿困难。合并有尿道损伤时常伴尿道口滴血及尿外渗(图9-10)。

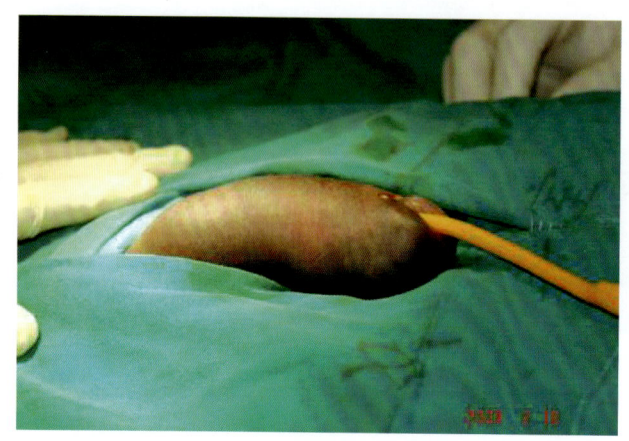
A

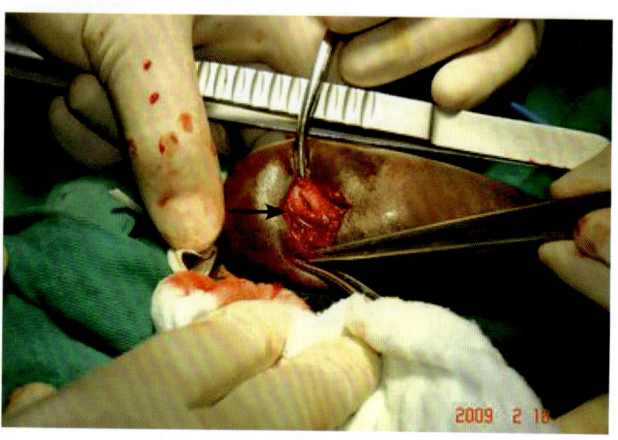
B

A. 阴茎明显瘀黑肿胀,局限于阴茎;B. 阴茎白膜呈斜行的破裂口,见黑色粗箭头

图9-10　阴茎损伤

对于尿道未损伤的阴茎折断可根据损伤程度采取保守治疗或外科手术治疗。大多数人主张对所有海绵体破裂者均应早期采用手术清除血肿。

3. 阴茎脱位

阴茎脱位多因阴茎疲软状态下受前方暴力作用于阴茎根部,导致阴茎、耻骨韧带以及支持组织撕裂,使阴茎移位至会阴或股部的皮下,临床表现为阴茎移位,可位于阴囊部、会阴部、腹股沟部、下腹部,甚至大腿根部内侧皮下,伴有剧烈疼痛、皮下血肿、阴茎部或阴囊部畸形,常合并尿道损伤伴有排尿困难和尿外渗。

尽早切开复位,缝合支持韧带,使阴茎缝合固定于正常位置。止血、清除血肿,抗感染。合并尿道损伤者,应修补或吻合尿道,留置尿管或耻骨上膀胱造瘘。

4. 阴茎绞窄

阴茎绞窄多因戏耍、性欲乖戾、精神失常或为控制尿失禁而将阴茎用细绳、橡皮带扎紧或用塑料环、金属环套入阴茎,导致阴茎血循环障碍,远端肿胀甚至坏死。临床表现为阴茎被套扎的远端皮肤和皮下组织高度水肿,伴有剧烈疼痛。如未能及时解除绞窄,水肿逐渐加重阻碍动脉血流后,受阻远端逐渐发生坏疽,阴茎高度水肿压迫尿道可产生排尿困难或尿瘘。要特别注意阴茎上有无套扎物,因高度水肿后套扎物嵌入组织难以辨认,应立即找到并剪断金属丝、橡皮、绳带等套扎物。绞窄物去除后,如有皮肤或深部组织坏死,应行耻骨上膀胱造瘘使尿流暂时改道。待坏死界线清楚后,再切除坏死部分。阴茎绞窄后常并发前尿道狭窄,需行尿道扩张(图9-11)。

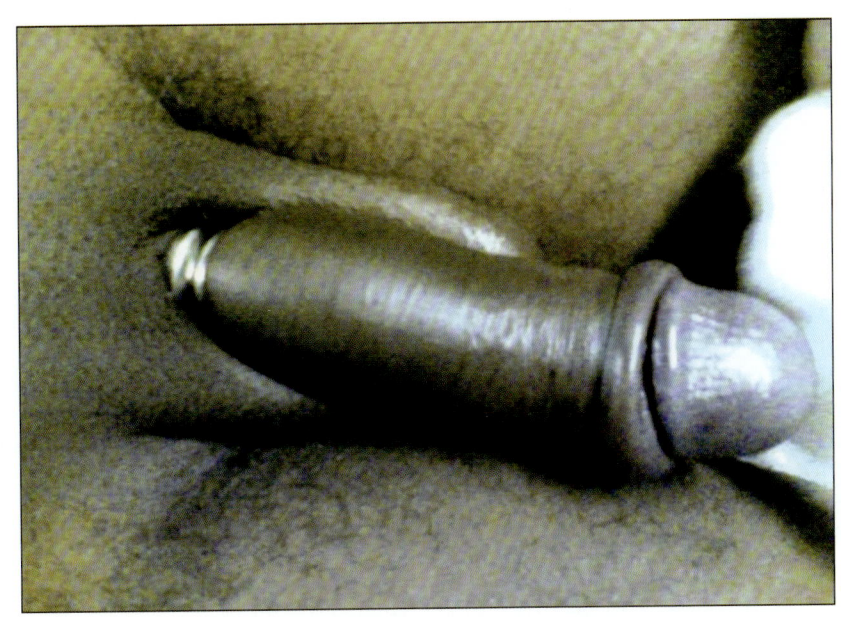

图9-11　阴茎根部金属环卡压阴茎引起阴茎远端肿胀及循环障碍

（摘自BARUAH S J, BAGCHI P K, BARUA S K, et al. An innovative surgical technique for treating penile incarceration injury caused by heavy metallic ring [J]. Indian J Urol, 2009, 25 (2): 267-278.）

5. 阴茎皮肤撕脱伤

阴茎皮肤撕脱伤多为牲畜咬伤、卷入机器导致皮肤撕脱、交通事故伤。阴茎、阴囊皮肤单独或同时撕脱，甚至波及会阴，深达会阴浅筋膜与白膜之间，一般不累及阴茎海绵体、尿道和睾丸。应立即手术修复，延期手术会导致广泛的瘢痕形成、挛缩和生殖器畸形。清除异物，剪除失去活力的组织。

6. 阴茎横断

阴茎横断多见于刀割伤、刺伤、枪弹伤、爆炸伤及牲畜咬伤。临床表现为大出血、休克，疼痛剧烈。部分横断可见残留的阴茎远端悬挂于尚未离断的阴茎软组织上，创面可深达海绵体、尿道。完全横断仅见阴茎近段残端，牲畜咬伤或爆炸伤残端不整齐。

首先要压迫止血防治失血性休克，生命体征平稳后再作进一步处理。伤浅而未累及海绵体者清创缝合即可。阴茎完全断离，如离断部分尚新鲜（6h以内）完整，要仔细清创，争取尽早行阴茎再植手术。再植成功的关键在于吻合好阴茎血管，特别是阴茎背动脉和阴茎背深静脉。

（二）影像学表现

1. X线表现

海绵体造影是诊断阴茎损伤的一种方法，但它是一种侵入性的检查，患者接受度不高，已少用。

2. B超表现

超声图像表现为损伤处海绵体增粗，回声减低、杂乱，可见片状无回声区。

白膜及海绵体断裂的超声图像为白膜及海绵体回声连续性中断，海绵体两断端之间为无回声或低回声裂隙，断端处外侧皮肤下可见无回声或均质低回声的血肿（图9-12）。

阴茎皮下血管破裂的超声图像显示为仅阴茎皮下见无回声或均质低回声的血肿，而阴茎白膜及海绵体回声正常。

3. CT/MRI表现

MRI在急性期影像征象和异常信号主要有连续性中断、结构模糊、内容物增多、肿大。单纯血肿表现为长T2WI、等T1WI信号。当尿道海绵体肿胀及阴茎皮下软组织水肿、血肿形成时，可出现高信号。阴茎折断的信号表现为混杂信号。

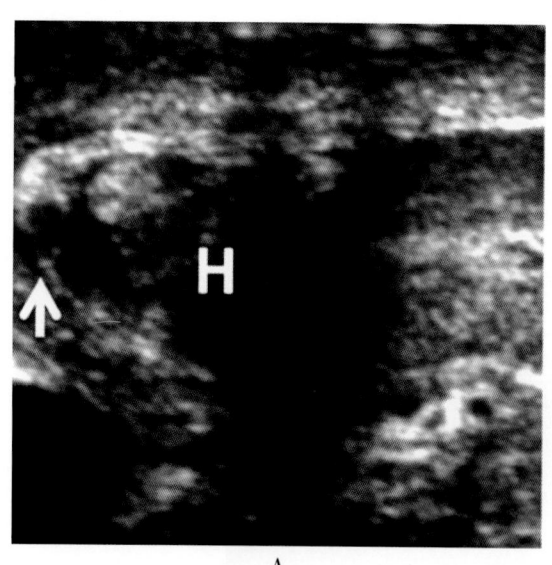 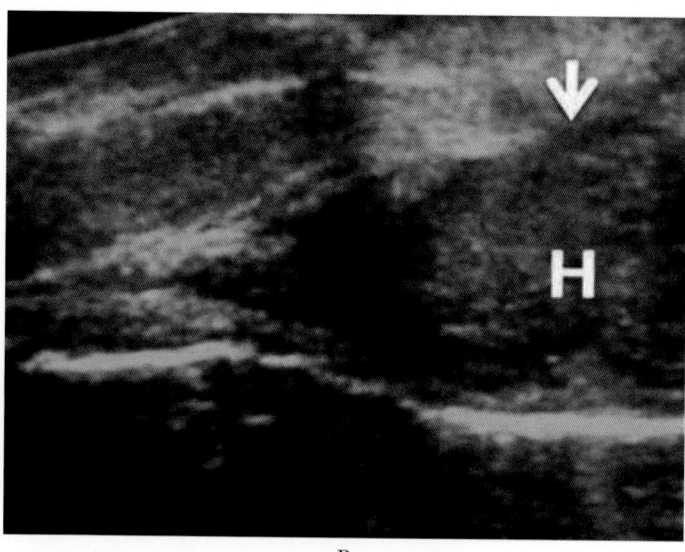

A. 为阴茎的横断面超声图像；B. 为纵切面图像。图中H的位置为海绵体内血肿，粗箭头所致为阴茎白膜破裂口

图9-12　阴茎断裂

（摘自KACHEWAR S，KULKARNII D. Ultrasound evaluation of penile fractures［J］. Biomed Imaging Interv J，2011，7（4）：27.）

参考文献

［1］ WEIN J，KAVOUSSI L R，NOVICK A C，等. 坎贝尔-沃尔什泌尿外科学［M］. 郭应禄，周利群，译. 9版. 北京：北京大学医学出版社，2009：992-1133.

［2］ 李松年. 中华影像医学泌尿生殖系统卷［M］. 北京，人民卫生出版社，2003：295-309.

［3］ DUNNICK N R. 泌尿系统影像学［M］. 王霄英，译. 北京：人民卫生出版社，2011：339-357.

［4］ 于敏，梁丹，邹恩泽. 彩超诊断阴茎闭合性白膜及部分海绵体损伤的体会［J］. 中国临床医学影像杂志，2007，18（5）：335-335.

［5］ SHAW E J，MITCHELL G C，TAN R B，et al. The non-surgical treatment of peyronie disease：2013 update［J］. World J Mens Health，2013，31（3）：183-192.

［6］ BARUAH S J，BAGCHI P K，BARUA S K，et al. An innovative surgical technique for treating penile incarceration injury caused by heavy metallic ring［J］. Indian J Urol，2009，25（2）：267-268.

［7］ KACHEWAR S，KULKARNI D. Ultrasound evaluation of penile fractures［J］. Biomed Imaging Interv J，2011，7（4）：27.